Die Lippe –
45 Injektionstechniken
zur ästhetischen
Lippenbehandlung

Die Deutsche Nationalbibliothek verzeichnet diese Publikation in der Deutschen Nationalbibliografie; detaillierte bibliografische Daten sind im Internet über *http://dnb.d-nb.de* abrufbar.

Anschrift des Verlags:
KVM – Der Medizinverlag
Dr. Kolster Verlags-GmbH
Ifenpfad 2–4
12107 Berlin

Anschrift der Autoren:
Regine Reymond
Urs Graf-Strasse 1
4052 Basel, Schweiz
hello@regine-reymond.ch
www.regine-reymond.ch, www.easinject.ch

Dr. med. Christian Köhler
PREVENTION-CENTER AG
UTOSCHLOSS
Utoquai 31
8008 Zürich, Schweiz
c.koehler@prevention-center.ch
www.prevention-center.com

www.kvm-medizinverlag.de

1. Auflage 2021

Fotos: Martin Frick (www.martinfrick-photographie.de), Lörrach-Brombach
Grafiken: David Kühn, Berlin
Zeichnungen der Anatomie: Karl H. Wesker, Berlin
Layout & Satz: Petra Jentschke, Berlin
Gesamtherstellung: KVM – Der Medizinverlag, Berlin
Druck: GZH d.o.o. (www.gzh.hr), Zagreb
Printed in Croatia

ISBN: 978-3-86867-402-6

Die Lippe –
45 Injektionstechniken zur ästhetischen Lippenbehandlung

Regine Reymond
Christian Köhler

K|V|M

Über die Autoren

Regine Reymond, Heilpraktikerin, Pharmareferentin und Mitinhaberin der Firma „easinject", ist Expertin auf dem Gebiet ästhetischer Lippenbehandlung mit Hyaluronsäure (Filler) und kann mit ihren Berufstätigkeiten eine fast 20-jährige Expertise und Erfahrung in der Anwendung minimalinvasiver Injektionstechniken vorweisen. Nach einem Teilstudium der Medizin war sie mehrere Jahre als Marketing-Managerin für internationale Pharmaunternehmen tätig und blickt inzwischen auf über 150 Workshops, Seminare und Symposien zum Thema „Fillertechniken" zurück, die sie organisiert bzw. selbst durchgeführt hat.

Dr. med. Christian Köhler ist Experte für ästhetische Chirurgie, nichtchirurgische Anwendungen und ästhetische Laserbehandlungen. Seit über 10 Jahren leitet er das Prevention-Center in Zürich, Zug und Schaan (Schweiz). Zu seinen fachlichen Schwerpunkten zählen unter anderem Eingriffe wie Brustvergrößerungen, Augenlidstraffungen und Facelifts. Dr. Köhler verfügt über mehr als 18 Jahre operative Erfahrung in Allgemein-, Gefäß-, Wiederherstellungs- und Plastischer Chirurgie und hat bis heute über 50.000 nichtchirurgische Behandlungen mit Botulinumtoxin und Filler durchgeführt.

Liebe Kolleginnen, liebe Kollegen,

Es gibt ihn – den perfekten Mund mit seinen schönen Formen, seiner weichen Fülle und seiner gesunden Röte: Es ist der Kindermund, der Schmollmund, der durch seine Unmittelbarkeit auf Erwachsene eine entwaffnende und den Beschützerinstinkt auslösende Wirkung hat und dem in einem Erwachsenengesicht das Attribut der Sinnlichkeit zukommt. Und es ist genau diese Wirkung, die gewünscht wird bei der Manipulation der Lippe durch minimalinvasive Eingriffe.

Ein schöner Mund hat etwas Magisches. Er kann sogar bei nicht ganz stimmigen Gesichtsproportionen die Ausstrahlung eines Menschen positiv beeinflussen. Und doch hat jeder Mund seine natürliche individuelle Form, welche einer ganz eigenen mimischen Aktivität unterliegt. Diese Mimik beeinflusst mit zunehmendem Alter unseren Lippenausdruck und damit auch den des Gesichts, sodass wir vermeintlich im Gesicht einer Person die emotionalen Spuren ihres Lebenswegs ablesen können.

Da Lippen dreidimensional und ständig in Bewegung sind, während der Bewegung ihre Form ändern und dadurch den gesamten Gesichtsausdruck beeinflussen, ist es eine große Herausforderung, Lippen durch Fillerunterspritzungen zu formen oder zu vergrößern. Hier können Fehler passieren, die schon bei kleinsten Abweichungen oder Asymmetrien offensichtlich sind. Es ist mehr als nur Spritztechnik nötig, um eine Formveränderung der Lippen zu kreieren. Auch wenn wir exakt sagen könnten, wieviel von welchem Material an welche Stelle der Lippe gesetzt werden muss, wird man mit Sicherheit bei jedem Menschen unterschiedliche Ergebnisse sehen. Es gibt kein allgemeingültiges Behandlungsschema. Vielmehr gibt es eine Vielzahl an technischen Möglichkeiten, denen immer eine profunde Analyse und eine gute Kommunikation mit dem Patienten vorausgehen müssen. Je besser das Zusammenspiel dieser Faktoren ist, desto wahrscheinlicher ist ein erfolgreiches Resultat.

Bei meinen beruflichen Anfängen in der Ästhetikbranche im Jahre 2001 wurde die Lippe mit zwei Techniken unterspritzt: immer erst die Kontur, dann eine dezente lineare Füllung vom Mundwinkel ausgehend. Man trug die Lippe nicht üppig, man korrigierte noch keine Unschönheiten. Es ist erstaunlich, wie rasant sich die Techniken im Laufe der Jahre weiterentwickelten und dass dieser Trend aktuell eine enorm hohe Behandlungsnachfrage hervorbringt. Das zeigt aber auch, wie lebendig und wandelbar die ästhetische Arbeit ist und dass ein engagierter und erfahrener Behandler nie aufhören kann, sich Neuerungen zu stellen und neue Feinheiten zu lernen und zu beherrschen.

Eine Lippenunterspritzung ist auch für sehr erfahrene Behandler nach wie vor eine Herausforderung, denn die Lippe verzeiht keine Fehler. Wegen der guten Durchblutung schwillt sie schnell an, was Komplikationen nach sich ziehen kann. Eine weitere, nicht zu unterschätzende Herausforderung bei einer Lippenbehandlung ist der Patientenwunsch. Dieser unterliegt leider oft unrealistischen Erwartungen oder extremen Trends. Sie können als Behandler in Gewissenskonflikte geraten, der Patient ist unzufrieden und so leidet auch die Freude am Tun.

Vor etwa zwei Jahren entstand die Idee, mein gesammeltes Wissen, das ich in den letzten 20 Jahren in Workshops, internationalen Trainings, Kongressen und Online-Fortbildungen erworben hatte, zu dokumentieren, um es mit Kolleginnen und Kollegen zu teilen. Viele Gespräche mit Koryphäen der Unterspritzung, eine umfangreiche Recherche, die aktive Unterstützung von Freunden und Familie und die Motivation durch den KVM-Verlag haben mich ermutigt, meine Idee in die Tat umzusetzen. Ich habe die hier vorgestellten Techniken weder erfunden noch verändert. Das Wissen stammt von verschiedenen Trainern, Speakern und ästhetisch arbeitenden Ärzten und zeigt unterschiedliche Ansätze und Richtungen. Ich habe gesammelt, sortiert und im ständigen Dialog und in enger

Zusammenarbeit mit meinem Co-Autor Dr. med. Christian Köhler alle 45 im Buch vorgestellten Techniken auf Güte und Umsetzbarkeit evaluiert und teilweise optimiert, um ein praxisnahes Handbuch über Unterspritzungstechniken für die Lippenregion zu erstellen, die je nach Bedarf oder Präferenz angewendet werden können.

Der Schwerpunkt dieses Buchs sind die unterschiedlichen Lösungsansätze und dient auch dazu, die Feinheiten der Lippenunterspritzung mit Fillern zu optimieren – dies alles unter dem Aspekt eines praxisnahen Arbeitens. Hierzu wurde eine Matrix als Orientierungshilfe erstellt, um die am häufigsten in der Praxis vorkommenden Indikationen den empfohlenen Techniken zuzuordnen, was aber nicht heißt, dass der Behandler seine Fähigkeiten darauf reduzieren sollte – im Gegenteil, durch die vielen verschiedenen Ansätze wird es möglich, das eigene Spektrum zu erweitern und die Feinheiten kunstvoll herauszuarbeiten, vielleicht sogar die ein oder andere Technik weiterzuentwickeln. Die Mengenangaben zu den abgegebenen Volumina beziehen sich auf die in Mitteleuropa üblichen praxisnahen Mittelwerte. Diese Werte sind je nach regionalen Schönheitspräferenzen oder Trends variabel.

Auf Vorher-nachher-Bilder wurde weitgehend verzichtet, da diese leicht Erfolgserwartungen nach sich ziehen, die nicht zwangsläufig für das jeweils individuelle Gesicht zutreffen müssen.

Dr. med. Christian Köhler hat die Techniken an Modellen per Filmaufzeichnung demonstriert. Sie stehen Ihnen über die im Buch enthaltenen QR-Codes als zusätzliches Anschauungsmaterial zur Verfügung und sind ein wertvoller Beitrag zum Informationsgehalt der beschriebenen Unterspritzungstechniken. Für die wunderbare und partnerschaftliche Zusammenarbeit und großartige Filmqualität der gezeigten Injektionsverfahren bedanke ich mich ganz herzlich bei Herrn Dr. Köhler und seinem Team.

Noch ein Wort zu den vorgestellten 45 Injektionstechniken, die das „Herzstück" dieses Buches sind: Die Bilder und Videos zur Vorgehensweise bei der Lippenbehandlung werden bei jeder Technik durch Angaben zur Technik, Stichrichtung, Hautschicht, Material/-menge, Injektionsnadel und Anästhesie ergänzt, die unseren Empfehlungen und Erfahrungswerten entsprechen, aber keine Sollvorgaben darstellen. Außerdem enthält jede Technik ein „Behandlungsprotokoll" in Stichworten und „wichtige Hinweise". Letztere listen auch die jeweils möglichen und unerwünschten Nebenwirkungen auf, die in unterschiedlichen Graden bei den meisten Lippenunterspritzungen auftreten können und im Auge zu behalten sind: im wesentlichen Asymmetrien, Entzündungen, Hämatome, Knotenbildung, Nekrose, Rötungen, Schmerzen, Schwellungen, Überkorrekturen. Die beiden Zusammenstellungen, die natürlich Wiederholungen mit sich bringen, sollen nützlich sein, um bei jeder einzelnen Technik stets alle Aspekte der Lippenbehandlung im Blick zu haben.

Dieses Buch richtet sich an Ärzte/innen und berechtigte Behandler/innen mit Erfahrungen in der Unterspritzung mit Fillern und es bleibt in der Verantwortung des Behandlers, die vorgestellten Techniken für gut zu befinden und anzuwenden. Es ist wichtig, sich immer wieder vor Augen zu halten, dass jede Lippe einzigartig ist und dass es keine Patentrezepte gibt: Allen Techniken gehen die Beurteilung und die mit dem Patienten abgestimmte Entscheidung des Behandlers voraus, wann in welchem Ausmaß beim jeweiligen Patienten welche Technik eingesetzt werden kann.

Danksagung

Viele Menschen haben mich mit ihrem Wissen, ihren Studien und Publikationen aktiv und passiv unterstützt. Hierfür bedanke ich mich insbesondere bei Dr. Tom van Eijk, Dr. Dr. med. Daniel Brusco, Dr. med. Niklas Iblher, Prof. Dr. med. Vincenzo Penna, Prof. Dr. Björn G. Stark, Frau Dr. med. Petra Becker-Wegerich, Dr. med. Philippe Snozzi, Dr. James Bouzoukis, Dr. Phillip Chang, Dr. Anil Raqjani, Dr. Polsak Worakrai und Zita Hesse. Auch danke ich all denjenigen ganz herzlich, die uns freundlicherweise ihre Bilder zur Veröffentlichung zur Verfügung gestellt haben.

Ganz besondere Beachtung gilt der grafischen Umsetzung in diesem Buch. David Kühn vom KVM-Verlag hat mit einer bewundernswerten Geduld alle Details hervorragend umgesetzt. Dadurch wurde es möglich, das Beschriebene zu visualisieren und entscheidend verständlich zu machen. Durch die fotografische Leistung von Martin Frick und die Verfilmung von Andreas Grabherr konnten Textbeschreibungen visuell veranschaulicht und Lücken im Materialfundus geschlossen werden. Herzlichen Dank dafür!
Zu guter Letzt geht mein Dank an meinen lieben Gatten, Dr. med. Jean François Reymond, der mir mit seinem klaren Kopf und kritischen Einwänden ein guter, aber strenger Mentor war und mir dabei half, die Vorgänge auch für weniger erfahrene Behandler verständlich zu machen.

Ich wünsche meinen Lesern fachlichen und praktischen Gewinn, aber auch Vergnügen bei der Lektüre – und dass Sie angeregt werden, Bekanntes und Bewährtes zu hinterfragen, Neues auszuprobieren und sich dadurch weiterzuentwickeln. Denn dann wird es Ihnen gehen wie mir, die nach Redaktionsschluss für dieses Buch drei weitere relevante Techniken gefunden hat. Ich freue mich auf Ihr Feedback. Sollten Sie Techniken kennen, die hier nicht beschrieben wurden und Sie überzeugt haben, würde ich diese gern nach Prüfung in die nächste Auflage aufnehmen.

Basel, im November 2020
Regine Reymond

Inhaltsverzeichnis

In diesem Buch werden die folgenden Abkürzungen verwendet:

Medizinische Abkürzungen

	scharfe Nadel
	stumpfe Kanüle
▲	viskos (HA-Material)
●	soft (HA-Material)
A./Aa.	Arteria/Arteriae
Ala	Ansatz des Nasenflügels
AN	Apex nasi (Nasenspitze)
B'	Weichgewebe-B-Punkt (der tiefste Punkt der Einziehung der Labiomentalfalte)
BDDE	Butandioldiglycidether
C	Cervicale (Übergangspunkt von der Submentalkontur in die Halskontur)
Cm	Columella nasi (Nasensteg)
CPM	Cohesive Polydense Matrix
DCLT	Dynamic Cross-Linking Technology
DN	Dorsum nasi (Nasenrücken)
Gl	Glabella (Stirnglatze)
HA	Hyaluronsäure
Li	Labiale inferius
Ls	Labiale superius
M./Mm.	Musculus/Musculi
MD	Medietas dentium (Mitte des Zahnbogens)
Me'	Weichgewebementon (am weitesten kaudal liegender Punkt an der weichgeweblichen Kinnkontur)
N'	Weichgewebenasion
N./Nn.	Nervus/Nervi
NASHA	Nonanimal Stabilized HA
OL	Oberlippe
Or'	Weichgewebeorbitapunkt
Pg'	Weichgewebepogonion
Ph	Philtrum
Pn	Pronasale
PO	periorale Zone der Oberlippe
Por	Porion (Öffnung des äußeren Gehörgangs)
PU	periorale Zone der Unterlippe
R./Rr.	Ramus/Rami
RHA	Resilient Hyaluronic Acid
SMART	Supreme Monophasic and Reticulated Technology
SMAS	superfizielles muskuloaponeurotisches System
Sn	Subnasale
St	Stomion (Lippenschlusspunkt)
Trg	Tragus
Tri	Trichion (Haaransatz)
TWN	Thin Wall Needle
UL	Unterlippe
UTWN	Ultra Thin Wall Needle
V./Vv.	Vena/Venae

Redaktionelle Abkürzungen

Abb.	Abbildung
bzw.	beziehungsweise
ca.	circa
d. h.	das heißt
et al.	et alteri (und andere)
evtl.	eventuell
f.	und die folgende Seite
ff.	und die folgenden Seiten
ggf.	gegebenenfalls
Kap.	Kapitel
max.	maximal
Nr.	Nummer
o. J.	ohne Jahr
S.	Seite
s.	siehe
s. a.	siehe auch
sog.	sogenannt
Syn.	Synonym
Tab.	Tabelle
u. a.	unter anderem
usw.	und so weiter
vgl.	vergleiche
z. B.	zum Beispiel

Maßangaben

%	Prozent
°	Grad
G	Gauge
g	Gramm
L	HA-Partikelgröße für dickes Material mit Hebekapazität
M	HA-Partikelgröße für mitteldickes Material mit Hebekapaziät
mg	Milligramm
ml	Milliliter
S	HA-Partikelgröße für Material mit geringer Hebekapaziät
XL	HA-Partikelgröße für sehr dickes Material mit starker Hebekapaziät
XS	HA-Partikelgröße für dünnes Material ohne Hebekapazität

1 Lippen

1 Lippen

1.1 Schönheit

Unabhängig von Zeitalter und Kultur ist die Lippe als Schönheitsmerkmal durchgehend von großer Bedeutung. Volle, bewegliche, gut durchblutete, rote, feuchte Lippen werden mit Jugend, Gesundheit, Sinnlichkeit und der damit zusammenhängenden sexuellen Attraktivität verbunden. Ein voller Mund gilt als Schönheitsideal schlechthin und zieht die Aufmerksamkeit auf sich – und das schon seit Menschengedenken.

Es stellt sich die Frage nach einer neutralen modeunabhängigen Beurteilung der Schönheit von Lippen. Hierzu wurde in der Studie der „JAMA Facial Plastic Surgery" vom Chirurgenteam unter Leitung von Natalie Popenko (University of California, Irvine) eine Untersuchung vorgestellt, in der US-Forscher 580 Probanden Frauenporträts von hellhäutigen Frauen gezeigt hatten. Darin wurden deren Lippenform, das Verhältnis von Ober- zur Unterlippe (OL : UL) und die Größe der Lippenoberfläche im Verhältnis zum unteren Drittel des Gesichts verändert. Mit dem höchsten Mittelwert und den höchsten Anteilen der attraktivsten Platzierungen wurde das Verhältnis 1 : 2 (OL : UL) als am attraktivsten bewertet und das Verhältnis 2 : 1 (OL : UL) als am wenigsten attraktiv eingestuft.

Doch ganz besonders im aktuellen Zeitalter der millionenfachen Selfies, die auf Instagram gepostet werden und auf denen der sogenannte „Pout" (dt. Schmollmund) dargestellt wird, gewinnt die extreme Augmentation der Lippe an Bedeutung – ungeachtet, ob sich diese Lippenform harmonisch in das Gesicht einfügt.

Auch durch „Celebrities and Influencers" wurden die Schönheitsmerkmale der Lippe in den letzten zwei Jahren dahingehend verändert, dass die Oberlippe überproportional vergrößert und die Form verändert werden, was wiederum oft zu einem unnatürlichen Ergebnis führen kann: Eine dicke schlauchbootartige Lippe zu „tragen", kommt in manchen Kreisen dem Tragen besonderer Designermarken gleich.

Die Symmetrie oder Balance zwischen den Lippen und dem übrigen Gesicht wird bewusst ignoriert, was eine Irritation der Gesichtsharmonie nach sich zieht und dadurch auffällig wird: Mit Stolz wird die künstlich kreierte Lippe zur Show gestellt und als Kunst am Körper getragen.

Auch wird ein Zusammenhang zwischen Lippenform und Charakter diskutiert. Das Thema ist wenig erforscht, obwohl es viele populärwissenschaftliche umstrittene Interpretationen dazu gibt (Bunte.de Redaktion 2018), z. B.:

- Harmonische Lippen vermitteln Ruhe.
- Schmale Lippen stehen für Verbissenheit, mangelnde Leidenschaft, Zielstrebigkeit, Durchsetzungsvermögen.
- Große Unterlippen stehen für impulsives Handeln.
- Schiefe Lippen stehen für liebevolle verlässliche Art.

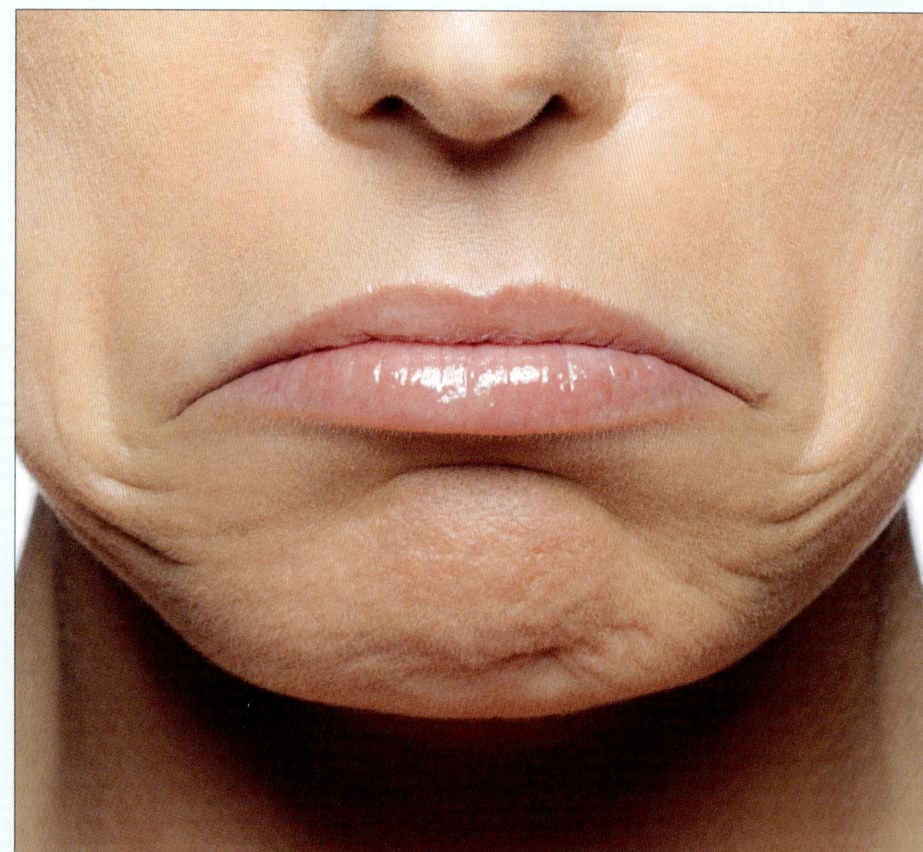

Abb. 1.1 Durch die Mimik als Ausdruck von Gefühlen verändert sich die Lippenform und bildet so visuell erkennbare Gefühlsäußerungen. Trauer oder Ekel werden durch herabgezogene Mundwinkel dargestellt.

Doch unabhängig von den anatomischen Strukturen und der genetisch bedingten Lippenform existieren die Bewegungen beim Sprechen und Essen, der Lippenmuskeltonus und die mimischen Verformungen als Ausdruck von Gefühlen (→ Abb. 1.1), die einen Mund schön oder besonders machen oder aber auch eine negative Haltung zum Ausdruck bringen. Die Bewegungen können symmetrisch, in sich harmonisch oder asymmetrisch und schief sein, was dem Ganzen seine persönliche Note verleiht. Unabhängig von ihrer Form im entspannten Zustand lassen diese Einflüsse eine Lippe sinnlich, charismatisch, erotisch, verkniffen, biestig, lasziv usw. erscheinen. Durch den Lippenausdruck werden Rückschlüsse auf den Charakter einer Person gezogen: Er hat einen labilen Mund, ... einen intelligenten Mund ... einen debilen Mund ... einen aggressiven Mund ...

1.2 Funktion

Weit über das Schönheitsmerkmal hinaus haben Lippen wichtige Funktionen. Sie dienen der Nahrungsaufnahme. Die Lippe ist durch ihre Muskulatur sehr beweglich und dient dazu, die Speisen festzuhalten und in den Mund hineinzubefördern. Durch den Lippenverschluss wird der Mund luftdicht verschlossen, sodass Nahrung und Speichel im Mundinneren gehalten und unerwünschte Objekte ausgesperrt werden. Zudem ist der dichte Lippenverschluss für die Nahrungsaufnahme durch Saugen von Bedeutung. Auch bei der Lautbildung (→ Abb. 1.2) während des Sprechens, Singens, Pfeifens oder beim Betätigen musikalischer Blasinstrumente sind Lippenschluss und -formung von großer Bedeutung.

Da sich an der Lippe viele Nervenenden befinden, ist die Region eine der sensibelsten Körperregionen. Die dünne Haut fühlt sich angenehm weich an und reagiert enorm empfindlich auf äußere Einflüsse wie Temperatur, Berührung und Schmerzen. Sie dient dem Kleinkind als Tastorgan und hat als erogene Zone bei der Sexualität, z. B. beim Küssen, eine stark sensitive Funktion. Schöne Lippen können daher die sexuelle Attraktivität eines Menschen steigern.

1.3 Anatomie

Die Lippen sind die im unteren, vorderen Gesicht ausgebildeten Weichteilfalten, welche die Mundhöhle gegenüber der Außenwelt abdichten. Sie verfügen über eine Eigenbeweglichkeit und bilden mit den Wangen (Buccae) die äußere Grenze des Mundvorhofs (Vestibulum oris). Die Lippen sind eingebettet in die Regio oralis und Regio mentalis und bilden ihr Zentrum (DocCheck Flexikon 2019). In diesem Buch haben wir uns schwerpunktmäßig auf diese Region konzertiert, wobei wir die Behandlung der Nasolabialzone ausgespart haben, da eine komplette Behandlung der Nasolabialregion auch die Behandlung der oberen Gesichtshälfte betreffen würde. Hier mussten wir eine Grenze ziehen. Auch sind wir bei der anatomischen Darstellung selektiv vorgegangen und haben auf die Beschreibung von Regionen verzichtet, die für die Unterspritzungen im Lippenbereich keine Relevanz haben wie beispielsweise der Oberkiefer, auch wenn diese Strukturen für Änderungen im Erscheinungsbild im Zuge des Alterungsprozesses von Bedeutung sind.

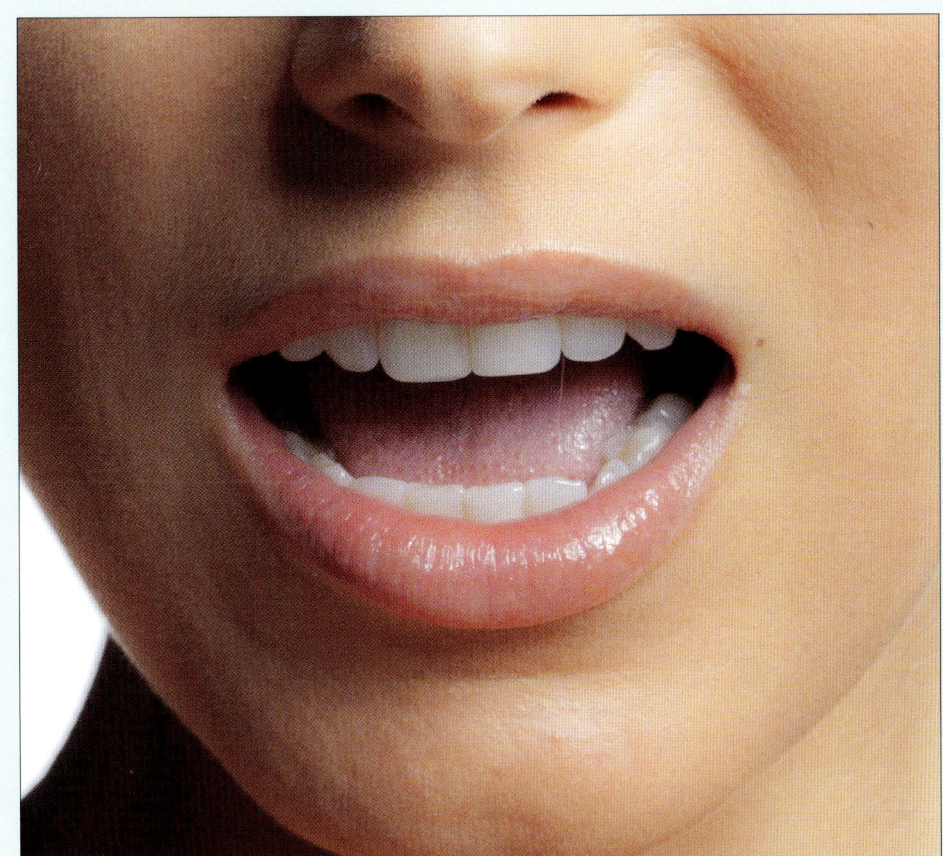

Abb. 1.2 Beispiel für die Lippenform beim Singen.

1.3.1 Mundregion

Der äußere Mund, d. h. die extraorale Mundregion wird von der Mundhöhle unterschieden. Als Oberlippe wird der Anteil zwischen Nase und Mundspalte, als Unterlippe der von der Mundspalte bis zur Labiomentalfalte (Syn. Kinn-Lippen-Furche) bezeichnet. Das Lippenrot ist demnach nur ein Teil der Lippe.

Topografische Anatomie der Mundregion (→ Abb. 1.3–1.18)

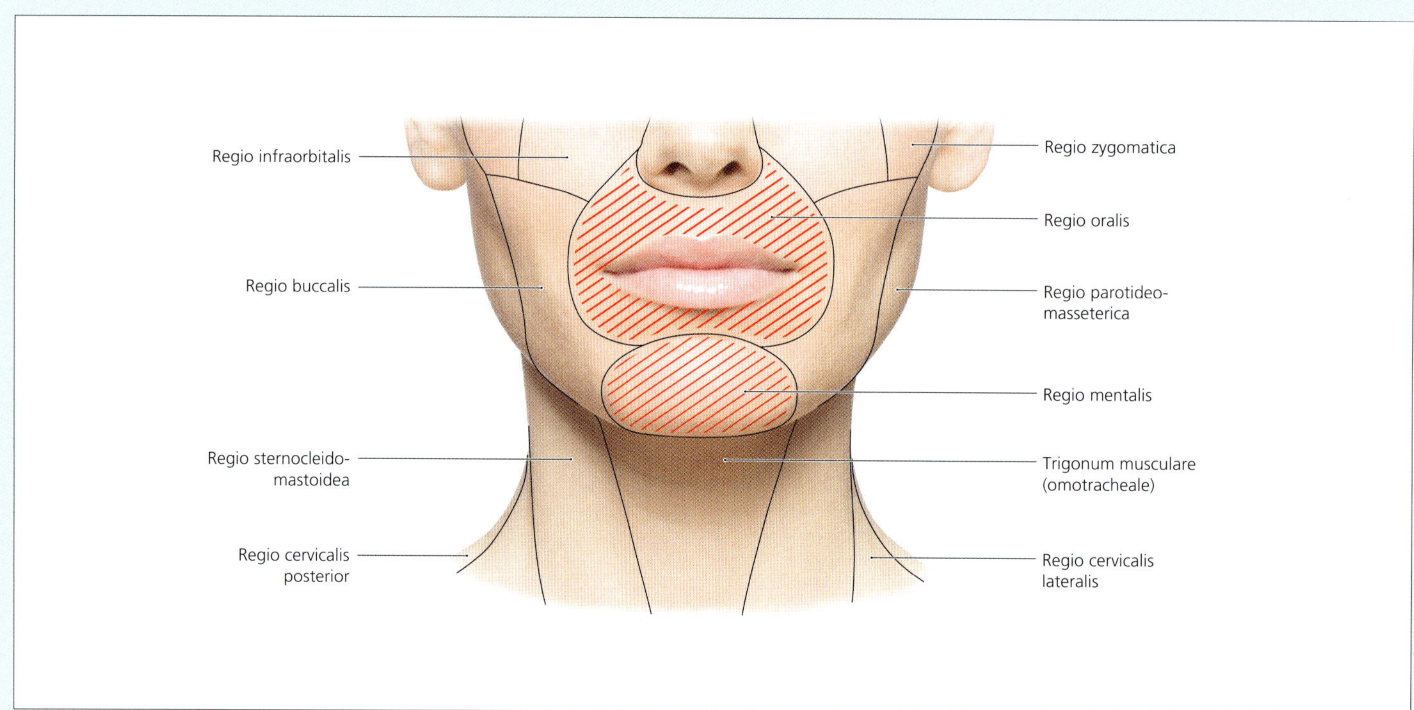

Abb. 1.3 Mundregion (Regio oralis und mentalis) von anterior (rot schraffiert).

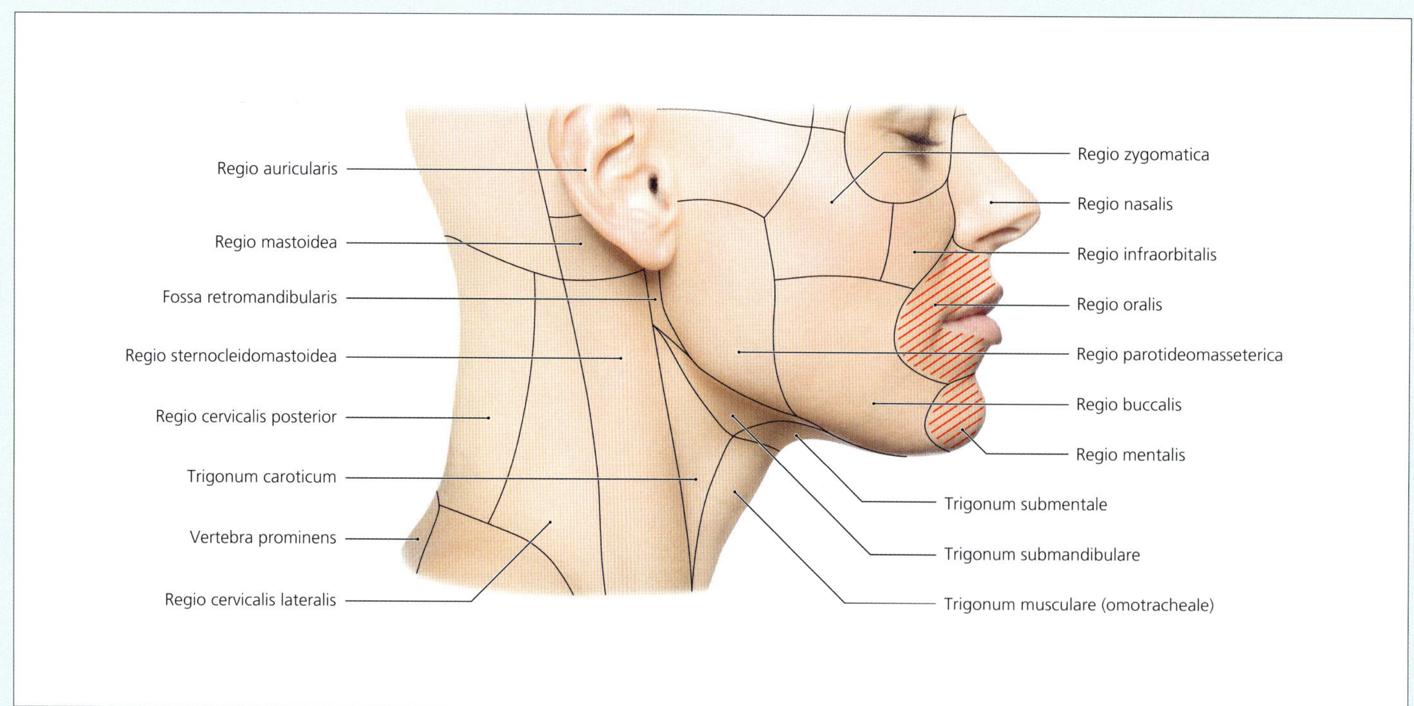

Abb. 1.4 Mundregion (Regio oralis und mentalis) von lateral (rot schraffiert).

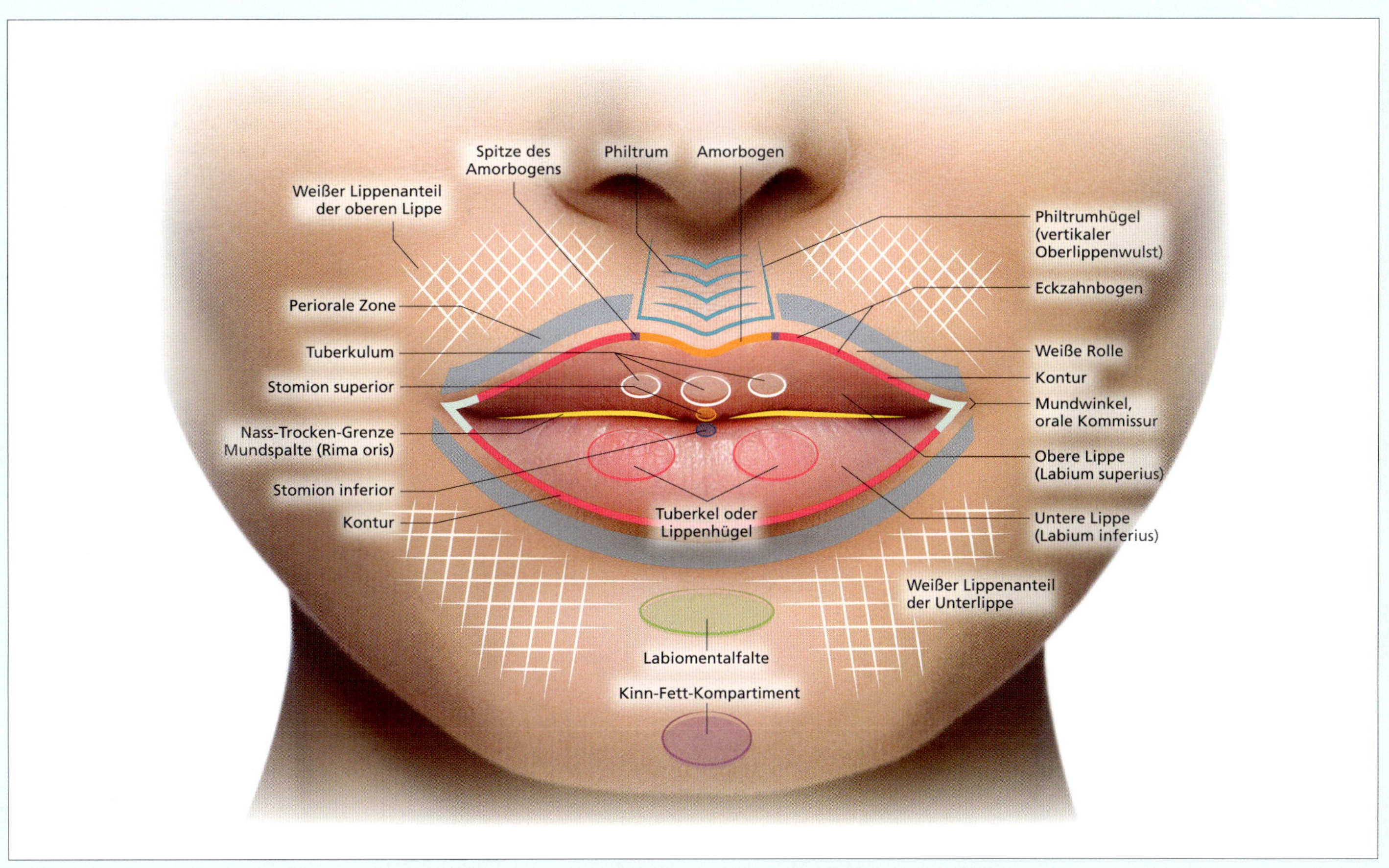

Abb. 1.5 Anatomische Bezeichnungen der äußeren Lippenregion.

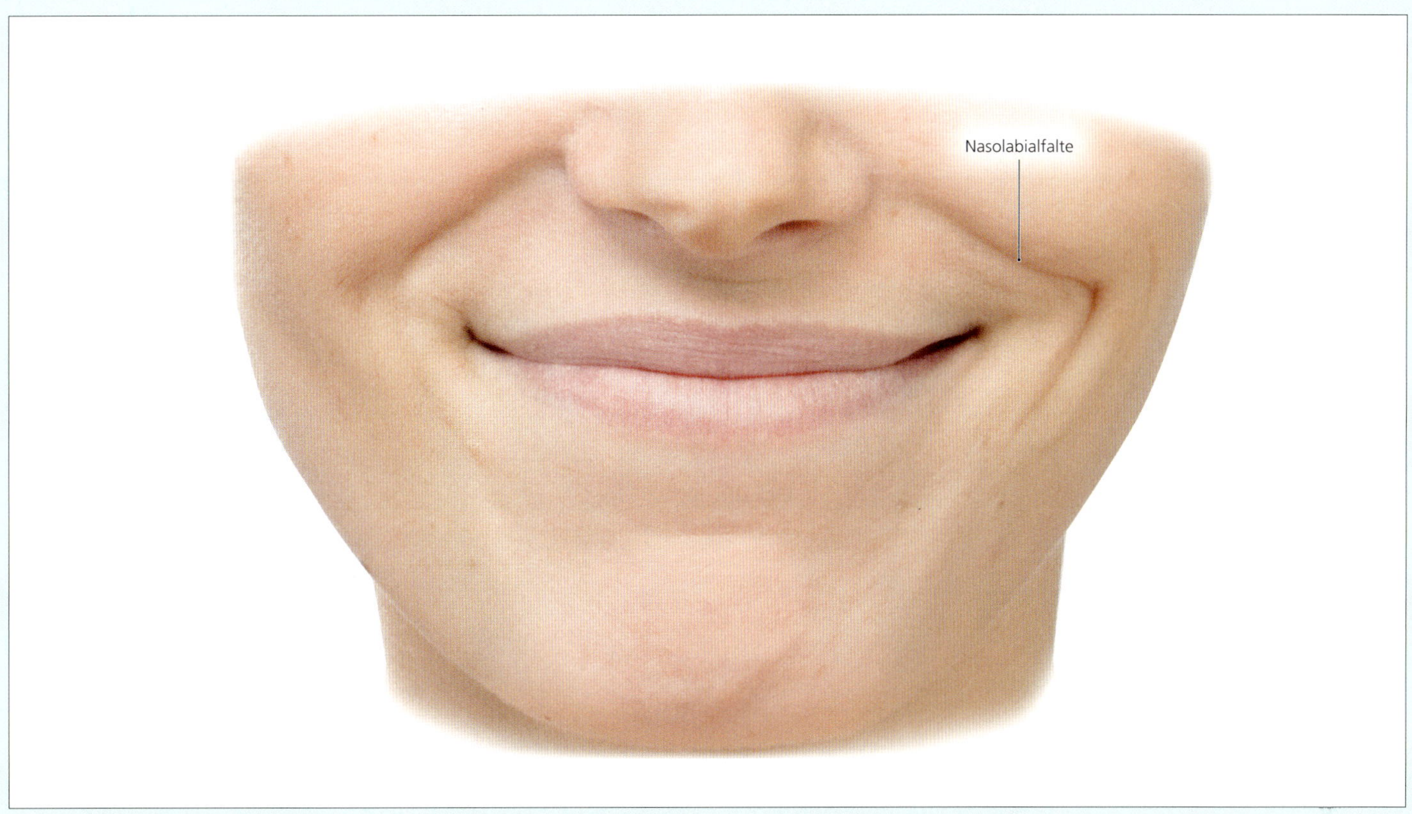

Abb. 1.6 Die Regio oralis wird auf beiden Seiten von der Nasolabialfalte begrenzt. Sie kann bei Kindern und Jugendlichen in Ruhe verstrichen sein. Beim Lächeln wird sie aber immer sichtbar. Mit zunehmendem Alter und je nach Volumen des Wangenfetts ist sie permanent vorhanden.

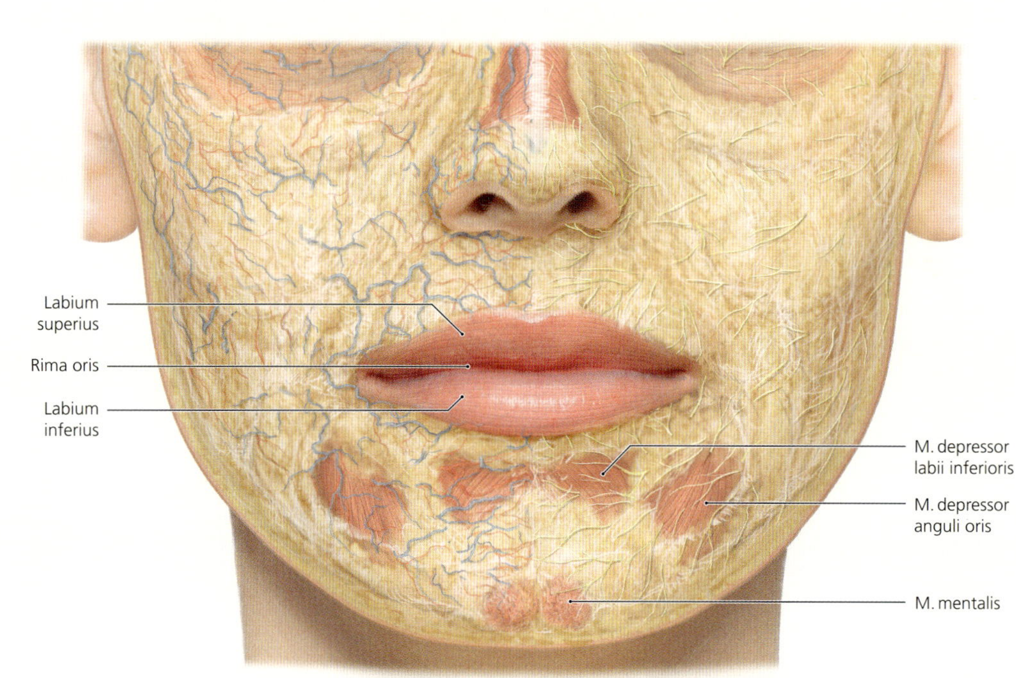

Verteilung des subkutanen Fetts in der Mundregion

Abb. 1.7 Verteilung des subkutanen Fetts (weißgelbe flächige Struktur) in der Mundregion. In der Lippenregion ist die subkutane Fettschicht vergleichsweise dünn.

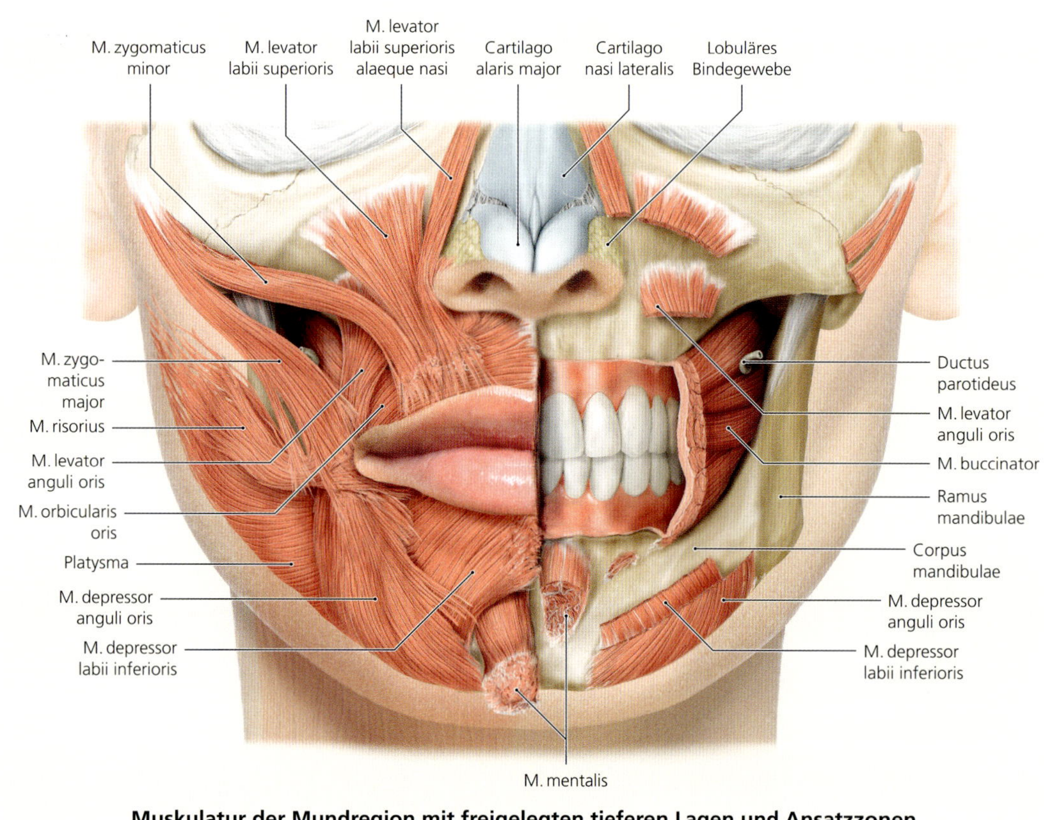

Muskulatur der Mundregion mit freigelegten tieferen Lagen und Ansatzzonen (in der rechten Bildhälfte)

Abb. 1.8 Die Mundhöhle wird seitlich vom M. buccinator, der nach anterior in den M. orbicularis oris übergeht, umschlossen. Seitlich der Nase strahlen mehrere einzelne Muskeln ein, die die Oberlippe je nach Ansatzwinkel in verschiedene Richtungen anheben können. Vom Jochbogen kommend, haben sie einen schrägen Verlauf. Der M. risorius und das Platysma verlaufen waagerecht. Auch die Unterlippe wird von Muskelgruppen erreicht, die sie in jede Richtung ziehen können. Diese radiäre Anordnung der Muskulatur ist eine wesentliche Voraussetzung für die eindrucksvolle Vielfalt der Bewegungsmöglichkeiten des Mundes. Die Kreuzung der Muskeln an den Mundwinkeln wird als Modiolus bezeichnet. Fibröses Bindegewebe hält die beteiligten Muskelfasern hier zusammen.

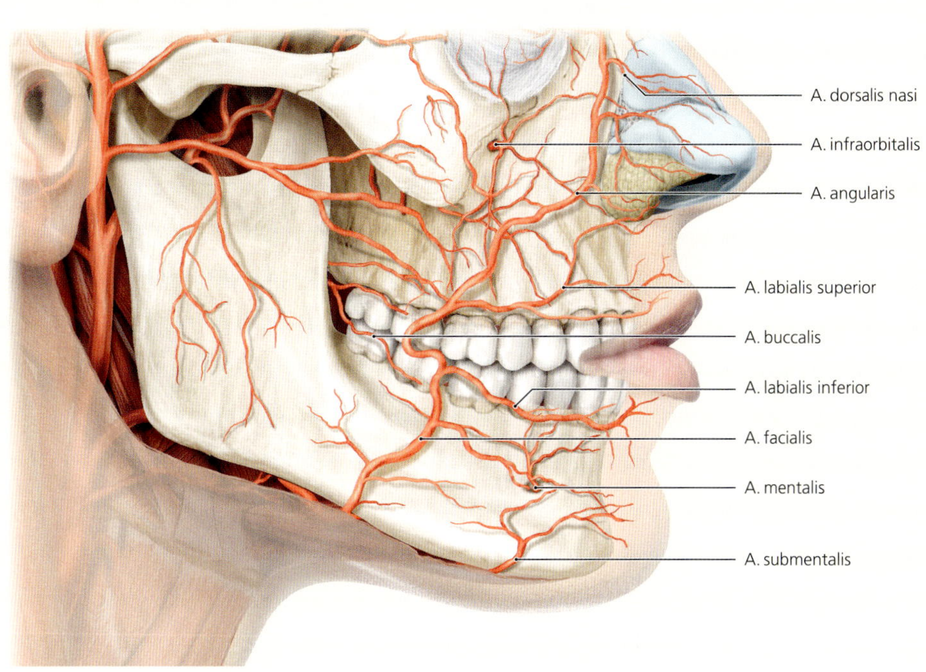

Arterielle Versorgung der Mundregion von lateral

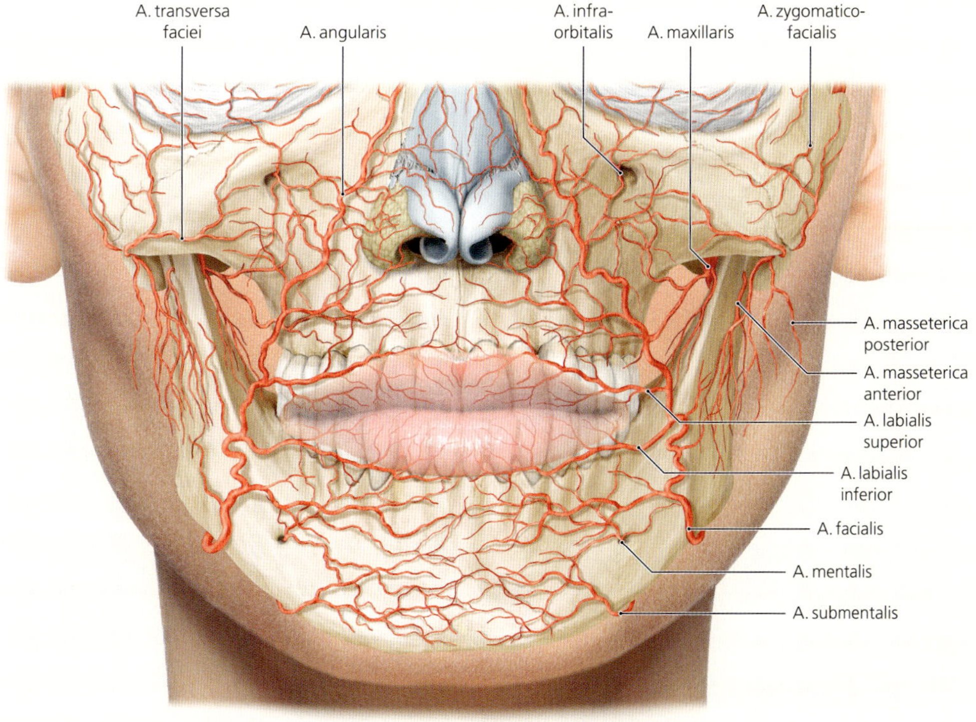

Arterielle Versorgung der Mundregion von anterior

Abb. 1.9 Die Mundregion wird arteriell aus zwei Ästen aus der A. carotis externa und über einen Gefäßabgang aus der A. carotis interna versorgt: Die A. facialis kommt aus der A. carotis externa und erreicht, um den Unterrand der Mandibula kommend, die Mundwinkelregion. Hier gibt sie die A. labialis inferior und die A. labialis superior ab.

Nach ihrem weiteren Verlauf entlang der Nase anastomosiert sie mit der A. dorsalis nasi, die aus der A. ophthalmica kommt, also aus der A. carotis interna. Aus der A. carotis externa, über die A. maxillaris, kommt die A. infraorbitalis, die einerseits mit der A. facialis Anastomosen austauscht, aber auch selbstständig die Wangen- und Lippenregion versorgt.

Ebenfalls aus der A. maxillaris, damit also auch aus der A. carotis externa, kommt der R. mentalis der unter der Mandibula verlaufenden A. alveolaris inferior, der die Unterlippen- und die Kinnregion versorgt. Die Kinnregion wird aber auch aus direkten Abgängen der A. facialis, nämlich der A. submentalis, versorgt.

Abb. 1.10 Der venöse Abfluss der Wangen- und Lippenregion erfolgt im Wesentlichen über die V. facialis und damit in die V. jugularis interna.

Es gibt aber auch venöse Abflüsse durch das Foramen mentale in die V. alveolaris inferior, die in den Plexus pterygoideus mündet. Ebenfalls in den Plexus pterygoideus mündet die V. infraorbitalis.

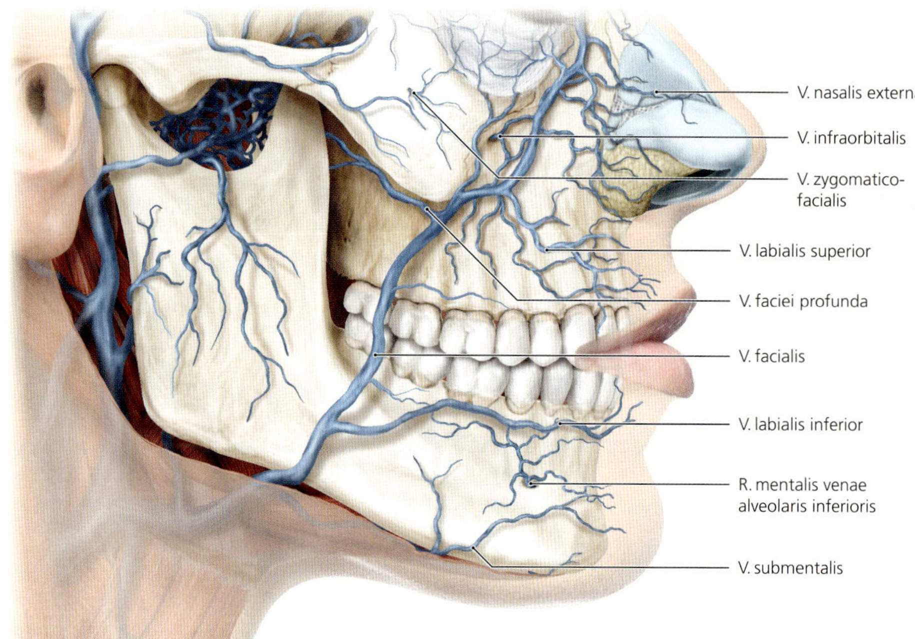

Venöser Abfluss in der Mundregion von lateral

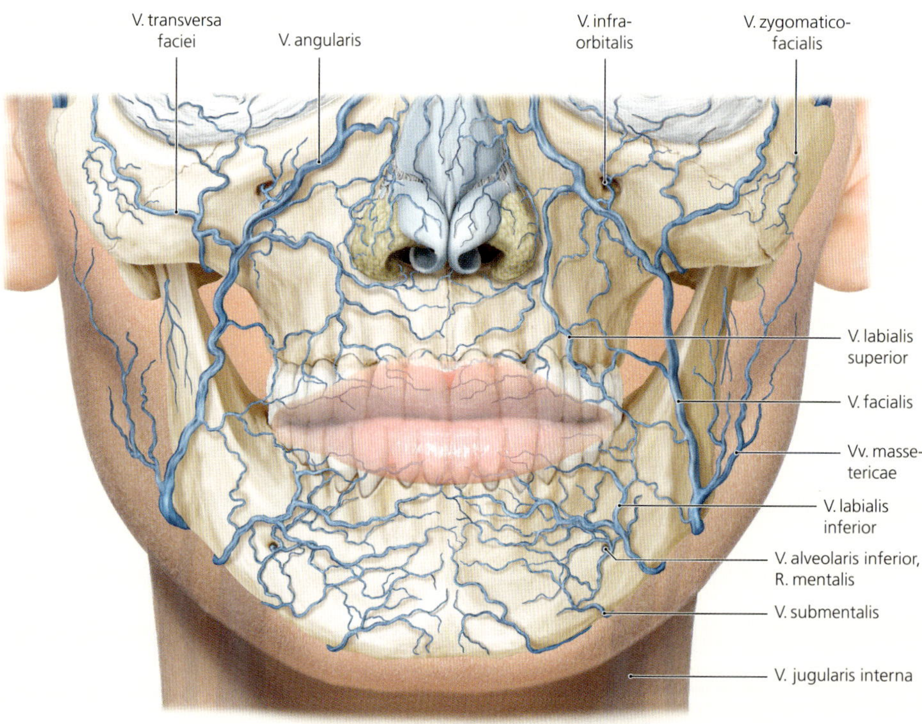

Venöser Abfluss in der Mundregion von anterior

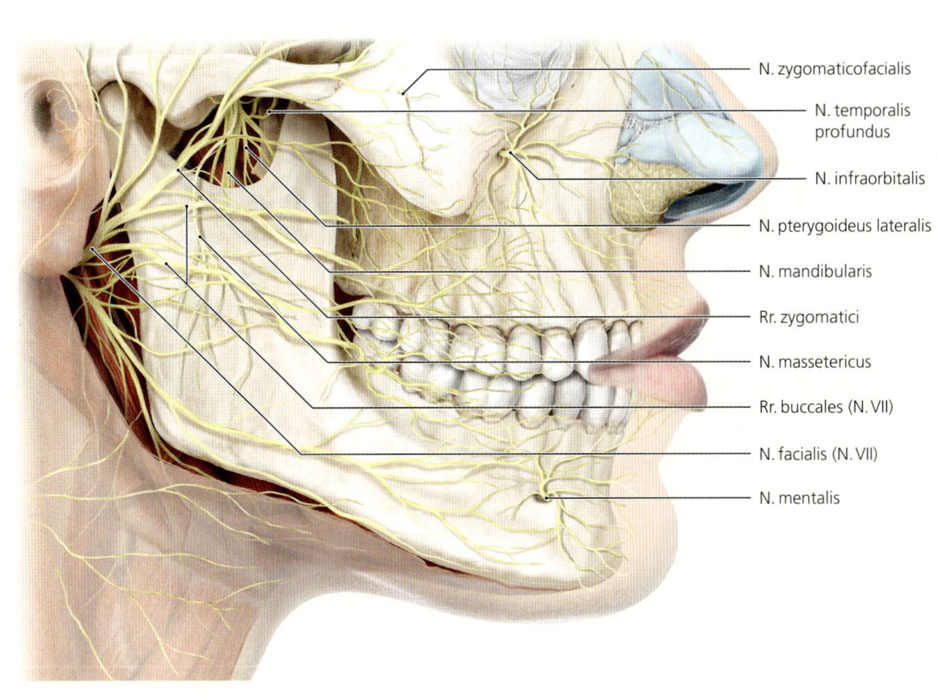

Innervation der Mundregion von lateral

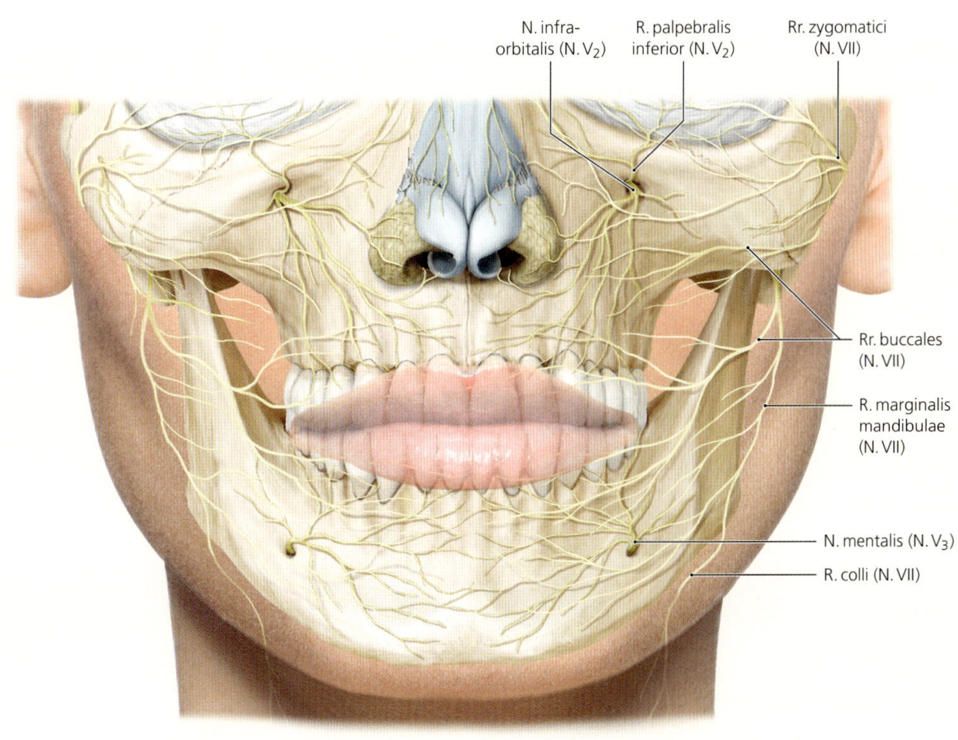

Innervation der Mundregion von anterior

Abb. 1.11 Die sensible Innervation der Mundregion erfolgt über den N. infraorbitalis und den N. mandibularis. Die motorische Innervation aller mimischen Muskeln wird vom N. facialis sichergestellt. Die Kaumuskeln werden von der Radix motoria des N. mandibularis erreicht.

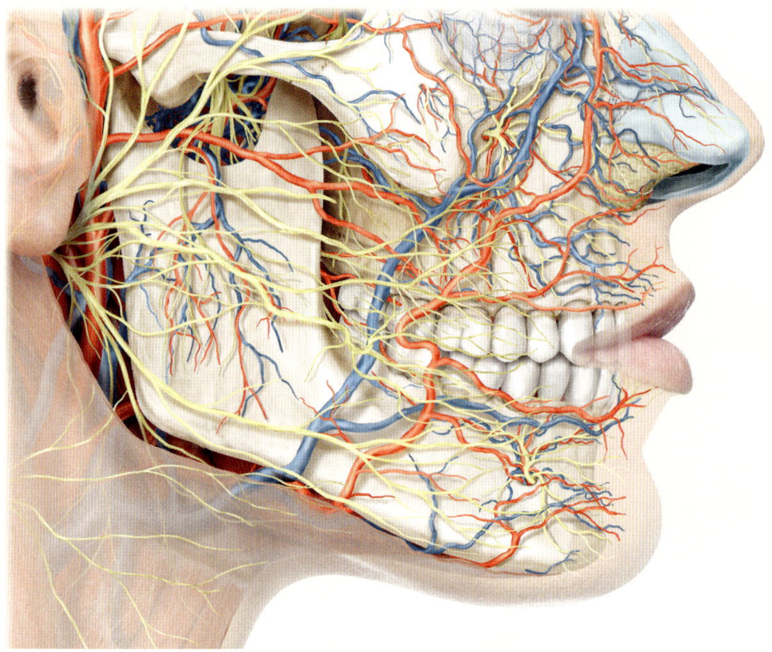

Geflecht von Gefäßversorgung und Innervation in der Mundregion von lateral

Abb. 1.12 In der Darstellung des Geflechts der Gefäßversorgung und Innervation in der Mundregion wird deutlich, wie engmaschig dieses Gebiet durchblutet und innerviert ist.

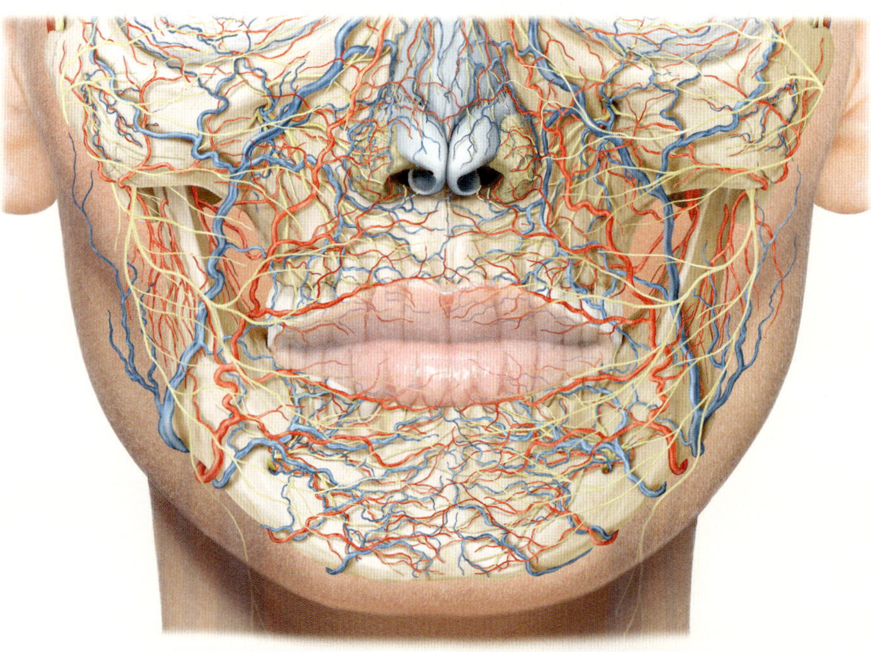

Geflecht von Gefäßversorgung und Innervation in der Mundregion von anterior

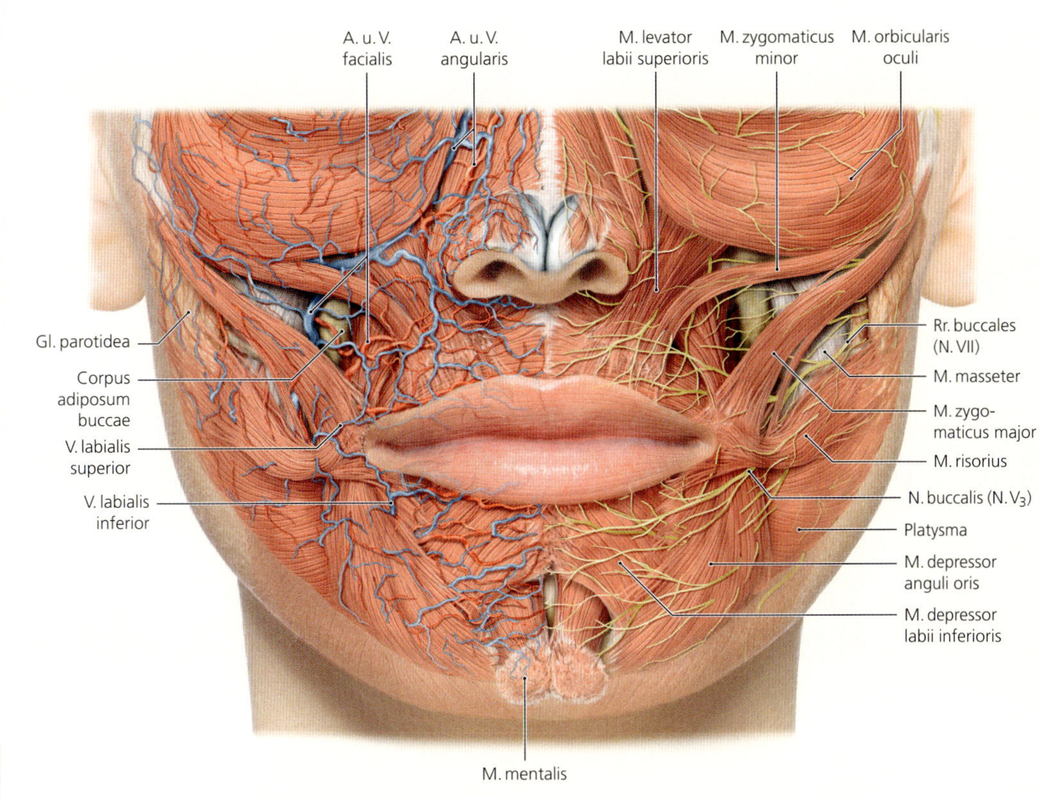

Muskulatur, Gefäßversorgung (links) **und Innervation** (rechts) **in der Mundregion, oberflächliche Schicht**

Abb. 1.13 Der Mund ist von nahezu in allen Richtungen einstrahlenden mimischen Muskeln umgeben. Der zentrale Anteil der Lippen wird vom M. orbicularis oris (s. Abb. 15) gebildet. Die Arterien in dieser oberflächlich gelegenen Muskelschicht der Mundregion zweigen aus der A. facialis ab, die Äste zur Nase, zur Wange, zur Oberlippe und zur Unterlippe abgibt. Die Unterlippenregion wird auch vom R. mentalis (s. Abb. 15), der aus der A. alveolaris kommend durch das Foramen mentale austritt, versorgt. Der venöse Abfluss der oberflächlichen Mundregion erfolgt über die V. facialis und die motorische Innervation aller mimischen Muskeln über Ausläufer des N. facialis. Die motorische Innervation der Kaumuskeln geschieht über die Radix motoria, die über den N. mandibularis (s. Abb. 11) an die Zielgebiete verteilt wird. Die sensible Innervation der Mundregion erfolgt über den N. trigeminus.

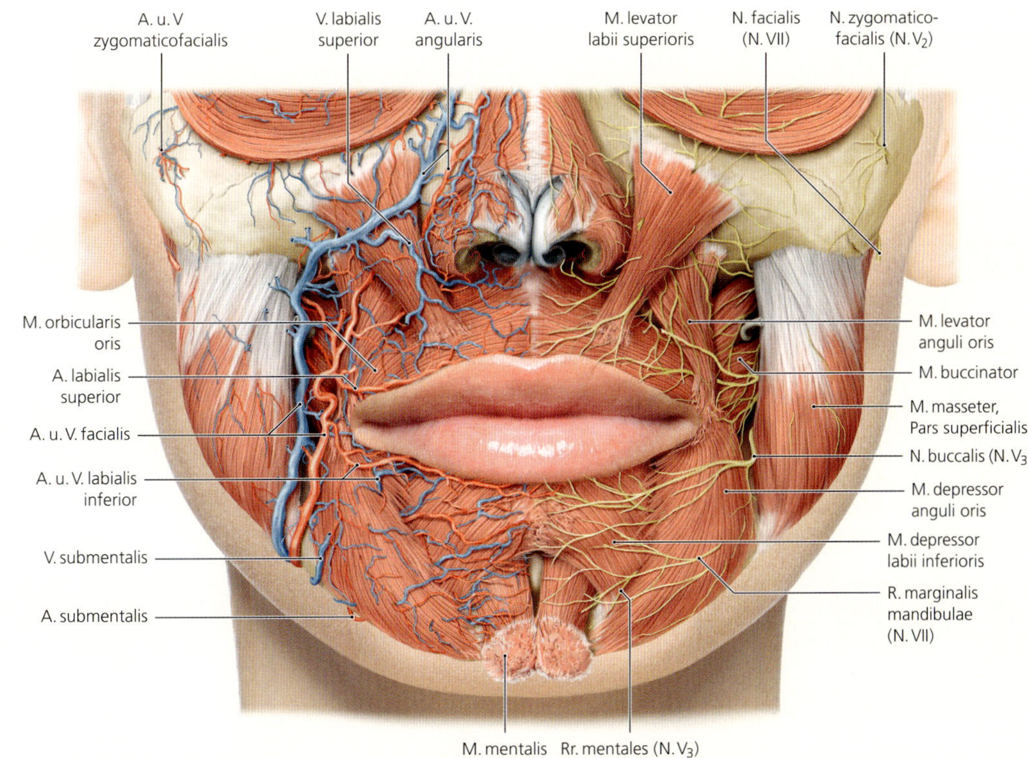

Muskulatur, Gefäßversorgung (links) **und Innervation** (rechts) **in der Mundregion, M. zygomaticus minor/major, M. risorius und Platysma entfernt**

Abb. 1.14 Nach Entfernen von M. zygomaticus minor/major, M. risorius und Platysma sind der M. levator labii superioris, der M. masseter pars superficialis und der M. levator anguli oris in ihrer ganzen Länge mit sichtbarem Ansatz und Ursprung freigelegt. Der M. buccinator ist teilweise sichtbar.

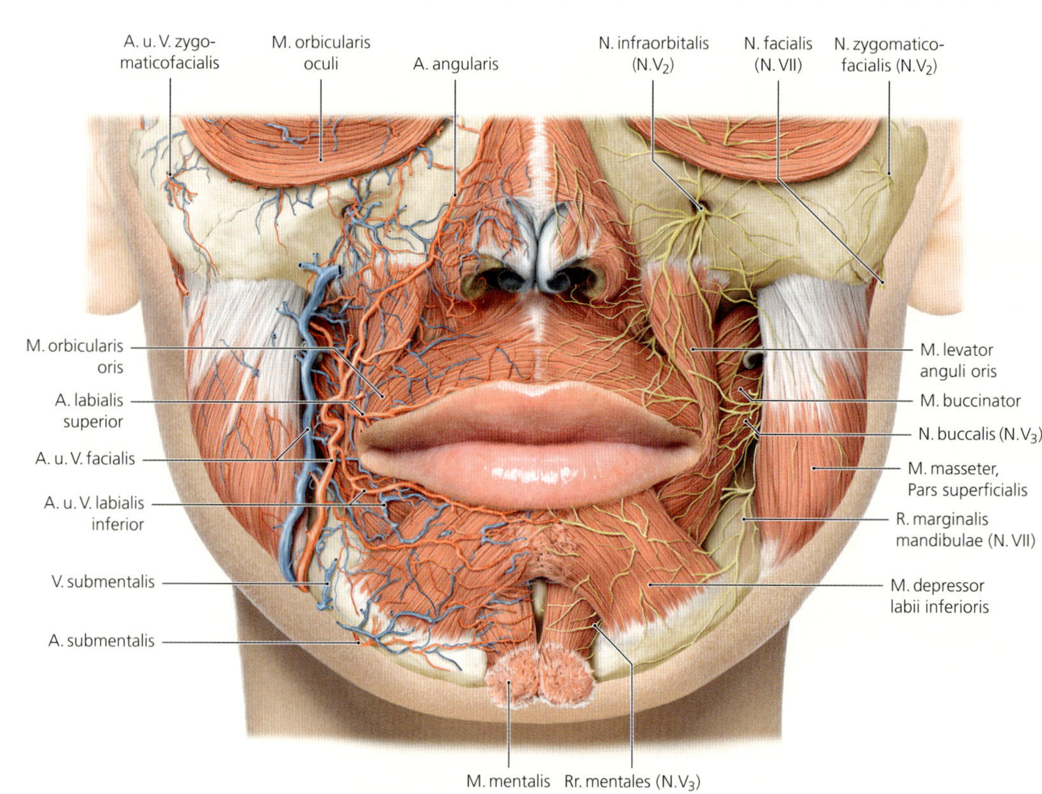

Muskulatur, Gefäßversorgung (links) **und Innervation** (rechts) **in der Mundregion, oberflächliche mimische Muskulatur entfernt**

Abb. 1.15 Die A. facialis kommt aus der A. carotis externa und erreicht die Gesichtsregion am R. mandibulae. Nach ihrem Verlauf schräg über die Wange und lateral von der Nase, wo sie dann als A. angularis bezeichnet wird, anastomosiert sie mit der A. dorsalis nasi aus der A. ophthalmica, die aus der A. carotis interna kommt. Die V. angularis überkreuzt den M. levator labii superioris, die A. angularis verläuft darunter. Die A. facialis verläuft in der Wangenregion stark gewunden und wird bei der Mundöffnung gestreckt. Die V. facialis zeigt in derselben Region deutlich weniger Windungen. Bei Mundöffnung wird sie entsprechend gedehnt.

1

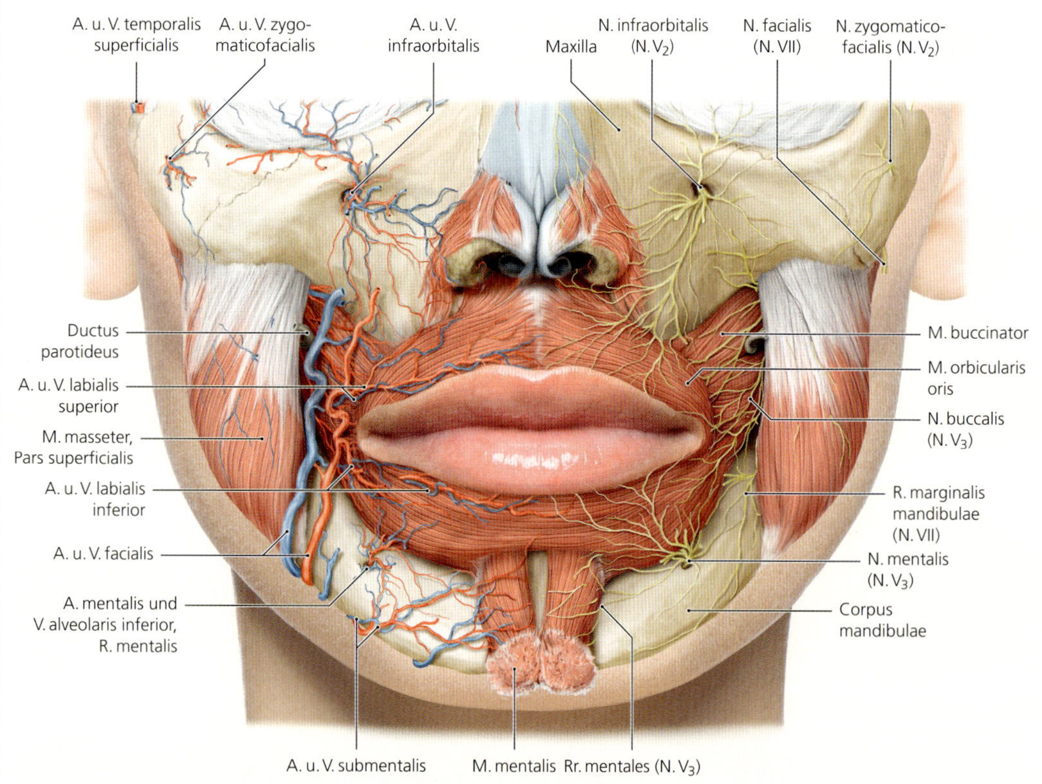

Muskulatur, Gefäßversorgung (links) **und Innervation** (rechts) **in der Mundregion, M. orbicularis oris freigelegt, M. levator labii superioris und M. levator anguli oris entfernt**

Abb. 1.16 Nach Entfernung des M. levator labii superioris und M. levator anguli oris wird das Foramen infraorbitale sichtbar. Hier treten, nach ihrem Verlauf im Canalis infraorbitalis, die A. und V. infraorbitalis ein bzw. aus und stellen eine Vielzahl von Anastomosen zur A. und V. angularis her. Der N. infraorbitalis verlässt hier ebenfalls den Canalis infraorbitalis. Die Wangen und die Lippenregion werden von Ausläufern der A. und V. infraorbitalis im Oberkiefer sowie vom R. mentalis der A. und V. alveolaris inferior im Unterkiefer versorgt. Außerdem kommen wesentliche Zu- und Abflüsse aus der A. und V. facialis. Die sensible Innervation erfolgt in entsprechender Weise aus dem N. infraorbitalis und aus dem N. mentalis. Der N. buccalis versorgt die Wange sensibel.

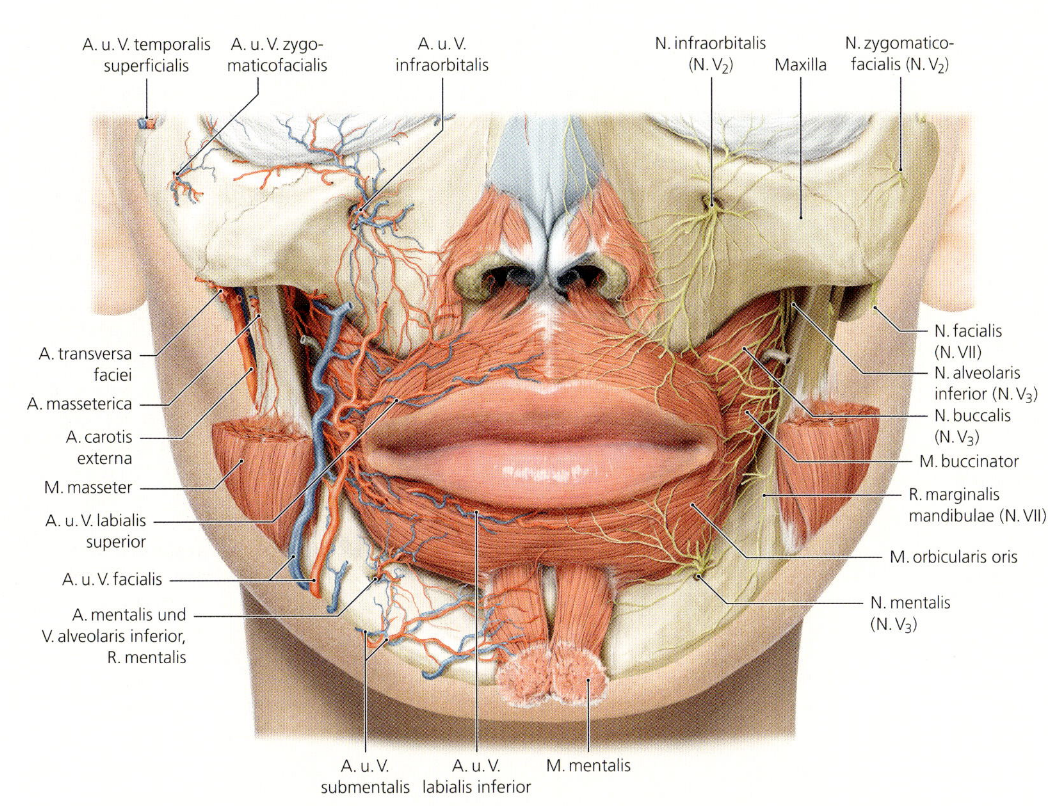

Muskulatur, Gefäßversorgung (links) **und Innervation** (rechts) **in der Mundregion, M. orbicularis oris freigelegt, M. masseter angeschnitten**

Abb. 1.17 Die periphere Umfassung der Mundhöhle wird zu großen Teilen durch den M. orbicularis oris zusammen mit dem M. buccinator geformt. Insofern kann man den paarigen M. buccinator und den M. orbicularis oris zusammen durchaus als ein kontinuierliches Muskelsystem auffassen, obwohl es getrennte Muskeln sind. Das Muskelsystem steht normalerweise im Gleichgewicht zur Zunge und gibt den Raum für die Zahnbögen vor.

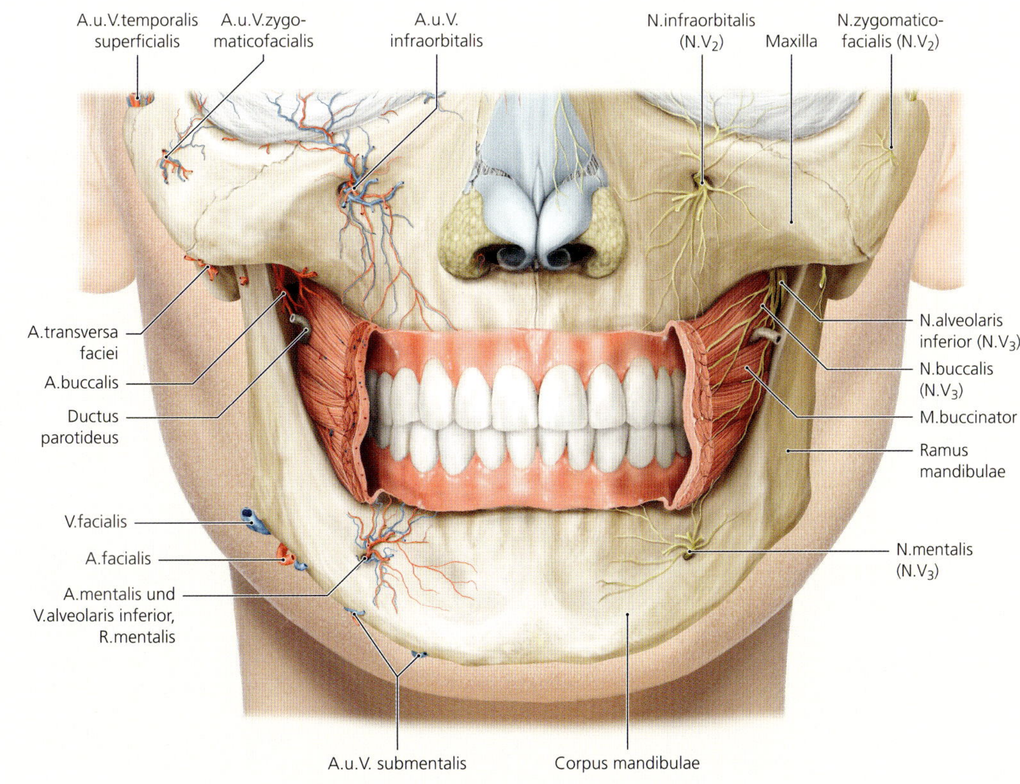

Muskulatur, Gefäßversorgung (links) **und Innervation** (rechts) **in der tiefsten Schicht der Mundregion**

Abb. 1.18 Die vestibuläre Mundschleimhaut der Wangen und Lippenregion wird von Ausläufern der A. und V. infraorbitalis im Oberkiefer sowie von der A. und V. mentalis im Unterkiefer versorgt. Die sensible Innervation erfolgt in entsprechender Weise aus dem N. infraorbitalis und dem N. mentalis. Der N. buccalis versorgt die Wange sensibel.

1.3.2 Lippen, Zähne, Paradont und Alveolarfortsätze

■ Vordere Mundregion (→ Abb. 1.19)

Die Alveolarfortsätze und die Zähne werden nach innen von der Zunge und nach außen von den Lippen (lateral dann von den Wangen) begrenzt. Die physiologisch korrekte Zuordnung der Schneidezähne zueinander erfordert ein vertikales Überlappen der Schneidekante des oberen Schneidezahns über die Schneidekante des unteren Schneidezahns (Overbite). Biomechanisch ideal wäre eine Abstützung der Schneidekante des unteren Schneidezahns am Wendepunkt der palatinalen Konkavität zur Konvexität des Tuberculum am oberen Schneidezahn. Daraus ergibt sich, dass die Schneidekante des oberen Schneidezahnes etwas vor der Labialfläche des unteren Schneidezahns steht (Overjet). Die Stellung der Zahnachsen wird wesentlich durch die Krafteinwirkungen der Zunge und der Lippe beeinflusst. Schlucken und Sprechen sind hier jedoch weniger von Einfluss als das permanente Drücken und Pressen mit Zunge und Lippen.

■ Ober- und Unterlippe (→ Abb. 1.20)

Die Lippe trägt an ihrer Außenseite die typische Felderhaut der Epidermis. Darunter liegt die bindegewebige Dermis, in der die Schweißdrüsen, Haarfollikel und Talgdrüsen enthalten sind.

Pars intermedia – das Lippenrot, auch Zinnoberrot oder als Vermilion-Zone bezeichnet, ist die Übergangszone zwischen Außen- und Innenseite und bedeckt die Lippe im Bereich zwischen der äußeren Haut und der Mundschleimhaut. Die Pars intermedia ist von einem dünnen mehrschichtigen, schwach verhornten, duchscheinenden Plattenepithel überzogen, welches verhornt und nicht pigmentiert ist und vereinzelte Talgdrüsen aufweist. Das Epithel ist besonders über den Papillen sehr dünn und unbehaart. Auch Speicheldrüsen fehlen auf dem Lippenrot, weshalb eine beständige Befeuchtung mit Speichel notwendig ist. Diese findet überwiegend durch den sich bildenden Speichelfilm beim Sprechen oder bei der Nahrungsaufnahme statt. Das lockere Bindegewebe der Lamina propria (dünne subepithiale Bindegewebeschicht) ist von Kapillarschlingen durchzogen, welche der Lippe die kräftige Farbe verleihen.

Pars mucosa – die Schleimhautseite: Die Mundinnenseite ist durch die auskleidende Lippenschleimhaut gekennzeichnet. Sie trägt ein unverhorntes, relativ dickes Epithel. Die Lamina propria ist dünn und enthält ein lockeres, stark mit elastischen Fasern durchsetztes Bindegewebe. In der Submukosa ist Fett eingelagert – sowie viele vereinzelte Speicheldrüsen, die zusammengefasst als Gll. labiales bezeichnet werden. Außerdem verlaufen hier Blutgefäße und Nerven, von denen auch Abzweige in die Lamina propria hineinreichen. Freie Nervenendigungen ziehen auch in das Epithel hinein. Die Tunica muscularis besteht aus quergestreiften Skelettmuskelgewebe (DocCheck Flexikon 2019).

Mundregion und Unterlippe in Sagittalschnitten

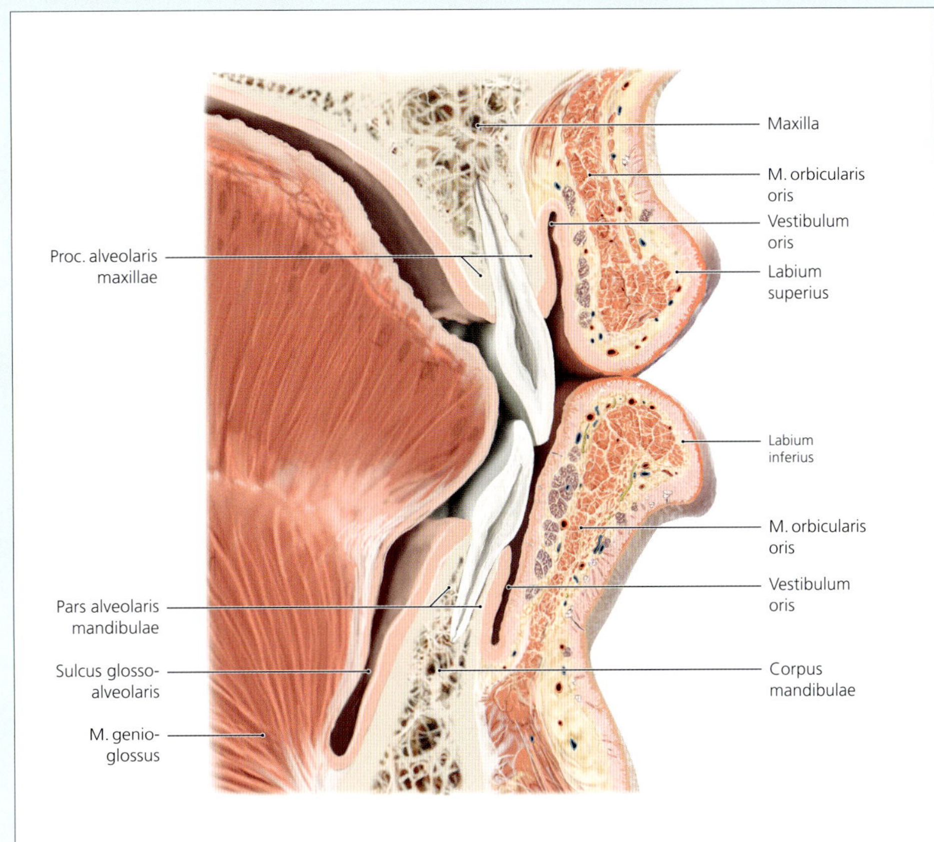

Abb. 1.19 Sagittalschnitt durch die anteriore Mundregion (etwas lateral der Mitte).

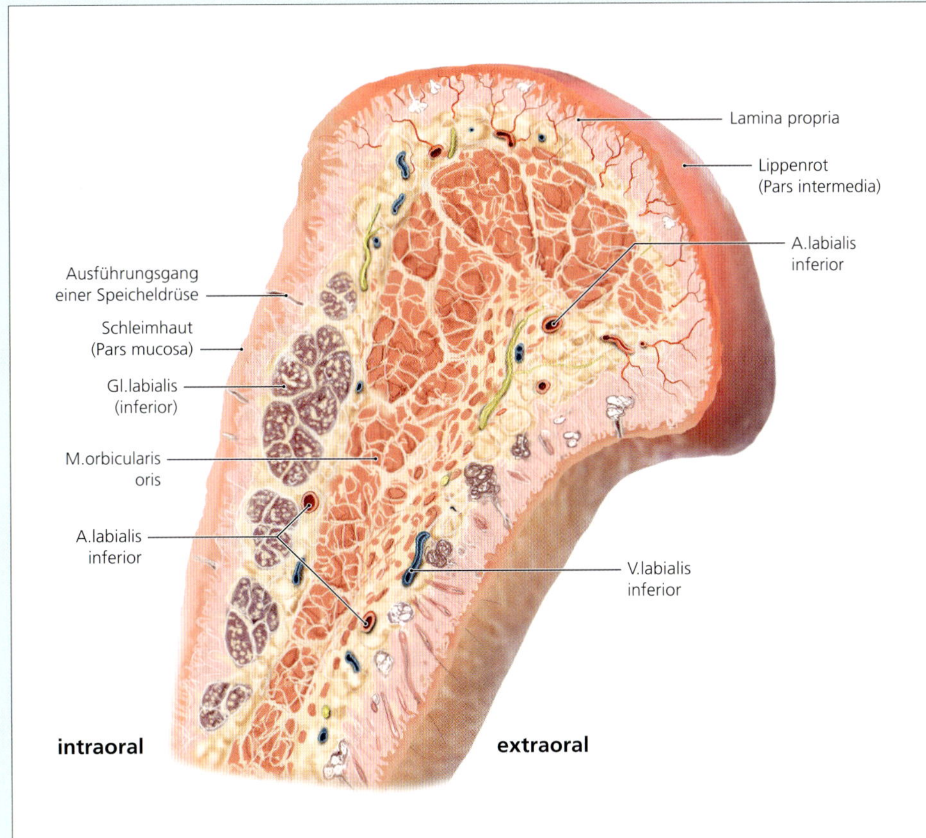

Abb. 1.20 Sagittalschnitt durch die Unterlippe.

Paradont und Umgebung (→ Abb. 1.21)

Der Raum zwischen der Lippe und dem Alveolarfortsatz mit den Zähnen wird als Vestibulum oris bezeichnet. In Ruhe ist er bis auf einen kapillaren Spalt verengt, weil sich die weichgeweblichen Lippen hier eng anschmiegen.

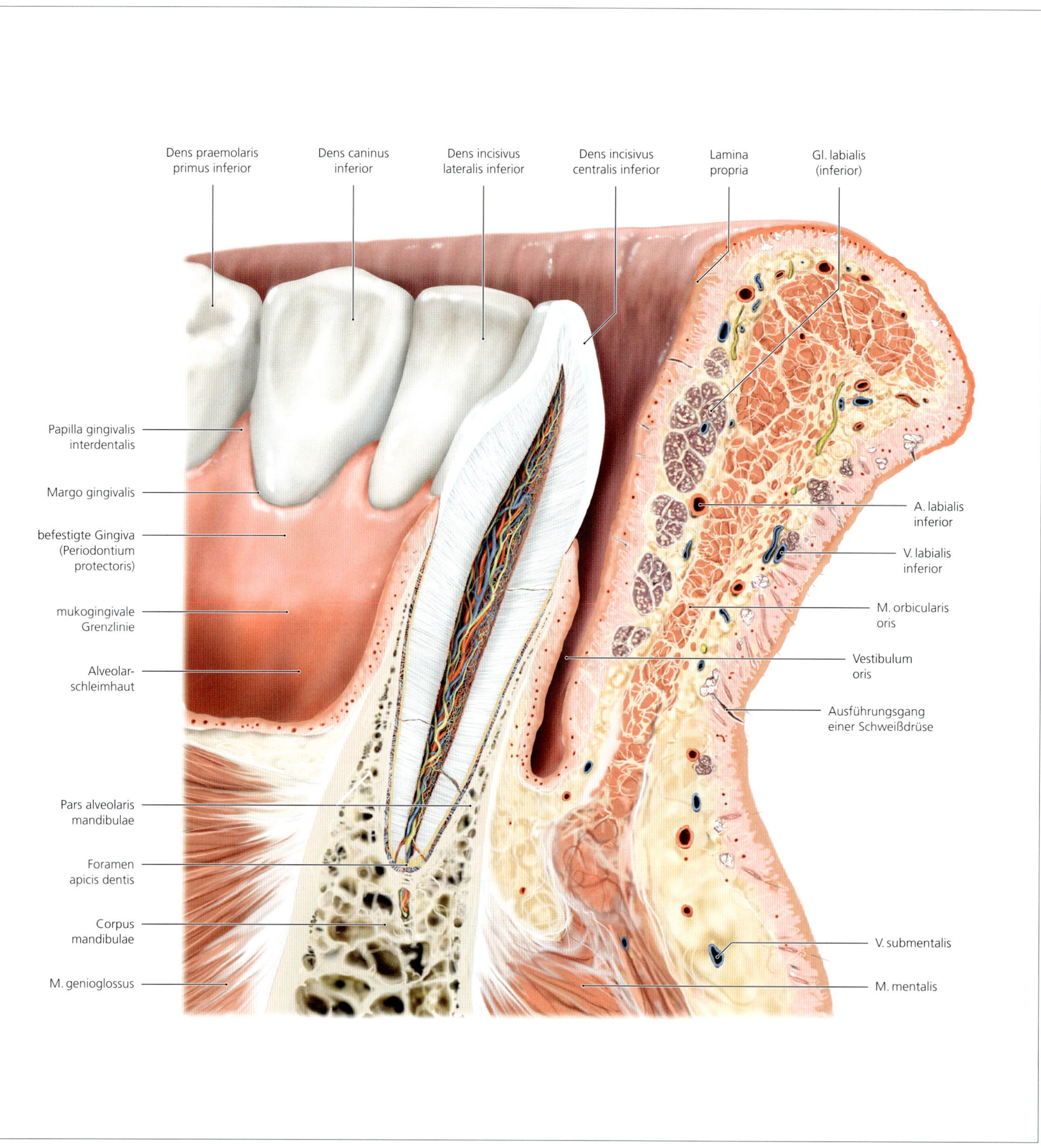

Abb. 1.21 Sagittalschnitt durch den linken unteren mittleren Schneidezahn und seine Umgebung. Die großen Gefäße befinden sich subkutan in der muskelangrenzenden Partie.

1.3.3 Anteriores Vestibulum (→ Abb. 1.22 a–c)

Das Vestibulum ist von einer gut beweglichen Mukosa ausgekleidet. Der Alveolarknochen ist von der Alveolarschleimhaut bedeckt, in deren Lamina propria ein Netzwerk von kollagenen und elastischen Fasern verläuft. Sie ist gut beweglich. Gegen die benachbarte, befestigte Gingiva endet dieses elastische Fasernetzwerk so abrupt, dass hier morphologisch eine klare Grenze erkennbar ist.

Die Schleimhaut im Unterkiefer unterscheidet sich nicht von der im Vestibulum des Oberkiefers. Der M. mentalis entspringt beidseits medial am knöchernen Kinn und zieht zur Kinnhaut. Bei Kontraktion erzeugt er das typische pflastersteinartige Muster in der Haut. Der M. depressor labii inferioris hat seinen Ursprung an der Knochenkante der Mandibula, kaudal vom Foramen mentale. In der Kinnregion werden die vestibuläre Gingiva, die Alveolarmukosa sowie die Schleimhaut im Vestibulum oris von Gefäßen und Nerven, die aus dem Foramen mentale austreten, versorgt. Auch die Lippe wird von diesen Gefäßen und Nerven versorgt: Bei Leitungsanästhesien des Unterkiefers, die am Foramen mandibulae platziert werden, fühlt sie sich taub an. In den meisten Fällen liegt das Foramen mentale in der Region zwischen den Wurzelspitzen der ersten und zweiten Prämolaren. Wenn die Zahnreihe weiter anterior auf dem Corpus mandibulae steht, liegt das Foramen mentale näher am ersten Molar. Dies ist der Fall, wenn die Frontzähne stark nach anterior geneigt stehen, was häufig bei Patienten mit afrikanischen oder asiatischen Wurzeln anzutreffen ist.

Vestibulum

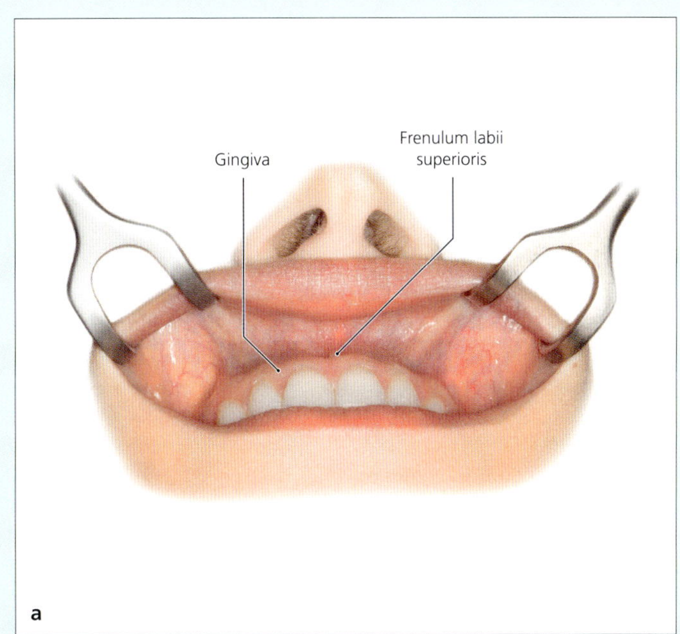

Abb. 1.22 a–c (a) Vestibulum im Oberkiefer (Ansicht von anterior und 45° kaudal), (b) Vestibulum im Unterkiefer in der Kinnregion (Ansicht von anterior und 45° kranial, links gefenstert), (c) Vestibulum im Unterkiefer in der Kinnregion (Knochen freigelegt).

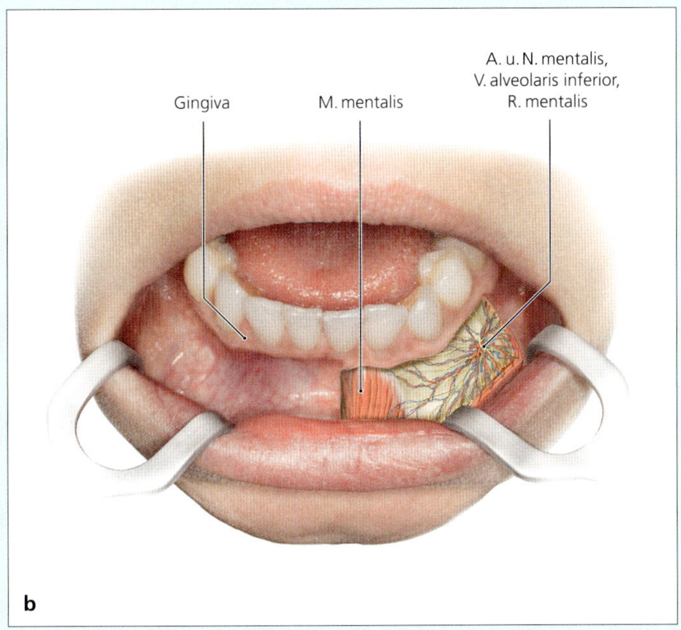

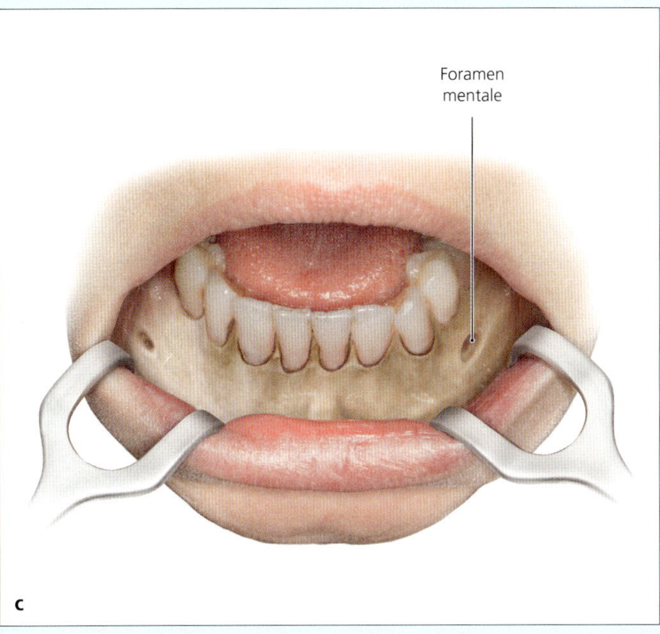

1.3.4 Haut

■ Aufbau und Funktion

Die Haut des Menschen stellt das größte Organ dar. Sie sorgt insbesondere für Abgrenzung und Schutz, indem sie alle anderen Bestandteile des Körpers umhüllt. Sie wird Integument genannt (Integumentum commune): äußere Haut. Neben der rein mechanischen Barriere und dem unmittelbaren UV-Schutz spielt die Haut eine bedeutende Rolle bei der Thermoregulation und der Homöostase des Wasserhaushalts. Die Abgrenzung erfordert im Gegenzug aber auch die Sicherstellung der Kommunikation mit der Außenwelt. Deshalb übernimmt die Haut vielfältige Funktionen der Reizübermittlung, mit denen wir über den Zustand der Umgebung informiert werden. Weiterhin hält sie Schäden fern. Die Haut nimmt somit Sinnes-, Kontakt- und Schutzfunktionen wahr. Dem komplexen Funktionsumfang liegt eine ebenso differenzierte Architektur zellulärer und azellulärer Komponenten zugrunde (→ Abb. 1.23).

Die Oberhaut oder Epidermis ist ektodermalen Ursprungs, während die Lederhaut mesodermalen Ursprungs ist. Die Basalmembran stellt das Bindeglied beider Anteile und wird auch als Junktionszone oder Interface bezeichnet. Unter der Lederhaut (Dermis) befindet sich die Subkutis, ein Polster aus Fettgewebe.

Die Epidermis sichert die Abgrenzung durch die Hornschicht und wird auf dem Bindegewebe verankert. Sie wird durch Gefäße und Nerven versorgt. Nägel, Haare, Talg- und Schweißdrüsen bilden integrale Adnexe.

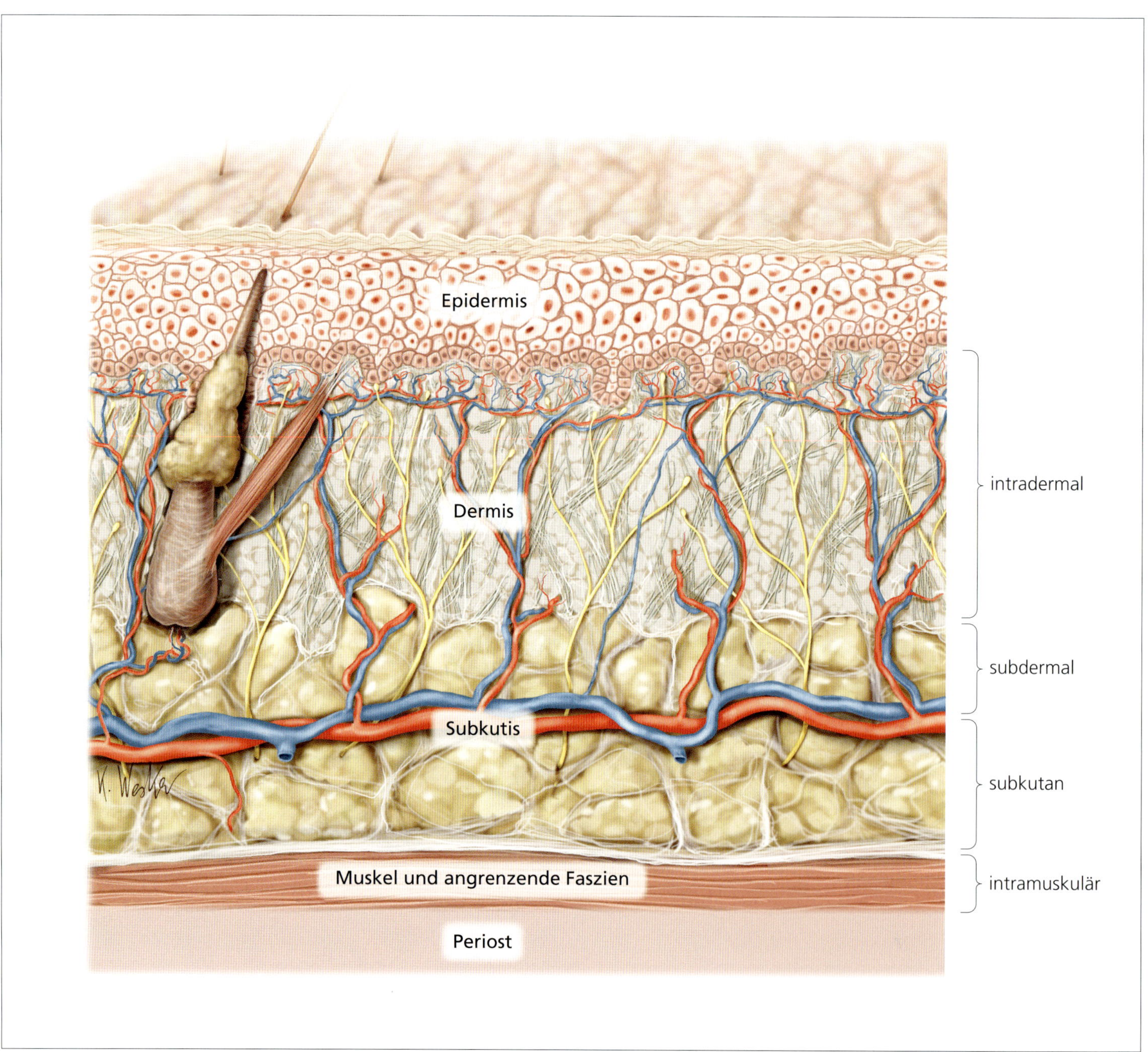

Abb. 1.23 Schematische Darstellung der Hautschichten.

Lippenhaut

Die Haut des Lippenrots ist sehr dünn und frei von Haaren. Kälte, Hitze und Wind sind die größten Gegner der gesunden Lippen. Auch eine zu geringe Flüssigkeitszufuhr spiegelt sich schnell auf Lippen wider, sodass kleine Risse, Fältchen und trockene Stellen auf den Lippen erkennbar werden. Wenn der dünnen Hautschicht viel Feuchtigkeit entzogen wird, bilden sich schuppenartige Abstoßungen des Epithels, welche zu kleineren Wunden, Rhagaden und in der Folge zu Entzündungen führen können.

Hautbeschaffenheit

Obwohl der prinzipielle Aufbau der Haut bei allen Menschen gleich ist, bestehen signifikante Unterschiede der epidermalen Architektur der Gesichtshaut verschiedener Geschlechter und Ethnien, die sich in Größe und Anzahl der Poren, im Wassergehalt und der Elastizität bemerkbar machen.

Die Hautbeschaffenheit ist nicht nur ethnologisch, kulturell und genetisch bedingt unterschiedlich. Hinzu kommen auch extrinsische und intrinsische Einflüsse und die normalen Alterungsprozesse, die einen Einfluss auf die unterschiedliche Qualität der Haut haben. Dies drückt sich im Erscheinungsbild der Haut aus (→ Abb. 1.24 a–c).

Hautbeschaffenheit

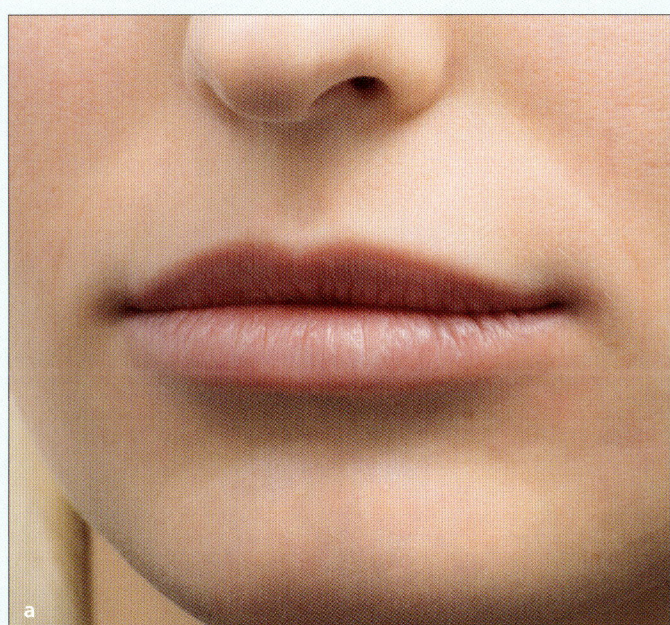

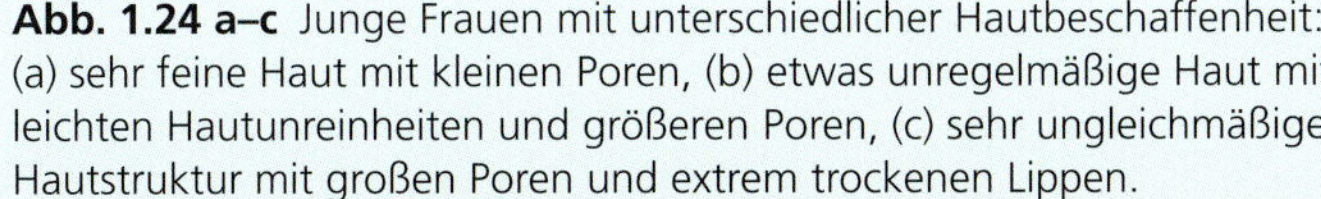

Abb. 1.24 a–c Junge Frauen mit unterschiedlicher Hautbeschaffenheit: (a) sehr feine Haut mit kleinen Poren, (b) etwas unregelmäßige Haut mit leichten Hautunreinheiten und größeren Poren, (c) sehr ungleichmäßige Hautstruktur mit großen Poren und extrem trockenen Lippen.

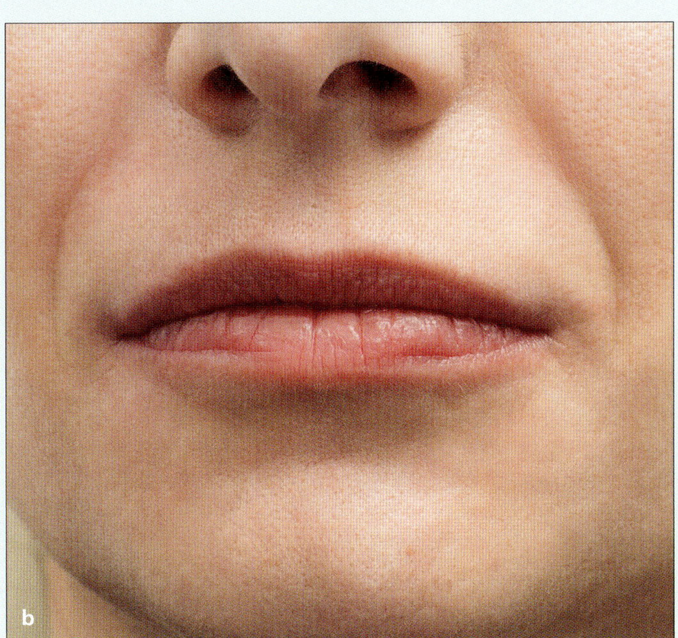

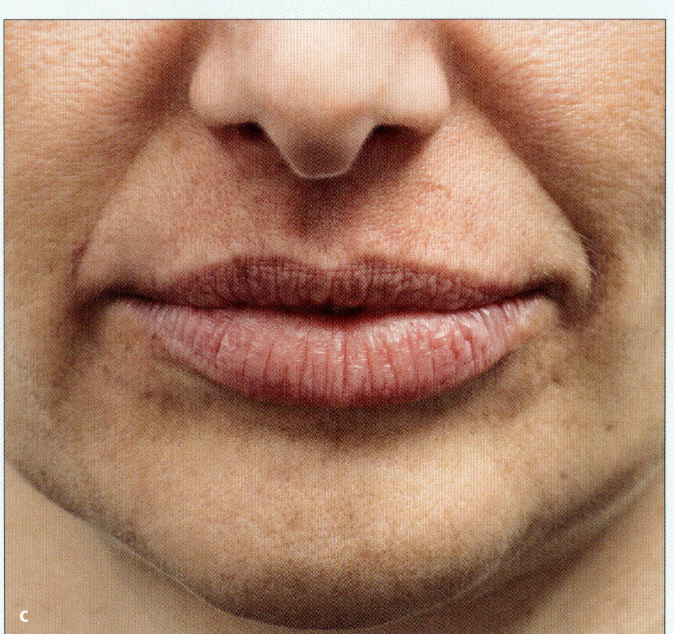

1

1.4 Alterungsprozess der Mundregion

Eine durch Alterungsprozesse veränderte Lippe stellt für den Behandler eine Herausforderung dar. Es finden Umbauprozesse und Veränderungen statt, die die Form und die Umgebung der Lippe beeinflussen. Ihre Kenntnis und Beachtung sind u. a. Voraussetzung dafür, dass die passende Behandlungstechnik gewählt werden kann – mit dem Ziel, ein möglichst natürliches harmonisches Ergebnis zu erzielen.

Der Alterungsprozess der Mundregion unterliegt folgenden strukturverändernden Faktoren:

- Veränderung von Haut und Hautturgor
- Veränderung des Fettgewebes
- Veränderung der Muskulatur
- Veränderung der Haltebänder
- Veränderung der Kieferknochen und Zähne

Neben dem genetischen Anteil der Lippenalterung (ca. 20–30 %) spielen extrinsische Faktoren, wie UV-Strahlen, Rauchen und negative Umwelteinflüsse (Becker-Wegerich 2011, 2016), und intrinsische Faktoren, wie hormonelle Veränderungen, ernährungsbedingte Faktoren, Stoffwechselerkrankungen, Nebenwirkung anderer Erkrankungen, eine wesentliche Rolle.

1.4.1 Veränderung von Haut und Hautturgor

Die Hautalterungsprozesse unterliegen ethnischen Unterschieden und sind nicht global zu verallgemeinern. Dennoch kann gesagt werden, dass sich die Haut der Mundregion mit zunehmendem Alter mit folgenden Kennzeichen verändert:

- Die Dermis wird atrophisch, trocken und dünner, wodurch die vertikalen Alterslinien entstehen. Auch wird die Haut anfällig für Mikrorisse, was sich bei der Mundregion in den Mundwinkeln und im roten Anteil der Lippe zeigt: Einkerbungen in den Mundwinkeln und faltiges Lippenrot sind die Folge.
- Die Dermis verliert zunehmend an Elastizität. Es bildet sich überschüssiges Gewebe, welches der Schwerkraft folgt. Dies hat zur Folge, dass sich die Mundwinkel absenken, sich die Lippenweißregion verlängert und sich periorale Falten und orale Kommissuren bilden.
- Die perioralen Falten senken sich mit der Zeit tiefer in die subkutane Hautschicht ein, was im fortgeschrittenen Stadium der Faltenbildung mit einer Verhornung des Epithels im Zentrum der Falte einhergeht. Die Behandlung dieser Zone wird dadurch erschwert und zieht mehrere aufeinanderfolgenden Sitzungen nach sich, um ein zufriedenstellendes Ergebnis zu erzielen.
- Durch den Elastizitätsverlust der Lippenhaut verändert sich auch die Form der Lippe und durch den Verlust der Rot-Weiß-Grenze verschwimmen die Konturen. Das kann zur Folge haben, dass der injizierte Dermafiller nicht mehr in die gewünschte Richtung expandiert.
- Die Kommissuren verdünnen sich, werden weiter und fallen nach unten ab, was den Mund traurig erscheinen lässt. (Bei Männern hat der Elastizitätsverlust der Lippenhaut weniger Auswirkungen, weil die Haarwurzeln der Barthaare die Haut verdichten und dadurch die Haut kompakter machen.
- Die Hauttextur wird grobporiger und es bilden sich vermehrt Flecken und Warzen.

1.4.2 Veränderungen des Fettgewebes

Die Alterserscheinungen bezüglich des subkutanen Fettgewebes und des superfiziellen muskuloaponeurotischen Systems (SMAS) hängen stark mit der Verteilung und der Dicke des Fettgewebes und den individuellen Unterschieden zusammen. In der Funktion als natürlicher Füllstoff wirkt ein gut ausgebautes subkutanes Fettgewebe, wie es bei übergewichtigen Menschen häufig der Fall ist, der perioralen Faltenbildung entgegen.

Die Atrophie der tief liegenden Fettkompartimente mit entsprechendem Volumenverlust – in der Mundregion befinden sie sich im Areal des M. depressor anguli oris – verstärkt das Erscheinungsbild des Alterungsprozesses, was sich durch Marionettenfalten bzw. -linien ausdrückt.

1.4.3 Veränderung der Muskulatur

Bei Menschen verringern sich im Verlauf des Alterns das Volumen und der Tonus der Muskulatur und die Muskeln werden länger. Das bedeutet für die periorale Region, dass der M. orbicularis oris flacher, aber länger wird. Dadurch werden die Lippen schmaler und durch den verringerten Tonus wird die periorale Faltenbildung begünstigt.

1.4.4 Veränderung der Haltebänder

Echte und unechte Haltebänder verlieren durch den fortschreitenden Volumenmangel Spannung, was ein schwerkraftbedingtes Absinken der Haut und Weichteile nach sich zieht: Im unteren Gesichtsdrittel führt dies zu Marionettenfalten (Sattler & Sommer 2015).

1.4.5 Veränderungen an Kieferknochen und Zähnen

Da die Weichteile der Mundregion, insbesondere die Lippen, durch das Gebiss und die Strukturen des Kieferknochens gestützt werden, haben diese eine erhebliche Auswirkung auf die ästhetischen Merkmale der Mundregion.

Wie im Artikel von D. Brusco* beschrieben, „kann die Position des Oberkiefers, des Unterkiefers und des Kinns im Verhältnis zueinander und in Relation zur Gesichtsebene und wiederum die Position und Ausformung der Zahnbögen bzw. des Alveolarfortsatzes innerhalb des Ober- oder Unterkiefers einen entscheidenden Einfluss auf die Unterstützung der oben beschriebenen Weichteile ausüben".

* Text mit freundlicher Genehmigung zum größten Teil übernommen aus der bisher nicht veröffentlichten Arbeit von D. Brusco mit dem Titel „Dentoskelettale Einflüsse auf die Ästhetik der Lippen".

1.4.6 Altersbedingte dentoskelettale Veränderungen* (→ Abb. 1.25)

Der Gesichtsschädel ist auch nach Wachstumsabschluss einem ständigen Umbau unterworfen, der von verschiedenen Faktoren beeinflusst wird (Genetik, Stoffwechsel, Hormonhaushalt), sodass mit zunehmendem Alter auch relevante Veränderungen zutage treten können, die bei der Fillerbehandlung der Perioralregion zu kennen sich lohnt.

Die altersbedingten dentoskelettalen Veränderungen treten natürlich nur selten isoliert, sondern meist in Kombination und in unterschiedlicher Ausprägung in Erscheinung. Sie können durch geschickte Volumengebung an geeigneter Stelle durchaus bis zu einem gewissen Grad kaschiert und eine Weile kompensiert werden. Wenn sie aber ein gewisses Mass überschreiten, stößt die Behandlung mit Filler klar an ihre Grenzen und andere ursächliche Therapieansätze sollten in Erwägung gezogen werden, wenn das Ziel einer natürlichen und harmonischen Gesichtsästhetik erreicht werden soll.

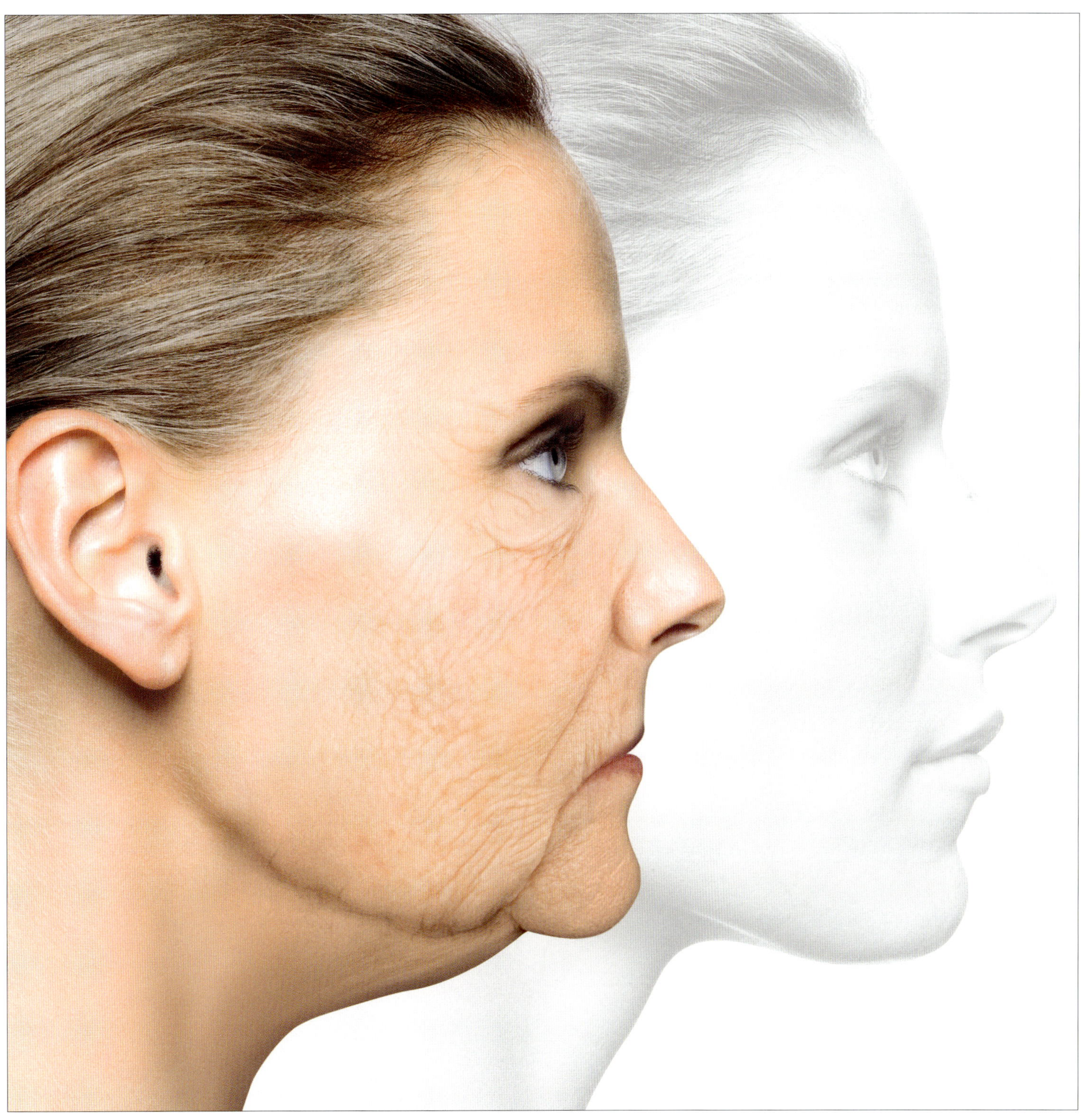

Abb. 1.25 Durch Alterungsprozesse veränderte Gesichtskonturen (adaptiert nach Brusco).

Oberkiefer

Der Oberkieferknochen neigt auch bei vollständig erhaltener Bezahnung mit dem Alter dazu, bis weit ins Mittelgesicht und sogar bis zur Periorbitalregion an Projektion zu verlieren und die Unterstützung der Weichteile zu reduzieren. Die untere Begrenzung der Augenhöhle (Infraorbitalrand) verschiebt sich nach hinten und unten und auch die Malarprominenz des Jochbeins reduziert sich zusehends. Man bedenke, dass diese Oberkiefervorderwand auch als Ansatzpunkt für die meisten mimischen Muskeln und als Unterstützung für die verschiedenen Fettkompartimente des Mittelgesichts dient. Es wird also sofort klar, dass die skelettale Alterung das Sagging und den Volumenverlust der Weichteile noch verstärken kann. Besonders stark ist dies im Bereich der Oberlippe der Fall, wenn es noch zum Verlust von Zahneinheiten im Frontzahn- oder Prämolarenbereich kommt, der zu einem zusätzlichen, manchmal sogar vollständigen Verlust des Alveolarfortsatzes und dadurch zu einer relativen Rücklage des Oberkiefers als Ganzes führt.

Unterkiefer

Im Unterkiefer kommt es häufig zur einer zunehmenden Verschachtelung der Frontzähne (tertiärer Engstand), die zur Ausbildung eines sog. Tiefbisses führt und dadurch die vertikale Dimension ebenfalls verringert und die Unterstützung der Lippen reduziert. Zusammen mit der unvermeidlichen Erschlaffung und Verlängerung der Oberlippe trägt dies dazu bei, dass die Sichtbarkeit der Oberkieferfrontzähne in Ruhe und beim Lachen reduziert wird und vermehrt die Unterkieferzähne zum Vorschein kommen, was ebenfalls ein untrügliches Stigma des Alters darstellt.

Zähne

Der gleiche Effekt kommt zustande, wenn durch übermäßigen Abrieb, Knirschen usw. die Höcker der Seitenzähne abgeflacht und die Inzisalkanten der Frontzähne reduziert werden. Wenn sich dazu noch ein Zahnverlust im Seitenzahnbereich gesellt, provoziert dies eine zusätzliche Schwenkung des Unterkiefers als Ganzes nach vorne mit entsprechender Betonung der Kinnspitze, was zu einem typischen greisenhaften Aussehen beitragen kann.

1.4.7 Klassifikation der alternden Lippe

Wenn alle oben beschriebenen Faktoren des Älterwerdens mit einbezogen werden, entsteht „im Zeitraffer" ein Geschehen, das durch verschiedene, gleichzeitig stattfindende Prozesse gekennzeichnet ist. Die Studie von Penna et al. (2015) bezüglich einer durchschnittlich symmetrischen Lippe besagt, „dass durch die Verwendung der Klassifikation ein differenzierter Verjüngungsansatz auf die individuellen Bedürfnisse jedes Patienten zugeschnitten werden kann." In der Studie werden zwei in Abhängigkeit stehenden Parameter beschrieben: die periorale Lippenform und die periorale Lippenoberfläche. Diese beeinflussen die periorale Veränderung der älter werdenden Lippen und ziehen in der Folge unterschiedliche Behandlungen nach sich, wobei die Oberlippe eine größere Rolle spielt als die Unterlippe. Die Formveränderung der gealterten Lippe wird anhand der Front- und Seitenansicht mit leicht geteilten Lippen in drei Klassen eingeteilt (→ Abb. 1.26).

Entsprechende Fotos und Behandlungsempfehlungen veranschaulichen die klinischen Ausprägungen des Drei-Klassen-Modell (→ Abb. 1.27–1.29).

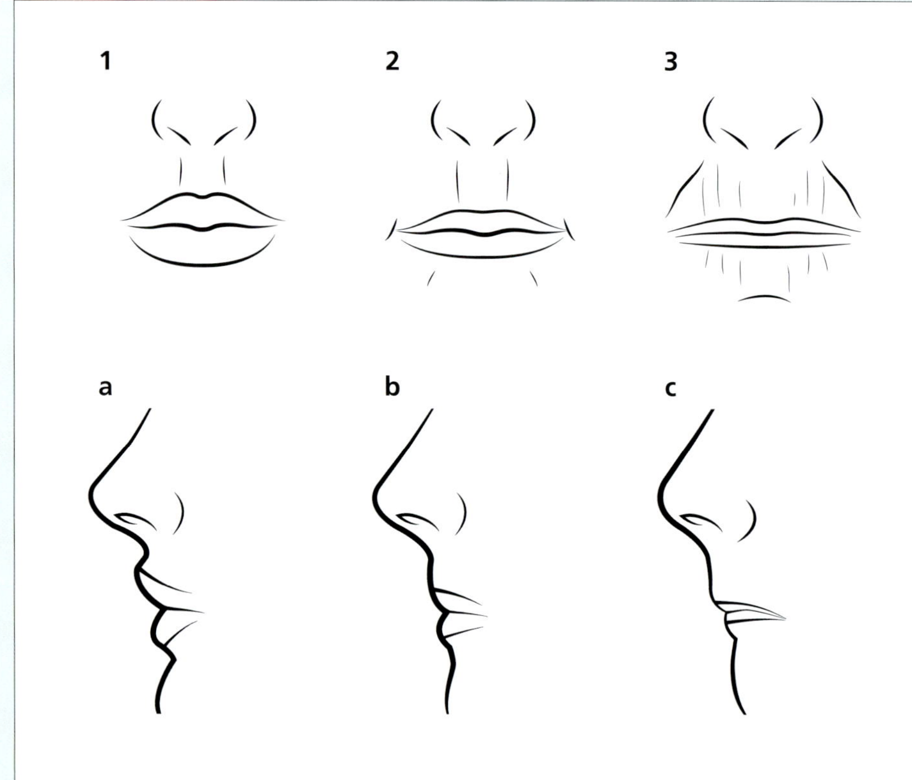

Abb. 1.26 Klassifikationsschema der alternden Lippe (modifiziert nach Penna et al. 2015).

(1–3) Periorale Änderung der Lippenform: Der weiße Anteil der Oberlippe verlängert sich zunehmend nach kaudal, bildet eine konvexe Form, die oberen Schneidezähne werden von der Lippe verdeckt und das Zinnoberrot der Lippe ist nach innen gekehrt.

(a–c) Periorale Änderung der Lippenoberfläche: Philtrum, Amorbogen und weiße Rolle flachen zunehmend ab, und es bilden sich statische und dynamische periorale Falten.

Alterung der Lippenregion nach dem Drei-Klassen-Modell

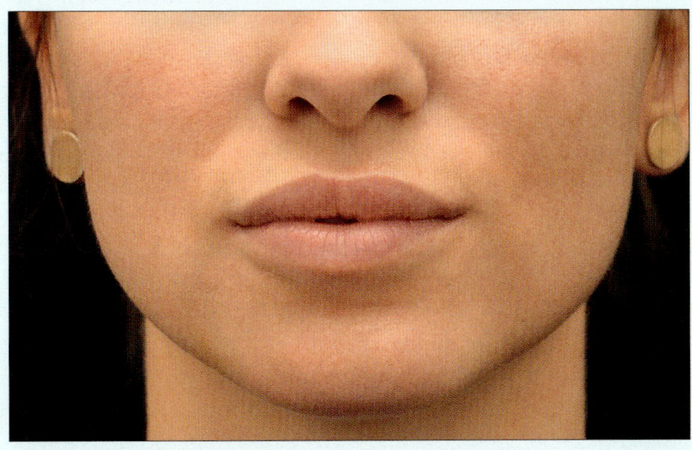
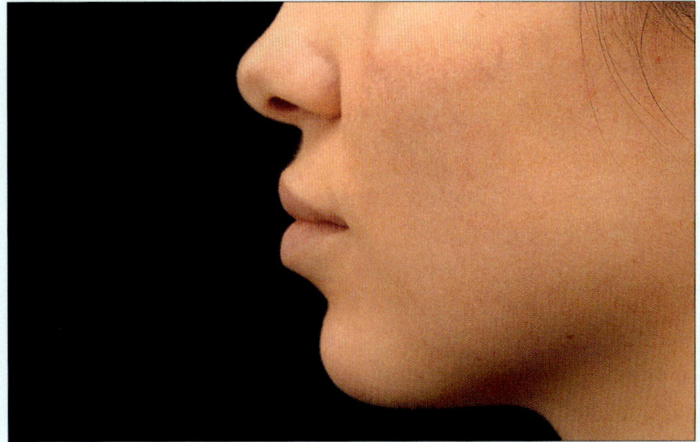

Abb. 1.27 28-jährige Patientin – Klasse 1A: Keine Verjüngung erforderlich. Es werden nur verschönernde Maßnahmen ergriffen (Beautification): Volumenvergrößerung, Ausgleich von Asymmetrien, Verbesserung der Kontur, Anhebung der Mundwinkel, Veränderung der Form, Verbesserung der Hauttextur.

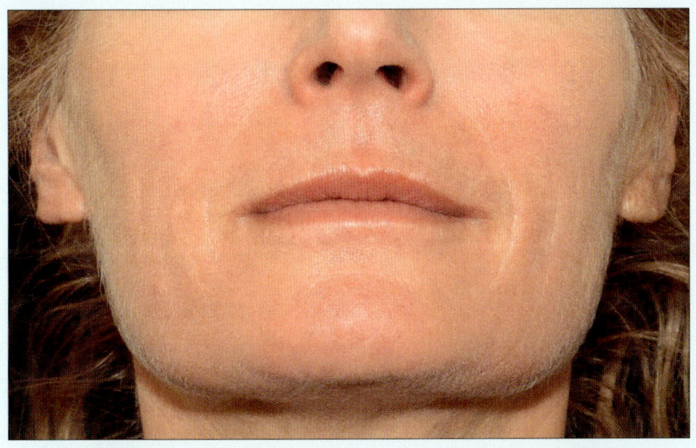
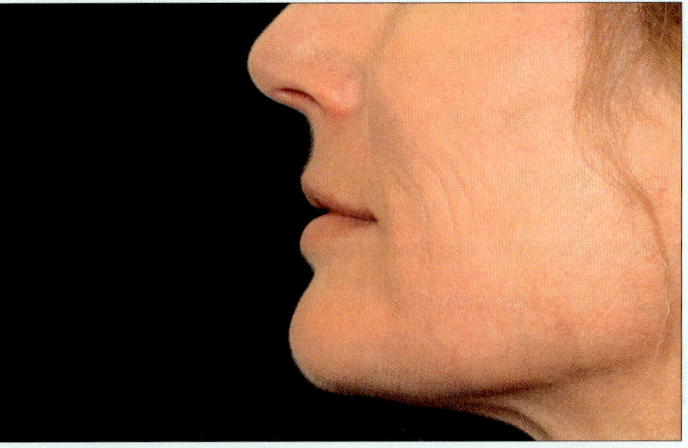

Abb. 1.28 40-jährige Patientin – Klasse 2B: Verjüngung und Verschönerung erforderlich (Beautification und Rejuvenation). Hier ist, was den Patientenwunsch und die Grenzen der Behandlungsmöglichkeiten angeht, in Hinsicht auf die Erzielung eines natürlichen Ergebnisses eine gute Absprache wichtig. Eine Lippenaugmentation sollte dezent durchgeführt werden, da eine Verschönerung bei einer zu langen Oberlippe nicht mehr natürlich aussieht. Die Auffrischung der Kontur und des Philtrums mit Hyaluronsäure kann „der beginnenden Abflachung der Strukturelemente der Lippe" entgegenwirken.

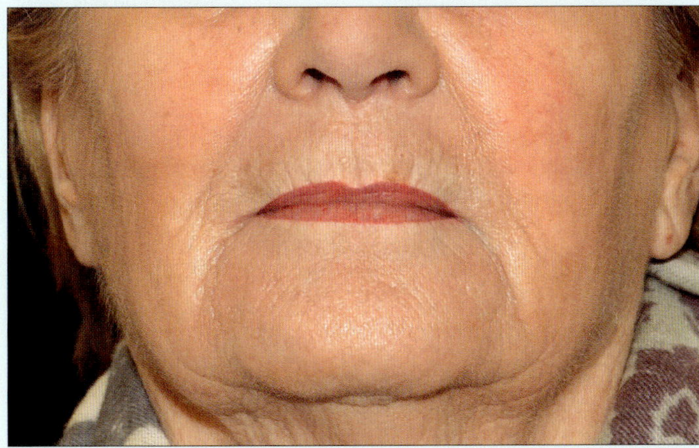
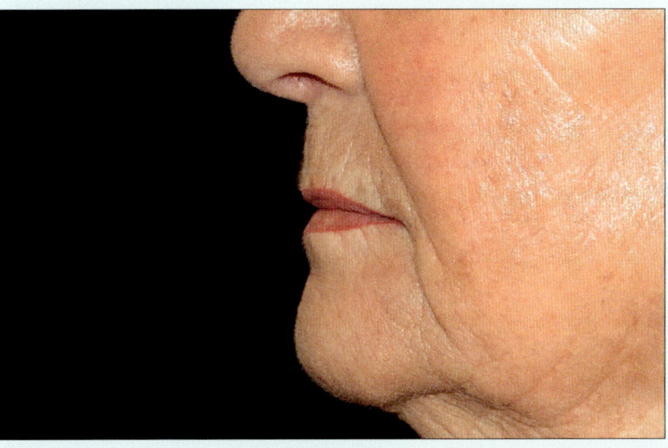

Abb. 1.29 68-jährige Patientin – Klasse 3C: Zu beachten sind die periorale Falten auf der Oberlippe, eine vertiefte Labiomentalfalte, invertiertes Zinnoberrot und die gedehnte, verlängerte Oberlippe. Eine Verschönerung durch Volumengabe führt in diesem Stadium der älter werdenden Lippe zu unnatürlichen Ergebnissen. Bei dieser Patientin ist es möglich, die Strukturen zu verbessern (Amorbogen, Philtrum, Kontur), die perioralen Falten auszugleichen, die Hauttextur durch revitalisierende Produkte zu verbessern und die Mundwinkel- und Marionettenfalten zu behandeln.

Fazit

Die verschiedenen Alterungsklassifizierungen ziehen unterschiedliche Behandlungskonzepte nach sich:

- Die periorale Rejuvenation hat das Ziel, den Alterungsprozess dieser speziellen ästhetischen Einheit rückgängig zu machen.
- Die periorale Beautification hat das Ziel, eine intakte junge Lippe zu verschönern (Penna et al. 2015).
- Die individuellen unterschiedlichen Verformungen und anatomischen Gegebenheiten der Lippe müssen bei der Behandlung der älter werdenden Lippe einbezogen und berücksichtigt werden. (Für die obengenannte Studie wurde eine durchschnittlich symmetrische Lippe gewählt.)

1.5 Lippenform und Ausdruck

Die Lippenform hat eine stark gesichtsprägende Wirkung. Wenn durch einen Behandlungsfehler oder einen nicht realisierbaren Wunsch vonseiten des Patienten die Lippe ungewollt in ihrer natürlichen Form verändert wird, ändert sich auch der Gesichtsausdruck. Genauso verhält es sich, wenn in eine atrophierte Lippe eines älteren Patienten zu viel Volumen injiziert wird: Die Lippe sieht künstlich „gemacht" aus und harmonisiert nicht mit dem ganzen Gesicht. Es ist oft eine Gratwanderung, so viel wie nötig und so wenig wie möglich zu injizieren, um ein Gesicht harmonisch zu verbessern.

Anhand der Abbildungen 1.30–1.41 zeigen wir, wie aufgrund einer veränderten Lippe im immer gleichen Gesicht Rückschlüsse auf die Persönlichkeit, Stimmungslage und Ausstrahlung eines Menschen gezogen werden können. Die Beispiele veranschaulichen auch, was passieren kann, wenn die natürliche Form eines Gesichts ignoriert wird. Patientenwünsche aufgrund von Modetrends sollten daher vom Behandler auf diese möglichen Effekte hin begutachtet und die Thematik mit dem Patienten ausführlich erörtert werden.

In den Beispielen wird von einer normalen Zahnstellung ausgegangen. Es wurde nur der Mund ausgetauscht. Erstaunlich ist, wie sich gleichzeitig der Ausdruck der Augen verändert, wenn die Lippenform verändert wird.

Lippenform und gesichtsprägende Wirkung

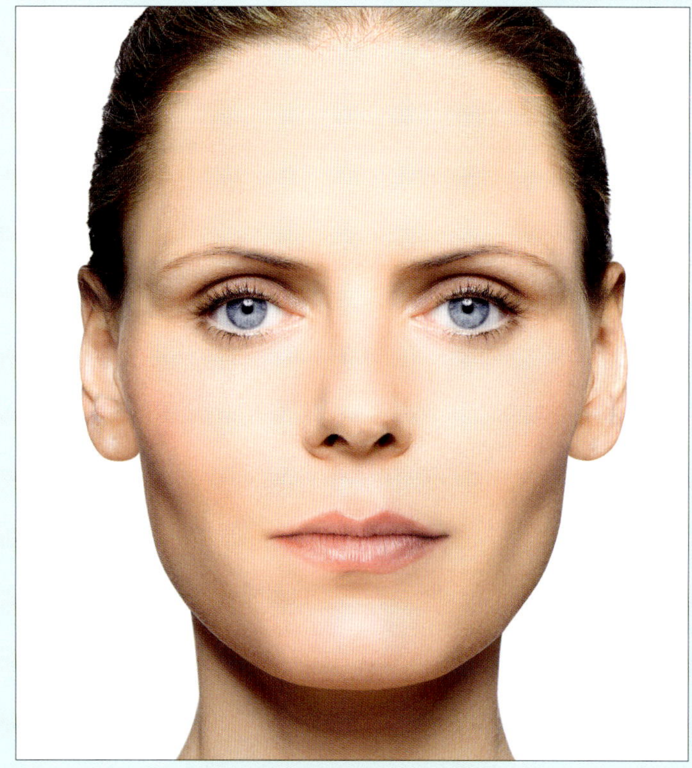

Abb. 1.30 Ausgeprägter Amorbogen und gut definiertes Philtrum.

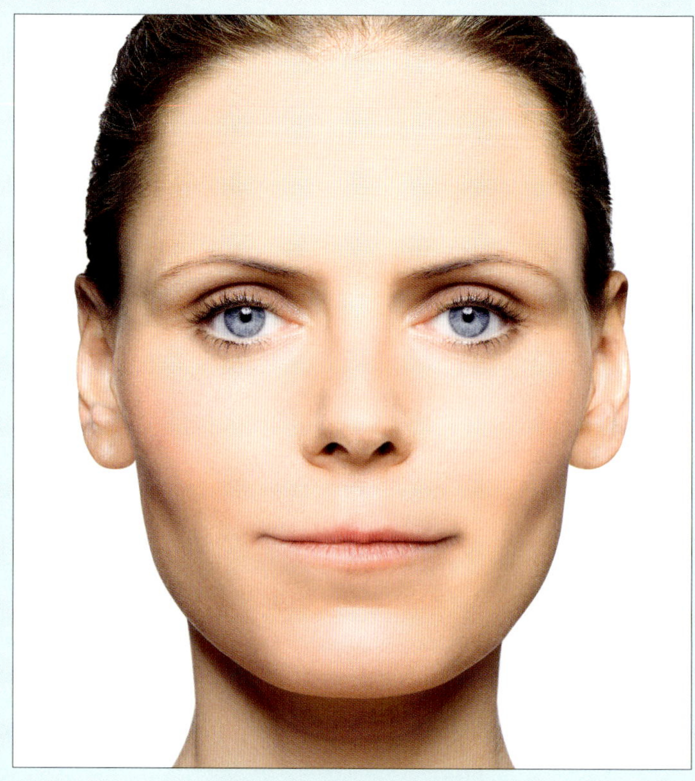

Abb. 1.31 Schmale Oberlippe, unklare Konturen, trockene Lippen.

Lippenform und gesichtsprägende Wirkung

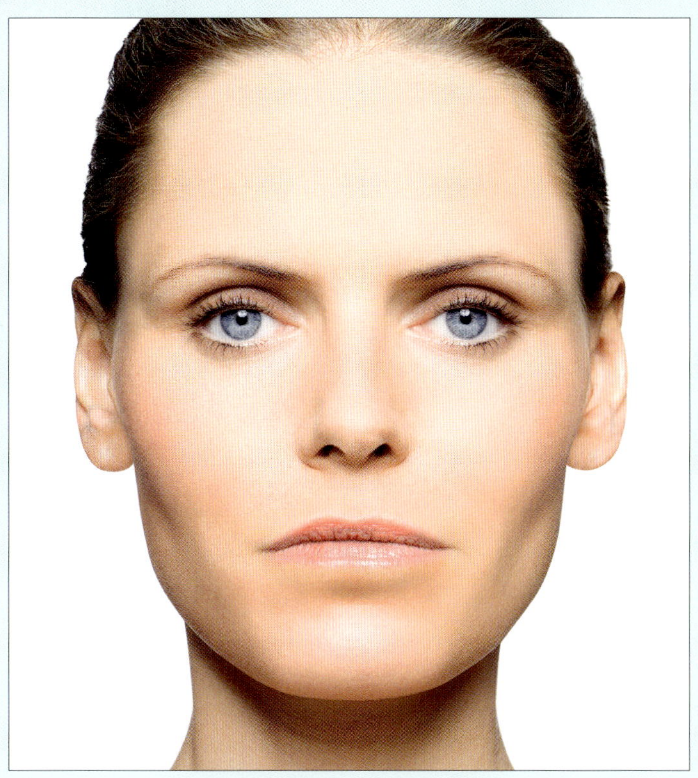

Abb. 1.32 Leicht herabfallende Mundwinkel, flacher Amorbogen.

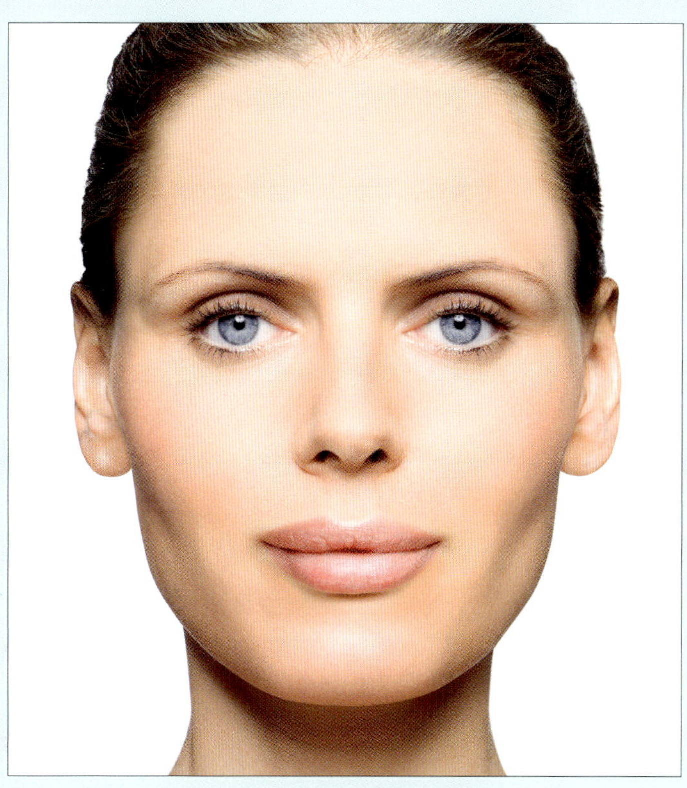

Abb. 1.33 Volle Lippe, breitere Oberlippe als Unterlippe mit lateral verstärkten Tuberkeln und einer natürlichen zentralen Furche, Volumen der Unterlippe leicht nach vorne fallend mit lateralem Defizit.

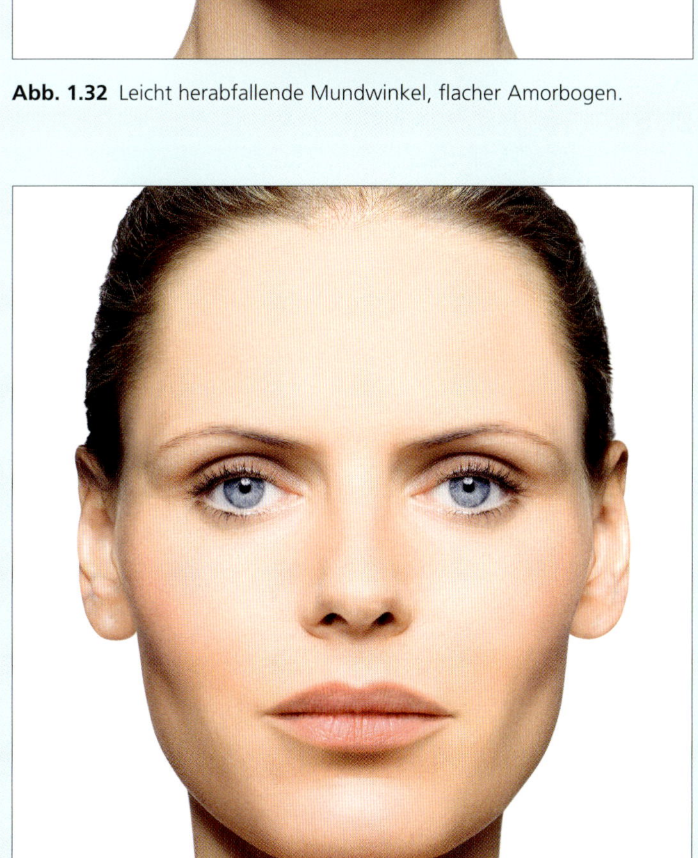

Abb. 1.34 Das Verhältnis OL : UL ist hier 1 : 1, wodurch die Unterlippe schmaler wirkt.

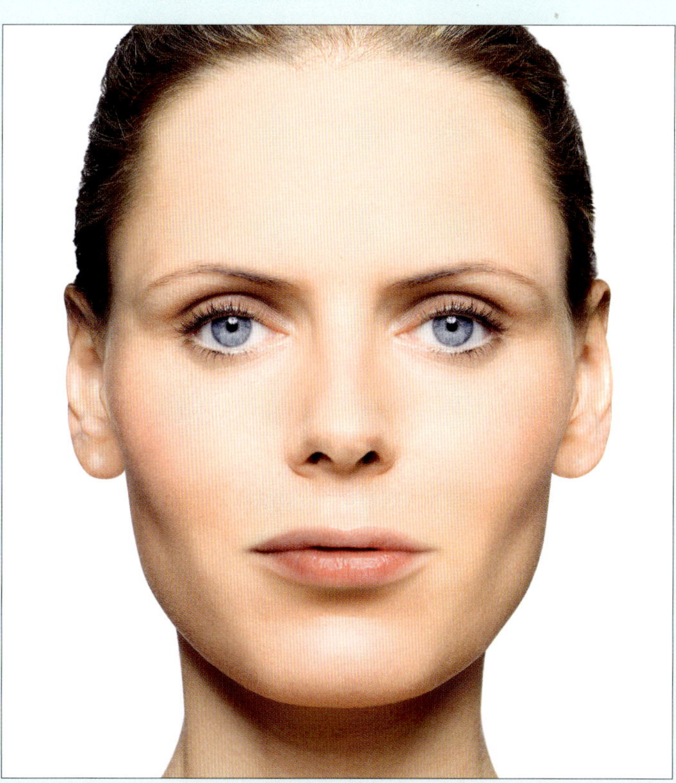

Abb. 1.35 Wenig definierter Amorbogen bei dünner, in die Breite gezogener Oberlippe und weniger breite, aber voluminösere Unterlippe.

Lippenform und gesichtsprägende Wirkung

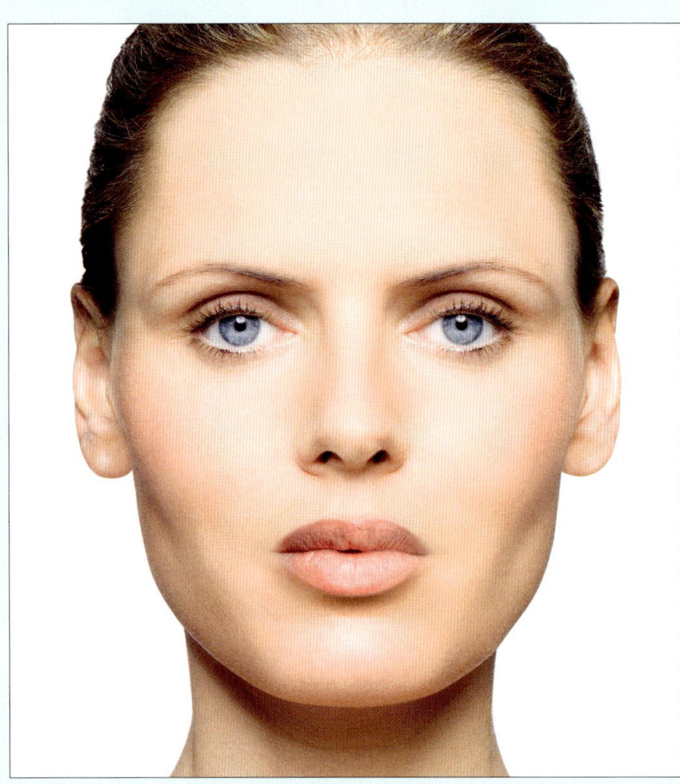

Abb. 1.36 Kleiner runder Mund, schwach ausgeprägter Amorbogen, zentrale Furche, trockene Lippen.

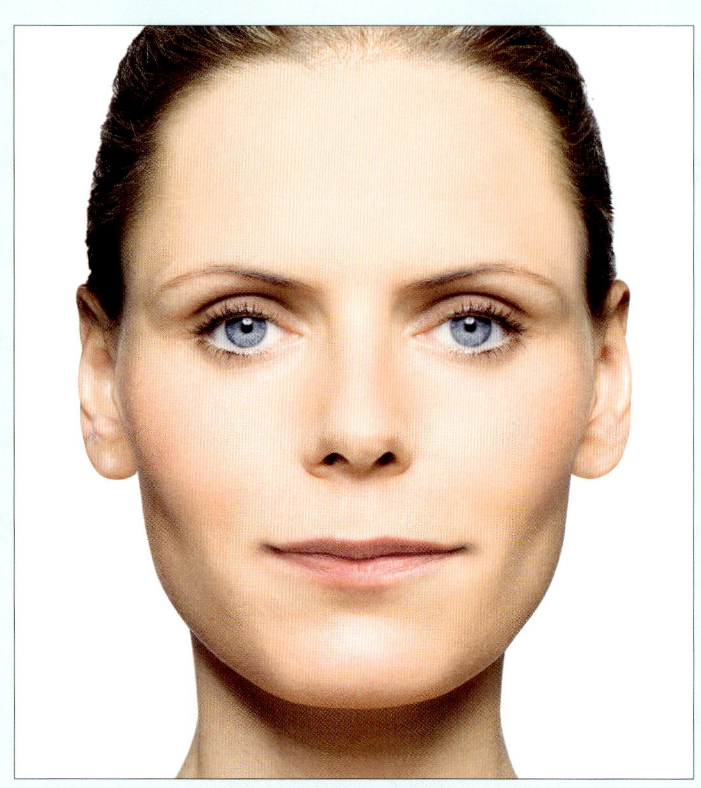

Abb. 1.37 Leicht schiefer Mund mit vorfallendem zentralem Tuberkel in der Oberlippe und schmaler Unterlippe, die bei spitzem Vorderlippenbereich nach hinten flach abfällt. Mundwinkel sind leicht angehoben.

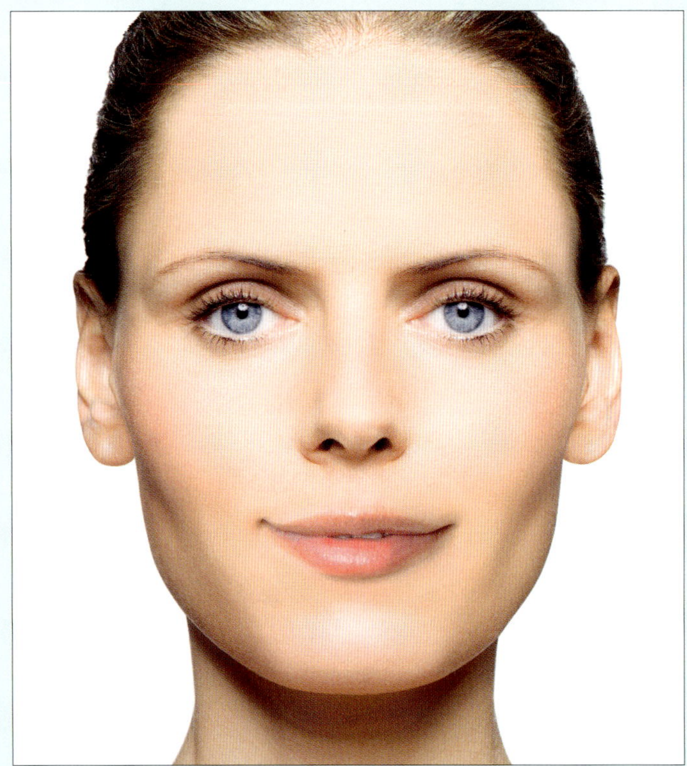

Abb. 1.38 Wenig ausgeprägte asymmetrische Oberlippe ohne Kontur bei sich im Unterlippenzentrum vorwölbender Unterlippe, die sich zum Mundwinkel hin verschmälert.

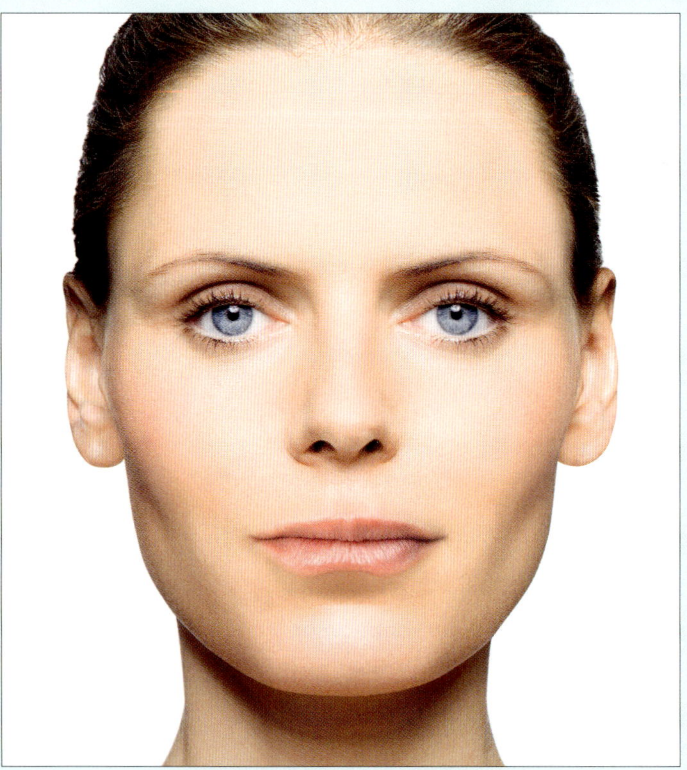

Abb. 1.39 Ausgeprägter Amorbogen der unteren Lippe.

Lippenform und gesichtsprägende Wirkung

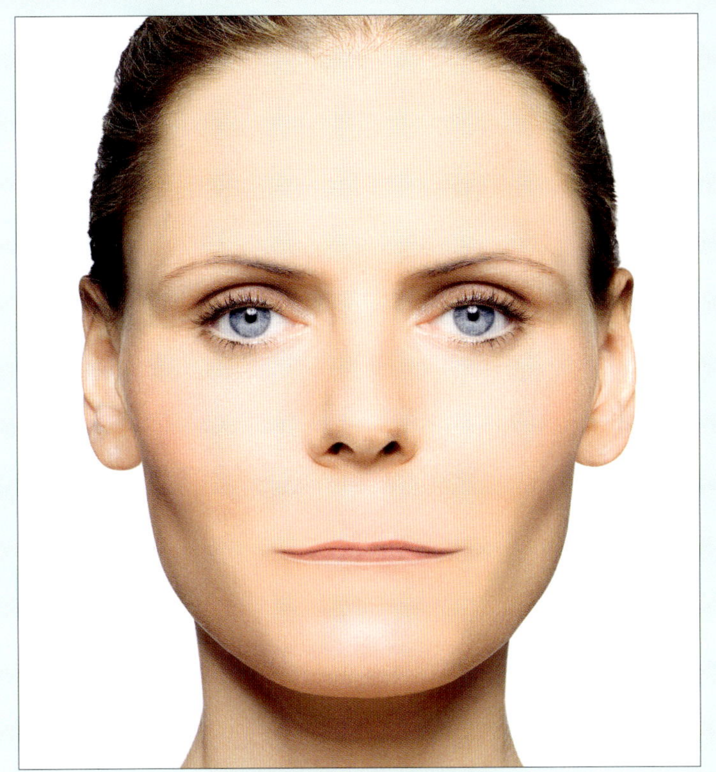

Abb. 1.40 Extrem schmale Lippe ohne sichtbares Lippenrot.

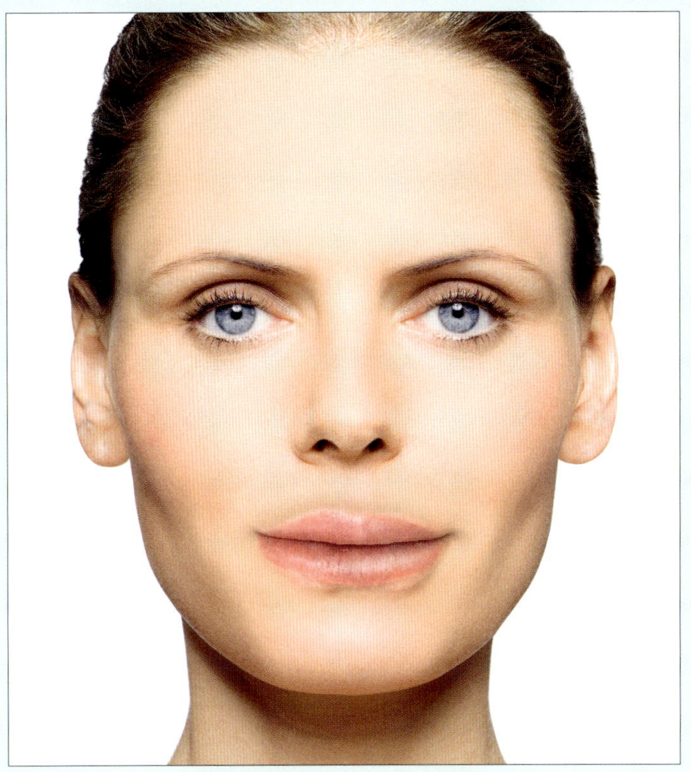

Abb. 1.41 Überkorrigierte Lippe, bei der das Material unter die Kontur der Unterlippe abgesunken ist.

1.6 Analyse der Lippenregion

Die Analyse der Lippenregion bildet die Grundlage einer erfolgreichen Behandlung. Letztere setzt ein realistisches Behandlungsziel voraus, welches nach Einbeziehen aller Rahmenbedingungen und technischem Know-how umsetzbar ist. Und hier stößt der Behandler oft an die Grenzen des Machbaren.

Bei der ersten Betrachtung des Patienten kann das geschulte Auge sofort erkennen, ob die Lippe schmal oder breit, asymmetrisch oder symmetrisch ist, ob die Mundwinkel herabhängen, ob es periorale Falten gibt, Volumenverlust, falsche Vorbehandlungen usw.

Im Anschluss an die erste Betrachtung wird mithilfe einer Feinanalyse der Lippe festgestellt, um welche Problematik es sich handelt und welche therapeutischen Modalitäten zur Verfügung stehen. Der Feinanalyse stehen verschiedene Aspekte und damit zusammenhängende Vorgehensweisen zur Verfügung, die weiter unten im Detail beschrieben werden. Ein Analyseleitfaden enthält die verschiedenen Schritte der Herangehensweise.

Die Analyse erfolgt unter morphologischen Aspekten und geht immer vom Idealprofil aus. Es bleibt dem Behandler frei zu entscheiden, wie umfangreich die Analyse gemacht wird und welche Analyseverfahren er verwendet.

Folgende vier wichtige Analyseverfahren werden hier vorgestellt:
1. Inspektion
2. Vermessung
3. Analyse der Mimik und Bewegung
4. Palpation

1.6.1 Inspektion

Durch die Inspektion werden die Proportionen, die Dicke, die Wölbungen, die Größe, die Symmetrien, das Alter und die Farbe der Lippe beurteilt. Dabei ist der Zusammenhang mit den knöchernen Strukturen, den Fettkompartimenten, den Ligamenten, dem „superfiziellen muskuloaponeurotischen System" (SMAS) und den Umgebungsmuskeln des gesamten Gesichts zu berücksichtigen (Becker-Wegerich 2016). Im Einzelnen geschieht die Inspektion der Lippe unter folgenden Gesichtspunkten von vorne und von der Seite:

- **Form**: Größe (OL/UL), Breite, Volumen (OL/UL), Konturen, herabhängende Mundwinkel, Asymmetrie, Muskulatur, Fettabbau, Harmonie (OL/UL), Alter, Zahnstellung, Umgebung der Lippe

- **Hautfarbe** (Indiz für bestimmte zugrunde liegende Störungen):
  - Rotfärbung: evtl. Hinweis auf Entzündungsreaktionen, Bluthochdruck, Alkoholabusus oder Allergien oder flächenartige Erkrankungen (Sattler & Sommer 2015)
  - Gelbfärbung: Hinweis auf bestimmte Stoffwechsel- oder Lebererkrankungen
  - Rote Lippen: Hinweis auf gute Durchblutung
  - Blaue Lippen: evtl. Hinweis auf reduzierte Sauerstoffsättigung im Blut oder auf pulmonale und kardiologische Erkrankungen (Sattler & Sommer 2015)
  - Pigmente und Flecken: Hinweis auf Sonnenschäden, Stoffwechselstörungen oder bestimmte Erkrankungen

- **Hautrelief**: Naevi, Keratosen, Warzen, Narben, Effloreszenzen und Teleangiektasien sind Begleiterscheinungen bestimmter Stoffwechsel-, Krankheits- oder Alterungsprozesse. Diese sollten vor jeder Behandlung abgeklärt werden.

- **Textur**: Begutachtung der perioralen Haut, der Lippen- und der Schleimhaut. Die Hauttextur wird genetisch bestimmt und durch extrinsische und intrinsische Faktoren verändert. Lebensgewohnheiten, Sonneneinstrahlung, psychologische Faktoren, falsche Körperpflege können zu Trockenheit, Laxheit, Erweiterung der Poren, aktinischen Schäden, Elastose, Faltenbildung in Lippe und perioral und Schattenbildung perioral führen.

- **Ausleuchten und Fotodokumentation**: (s. a. S. 61 ff.): Ein sehr einfaches Hilfsmittel, um Details genau zu erkennen, ist das Ausleuchten und die Fotodokumentation der zu behandelnden Zone vor der Behandlung. Dadurch, dass das Licht von einer Seite kommt (oben, seitlich oder unten), wird das Relief ausgeleuchtet und kleinste Schatten und Unregelmäßigkeiten werden sichtbar (→ Abb. 1.42).

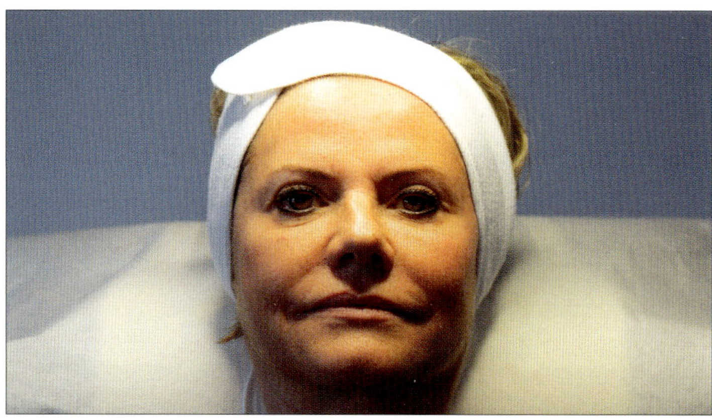

Abb. 1.42 Ausleuchten des Hautreliefs: Das Licht kommt hart von oben. Kleinste Unebenheiten, Falten und Schatten werden sichtbar.

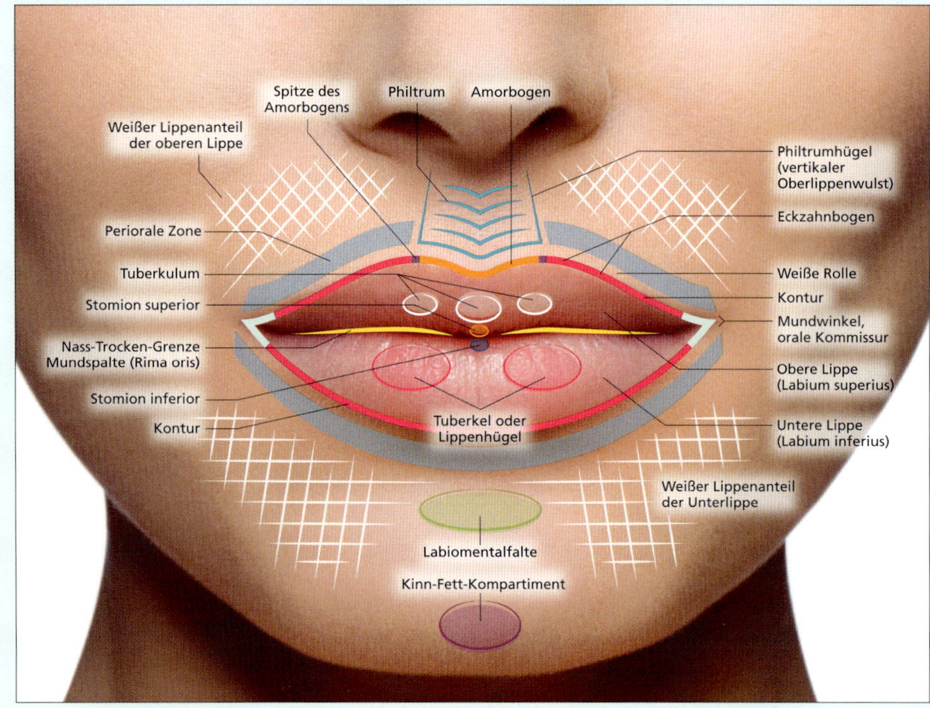

Abb. 1.43 Lippensegmente.

1.6.2 Vermessung*

■ Anatomische und dreidimensionale Einteilung

(→ Abb. 1.43, 1.44)

Die Lippe wird in verschiedene anatomische Einheiten unterteilt, die als Grundlage dienen, damit die Bezeichnung des zu behandelnden Areals klar definiert ist. Bei der Betrachtung der Lippe von der Seite, von oben und von unten erhält der Behandler ein besseres Verständnis für die dreidimensionale Form der Lippe. Die Kontur bildet den Rahmen der Lippe.

Die Oberlippe hat im medialen Bereich drei Tuberkel, die unterschiedlich ausgeprägt sein können. Bei manchen Menschen ist der mediale Tuberkel ausgeprägter und zieht sich leicht nach unten, bei anderen sind die lateralen Tuberkeln ausgeprägter als der mediale Tuberkel, manchmal sind es auch nur zwei Tuberkel oder sie sind so abgeflacht, dass sie als solche gar nicht mehr wahrgenommen werden. Es gibt hier sehr viele verschiedene Varianten, die die Charakteristik der Lippe ausmachen (Rejuvent, Medical Spa & Surgery 2017).

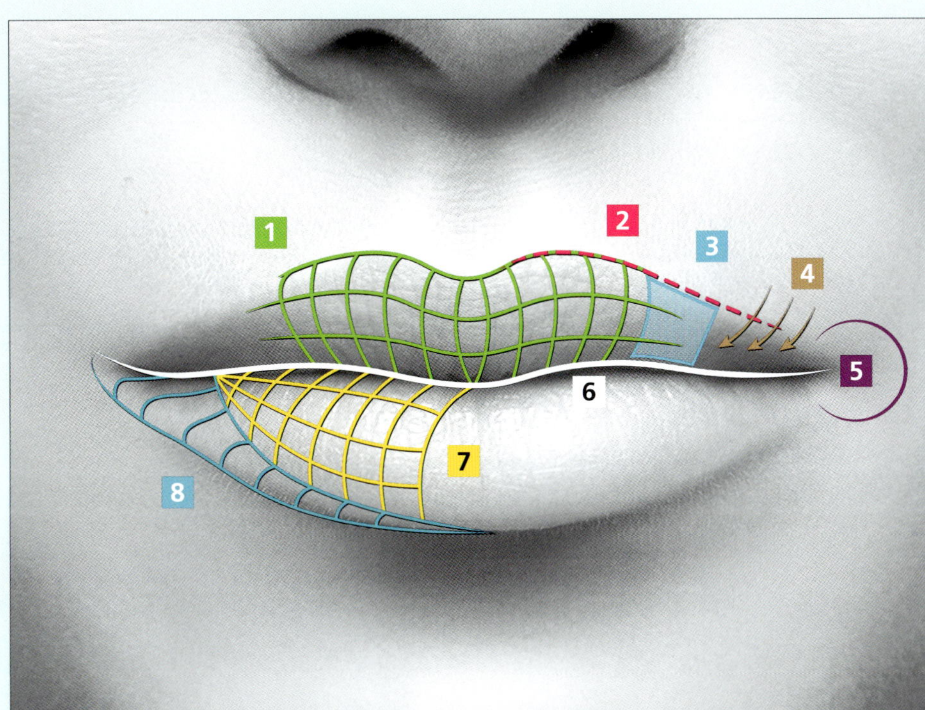

Abb. 1.44 Die dreidimensionale Darstellung der Lippenwölbungen unterstützt die Analyse bezüglich der Verteilung des Lippenvolumens (Rejuvent, Medical Spa & Surgery 2017).

1 Buckel, Wölbung, Beule
2 Scharfe Kante
3 Flacher Teil
4 Eingerollter Teil
5 Winkel
6 Mundspalte
7 Wölbung
8 Bergrücken

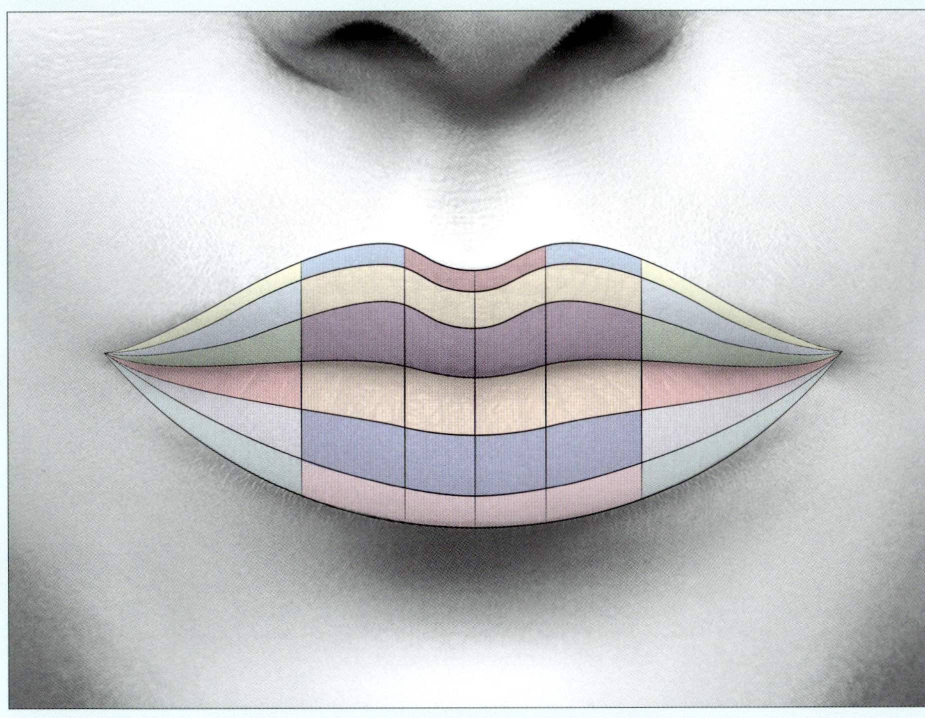

Abb. 1.45 Durch das Raster ist die genaue seitengleiche Verteilung der Volumina möglich, was ganz besonders dem noch nicht geübten Behandler hilft, die Lippe symmetrisch zu unterspritzen.

* Eine Reihe von Textpassagen dieses Abschnitts wurden mit freundlicher Genehmigung aus der bisher nicht veröffentlichten Arbeit von D. Brusco mit dem Titel „Dentoskelettale Einflüsse auf die Ästhetik der Lippen" übernommen.

Die lateralen zwei Drittel der Oberlippe bestehen aus einem flachen eingerollten Teil, der bei manchen Patienten so stark nach innen abgeflacht sein kann, dass das Lippenrot nicht mehr sichtbar ist. Hier ist technisches Know-how gefragt, um die Lippenform zu einem harmonischen Ergebnis zu führen.

Die UL enthält zwei Tuberkel, die in der Regel größer sind als die OL-Tuberkel. Zwei Drittel vom Zentrum entfernt flacht die UL zum Mundwinkel hin ab. Es führt zu einem unnatürlichen Ergebnis, wenn diese Abflachung nicht respektiert wird.

Das Philtrum gilt als sexuell attraktiv und betont die OL-Lippenkontur. Es sollte in eine Behandlung immer mit einbezogen werden (Rejuvent, Medical Spa & Surgery 2017).

■ Raster

Segmentale Einteilung (→ S. 29, Abb. 1.45)

Längen und Proportionen können von vorne betrachtet und mithilfe eines Rasters erfasst werden, in dem sich Asymmetrien, Volumenmangel und Proportionen darstellen lassen. Durch die Injektion von Füllmaterial verändern sich die Form, das Volumen und die Wölbung der Lippe.

Quadranten (→ Abb. 1.46)

Die Lippe wird durch eine horizontale Linie und eine vertikale Linie in vier Quadranten eingeteilt. Diese Einteilung ist die Vereinfachung der segmentalen Einteilung.

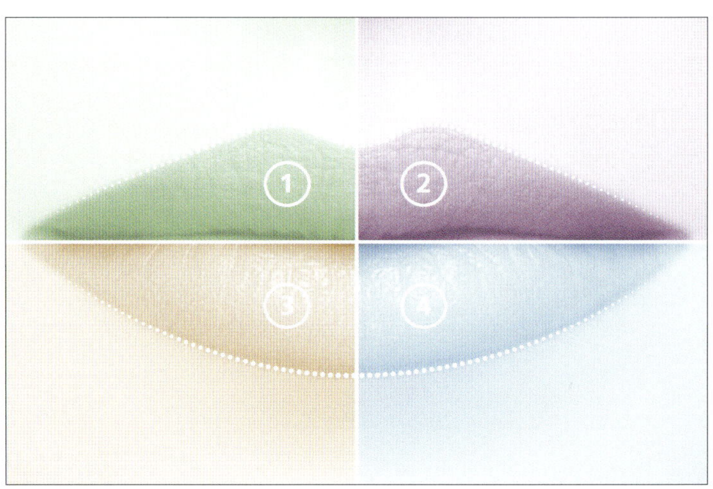

Abb. 1.46 Quadrantenraster: 1 = OL rechter Quadrant, 2 = OL linker Quadrant, 3 = UL rechter Quadrant, 4 = UL linker Quadrant.

1

Einteilung und Messpunkte

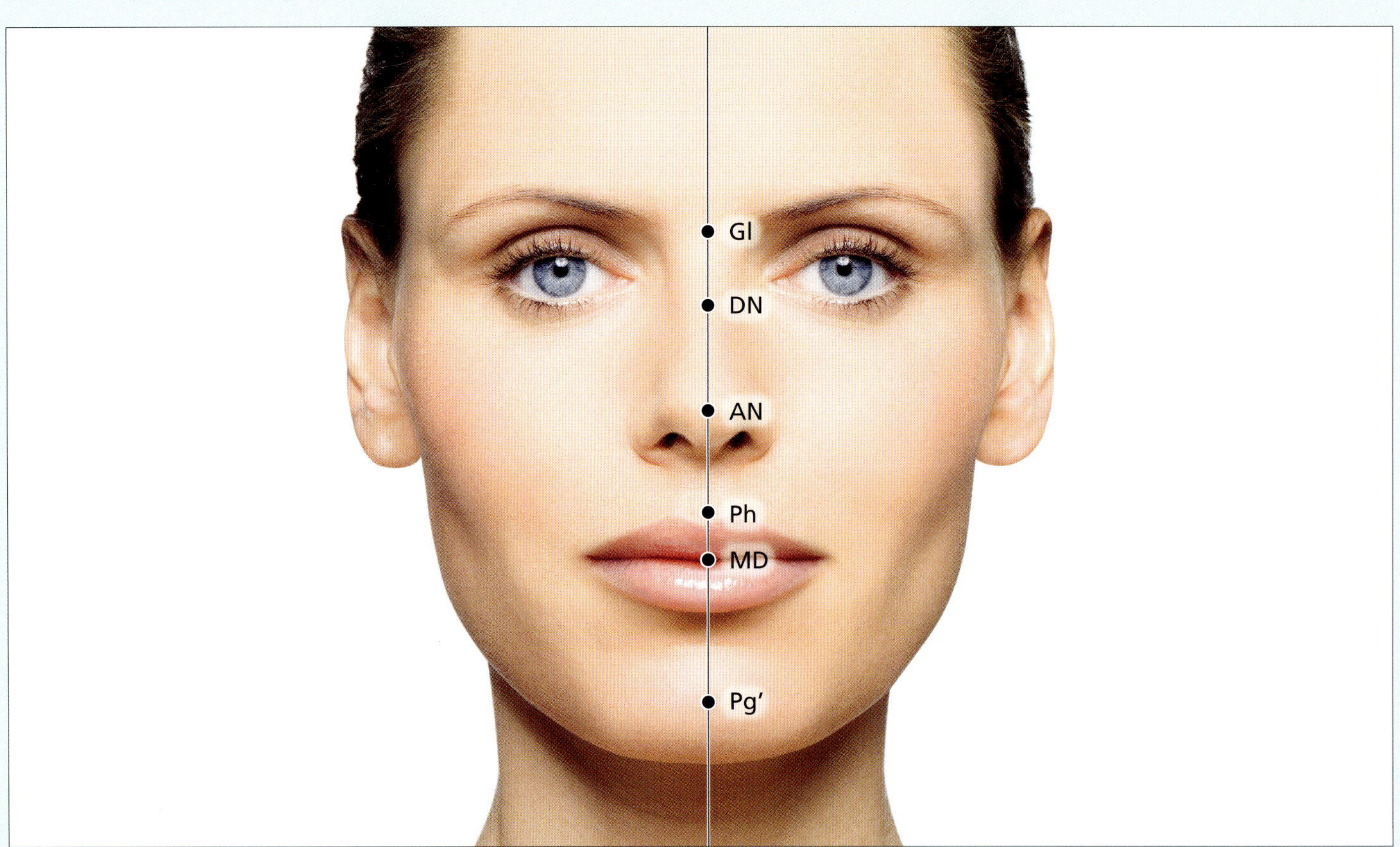

Abb. 1.47 Zur Bestimmung der Mittellinie des Gesichts werden die Glabella (Gl), der Nasenrücken (Dorsum nasi, DN), die Nasenspitze (Apex nasi, AN), das Philtrum (Ph) und das Weichgewebepogonion (Pg') herangezogen. Auch die Mitte des Zahnbogens (Medietas dentium, MD) wird in die Diagnostik einbezogen.

■ Proportionen

Einteilung in Verhältnisse (→ Abb. 1.47–1.48)

Der Betrachtung der Proportionen kommt große Bedeutung zu, da das Verständnis der Verhältnisse und deren Abweichungen zueinander großen Einfluss auf die Umsetzung einer erfolgreichen Behandlung haben.

Es gibt verschiedene Ansätze, das Gesicht von vorne und von der Seite zu vermessen. Wir haben uns hier praxisnah für die am häufigsten verwendetet Form von vorne und von der Seite entschieden. Die Bereiche werden mit Messpunkten beziffert. An Hand dieser Messpunkte werden bestimmte Verhältnisse und Winkel zueinandergestellt.

Einteilung und Messpunkte

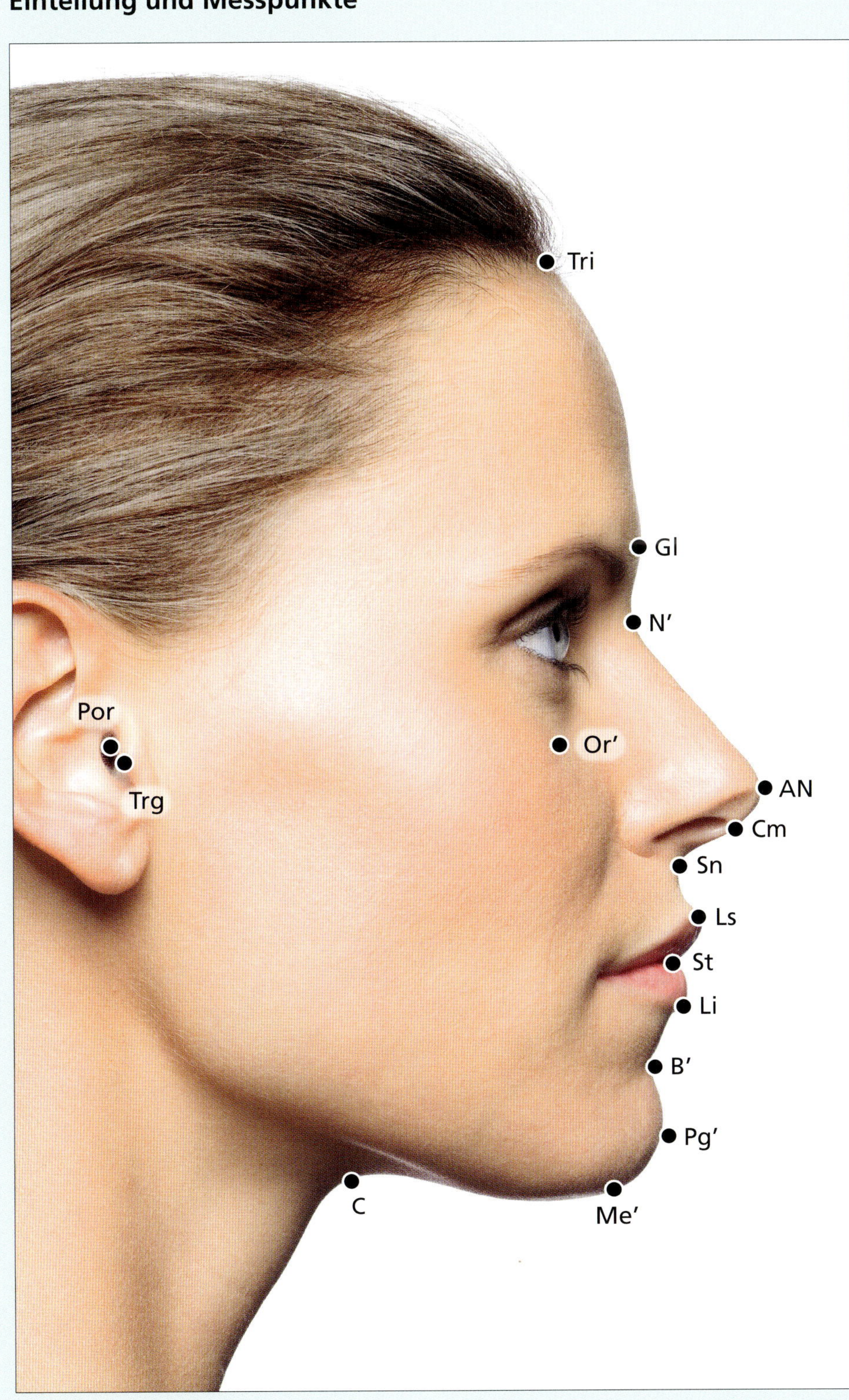

Abb. 1.48 Die häufigsten am Gesicht verwendeten Messpunkte in Seitansicht:

Tri	Trichion (Haaransatz)
Gl	Glabella (Stirnglatze)
N'	Weichgewebenasion (der tiefste Punkt der Einziehung)
Or'	Weichgewebeorbitapunkt (der tiefste Punkt der Kurvatur der Orbitakante)
AN	Nasenspitze (Apex nasi)
Cm	Columella nasi (Nasensteg)
Sn	Subnasale
Ls	Labiale superius (vorderste Kante der Oberlippe)
St	Stomion (Lippenschlusspunkt)
Li	Labiale inferius (vorderste Kante der Unterlippe)
B'	Weichgewebe-B-Punkt (der tiefste Punkt der Einziehung der Labiomentalfalte)
Pg'	Weichgewebepogonion
Me'	Weichgewebementon (am weitesten kaudal liegender Punkt an der weichgeweblichen Kinnkontur)
C	Cervicale (Übergangspunkt von der Submentalkontur in die Halskontur)
Por	Porion (Öffnung des äußeren Gehörgangs)
Trg	Tragus. Die auslaufende obere Kante des Tragus wird als Tragion bezeichnet und für einige Messungen verwendet

1

Golden Ratio (nach Dr. A. Swift) –
Proportionen nach dem „Goldenen Schnitt" (→ Abb. 1.49–1.53)

Eine weitere Messmethode folgt den Proportionen des Goldenen Schnitts, der „das Teilungsverhältnis einer Strecke beschreibt, wobei das Verhältnis des Ganzen zu seinem größeren Teil dem Verhältnis des größeren zum kleineren Teil entspricht" (Zitat Becker Wegerich 2016).

Das Ergebnis ist das Prinzip der Verhältnisse 1 : 1,6. Alle Dinge, die diesem Verhältnis entsprechen, werden als harmonisch oder schön empfunden. Das Verhältnis von 1 : 1,6 findet sich in Kunstobjekten, in der Natur und in der Architektur wieder, sowohl im Mittelalter als auch in der Moderne: z. B. bei Leonardo Da Vinci (1452–1519) und Salvatore Dali (Rejuvent, Medical Spa & Surgery 2017).

In der mitteleuropäischen ästhetischen Medizin wird dieser Code auf alle Proportionen im Gesicht angewandt, auch auf die Lippen. Der „Code der Schönheit" entspricht dem Goldenen Schnitt, was aber in anderen Kulturen durchaus anders sein kann: So definiert z. B. der Schönheitscode in einer farbigen Kultur das relative Verhältnis von OL : UL als 1 : 1-Proportion, was dem Mund bei ausgeprägtem Lippenvolumen eine fast runde Form verleiht – eine Form, die bei hellhäutigen Menschen in der Regel nicht vorkommt. Die Übernahme eines im eigenen Kulturkreis nicht verbreiteten Schönheitsideals als ästhetische Behandlungsoption („Schönheitsoperation") würde wegen der dann vermutlich unharmonisch wirkenden Proportionen dazu führen, dass die vorgenommene Behandlung sehr auffällig ist – eine Option, die von einigen Patienten explizit gewollt wird.

Die Einteilung der Lippe nach dem goldenen Schnitt findet in horizontalen und vertikalen Schnittlinien statt. Die Größenabweichung der beiden Messverfahren ist sehr gering. Für perfekte Lippenproportionen sollten nach Swift et al. die Kolumnen des Philtrums genau medial auf die Spitzen der Amorbögen treffen (Swift & Remington 2011). Die Breite der Nase sollte der Breite des Abstands zwischen den medialen Augenwinkeln betragen. Aus diesen Linien lässt sich der mediale UL-Teil herleiten, der zwei Drittel der gesamten UL beträgt und den größten UL-Anteil ausmacht.

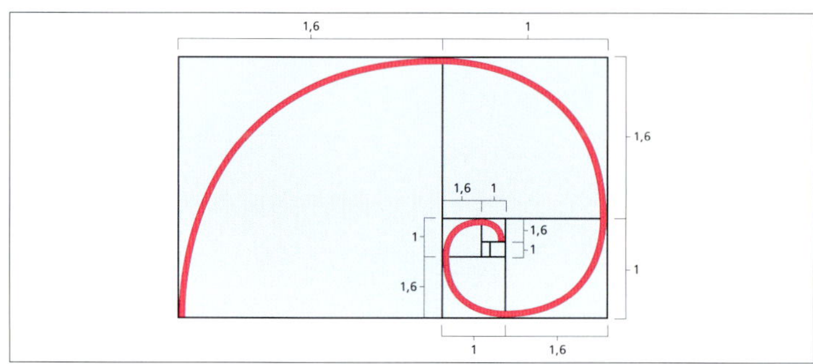

Abb. 1.49 Einteilung eines Schneckengehäuses nach dem Prinzip des Goldenen Schnitts: Es entsteht die sog. Goldene Spirale oder Fibonacci-Spirale. Das Verhältnis des Ganzen zu seinem größeren Teil entspricht dem Verhältnis des größeren zum kleineren Teil.

1

Goldener Schnitt in der Lippenregion

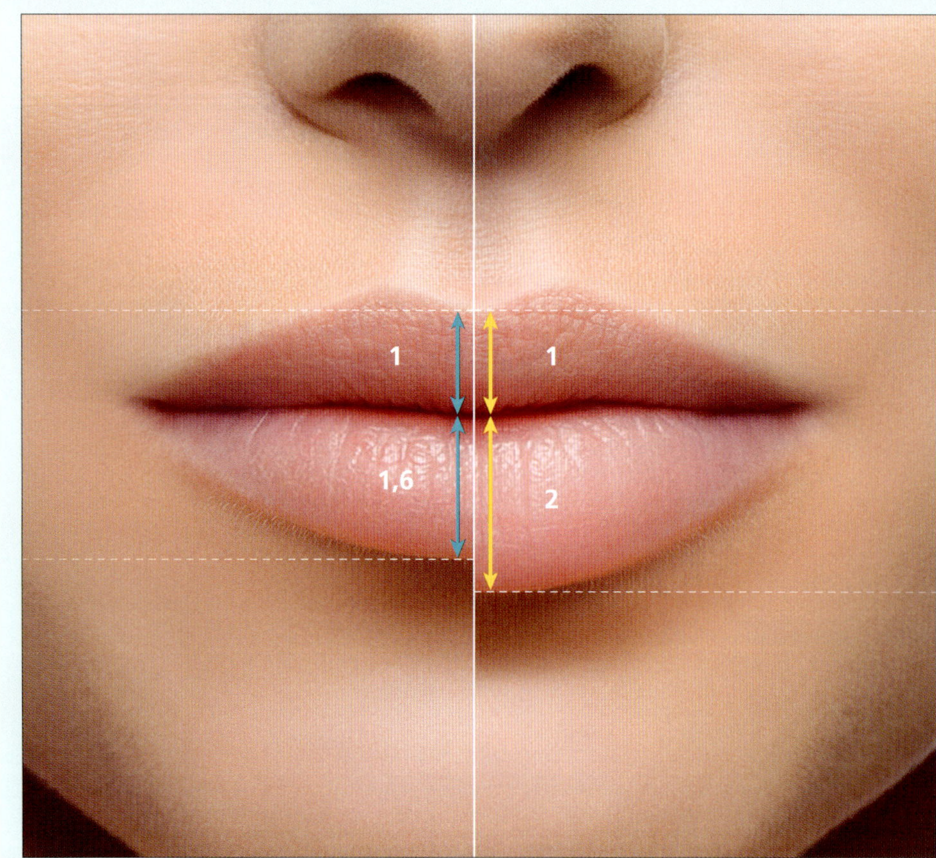

Abb. 1.50 Amorbogen mit Linienzeichnung nach dem goldenen Schnitt (1 : 1,6) und im Verhältnis 1 : 2.

Goldener Schnitt in der Lippenregion (Fortsetzung)

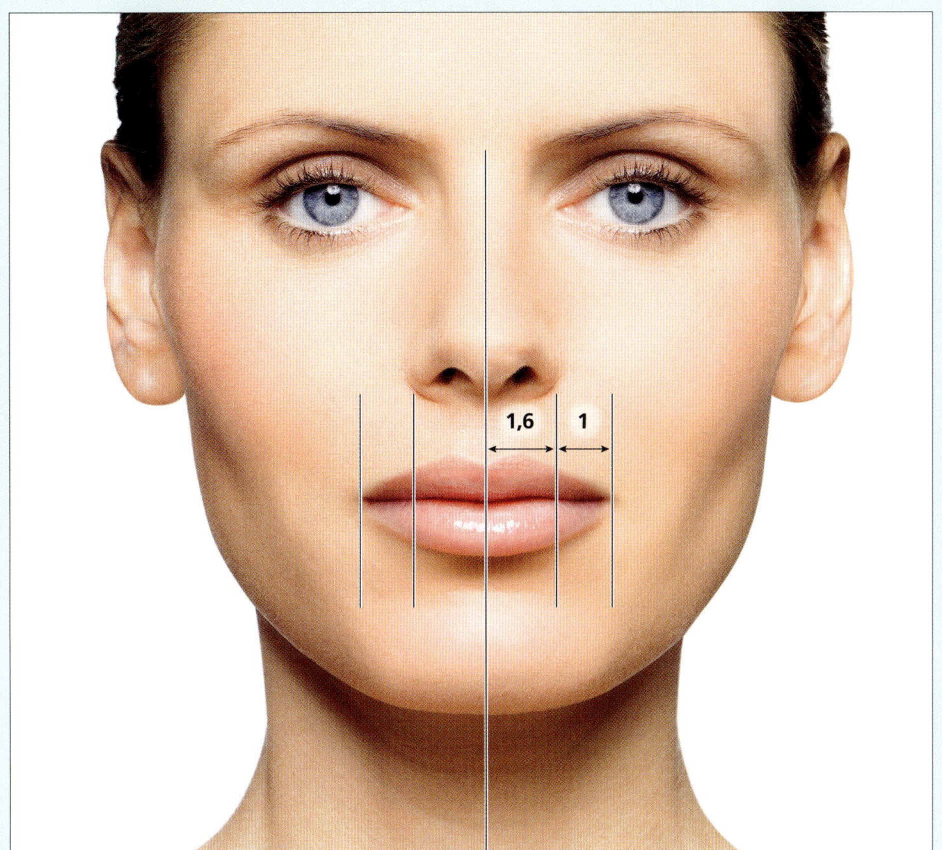

Abb. 1.51 Vertikale Linien zur Einteilung der Lippenregion nach dem goldenen Schnitt (1 : 1,6).

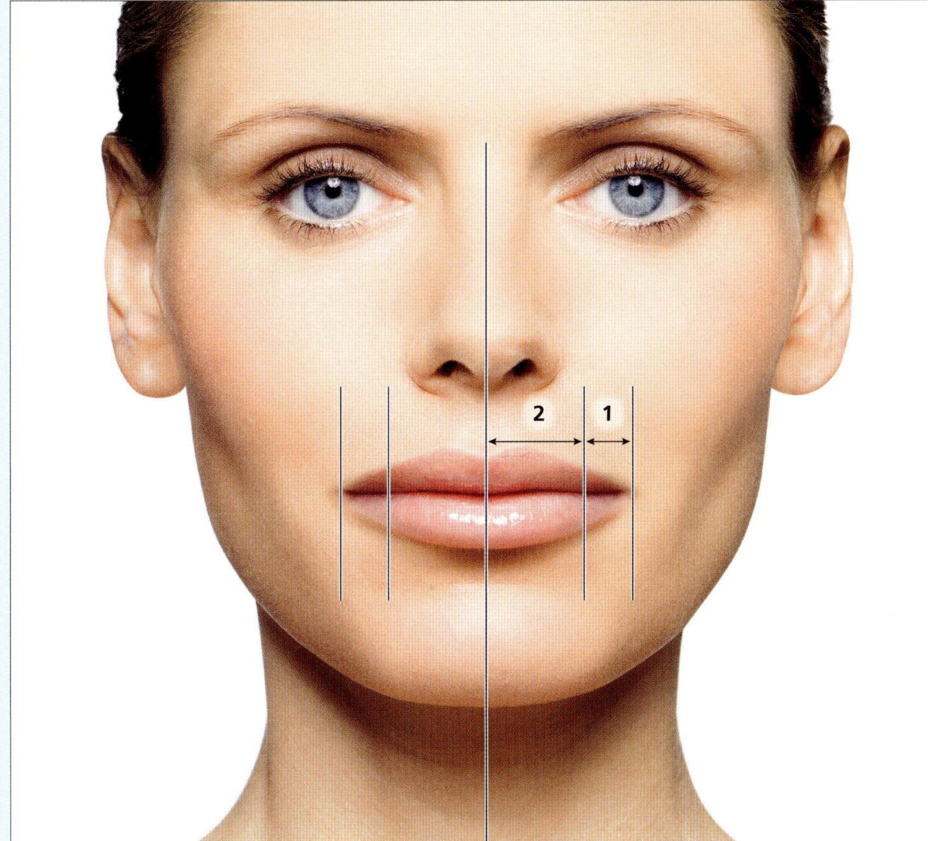

Abb. 1.52 Vertikale Linien zur Einteilung der Lippenregion im Verhältnis 2 : 1.

Goldener Schnitt in der Lippenregion (Fortsetzung)

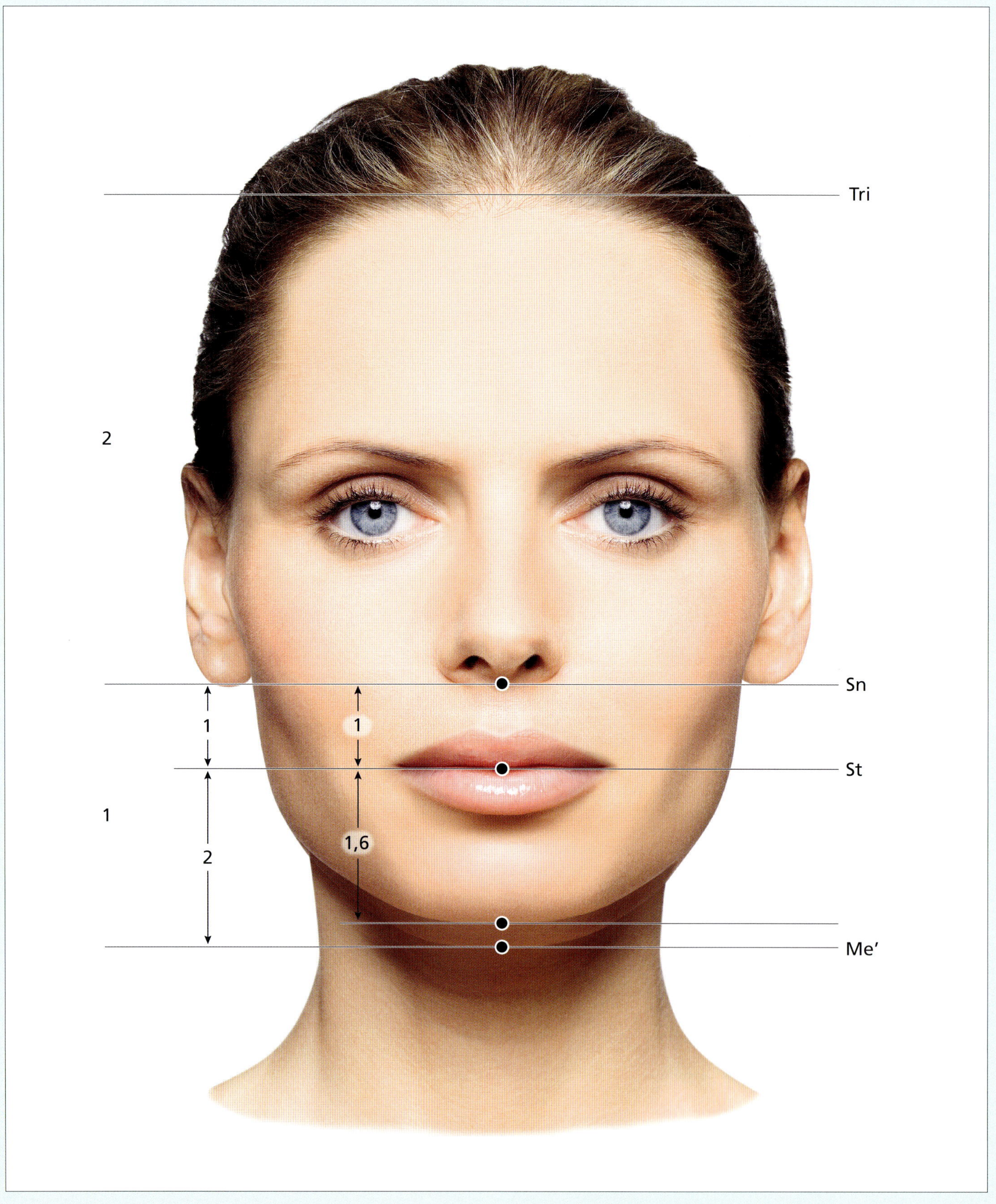

Abb. 1.53 Horizontale Linien zur Einteilung der Lippenregion nach dem goldenen Schnitt (1 : 1,6) und im Verhältnis 1 : 2 (Tri: Trichion, Sn: Subnasale, St: Stomion, Me': Weichgewebementon).

Hilfsmittel zur Messung des Goldenen Schnitts

Zur Beurteilung der Lippenproportionen kann der Behandler eine Schieblehre (Kaliper) einsetzen (→ Abb. 1.54). Damit ist es möglich zu erkennen, inwieweit die Proportionen vom Idealmaß abweichen und wo mit Hyaluronsäure nachgearbeitet werden kann, um die Proportionen anzugleichen (→ Abb. 1.55–1.58). Das Werkzeug funktioniert ähnlich wie ein Rechenschieber: Mit der schmalen kleinen Schere wird das Areal gemessen (z. B. OL = 1), die größere Schere öffnet sich dementsprechend, sodass zwischen kleiner und großer Scherenöffnung das Verhältnis 1 : 1,6 aufklappt. Diese Öffnung wird dann an das Pendant (UL = 1,6) gehalten. So lässt sich sofort erkennen, ob die Unterlippe und die Oberlippe dem Goldenen Schnitt entsprechend im idealen Verhältnis zueinanderstehen. Das Instrument ist auch gut für alle anderen Regionen bei der Gesichtsvermessung geeignet.

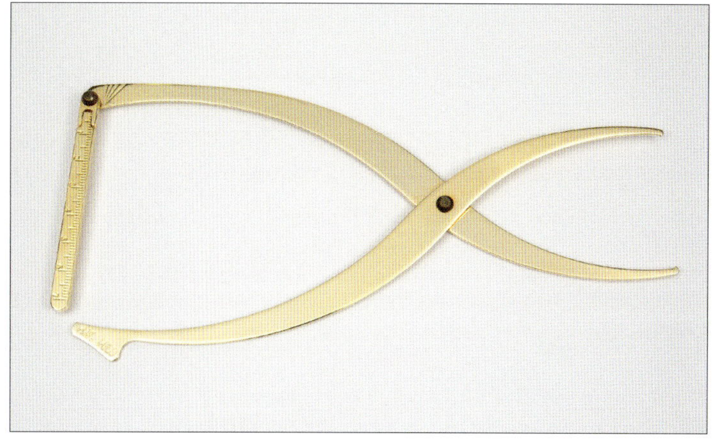

Abb. 1.54 Schieblehre (Kaliper) zur Proportionsvermessung nach A. Swift: 1 : 1,618 oder 0,618 : 1.

Proportionsvermessung mit der Schieblehre

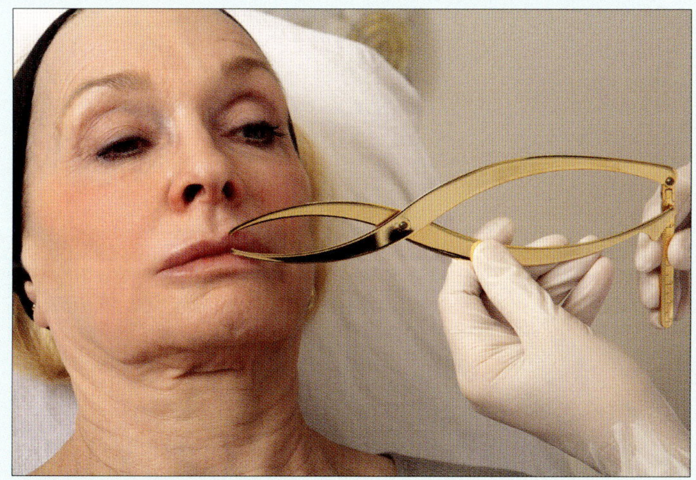

Abb. 1.55 Die schmale Schere der Schieblehre wird mit der oberen Schere an den oberen Lippenrotrand und mit der unteren Schere an den Lippenspalt gesetzt.

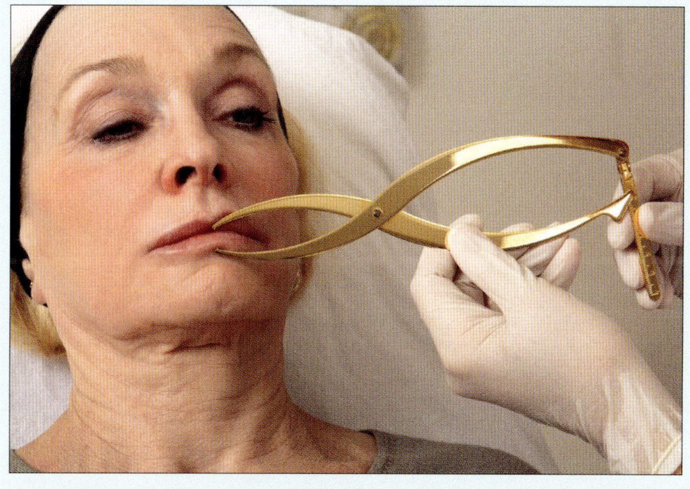

Abb. 1.56 Bei der Unterlippe wird vergleichbar vorgegangen. An der Messlatte der großen Schere ist ablesbar, wie groß die Unterlippe im Verhältnis 1 : 1,6 sein müsste. Differenzen können so erkannt und gezielt ausgeglichen werden.

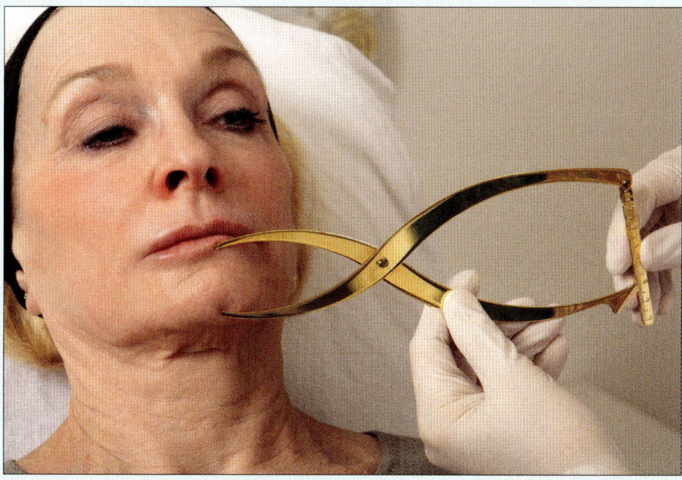

Abb. 1.57 Auf diese Weise kann auch das Verhältnis der gesamten Mundregion vermessen und beurteilt werden. Vermessung der Kinnregion: 4,8 cm.

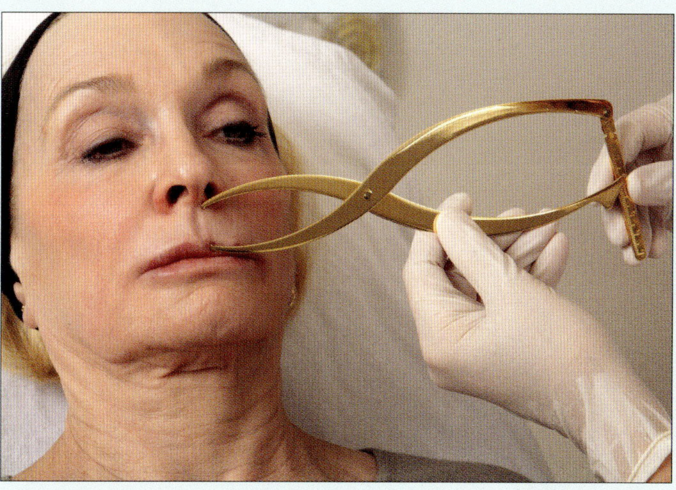

Abb. 1.58 Fazit: Die Proportionen dieser Patientin entsprechen, was das Verhältnis von Ober- zum Unterkiefer angeht, dem Goldenen Schnitt.

1

1.6.3 Messpunkte nach Daniel Brusco (→ Abb. 1.59)

Um die Betrachtungsweise zu vervollständigen, haben wir die Sichtweise von Daniel Brusco, Mund-, Kiefer-, und Gesichtschirurg in Zürich/Schweiz, hinzugezogen, der freundlicherweise seine Erkenntnisse mit uns geteilt hat.

■ Ideales Profil

Seitansicht

In der streng seitlichen Aufnahme empfinden wir ein Profil als harmonisch, wenn die vordersten Punkte von Oberlippe (Labiale superius, Ls), Unterlippe (Labiale inferius, Li) und Kinn (Weichgewebepogonion, Pg') auf einer Geraden liegen, welche, von Mittelpunkt zwischen Nasenspitze (Pronasale, Pn) und Ansatz des Nasenflügels (Alare, Ala) ausgehend, einen Winkel zwischen 82°–86° (bei Männern sogar bis 90°) zur absoluten Senkrechten bildet (modifizierte Steiner-Linie, S-line). Der Lippenschluss sollte dabei völlig entspannt sein und eine weich verlaufende labiomentale Eindellung aufweisen (keine scharfe Linie oder richtige Falte).

Frontalansicht

In der Vorderansicht gilt für die vordere Gesichtshöhe die Drittelregel, wenn erfüllt, als ästhetisch, wonach der Abstand zwischen Nasensteg (Subnasale, Sn) und Lippenspalte (Stomion, St) halb so groß wie die Strecke von der Lippenspalte bis zum Kinnpunkt (Weichgewebementon, Gn') ist. Bei leichter Mundöffnung sollten die Schneidekanten der Frontzähne noch deutlich sichtbar sein (2–4 mm) und bei maximalem Lächeln noch knapp der Zahnfleischrand entblößt werden (1–2 mm). Im Rahmen von mehr oder weniger aufwendigen kieferchirurgischen und -orthopädischen Maßnahmen können all diese Punkte beachtet und vor allem fast beliebig beeinflusst werden, um ein natürliches und ästhetisch ansprechendes Resultat erzielen zu können.

■ Abweichungen vom Idealprofil

Es ist unbedingt zu beachten, dass die Weichgewebe der Perioralregion durch die darunterliegenden dentoskelettalen Strukturen unterstützt werden, die je nach individueller Ausprägung verschieden ausfallen und daher auch zu einschlägigen Befunden in der Veränderung der perioralen Weichgewebe führen. Das Wissen und die korrekte Interpretation der sichtbaren Ausprägung sind relevant für die Entscheidung, welche Behandlungsstrategie erfolgversprechend sein könnte und welche nicht.

Es wird schnell deutlich, dass bei bestimmten anatomischen Voraussetzungen eine Behandlung mit Dermafiller nicht ausreichen wird, um ein harmonisches Behandlungsergebnis zu erzielen (→ Behandlungsempfehlung der Autoren) (→ Abb. 1.60–1.64).

Ideale Profilproportionen nach Brusco

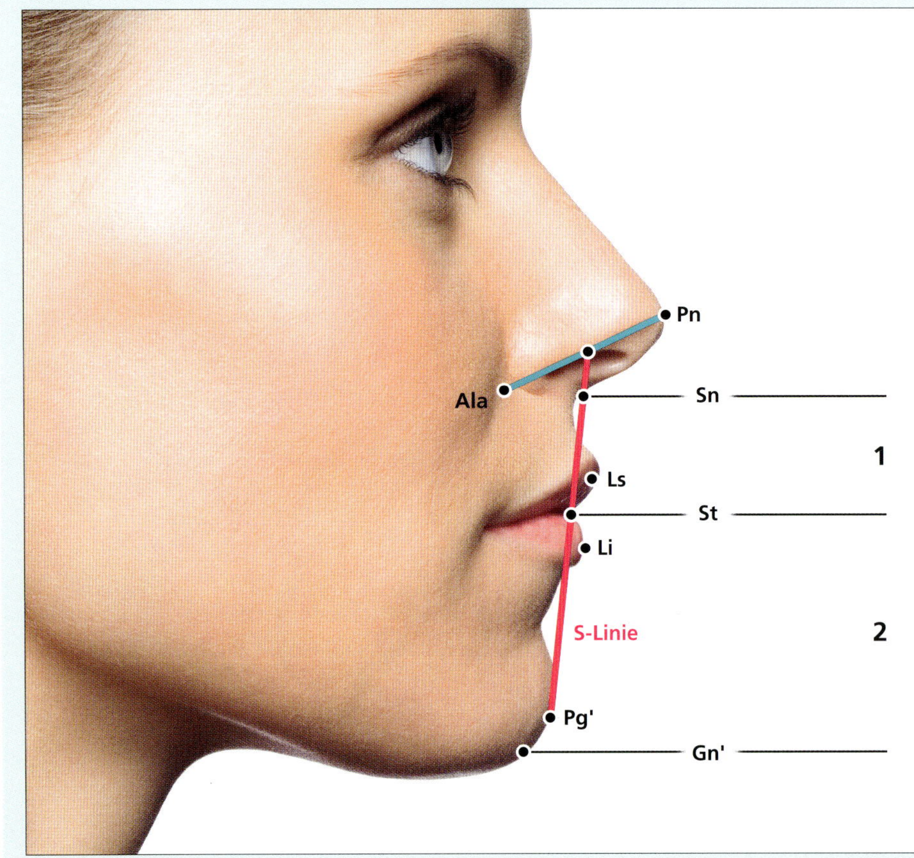

Abb. 1.59 Die am häufigsten verwendeten Messpunkte und Einteilungen (vgl. Abb. 1.48, S. 31), auf die Mundregion reduziert und mit zwei zusätzlichen Hilfslinien versehen, um die Mund-Kiefer-Abweichungen von der Norm besser darzustellen (modifiziert nach Brusco et al. 2013).

Pn	Pronasale
Ala	Ansatz des Nasenflügels
Sn	Subnasale
Ls	Labiale superius
St	Stomion
Li	Labiale inferius
Pg'	Weichgewebepogoniom
Gn'	Weichgewebementon

Dentoskelettale Varianten und periorale Weichgewebe

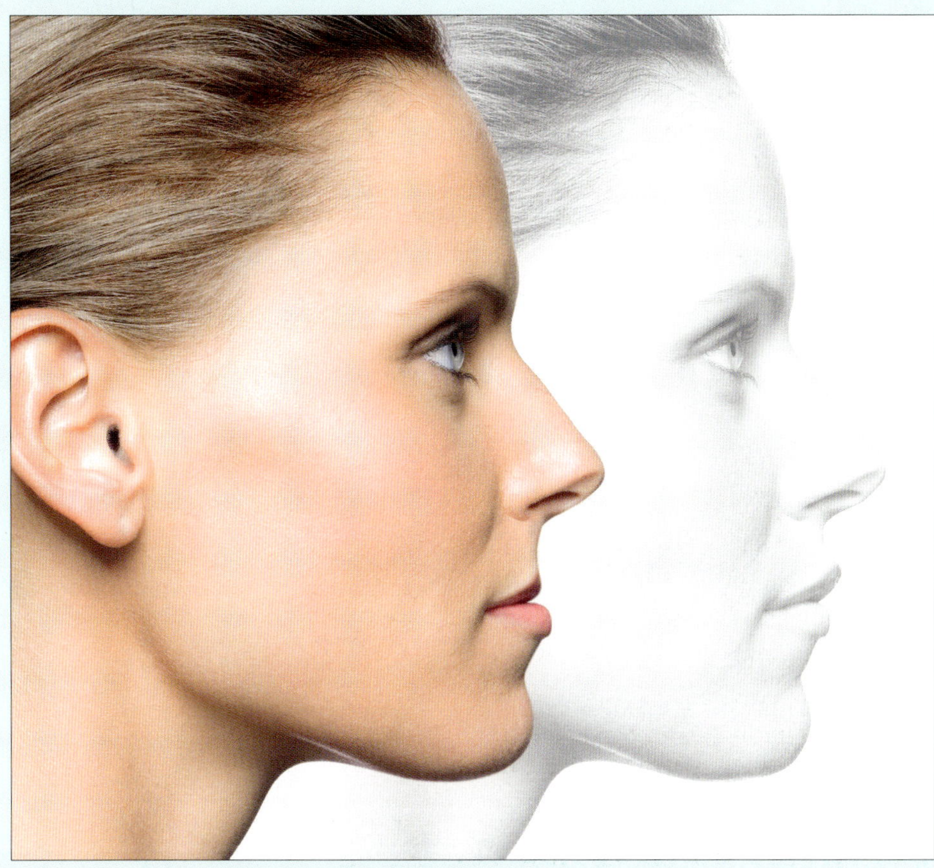

Oberkiefer zu weit hinten

Abb. 1.60 Liegt z. B. der Oberkiefer im Verhältnis zum Unterkiefer bzw. zur Gesichtsebene zu weit hinten, so führt dies automatisch zu einer ‚hängenden' oder gar eingerollten Oberlippe als Ganzes mit erhöhtem Nasolabialwinkel, negativer Lippenstufe und ungenügender Eversion des Lippenrots. In der Frontalansicht ist die Oberlippe schmal mit ungenügender Unterstützung des Amorbogens und mit engerem oder wenig ausgeprägtem Philtrum. Die Paranasalregion ist ebenfalls abgeflacht und Nasolabialfalten sind auch schon in jungen Jahren praktisch die Regel.
Denselben Effekt können auch steilstehende (oder im Extremfall sogar reklinierte) Oberkieferfrontzähne verursachen, wie sie oft nach einer kieferorthopädischen Behandlung eingestellt werden müssen, bei der aus Platzgründen zwei Prämolaren gezogen wurden.

→ **Hier ist eine Verbesserung mit Dermalfiller im OL-Bereich und im OL-Lippenweiß zu erreichen. Bei einer Zahnfehlstellung als Ursache kann das Ergebnis durch korrektive Maßnahmen der Zahnfehlstellung wesentlich verbessert werden.**

1

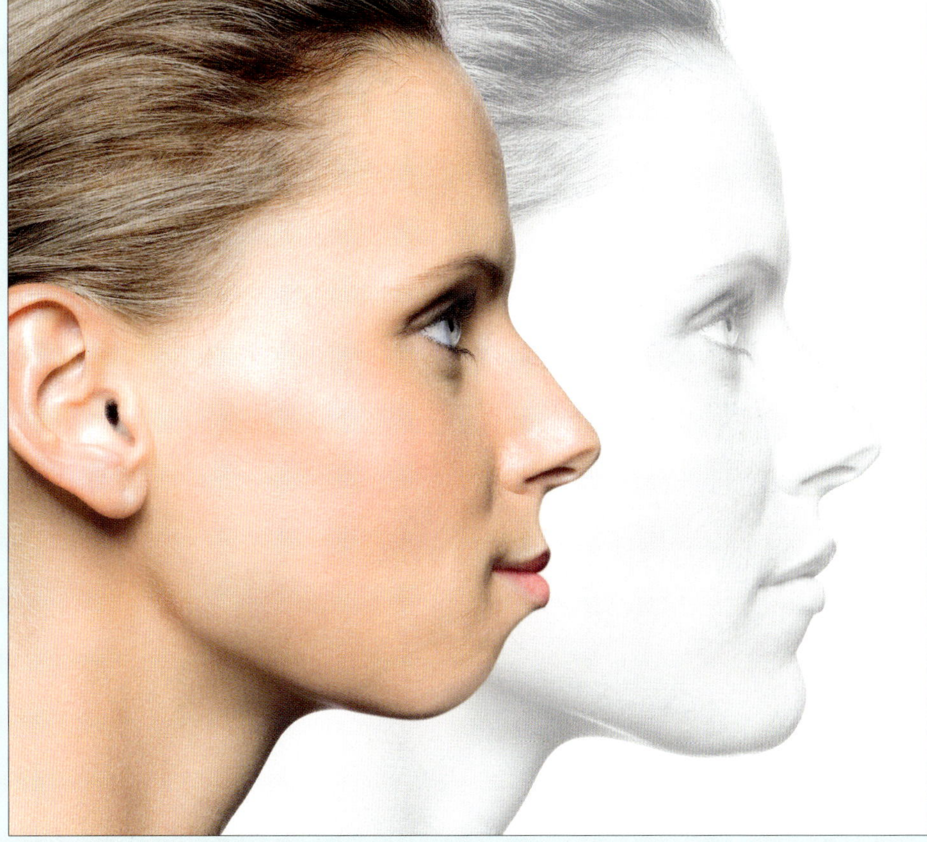

Unterkiefer zu weit hinten bei evertierter Unterlippe

Abb. 1.61 Liegt der Unterkiefer zu weit hinten, ist die Unterlippe bei fliehendem Profil oft übermäßig evertiert unter Ausbildung einer negativen Lippenstufe und die labiodentale Eindellung verstärkt oder gar zu einer Falte ausgeprägt. Dieser Effekt ist ebenso zu beobachten, wenn die Unterkieferfrontzähne keinen Kontakt mit den oberen haben oder einen Abstand bereitstellen, in den sich die Unterlippe zurückziehen kann.

In der Frontalansicht ist meist der Lippenschluss entspannt nicht möglich, sondern forciert mit entsprechender Kräuselung des Lippenrands (Aktivierung des M. orbicularis oris) und Ausbildung von Hauteinziehungen am Kinn, eines sog. Pflastersteinkinns (Hyperaktivität des M. mentalis).

→ **Hier ist eine leichte Verbesserung im Oberlippenbereich möglich. Durch die Augmentation der Pars subnasale kann die Kurve zwischen Nase und Lippe etwas begradigt werden. Das fliehende Kinn kann mit Filler nicht angeglichen werden.**

Dentoskelettale Varianten und periorale Weichgewebe (Fortsetzung)

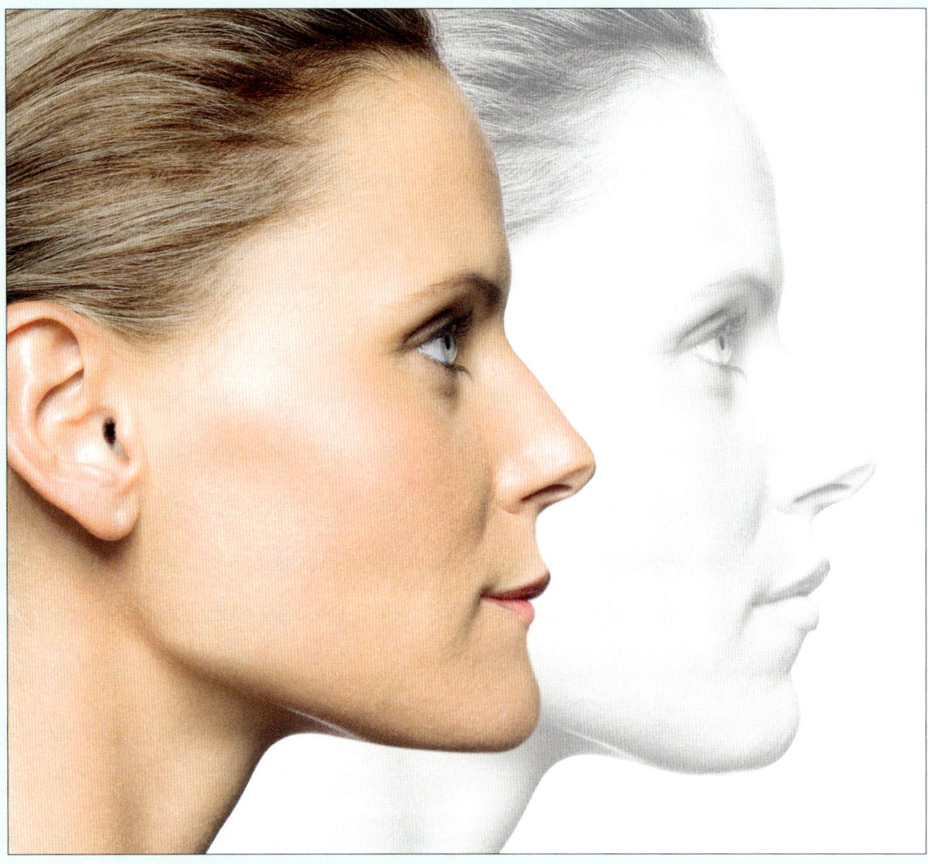

Unterkiefer zu weit vorne

Abb. 1.62 Liegt der Unterkiefer zur weit vorne, besteht nebst dem offensichtlich ‚bulligen' (progenen) Eindruck oft eine schmale Unterlippe mit abgeflachter oder gar verstrichener Labiomentalfalte und gelegentlicher Ausbildung eines Plateaus über dem Kinn.

Die Unterkieferfrontzähne versuchen in der Regel den Kontakt zur Oberkieferfront möglichst aufrechtzuhalten, sodass sie innerhalb des Alveolarfortsatzes sich zurücklehnen und durch diese Reklination der Unterlippe keinen genügenden Support bieten.

→ **Hier ist eine Verbesserung mit Filler möglich, indem das Lippenvolumen in OL/UL proportional ausgeglichen und die Mentalfalte etwas gefüllt wird, um die Prominenz des Kinns visuell zu verkleinern.**

1

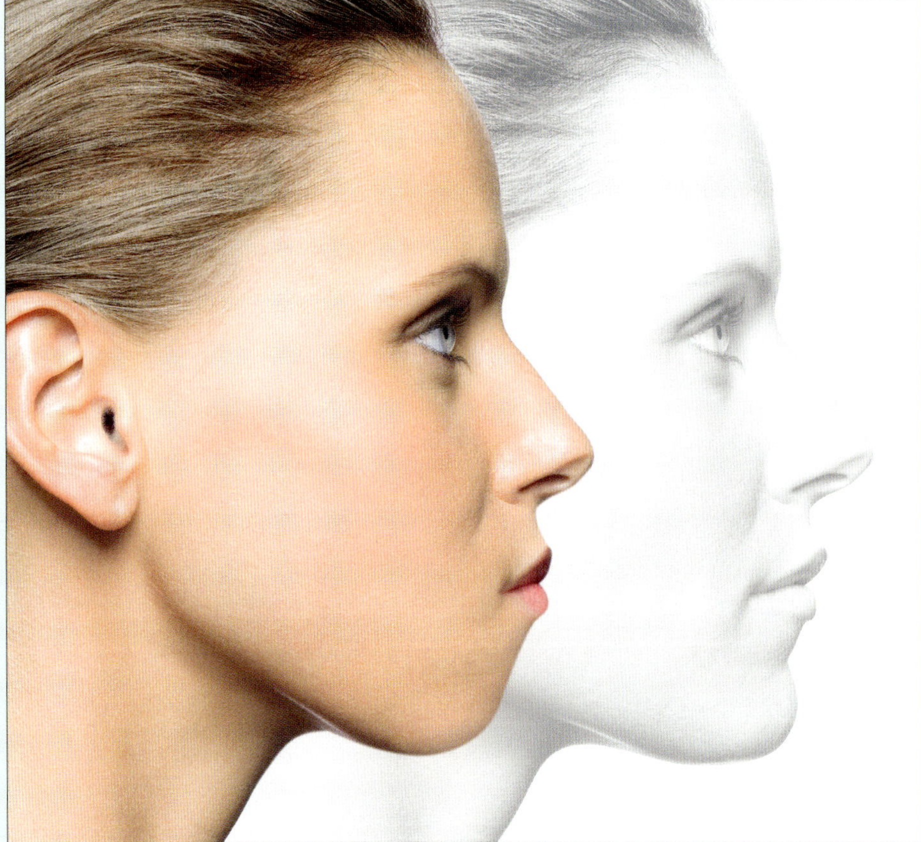

Erhöhte vordere Gesichtshöhe

Abb. 1.63 Eine erhöhte vordere Gesichtshöhe (vertikale Dimension) wird ebenfalls zu einem forcierten Lippenschluss und den weiter oben beschriebenen Symptomen führen müssen, wenn das vorhandene Weichteilangebot im Verhältnis zum darunterliegenden Knochen zu knapp ist. Der Unterkieferrand erscheint dabei steil und wenig definiert.

In der Frontalansicht ist oft ein sog. Gummy-Smile damit verbunden (übermäßige Exposition des Zahnfleisches beim Lachen oder auch schon in Ruhe).

→ **Hier ist es schwierig, ein zufriedenstellendes Ergebnis mit Filler zu erreichen, da das Kinn zu stark abfällt. Die Oberlippe kann man leicht nach vorne bringen, indem Volumen injiziert wird.**

Dentoskelettale Varianten und periorale Weichgewebe (Fortsetzung)

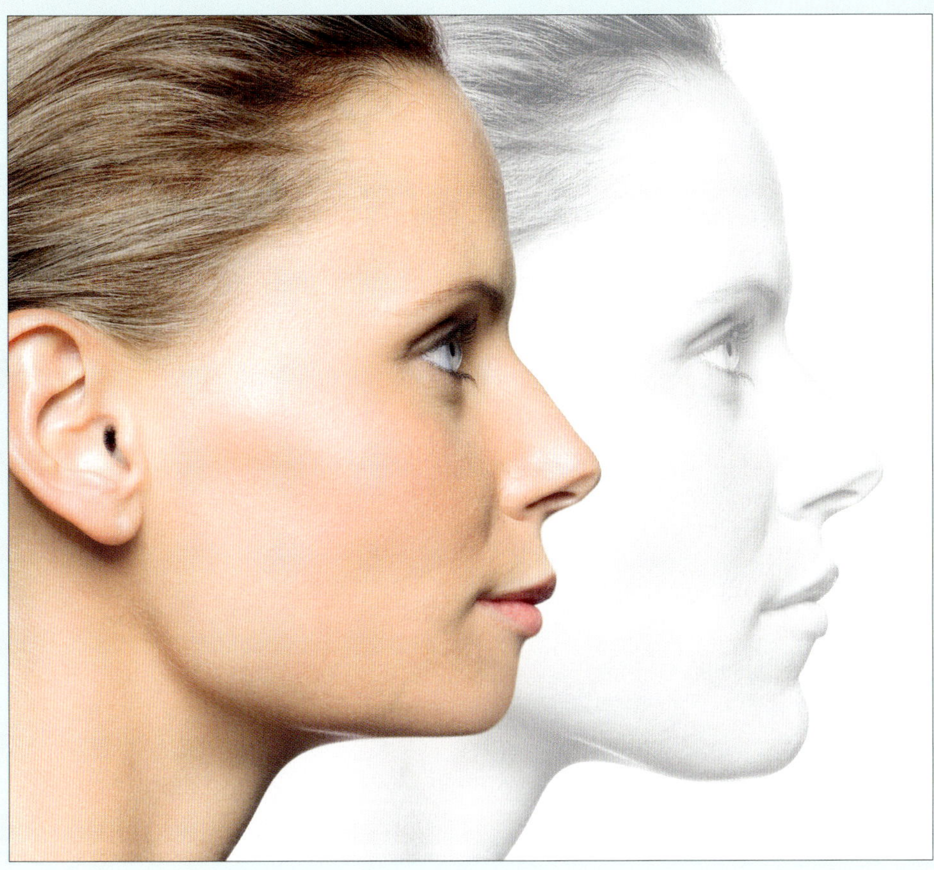

Verlust an vertikaler Dimension

Abb. 1.64 Umgekehrt wird ein Verlust an vertikaler Dimension zu einer Stauchung der Weichteile und tendenziell zur Ausbildung eines ‚Entenschnabels' führen. Das Einhalten der Drittelregel wird in diesen Fällen deutlich erschwert. Der Unterkieferrand ist eher betont und das Gesicht erscheint gedrungen.

→ **Hier eine Verbesserung mit Dermalfiller nur sehr begrenzt möglich. Auch wenn das Philtrum oder das OL-Lippenweiß aufgebaut wird, ist kein befriedigendes Ergebnis zu erwarten.**

1.6.4 Analyse der Mimik und Bewegung

Die Mimik verändert die Lippenform während der Bewegung. Die dynamische Betrachtung stellt heraus, wie sich die Lippe unter Bewegung verhält: So kann es passieren, dass beim Lachen durch die Bewegung der Lippe das Zahnfleisch freiliegt (Gummy Smile) oder die Zähne gar nicht mehr sichtbar sind (zahnloses Lachen) – je nach Alterungsprozess, Zahnsubstanz, anatomischen Gegebenheiten. Es ist ratsam, nach einer Behandlung durch die Mimik zu kontrollieren, wie sich das Material in den Lippen verhält. Diesbezüglich empfehlen wir die Durchführung von Fotodokumentationen.

Besonders nach einer Lippenaugmentation, bei der häufige Unregelmäßigkeiten durch Gefäßverletzungen der Lippe vorkommen, soll der Patient zum allbekannten „Cheese" aufgefordert werden, um zu kontrollieren, ob es sich bei der Unregelmäßigkeit um eine traumatische Schwellung oder um unregelmäßige Abgabe von Dermalfiller handelt. Letzteres würde sich beim mimischen Auseinanderziehen der Lippe als kleiner Bolus abheben.

Durch verschiedene Ausdrucksformen der Lippen (→ Abb. 1.65–1.71) können die Dicke und die Verformbarkeit analysiert werden. Mit einer gründlichen Fotodokumentation (→ Kap. 3.2, S. 60) beim ersten Patientenbesuch kann der Anfangsstatus gut belegt werden. Besonderheiten der Lippe, wie Pigmentstörungen, Herpes, Vernarbungen, Einfärbungen, Tätowierungen, sollten gut sichtbar in Detail-aufnahmen erfasst werden. Die folgenden Abbildungen zeigen einige Beispiele, die zur Analyse herangezogen werden können.

Hinweis

Je mehr die Mimik bei der Analyse mit einbezogen wird, desto besser lassen sich Details erkennen, die für die Analyse und Behandlungsplanung relevant sind. Jedoch ist darauf zu achten, dass bei jeder weiteren Sitzung dieselben Detailaufnahmen in derselben Reihenfolge gemacht werden müssen.

Ausdrucksformen der Lippen

Lachen

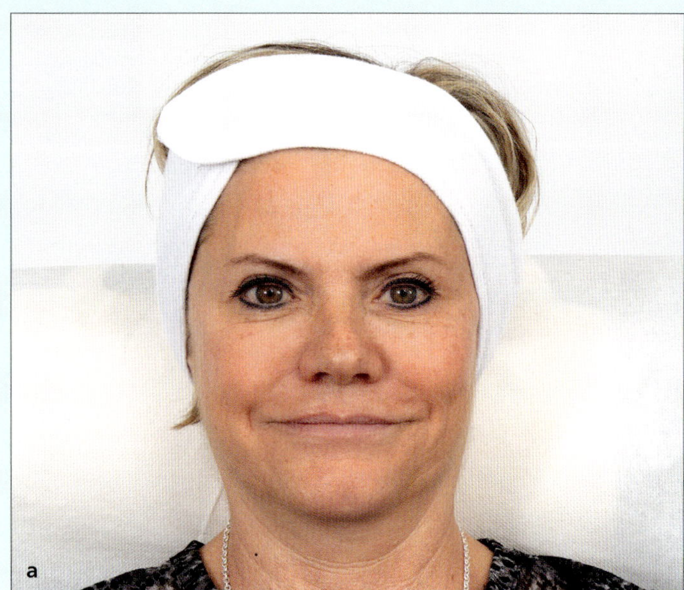

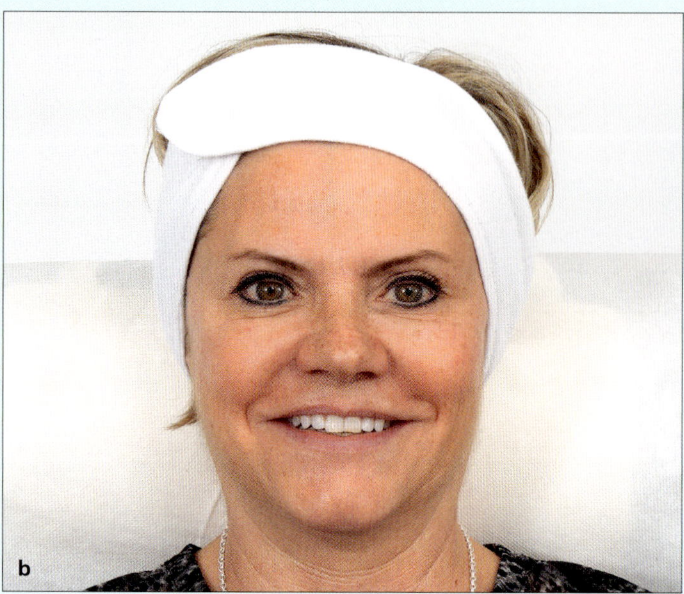

Abb. 1.65 a+b Beim Lachen mit geschlossenem Mund verschmälern sich die Lippen, Mundwinkelfalten werden sichtbar (a). Die Lippen verschmälern sich stärker beim Lachen mit offenem Mund und gut sichtbarer Freistellung der Zähne (b).

Beim Lachen zieht sich der Mund in die Breite, wodurch sich die Lippen durch das Auseinanderziehen des M. orbicularis oris verschmälern. Die Mundwinkel heben sich an. Die Menge an sichtbaren Zähnen und Zahnfleisch, die Breite der Lippe, das Verhältnis OL : UL, all das sind Kriterien, die besonders vor einer Behandlung mit in Betracht gezogen werden sollten. Auch hier ist es wichtig, die Verhältnisse zu respektieren und zu harmonisieren. Unmittelbar nach einer HA-Unterspritzung würden sich beim Lachen asymmetrisch gespritzte Boli durchdrücken, während kleinere Einblutungen durch verletzte Gefäße flach gedrückt würden. Der Behandler kann beim Lachen kontrollieren, ob es sich bei einer Asymmetrie um das ungleichmäßig platzierte Material handelt oder eine Schwellung aufgrund eines Hämatoms.

Herabziehen der Mundwinkel

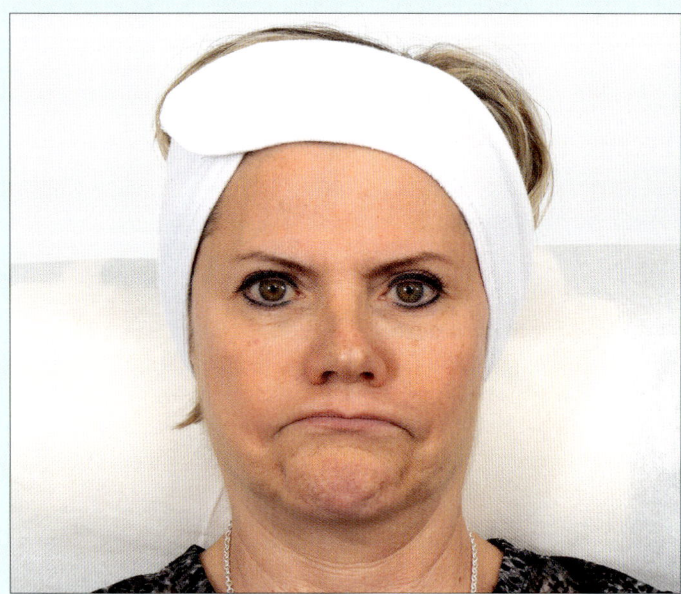

Abb. 1.66 Durch das Herabziehen der Mundwinkel kann die Aktivität des M. depressor anguli oris beurteilt werden. Bei älteren Patienten werden periorale Schatten, orale Kommissuren und Mentalfalten sichtbar.

Pflastersteinkinn

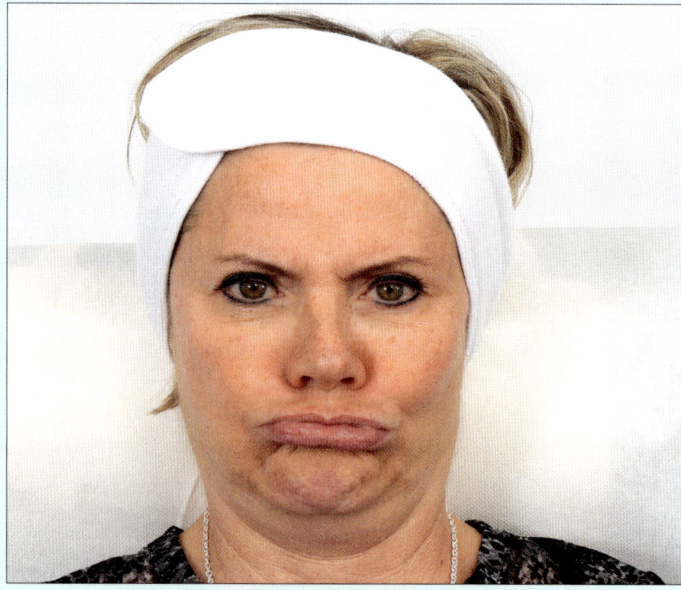

Abb. 1.67 Beim Zusammenpressen der Lippen zu einer „Schnute" und Anspannen des Kinns wird der M. mentalis aktiviert und so die Mentalfalte besser sichtbar. Das Pflastersteinkinn findet man häufiger bei Asiaten. Die Behandlung mit Botulinumtoxin ist hier dem HA vorzuziehen, um das Kinn zu entspannen und dadurch zu „verlängern".

1

Ausdrucksformen der Lippen

■ Entspannter Mund

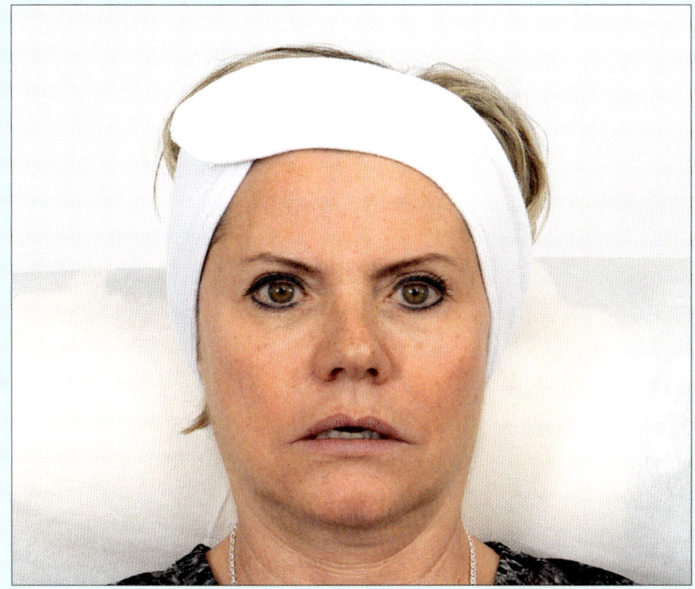

Abb. 1.68 Bei entspannter Mundöffnung in Frontalansicht werden Besonderheiten der Lippe, wie Pigmentstörungen, Herpes, Vernarbungen, Einfärbungen, Tätowierungen, gut sichtbar und können in Detailaufnahmen erfasst werden. Die beim entspannten, offenen Mund herabhängenden Mundwinkel können, müssen aber nicht immer Ausdruck negativer Gefühlsregungen sein. Gerade bei älteren Patienten entstehen die herabhängenden Mundwinkel durch überschüssiges Fettgewebe der Wangen oder durch Elastizitätsverlust der Haut.

■ Sprechen

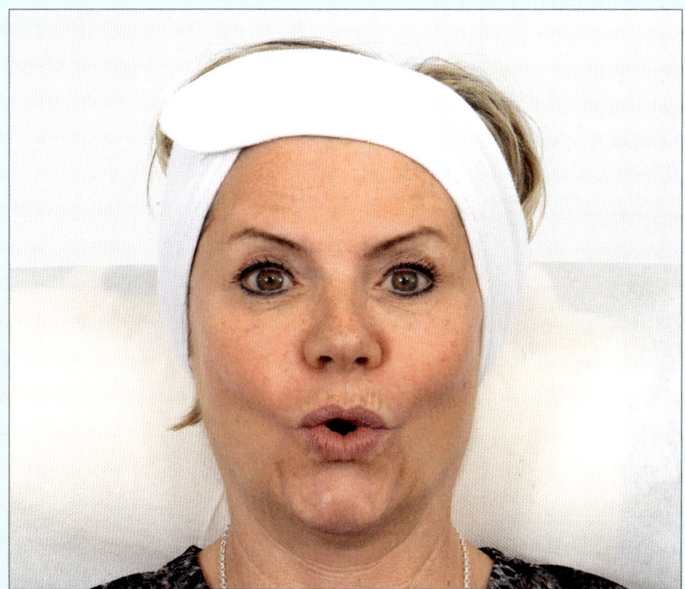

Abb. 1.69 Beim Sprechen, Singen oder Gähnen sind die Lippen offen und entspannter geformt als beim Lachen. Lippenformung beim Sprechen zeigt die periorale Faltenbildung und Schatten. Auch lässt sich dabei das Verhalten der Lippenbewegung nach der Behandlung beurteilen.

■ „Cheese"

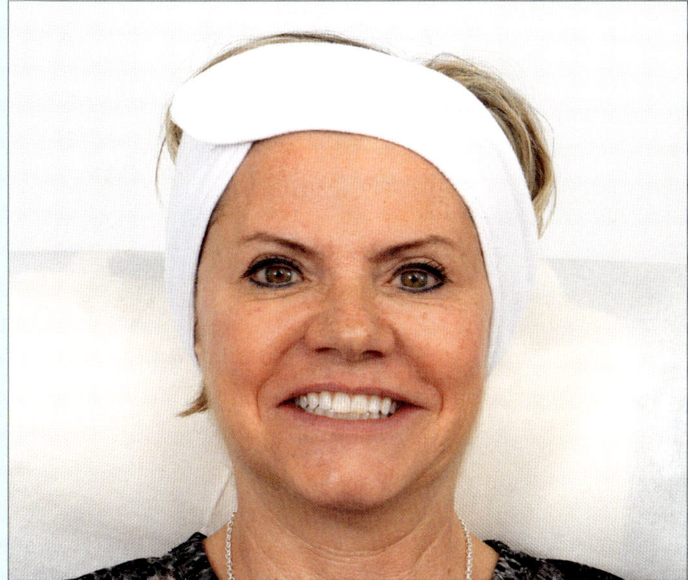

Abb. 1.70 Die Lippen spannen sich an und verschmälern sich, wenn das Wort „Cheese" gesagt wird. Dies ist eine sehr gute Methode, um nach der Behandlung zu kontrollieren, ob sich das Material gleichmäßig verteilt hat oder ob es zu Asymmetrien oder Knötchenbildungen gekommen ist.

■ Kussmund

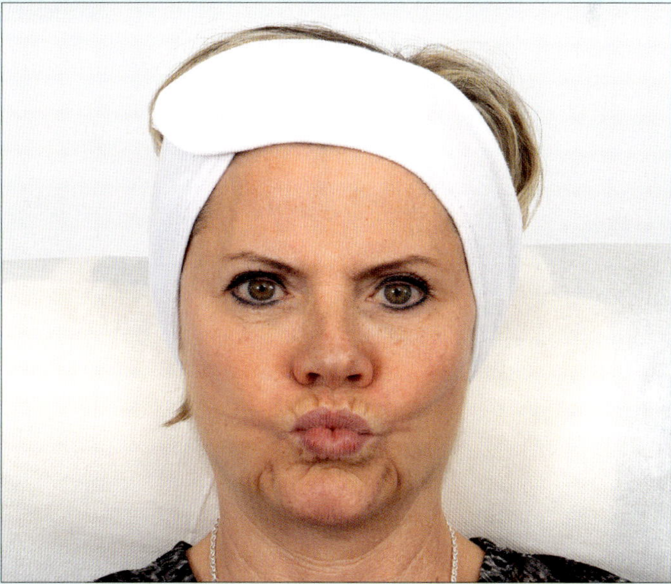

Abb. 1.71 Beim Kussmund kontrahiert der M. orbicularis, wodurch sich die Lippe zusammenzieht. An der Sichtbarkeit der dadurch entstehenden perioralen Falten kann sehr gut beobachtet werden, inwieweit der Alterungsprozess schon fortgeschritten ist. Von feinen perioralen Wellen bis hin zu großen, den Mund im UL-Bereich umgebenden Schatten sind sehr viele Zwischenstufen möglich.

1.6.5 Palpation

Bei der Palpation der Lippe (→ Abb. 1.72, 1.73) kann der Behandler den Zustand der Lippe erspüren und folgende Merkmale registrieren:

- Temperatur
- Feuchtigkeit
- Oberflächenbeschaffenheit
- Turgor
- Narben
- Schmerzen
- Volumen
- Knoten, Verhärtungen

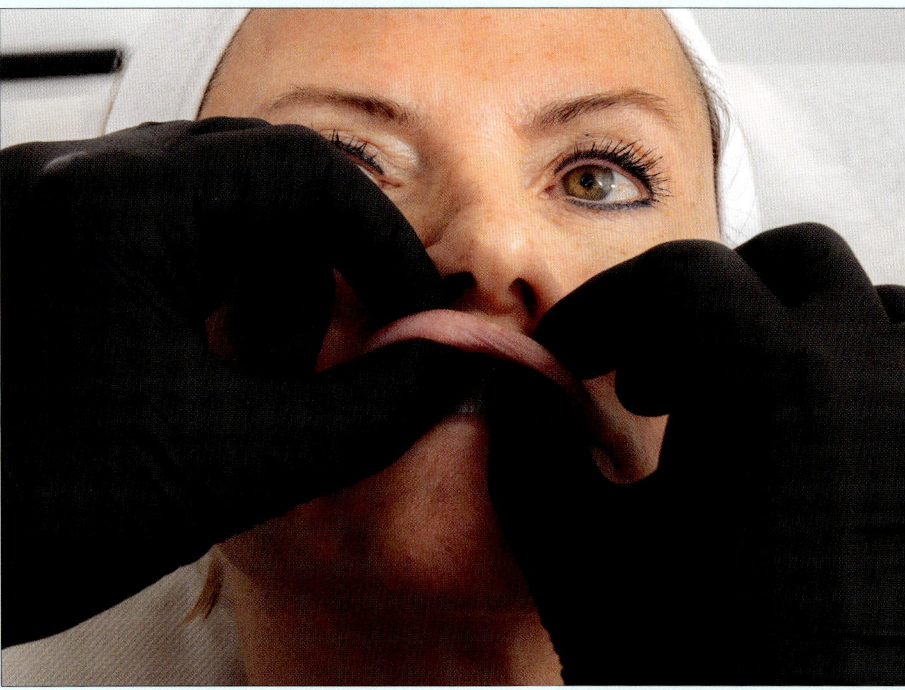

Abb. 1.72 Um eine optimale Lippenbehandlung zu planen, ist die Analyse durch Palpation von Ober- und Unterlippe von Bedeutung, z. B. lassen Knoten und Narben auf Vorbehandlungen und Verletzungen schließen und können eine Behandlung verkomplizieren.

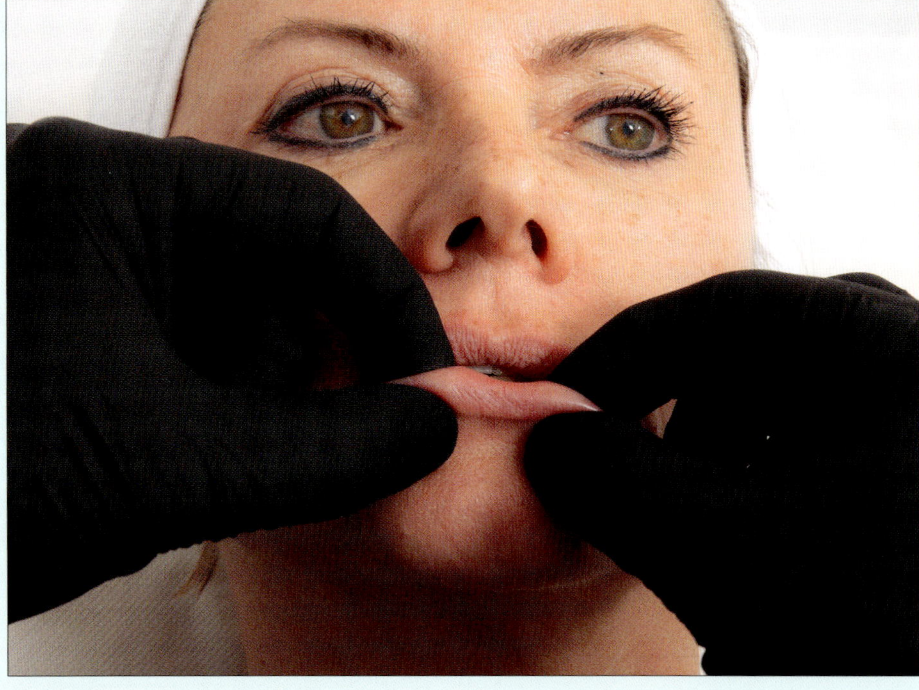

Abb. 1.73 Auch lässt siche eine junge, feste, glatte Lippe leichter augmentieren als eine Lippe, deren Hautturgor lax oder bei der die Haut sehr spröde und rissig oder mit Falten durchzogen ist.

1.7 Merz-Skalen

Die Bilder (mit freundlicher Genehmigung durch Merz Pharmaceuticals GmbH, Frankfurt) demonstrieren die Lippen unter verschiedenen Gesichtspunkten und in fünf Grade der Veränderung eingeteilt. Die Skalen unterstützen den Behandler bei der Beurteilung des Status, aus dem verschiedene Behandlungsmöglichkeiten resultieren können. Status 1 stellt die intakte Lippe dar, die in der Regel nur präventiv behandelt werden kann. Im Laufe von Status 2–5 steigert sich die Veränderung bis zum Status 5 mit einer ausgeprägten Form der Veränderung.

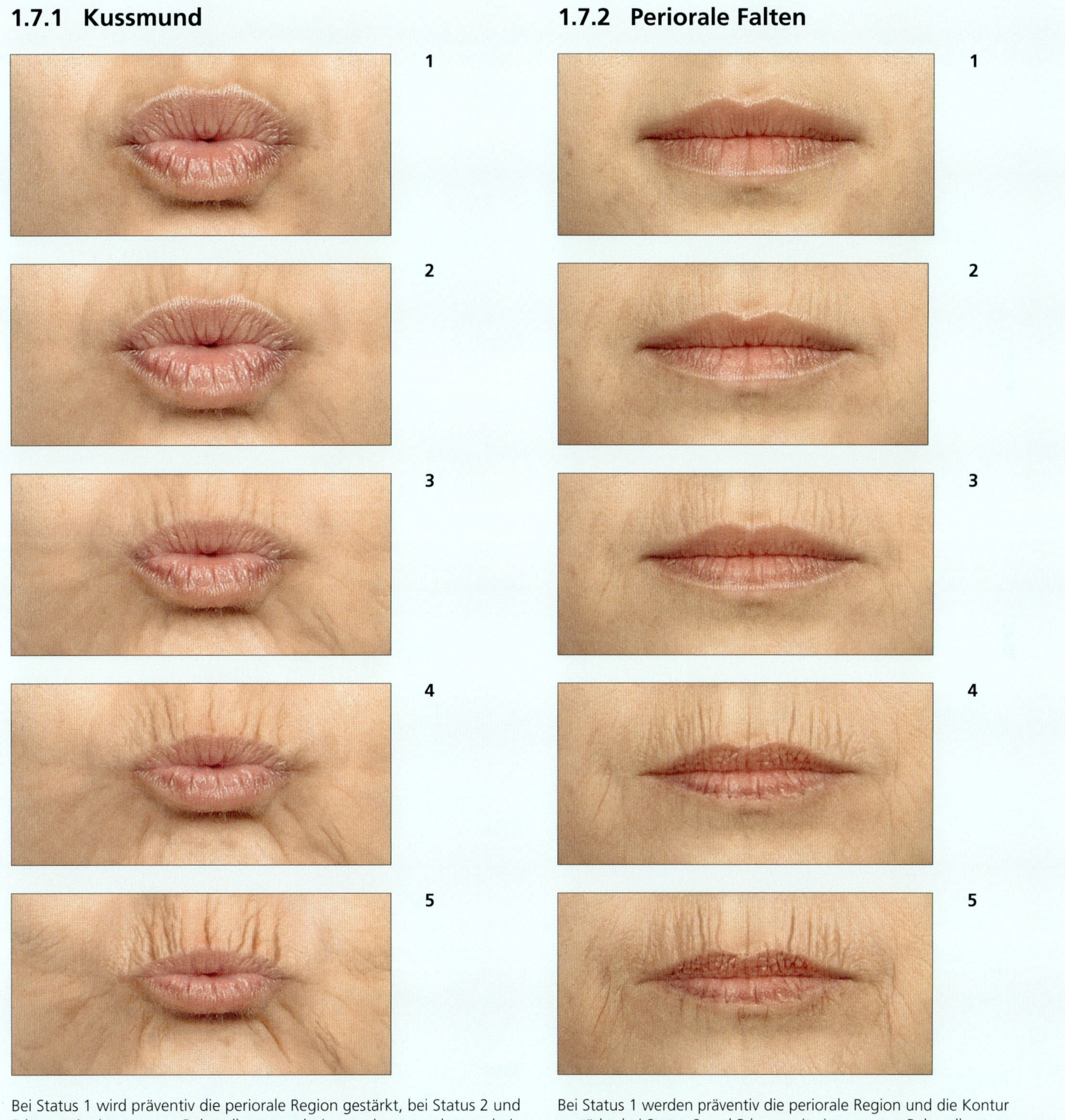

Bei Status 1 wird präventiv die periorale Region gestärkt, bei Status 2 und 3 kann mit einem guten Behandlungsergebnis gerechnet werden, wobei die Schatten der perioralen Region unterhalb der Lippe mit Volumen behandelt werden sollten, bei Status 4 und 5 sind oft mehrere Behandlungen in Folge nötig, ohne dass ein 100%iges Ergebnis zu erwarten ist.

Bei Status 1 werden präventiv die periorale Region und die Kontur gestärkt, bei Status 2 und 3 kann mit einem guten Behandlungsergebnis gerechnet werden, während Status 4 und 5 mehrere Behandlungen in Folge nach sich ziehen, ohne dass ein 100%iges Ergebnis zu erwarten ist.

1.7.3 Mundwinkel/orale Kommissuren

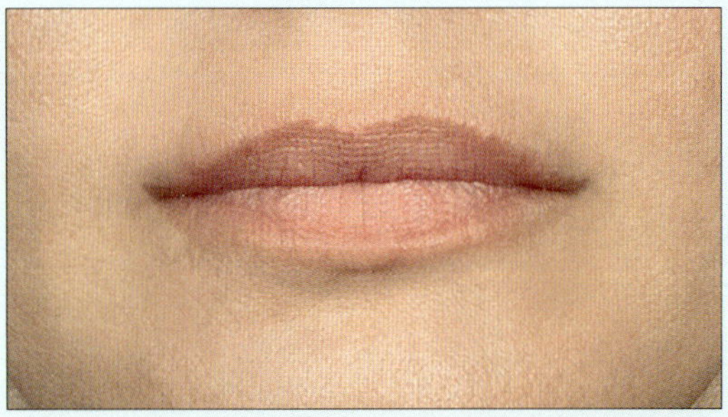

1

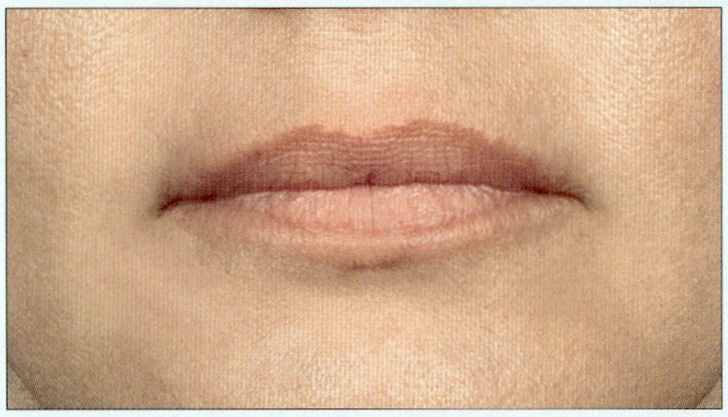

2

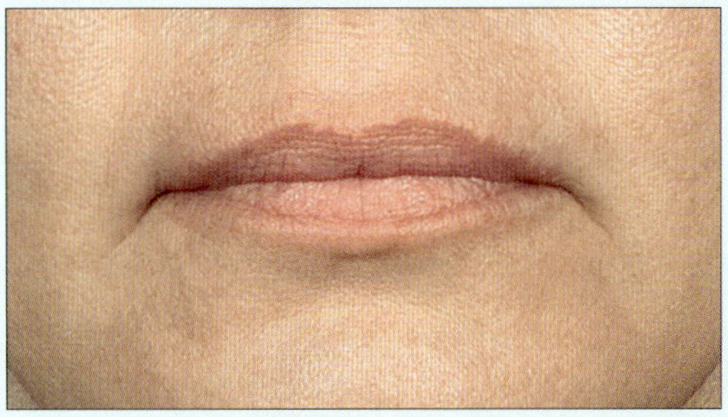

3

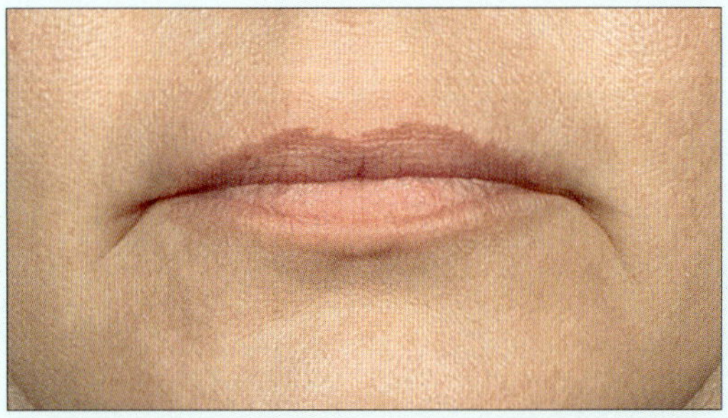

4

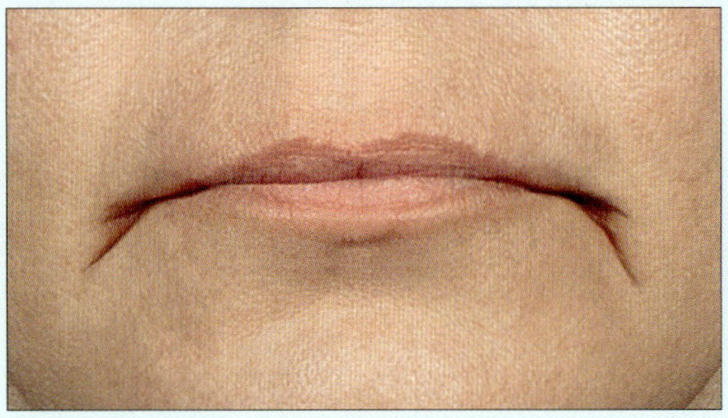

5

Während bei Status 2–3 eine gute Verbesserung möglich ist, muss bei Status 5 mit anspruchsvolleren Techniken behandelt werden. Auch ist es nicht immer möglich, die oralen Kommissuren in diesem Stadium völlig zu beheben.

1.7.4 Nasolabialfalten

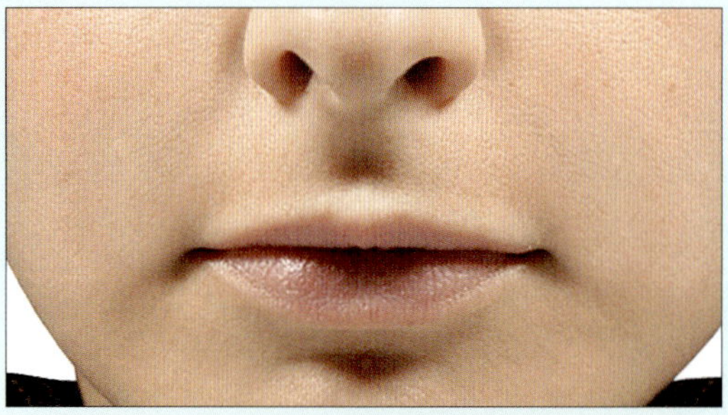

1

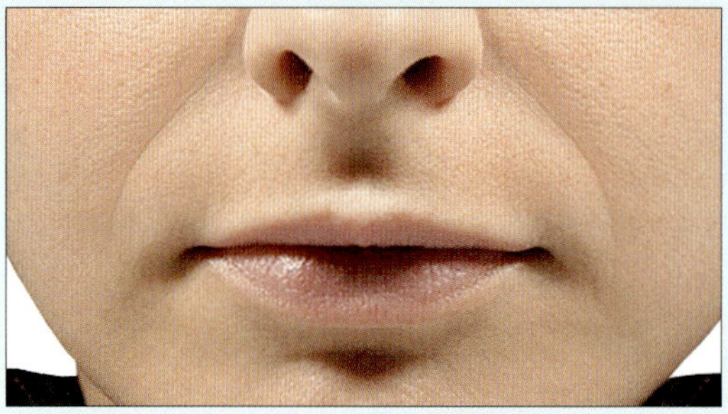

2

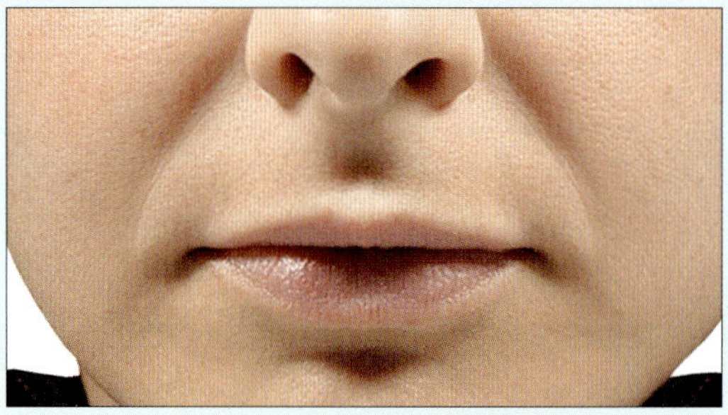

3

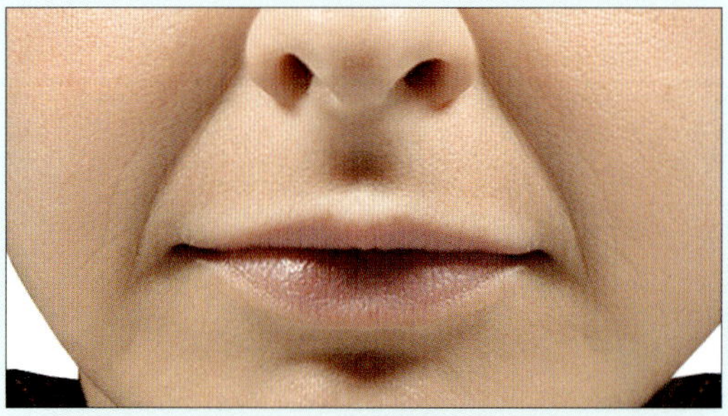

4

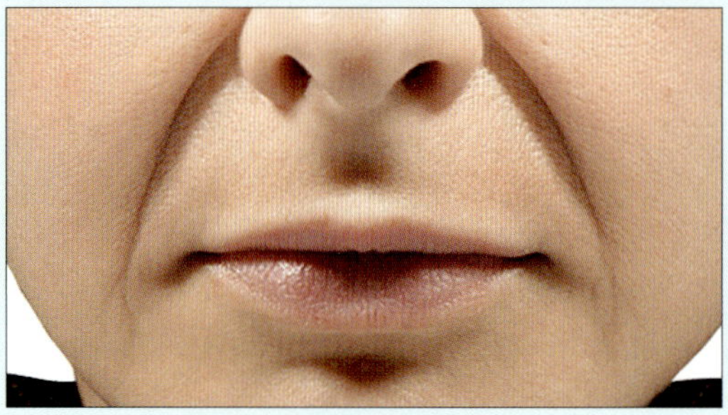

5

Da eine Nasolabialfalte immer zum Gesamtbild der Mundregion gehört, ist es wichtig, diese bei einer Lippenbehandlung mit einzubeziehen. Status 2–4 sind mit der Kanülentechnik oder mit der scharfen Nadel sehr gut zu behandeln, während bei Status 5 mehrere Techniken in Kombination angewandt werden sollten. Auch wird bei Status 4 und 5 keine komplette Beseitigung der Nasolabialfalte zu erwarten sein.

1.7.5 Marionettenfalten

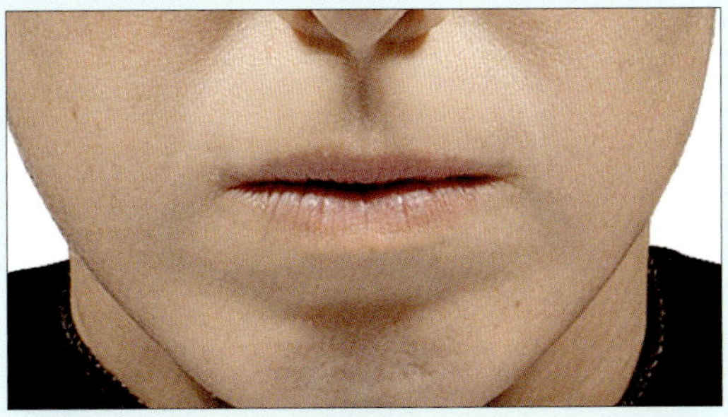

1

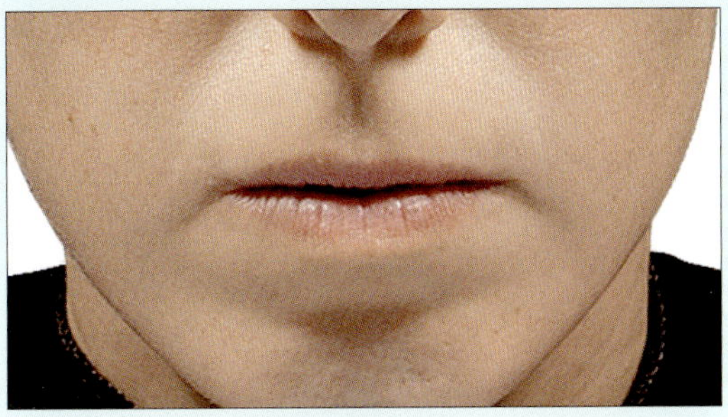

2

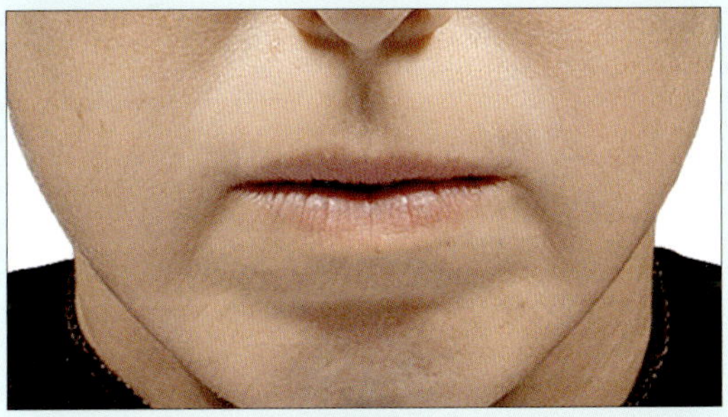

3

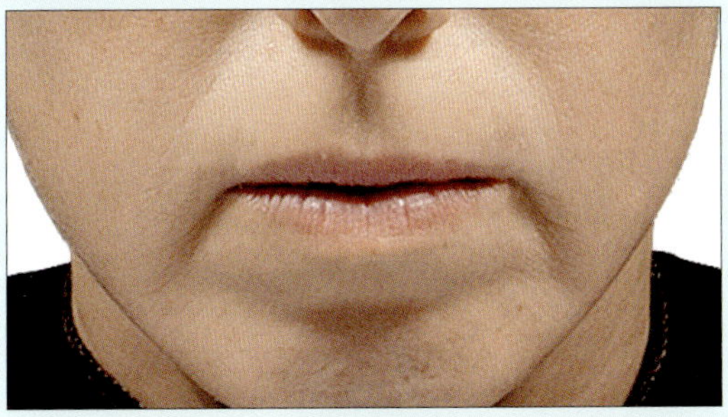

4

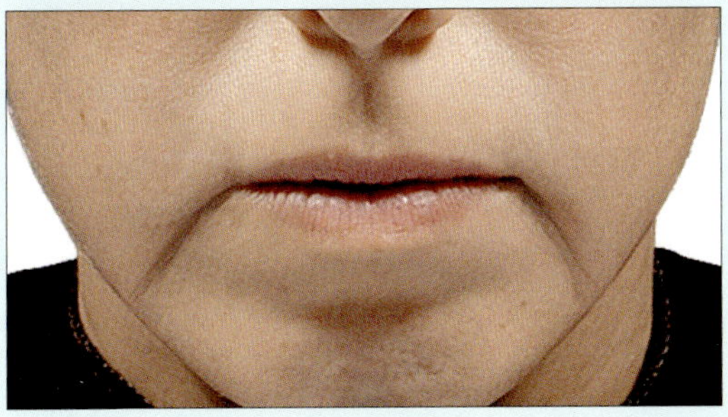

5

Status 2–3 lassen eine gute Verbesserung erwarten, bei Status 5 muss mit anspruchsvolleren Techniken behandelt werden, wobei eine völlige Behebung der Marionettenfalten hier nicht immer gelingen kann.

1.7.6 Lippenvolumen

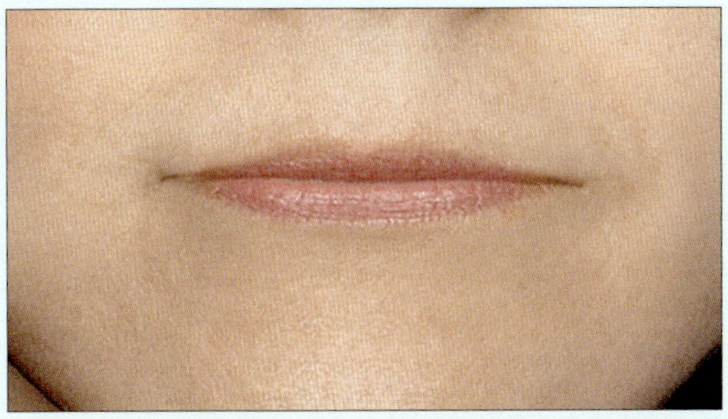

1

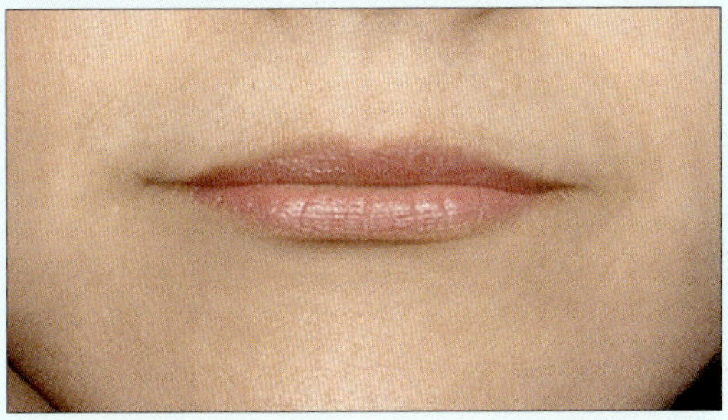

2

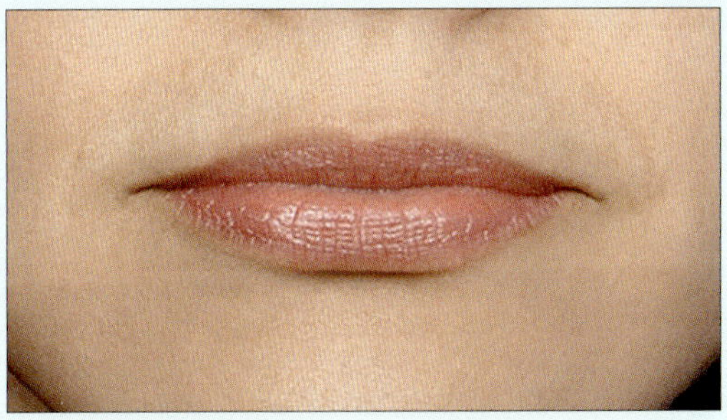

3

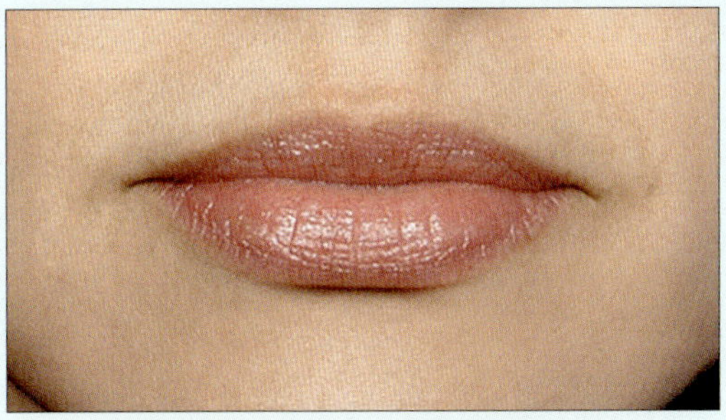

4

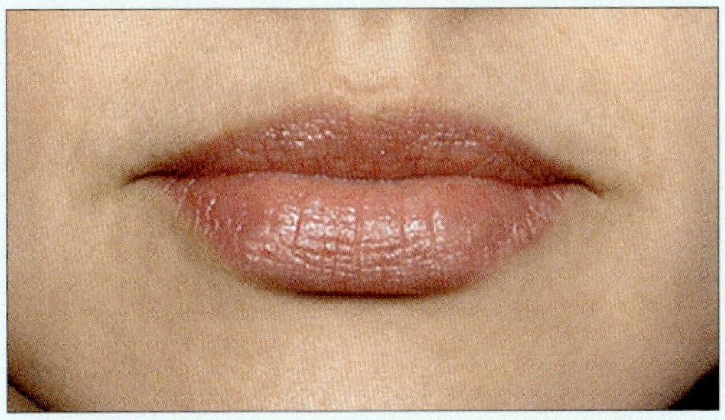

5

Ist die Lippe jung, ist das Behandlungsziel wesentlich leichter zu erreichen als bei der atrophierten älteren Lippe. Hier geht es um Beautification durch Veränderung der Form und Vergrößerung der Lippe.
Das Behandlungsziel sollte sich immer, die natürliche Ursprungsform respektierend, harmonisch in das Gesicht einfügen.

Bildatlas „Die Lippe"

2 Konsultation

2 Konsultation

Eine Konsultation hat einen Startpunkt und ein Ziel. „Natural beauty is a destination" (Swift 2017). Dieser weite Weg setzt Systematik voraus. In diesem Kapitel werden die verschiedenen Schritte einer Konsultation dargestellt, wobei es immer zu leichten Varianten kommen kann.

Wie bei allen medizinischen Konsultationen steht die Anamnese im Vordergrund jeder Fillerbehandlung. Aber anders als bei normalen medizinischen Behandlungen ist die Motivation des Patienten, eine Behandlung durchführen zu lassen, keinem wirklichen therapeutischen Ziel unterworfen. Daher sind bei einer ästhetischen Behandlung auch weniger die therapeutische Kompetenz als die beratenden, technischen und künstlerischen Fähigkeiten des Behandlers gefragt. Ziel ist, den Patientenwunsch mit den Möglichkeiten und Grenzen einer Behandlung in Übereinstimmung zu bringen und dies gut und transparent zu kommunizieren.

Wir empfehlen für die Konsultation folgende Gesichtspunkte:

1. Patientenwunsch
2. Anamnese und psychische Konstellation des Patienten
3. Kontraindikationen
4. Analyse
5. Befund
6. Dokumentation
7. Beratung, Aufklärungsgespräch
8. Budgetierung
9. Behandlungsplanung

2.1 Patientenwunsch

2.1.1 Motivation

Der Wunsch nach einem veränderten äußeren Erscheinungsbild hängt häufig mit einem inneren psychischen Geschehen zusammen. Allen Patienten, die sich auf den Weg zu einer Schönheitsbehandlung begeben, ist eines gemein: Sie möchten etwas an sich verändern, was sie stört. Doch die Spanne zwischen kleinen Verbesserungswünschen, kleinen Unzufriedenheiten bis hin zu extremen Veränderungen und einer Sucht nach permanenter Verschönerung des äußeren Erscheinungsbilds mit dem Wunsch, „ein anderer Mensch zu werden", ist sehr groß und der Übergang ist fließend.

Bei der Klärung der Erwartungshaltung ist es wichtig zu sehen, welche Motivation der Patient hat, an sich etwas verändern zu lassen, was er erwartet und wünscht. Meist haben Patienten konkrete Vorstellungen und Wünsche. Bilder aus den sozialen Netzwerken können helfen, eine Richtung zu erkennen, aber auf keinen Fall Vorbild für eine Kopie liefern. Auch sind unbedingt ethnische oder kulturelle Vorgaben zu erfragen und zu beachten. So sind in Russland eher 1:1-Proportionen gewünscht und in Südamerika 2/3:1/3-Verteilungen (OL:UL), wohingegen in Europa das umgekehrte Verhältnis von 1/3-OL zu 2/3-UL gilt.

Es ist von vornherein sehr schwierig, einen zufriedenen Kunden/Patienten zu generieren, wenn der Wunsch nach einer Schönheitsbehandlung ein Ersatz für einen anderen Mangel ist. Auch kann sich eine Tendenz zur Behandlungssucht (Schönheitsneurose) entwickeln.

Die häufigste Motivation ist eine allgemeine Unzufriedenheit mit dem eigenen äußeren Erscheinungsbild, sei es durch Alterung oder durch den Einfluss von Modetrends. Die Patienten wissen heute viel klarer, was sie verändert haben möchten, als noch vor ein paar Jahren. In eine Ästhetik-Sprechstunde kommen die Patienten mit dem Wunsch einer verjüngenden und verschönernden Lippenbehandlung und erwarten ein natürlich wirkendes Ergebnis. Aber häufig gehen mit dem Wunsch nach Veränderung unrealistische Erwartungen einher, die aufgrund des Alters oder der Form der Lippe nicht realisierbar sind (s. Kap. 1.6.3, S. 36 ff.).

Hinweis

Als **Dysmorphologie** wird der Zustand der gestörten Selbstwahrnehmung beschrieben, was unterschiedliche psychologische Hintergründe hat: Durch die Medien und sozialen Netzwerke genährt, unterliegt der Dysmorphobiker dem Zwang, sich ständig vergleichen zu müssen. „Die Angst und Einbildung hässlich zu sein in Kombination mit einem ausgeprägten Sinn für Ästhetik und der damit verbundenen Erwartungshaltung" führen zu chronischer Unzufriedenheit mit dem Behandlungsergebnis, was mit einem ständigen Wechsel des Behandlers einhergeht (Thess 2010). Je genauer der Behandler Informationen über seinen Patienten eingeholt hat, desto klarer wird ihm, welche Motivation der Patienten hat, eine Behandlung durchzuführen.

Darüber hinaus ist es wichtig, eine detaillierte Dokumentation und Fotodokumentation durchzuführen, um die Veränderung nach einer Behandlung beweisen zu können (Thess 2010).

Beachte

Veränderungen von anatomischen Strukturen durch Filler: Anatomische Rahmenbedingungen begrenzen den Handlungsspielraum (Rejuvent, Medical Spa & Surgery 2017). Aus einer schmalen Lippe kann man nicht immer eine volle Lippe kreieren, ohne ein unnatürliches Ergebnis zu produzieren (→ Abb. 2.1). Da das injizierte Volumen oft zu wenig Raum hat, wölbt sich die Lippe nach oben und bildet den sogenannten Entenschnabel.

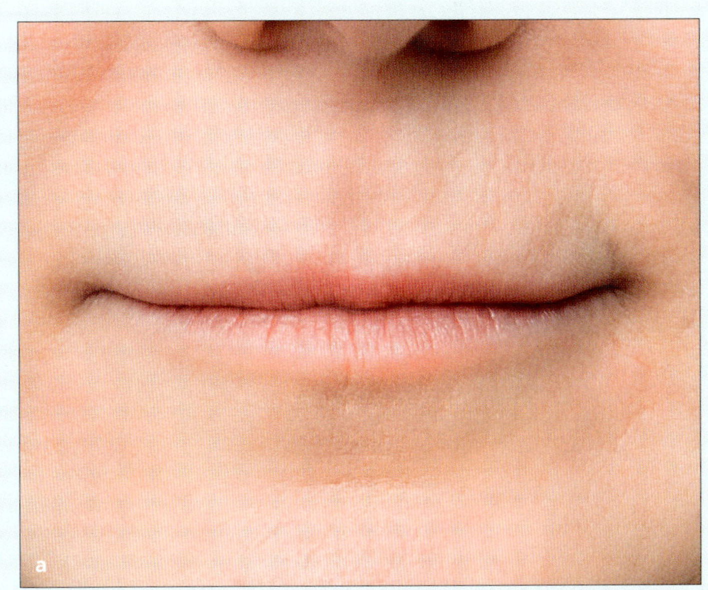

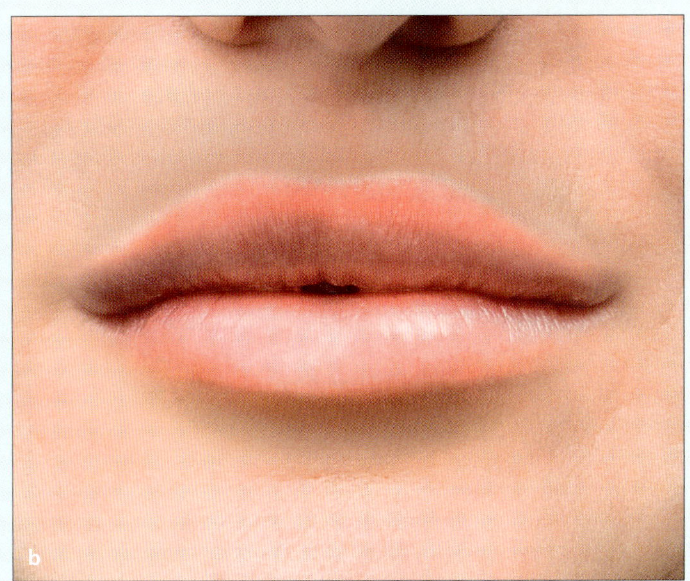

Abb. 2.1 a+b Dünne (a) versus volle (b) Lippe bei gleicher Patientin.

2.1.2 Mode und Trends

Wir schreiben das Jahr 2020, in dem wir, vermittelt durch Medien wie Social Media, Werbung oder Celebrities als Vorbilder, dem ständigen Einfluss von Verschönerungschancen bzw. Möglichkeiten zur Selbstoptimierung ausgesetzt sind. Viele Menschen sind von Modetrends beeindruckt und möchten ihren Mund verändern. Die extrem volle Lippe z. B., auch Schlauchbootlippe genannt (→ Abb. 2.2), ist in Europa bei jungen Frauen en vogue. Die Patienten in Asien hingegen lassen ihren Mund durch eine Kombination aus operativem Eingriff und Filleraugmentation zu einer Herzform verändern. (→ Abb. 2.3 mit freundlicher Genehmigung von Dr. Apple, Thailand, © www.doctorappleclinic.com)

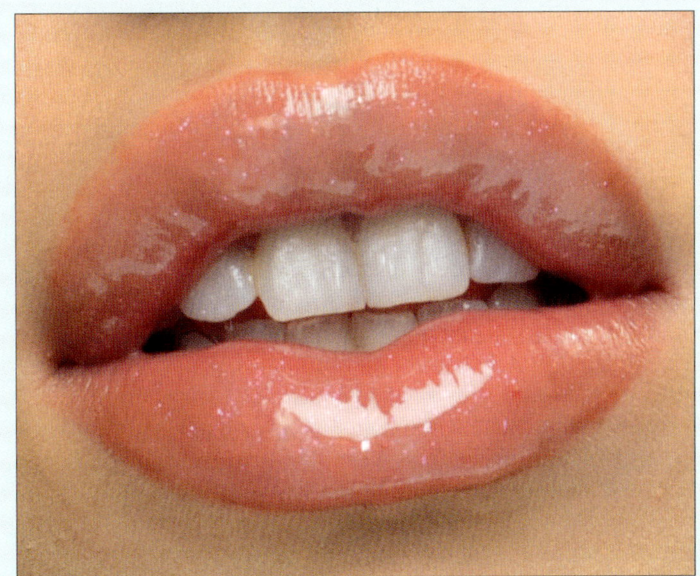

Abb. 2.2 Modetrend Schlauchbootlippe.

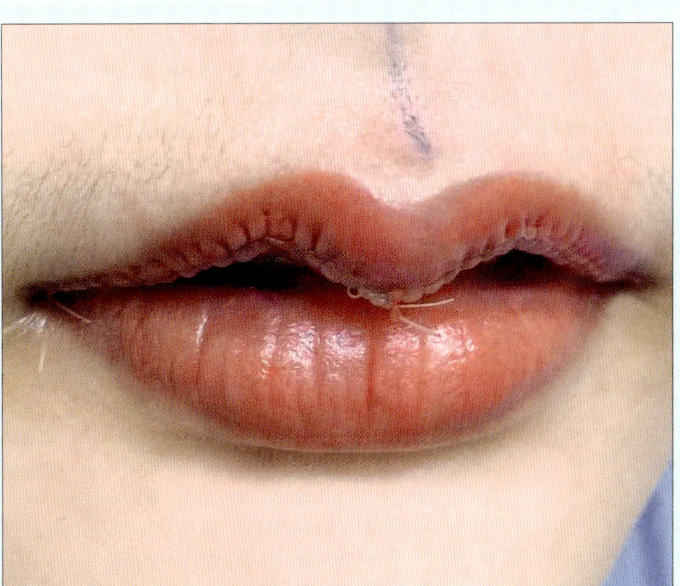

Abb. 2.3 Modetrend Herzlippen (© www.doctorappleclinic.com).

2.1.3 Wunsch nach Verjüngung

Bei älteren Patienten passiert es häufig, dass die Erwartungshaltung einer nicht realisierbaren Umsetzung entspricht. Hier ist es wichtig, dem Patienten einen Spiegel zu geben und mit ihm die Möglichkeiten und Grenzen einer Behandlung detailliert zu diskutieren und die Diskrepanz zwischen der Umsetzbarkeit und dem Behandlungswunsch aufzuzeigen.

2.1.4 Volumen versus Budget

Bei manchen, bisher noch unbehandelten Patienten sind mehrere Behandlungen und größere Volumina vonnöten. Die Behandlung der Lippe reicht meist nicht aus, um das Gesamtbild zu optimieren. So geht z. B. der gezielte Volumenaufbau einer Lippe häufig mit der Behandlung der perioralen Region einher.

Oft sind es finanzielle Begrenzungen, die einem optimalen Behandlungsergebnis im Wege stehen. Wenn das Budget des Patienten nicht für ein optimales Behandlungsergebnis reicht, sollte der Behandler sich auf eine Wunschregion beschränken, die er mit der ihm zur Verfügung stehenden HA-Menge behandeln kann. So sieht der Patient ein klares Ergebnis nach der Behandlung, was nicht der Fall wäre, wenn das Produkt auf mehrere Gesichtsareale verteilt würde.

2.2 Anamnese und Untersuchung

Die Anamnese und Untersuchung des Patienten vor einer Lippenaugmentation beurteilen die Hautbeschaffenheit, die ästhetische und gesundheitliche Ausgangslage des Patienten und seine Lebensgewohnheiten. Auch werden herkunfts-, kultur- und geschlechtsspezifische Merkmale miteinbezogen. Die Anamnese ist unabdingbar hinsichtlich der Festellung von Indikation und Kontraindikation für eine HA-Behandlung. Folgende Punkte werden in einem Fragebogen abgeklärt:

- Altersbedingte Veränderungen
- Hautstruktur
- Ästhetische Vorbehandlungen
- Operationen
- Einnahme von Medikamenten
- Infektionen
- Verzögerte Wundheilung
- Keloidbildung
- Unverträglichkeiten und Allergien
- Autoimmunerkrankungen
- Stoffwechselerkrankungen
- Schilddrüsenerkrankungen
- Blutungsneigungen
- Schwangerschaft
- Lebensgewohnheiten

2.3 Kontraindikationen

2.3.1 Erschwerende Ausgangssituationen

Eine erschwerende Ausgangssituation stellen folgende Gegebenheiten dar:

- Alte Lippen
- Asymmetrische Lippen
- Trockenheit
- Vorbehandelte Lippen
- Vernarbte Lippen (nach Permanent-Make-up, Herpes)

2.3.2 Relative Kontraindikationen

Bei den nachfolgenden Diagnosen liegt es im Ermessen des Behandlers, eine Unterspritzung durchzuführen:

- Immunsupprimierte Patienten
- Kinder und Jugendliche unter 18 Jahre (nur in Ausnahmefällen)
- Keloidneigung
- Einnahme von nichtsteroidalen Entzündungshemmern
- Bindegewebeerkrankungen
- Dünne, atrophische Haut
- Sarkoidose
- Gerinnungshemmende Medikation (rechtzeitiges Absetzen vor der Behandlung) und/oder Gerinnungsstörungen
- Bestehende Autoimmunerkrankung (fallabhängige Entscheidung, s. weiter unten 2.3.4, besondere Überwachung)
- Granulomatöse Entzündung
- Zeitnahe Dermabrasion, Laserbehandlung oder chemisches Peeling
- Patienten mit Erkrankungen, die durch Streptokokken hervorgerufen wurden (wiederkehrende Angina)

2.3.3 Generelle Kontraindikationen

Um sicher zu sein, welche Kontraindikationen bei einem bestimmten Dermalfiller in Betracht kommen, soll der Beipackzettel des Produkts genau gelesen werden. Allgemein, auf alle HA-Filler bezogen, kann man sagen, dass eine Behandlung mit Dermalfiller unter folgenden Aspekten kontraindiziert ist:

- Vorbehandlung mit nicht resorbierbarem Material oder Material unklarer Herkunft
- Komplikationen bei einer Fillerbehandlung in der Vergangenheit
- Mundwinkelrhagaden, Risse, Wunden, Entzündungen
- Schwangerschaft
- Gesichtsoperationen in den letzten sechs Monaten
- Überschüssige Narbenbildung
- Akute Infektion
- Entzündungen und Risse an der Lippe
- Akne im perioralen Bereich
- Akute Herpesinfektion
- Blutungen

2.3.4 Fallabhängige Kontraindikationen

Die nachfolgenden Autoimmunerkrankungen erfordern für eine Lippenbehandlung mit HA-Filler eine fallabhängige Entscheidung und ziehen bei Durchführung der Behandlung eine medizinische Abklärung und Überwachung nach sich.

- Bullöses Pemphigoid
- Churg-Strauss-Syndrom
- Colitis ulcerosa
- Dermatitis herpetiformis Duhring
- Dermatomyositis
- Epidermolysis bullosa acquisita
- Idiopathische trombozytopenische Purpura
- Lupus erythematodes
- Morbus Crohn
- Multiple Sklerose

- Pemphigus erythematosus
- Pemphigus foliaceus
- Pemphigus vulgaris
- Polychondritis
- Psoriasis
- Purpura Schönlein-Henoch
- Rheumatisches Fieber
- Rheumatoide Arthritis
- Riesenzellarteriitis

Gut zu wissen

- **Hypothyreose zieht eine längere Haltbarkeit des Produkts im Körper nach sich.**
- **Hyperthyreose zieht eine kürzere Haltbarkeit des Produkts im Körper nach sich.**
- **Der Effekt von körperfremden Hormonen auf den Abbau der HA ist unklar.**

2.4 Analyse und Befund

Um den Status der zu behandelnden Lippe genau zu erfassen, wird mithilfe verschiedener technischer Möglichkeiten der Analyse (s. Kap. 1.6, S. 27 ff.) ein exakter Befund erstellt. Je besser die Analyse, desto zuverlässiger und eindeutiger sind die Befundung und das zu erwartende Behandlungsergebnis. Auf dieser Grundlage und unter Berücksichtigung der in der Anamnese erhobenen Daten kann entschieden werden, ob einer HA-Behandlung nichts im Wege steht. Diese Daten werden in einer umfassenden Patientendokumentation erfasst.

2.5 Dokumentation

Die umfassende Patientendokumentation besteht aus der dokumentierten Anamnese, der Fotodokumentation, einer Patienteninformation, einer Einverständniserklärung und einem Behandlungsbogen (s. Kap. 3.1, QR-Code, S. 60). Diese Dokumentation muss nach einer adäquaten vollumfänglichen Aufklärung – unter Nennung der Indikation, Risiken und Nebenwirkungen, Alternativen und Vor- und Nachbehandlung – vom Patienten visiert und unterschrieben werden. Sonst liegt eine Körperverletzung vor.

2.6 Beratung, Aufklärungsgespräch

Der Therapeut ist beratend und aufklärend gefordert und dazu verpflichtet. Um eine gute medizinische Beratung zu gewährleisten, sind möglichst viele der oben genannten Faktoren in Betracht zu ziehen, die Rahmenbedingungen zu definieren und im Beratungsgespräch, möglichst detailliert, mit dem Patienten zu kommunizieren.

Beim Wunsch einer Lippenveränderung empfiehlt es sich, den Patienten um ein Foto aus seinen früheren Jahren zu bitten. Nachdem der Anspruch des Patienten und das Behandlungsziel auf Machbarkeit überprüft, der Ausgangsbefund objektiviert und der Status der Lippe mit allen Parametern technisch erfasst und dokumentiert wurden, wird das Behandlungsziel vereinbart und dann schriftlich festgehalten.

Dabei werden im Gespräch mit dem Patienten die subjektiven Faktoren ausgelotet und beratend aufgrund der Befunderhebung zu einem Behandlungsziel zusammengefasst. Die genaue Grenzlinie zwischen Patientenanspruch und Therapieziel wird herausgestellt.

Es ist oft eine Gratwanderung für den Behandler, den Patientenwunsch – besonders bei extremen ästhetischen, der Mode unterworfenen Vorstellungen – auf ein realistisches Maß zu reduzieren. Hier ist ein schrittweises, sanftes Vorgehen wichtig, um Konsens über ein möglichst natürlich wirkendes Behandlungsziel zu erreichen.

Eine Erstbehandlung ist stets mit größerem Zeitaufwand verbunden, da eine initiale Analyse, Dokumentation, Beratung und Behandlungsplanung zeitintensiver sind als die Vorbereitungen bei Folgeterminen. Auch sind die Patienten bei einer Erstbehandlung ängstlicher, was einer empathischen, beruhigenden Kommunikation bedarf.

2.7 Budgetierung

Eine wesentliche Voraussetzung für ein optimales Behandlungsergebnis ist eine klare Budgetierung der Behandlungskosten. Wenn es beispielsweise dem Patienten im ersten Schritt nicht möglich ist, die finanziellen Anforderungen für die komplette Behandlung aufzubringen, schafft der Behandler Vertrauen, indem er eine schrittweise Behandlungsplanung aufzeigt, die dem Patienten Zeit und Zuversicht gibt, das nötige finanzielle Volumen auf mehrere Sitzungen zu verteilen. Ein weiterer positiver Nebeneffekt ist, dass dadurch die Kundenbindung gefestigt wird. Auch wird bei großen Volumina ein besseres Ergebnis durch schrittweisen Aufbau erreicht.

Bei der Berechnung der Behandlungspreise gilt es, eine Vielzahl von Faktoren zu berücksichtigen. Wichtige Rahmenbedingungen ergeben sich aus der länderspezifischen ökonomischen Situation (denn es macht einen großen Unterschied aus, ob man in einem Land wie der Schweiz mit hohen Kosten lokal produzierter Güter und Dienstleistungen oder in einem niedrigpreisigen Land lebt und arbeitet). Weitere Faktoren sind regionale Gegebenheiten (Einwohnerzahl, Erreichbarkeit, Pro-Kopf-Einkommen der Region, in der sich die Praxis befindet), Einkaufspreise und Kokurrenzangebote sowie personenspezifische Faktoren des Behandlers (Fähigkeiten und Erfahrung/Status, Motivation, „Firmenphilosophie“, Alleinstellungsmerkmal, wirtschaftliche Ziele). Alle diese Faktoren haben einen unmittelbaren Einfluss auf die Budgetierung einer Behandlung und sollten gut analysiert werden, bevor ein Preis festgelegt wird.

Ein weiterer wesentlicher Punkt ist die Motivation des Behandlers: Ist es die Liebe zur Ästhetik und zu den Patienten, die den Behandler motiviert und entspannt eine Nachfrage bedienen lässt, oder sind es eher wirtschaftliche Aspekte, wie z. B. „das schnelle Geld“, die im Fokus stehen, wobei das eine das andere nicht ausschließen muss. Alle genannten Faktoren sind zu berücksichtigen und sollten nach Erstellung eines Businessplans im Zusammenspiel gezielt gesteuert werden, um das individuelle Ziel zu erreichen.

Als einfaches Vorgehen kann man die Preise verschiedener Konkurrenzanbieter, mit denen man sich identifizieren kann, im Netz recherchieren und in Relation zu den eigenen Kosten einen Basispreis ermitteln, der einen Gewinn sichert und einen experimentellen Spielraum nach oben zulässt.

Es ist zu empfehlen, eine Preisliste vorzubereiten, die den Patienten Transparenz vermittelt und als Entscheidungsgrundlage dienen kann. Auch sollte bei der Preisgestaltung ein gewisser Spielraum für Angebote einkalkuliert werden, beispielsweise bei Behandlungen mit einem HA-Verbrauch von mehr als 2,0 ml das Angebot eines Pauschalpreises.

2.8 Behandlungsplanung

Es sollte genau geplant werden, welche Technik, welches Produkt und wie viel Volumen angewendet werden soll.

Eine Behandlungsplanung umfasst mehr als nur eine einmalige Behandlung, da eine Behandlung mit HA-Filler regelmäßig wiederholt werden sollte, um ein langfristig gutes Ergebnis zu erzielen. Auch ist es für den Patienten mit mehreren Behandlungsregionen angenehmer, wenn diese Zonen nicht in einer Sitzung, sondern in mehreren aufeinanderfolgenden Terminen behandelt werden.

In einer Behandlungsplanung wird definiert, wie langfristig eine Augmentation gestaltet wird, um altersbedingten Veränderungen längerfristig vorzubeugen oder um die Mundregion in mehreren Etappen nach und nach zu verbessern. Hierzu werden ein Aktionsplan, ein Zeitplan und ein Kostenplan mit den zu erwartenden Ergebnissen aufgestellt. Das Zeitfenster kann sich über ein bis zwei Jahre erstrecken.

Für den Patienten hat eine Behandlungsplanung den Vorteil, dass er genau darüber im Bilde ist, was das Behandlungsziel ist und wie groß der finanzielle und zeitliche Aufwand sein wird. Der Patient erfährt, dass er kontrolliert betreut und zu einem längerfristigen Behandlungsziel geführt wird.

Folgende Punkte sollten in einer Behandlungsplanung abgeklärt werden (Sattler & Sommer 2015):

- Welches Ergebnis wird erwartet?
- Wie schnell soll das Ergebnis sichtbar sein?
- Welche finanziellen Mittel stehen zur Verfügung?
- Wie lange soll der Effekt anhalten?
- Welche Strapazen ist der Patient bereit auf sich zu nehmen?

2.8.1 Behandlungsplanung für die Lippenregion anhand eines Fallbeispiels

Im Fallbeispiel (→ Abb. 2.4–2.13) demonstrieren wir eine optimale Behandlung in mehreren Stufen aufeinander aufbauend. Selbstverständlich ist dies kein Patentrezept, sondern ein Beispiel, speziell auf diese Patientin zugeschnitten. Voraussetzungen sind das ausreichende Budget und der Kooperationswille der Patientin.

Wir haben uns auch hier wieder nur auf die Mundregion konzentriert, was im Normalfall nicht der Fall ist.

Das Vorgehen bei der beispielhaften Behandlungsplanung für die Lippenregion in Stichworten:

- Anamnese und Befund
- Erstbehandlung ja/nein
- Behandlungswunsch: z. B. Verjüngung und Beautification
- Limitiertes/nicht limitiertes Budget
- Behandlungsplan:
  - Langsames Heranführen in der ersten Session
  - Revitalisierung steht zunächst im Vordergrund
  - Stufenweiser Aufbau der Lippenregion
  - Erstellen eines Behandlungsrhythmus

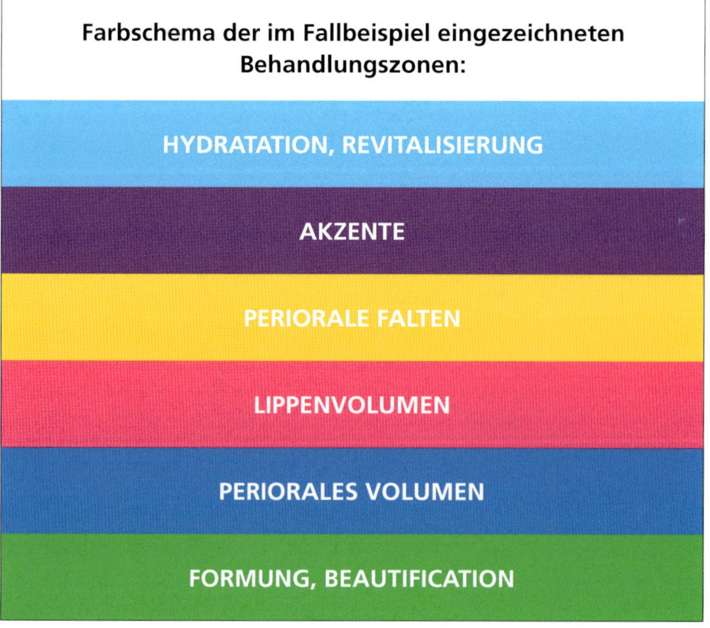

Behandlungsplanung für einen Zeitraum von neun Monaten

Einer umfangreichen langwierigen Behandlung gehen eine exakte Analyse und eine detaillierte Fotodokumentation voraus.

Analyse

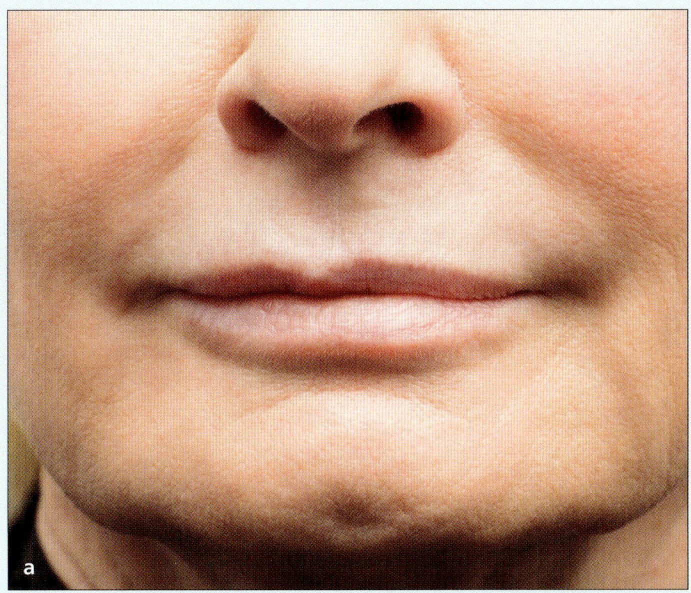

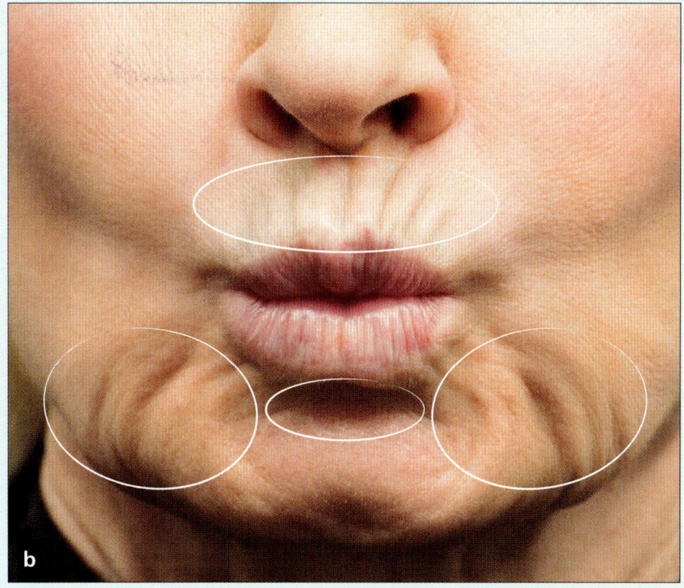

Abb. 2.4 a+b 60-jährige Frau, bereits mehrfach unterspritzt, Ausgangssituation in entspanntem Zustand (a). Durch die Anspannung der Lippe zu einem Kussmund werden die perioralen volumendefizitären Schatten sichtbar (b).

- Leicht atrophierte, ältere Lippe
- Asymmetrien in der Lippe
- Ungleichmäßige Lippenkonturen
- Ausgeprägte mentale Falte
- Abgeflachtes Philtrum
- Hauttrockenheit (Lippe und periorale Zone)
- Absacken der perioralen Zone (Sagging)
- Leicht abfallende Mundwinkel

Analyse mittels segmentaler Einteilung der Lippe

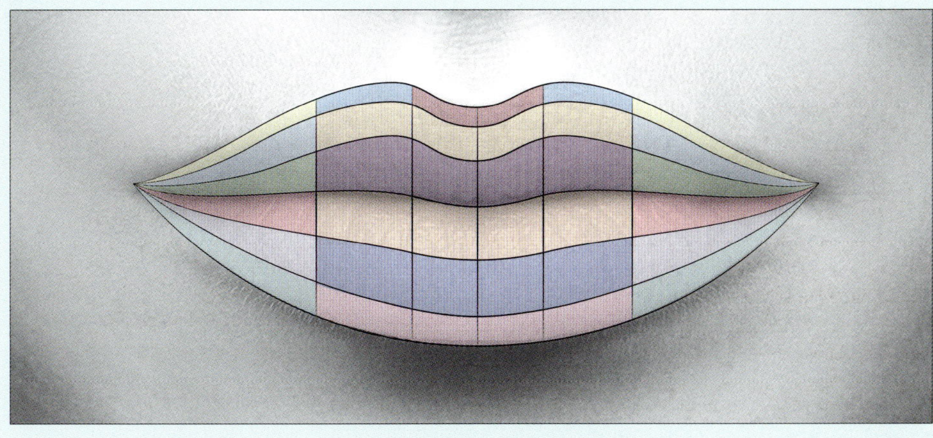

Abb. 2.5 Die Segmentierung der Lippe in verschiedenen Gitterlinien hilft, Umregelmäßigkeiten, Asymmetrien oder Defizite festzustellen. Das Raster kann als Schablone über die Lippe des Patientenfotos gelegt werden, sodass die Differenzen die Abweichungen und den möglichen Behandlungsbedarf sichtbar machen. Auch kann die Norm des Rasters als Ausgangslage benutzt werden, um in Absprache mit dem Patienten eine Verschönerung oder Veränderung der Lippe zu definieren.

Analyse mittels Quadrantenschablone

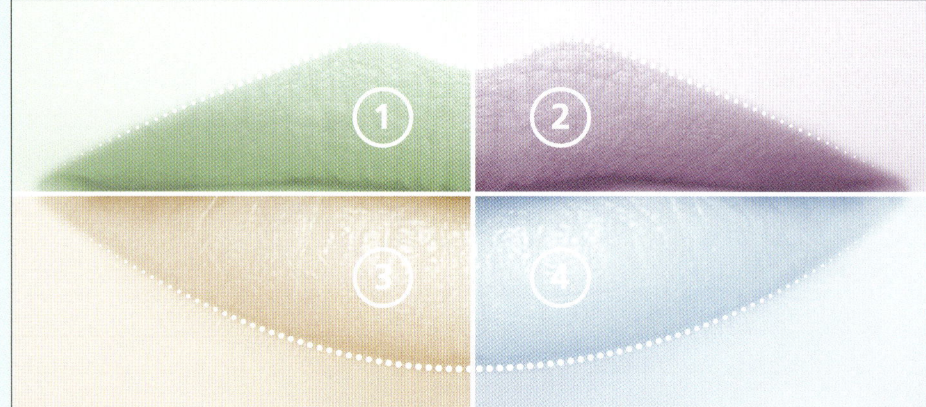

Abb. 2.6 Mit der Quadrantenschablone lässt sich feststellen, in welchem Verhältnis die Lippenanteile zueinanderstehen, d. h. ob die Verhältnisse „stimmen".

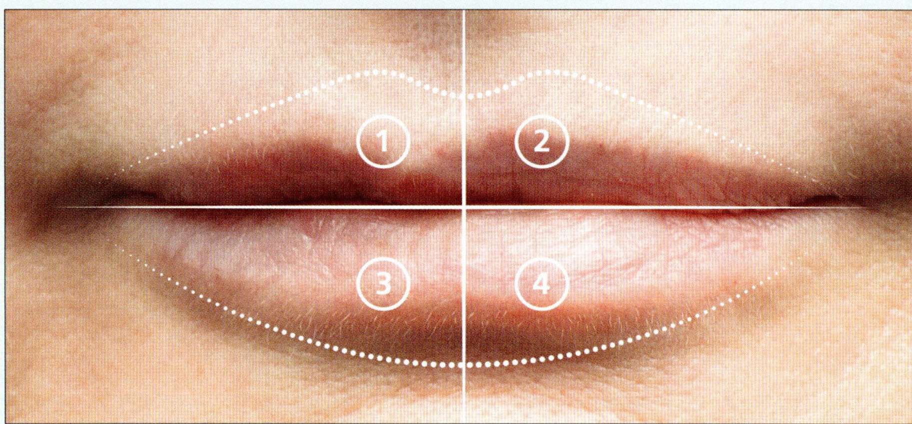

Abb. 2.7 Bei der Anwendung der Analyseschablone wird die Asymmetrie der Lippe deutlich erkennbar.

Der Amorbogen ist (aus Sicht des Patienten) nach rechts verschoben. Die rechte OL ist kleiner, schmaler und im Zentrum stärker nach innen gezogen. Der Tuberkel befindet sich nicht im Zentrum, sondern ist mehr nach rechts ausgerichtet. Die beiden Philtrumlinien sind abgeflacht, rechts mehr als links. Auch befindet sich am rechten Philtrum nahe der Kontur eine kleine Narbe. Die rechte UL ist weniger ausgeprägt als die linke UL, sie ist flacher, schmaler und kürzer. Die UL-Mitte befindet sich parallel zur Amorbogenmitte.

Behandlungsplan

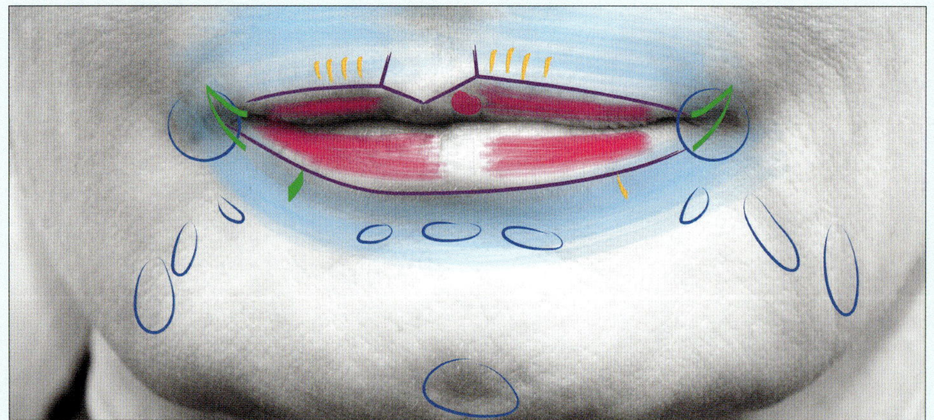

Abb. 2.8 Die Lippen und perioralen Areale sind markiert, in denen folgende Indikationen sollen behandelt werden:

- Rehydratation und Revitalisation der perioralen Zone
- Konturierung und Akzentuierung der verloren gegangenen Formen
- Ausgleich der Asymmetrien
- Volumenersatz
- Beseitigung der Schatten und Falten im Kinnbereich
- Anhebung der Mundwinkel
- Befeuchtung der Lippe
- Milderung oder Beseitigung der perioralen Falten

Was den Ausgleich der OL-Asymmetrie betrifft, so ist eine Verbesserung möglich, indem das Philtrum stark konturiert wird. Dabei wird beim rechten Philtrum 1,0 mm medial neben der naturgegebenen Philtrumspitze angesetzt, um das Philtrum optisch mehr in die Mitte zu setzen. Der Tuberkel sollte auf seiner linken Seite etwas betont werden (0,02 ml HA). Die rechte OL kann der linken angepasst werden, indem das Defizit ausgeglichen wird. Die rechte UL kann nach lateral vergrößert werden, indem die Technik 42 (s. Kap. 9.6.6, S. 294 ff.) mit 0,5 ml HA angewendet wird. Das Volumendefizit der rechten UL wird durch Angleichung an die linke UL behoben. Nach Verbesserung der Symmetrie kann die gesamte Lippe in mehreren Sitzungen behandelt werden. Die Revitalisierung muss dreimal in Folge angewendet werden, damit sich die Kollagenneogenese bilden kann. Die erste Sitzung bildet die Grundlage, auf der alle weiteren Behandlungen aufbauen können.

Erste Sitzung: Anfang Januar

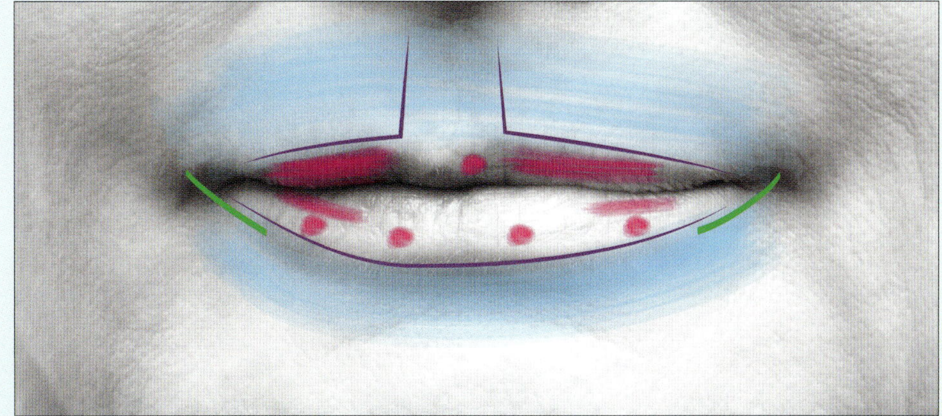

Abb. 2.9

- Revitalisierung, Hydratation in der perioralen Region
- Kontur stabilisieren
- Philtrum ausgleichen und formen
- Volumen ersetzen
- Mundwinkel leicht anheben
- Lippe verbreitern

Behandlung*	Technik-Nr	HA-Produkt	OL	UL	PO	PU
Kontur	6	M	0,3	0,35	–	–
Philtrum	9	M	0,2	–	–	–
Mundwinkel	39	M	–	0,4	–	–
Volumen	18	M	0,3	0,3	–	–
Tuberkel	27		0,05	–	–	–
Revitalisierung	1	XS	–	–	0,5	0,5
HA-Filler in ml			2,9			

Tab. 2.1 *Die HA-Volumina werden in ml angegeben. Die technischen Details können im Buch unter der jeweiligen Techniknummer nachgeschlagen werden. In der realen Planung wird immer der Produktname des benutzten Produkts mit Chargennummer eingetragen. OL = Oberlippe, UL = Unterlippe, PO = Periorale Zone der Oberlippe, PU = Periorale Zone der Unterlippe.

Zweite Sitzung: Anfang Februar

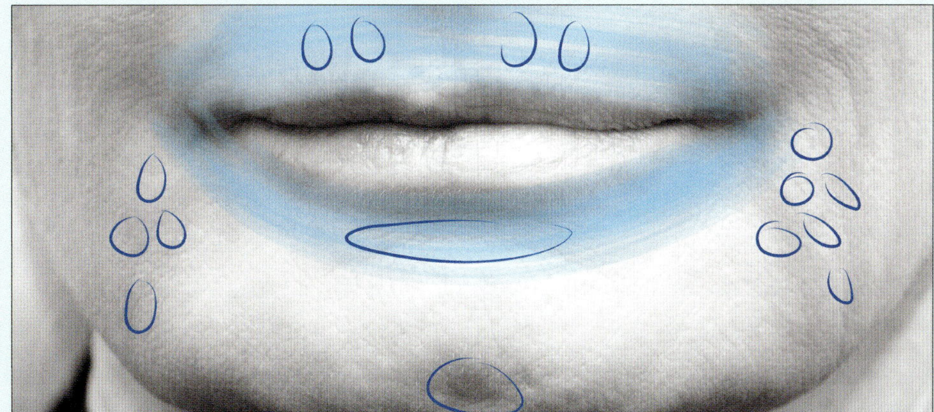

Abb. 2.10

- Zweite Revitalisierung, Hydratation der perioralen Zone
- Periorale Schatten unterspritzen (vertikale Injektionstechnik)
- Füllen der Kinngrube
- Füllen der Labiomentalfalte

→ **In der 2. Sitzung werden die zweite Revitalisierung und die periorale Voluminisierung durchgeführt.**

Behandlung*	Technik-Nr	HA-Produkt	OL	UL	PO	PU
Revitalisierung	2	XS	–	–	0,5	0,5
Periorale Schatten	31	M	–	–	0,4	–
Labiomentalfalte	29	M	–	–	0,4	–
Augmentation Kinn	30	M	–	–	0,2	–
HA-Filler in ml			2,0			

Tab. 2.2 *Die HA-Volumina werden in ml angegeben. Die technischen Details können im Buch unter der jeweiligen Techniknummer nachgeschlagen werden. In der realen Planung wird immer der Produktname des benutzten Produkts mit Chargennummer eingetragen. OL = Oberlippe, UL = Unterlippe, PO = Periorale Zone der Oberlippe, PU = Periorale Zone der Unterlippe.

2

Dritte Sitzung: Mitte März (sechs Wochen später)

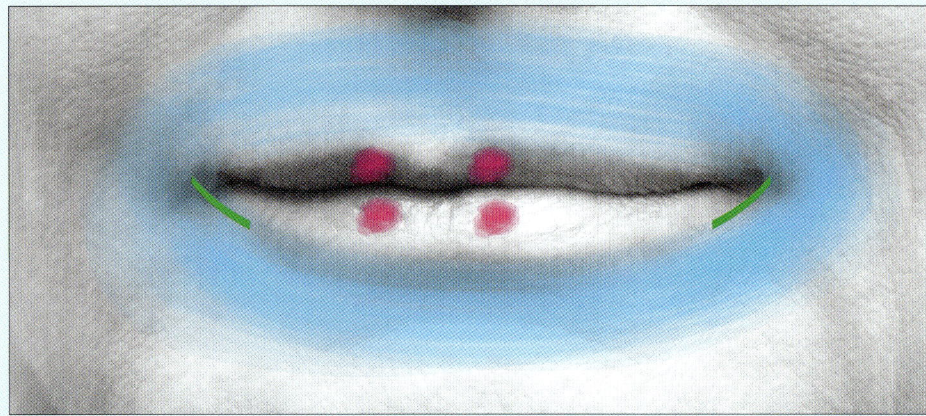

Abb. 2.11

– Dritte Revitalisierung, Hydratation der perioralen Zone
– Fresh-up, Volumisierung der roten Lippe
– Mundwinkel leicht anheben

→ **In der 3. Sitzung werden die Revitalisierung abgeschlossen und Akzente gesetzt.**

Behandlung*	Technik-Nr	HA-Produkt	OL	UL	PO	PU
Revitalisierung	1	XS	–	–	0,5	0,5
Volumen	5	M	0,2	0,2	–	–
Mundwinkel	37		–	0,2	–	–
HA-Filler in ml			1,6			

Tab. 2.3 *Die HA-Volumina werden in ml angegeben. Die technischen Details können im Buch unter der jeweiligen Techniknummer nachgeschlagen werden. In der realen Planung wird immer der Produktname des benutzen Produkts mit Chargennummer eingetragen. OL = Oberlippe, UL = Unterlippe, PO = Periorale Zone der Oberlippe, PU = Periorale Zone der Unterlippe.

Vierte Sitzung: Ende Juni

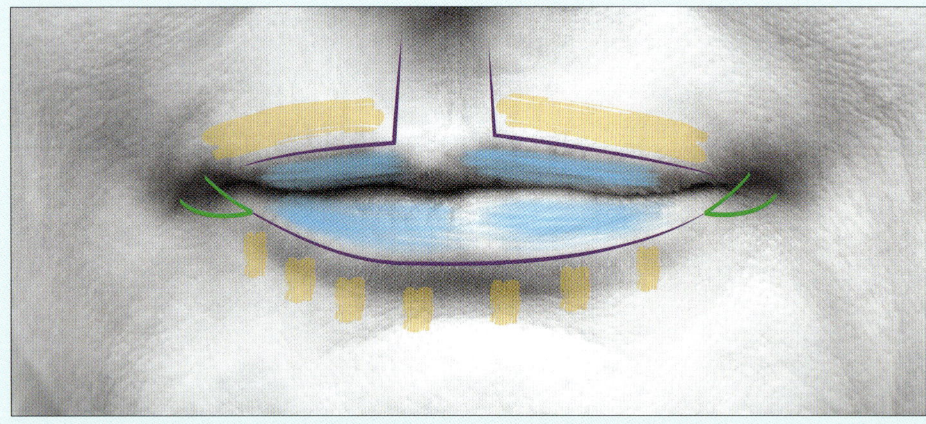

Abb. 2.12

– Nacharbeitung von Kontur und Philtrum
– Unterspritzung der periorale Falten
– Revitalisierung der gesamten Fläche des Lippenrots
– Anheben der Mundwinkel

→ **In der 4. Sitzung werden erneut die Konturen gestärkt und gezielt die perioralen Falten unterspritzt. Zusätzlich können die trockenen Lippen rehydriert werden.**

Behandlung*	Technik-Nr	HA-Produkt	OL	UL	PO	PU
Periorale Falten	11	XS	0,1	0,1	–	–
Philtrum	9	M	0,2	–	–	–
Kontur	7	M	0,4	0,4	–	–
Orale Kommissuren	38	M	–	0,4	–	–
Revitalisierung	3	XS	0,2	0,2	–	–
HA-Filler in ml			2,0			

Tab. 2.4 *Die HA-Volumina werden in ml angegeben. Die technischen Details können im Buch unter der jeweiligen Techniknummer nachgeschlagen werden. In der realen Planung wird immer der Produktname des benutzen Produkts mit Chargennummer eingetragen. OL = Oberlippe, UL = Unterlippe, PO = Periorale Zone der Oberlippe, PU = Periorale Zone der Unterlippe.

Fünfte und letzte Sitzung: Ende September/Anfang Oktober

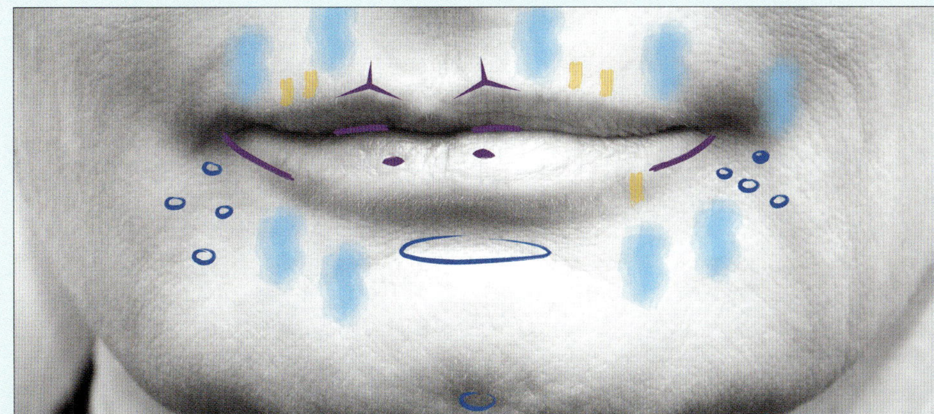

Abb. 2.13

- Akzente setzen, Kontur, Philtrumspitze, Nass-Trocken-Grenze
- Ausbesserung radiärer Fältchen
- Auffrischung der Labiomentalfalte
- Auffrischen der Kinnregion
- Nachspritzen der perioralen Schatten
- Punktuelle Revitalisierung, Hydratation der perioralen Zone

→ **In der 5. Sitzung werden gegebenenfalls kleinste Korrekturen und Auffrischungen injiziert und die Behandlung abgeschlossen.**

Behandlung*	Technik-Nr	HA-Produkt	OL	UL	PO	PU
Periorale Hydratation	1	XS	–	–	0,3	0,3
Periorale Falten	13	XS	–	–	0,2	0,2
Kontur+Philtrumspitze	10	M	0,05	0,15	–	–
Nass-Trocken-Grenze (Lippe)	22	M	–	–	–	0,2
Periorale Schatten	31	M	–	–	–	0,4
Kinngrube	30	M	–	–	–	0,1
Labiomentalfalte	29	M	–	–	–	0,1
HA-Filler in ml			2,0			

Tab. 2.5 *Die HA-Volumina werden in ml angegeben. Die technischen Details können im Buch unter der jeweiligen Techniknummer nachgeschlagen werden. In der realen Planung wird immer der Produktname des benutzen Produkts mit Chargennummer eingetragen. OL = Oberlippe, UL = Unterlippe, PO = Periorale Zone der Oberlippe, PU = Periorale Zone der Unterlippe.

2

3 Dokumentation

3

3 Dokumentation

3.1 Patientendokumentation

Vor jeder Behandlung führt der Behandler ein Aufklärungsgespräch durch, in welchem die Parameter, die die Ausgangssituation beschreiben, erfasst werden. Es werden Risiken und Nebenwirkungen aufgezeigt und die Möglichkeiten und Grenzen einer Behandlung besprochen. Nach einer ausgiebigen Anamnese werden der Befund erhoben und die medizinische Vorgehensweise besprochen. Das alles wird mittels Fragebogen, Informationsblättern und Patientendokumentation erfasst und schriftlich festgehalten und vom Patienten mit einer Einverständniserklärung (→ QR-Code) unterschrieben.

Die Behandlung wird vom Behandler vor und nach der Behandlung protokolliert und dokumentiert: Produkt, Chargennummer, Indikation, Besonderheiten, Folgebehandlung.

Die Chargennummer des Produkts ist für die Haftpflichtversicherung ein wichtiges Indiz, dass im Falle einer Nebenwirkung seitens des Behandlers keine produktbezogenen Fehler gemacht wurden. Die Dokumentation dient auch vorbeugend als Nachweis bei eventuellen patientenseitigen Reklamationen. Ihnen liegen meist Fehleinschätzungen in Bezug auf den Behandlungserfolg zugrunde, die durch die Gewöhnung an das eigene geänderte Erscheinungsbild entstehen.

Durch eine Fotodokumentation mit guten Vorher-nachher-Bildern werden der Anfangsstatus und die Veränderung nach mehreren Behandlungen festgehalten. Die Fotodokumentation dient darüber hinaus der Absicherung im Streitfall – es kommt z. B. immer einmal wieder vor, dass der Patient behauptet, die Unterspritzung hätte nichts bewirkt oder die HA sei vorzeitig resorbiert worden, was sich durch eine gute Fotodokumentation aufklären und ggf. widerlegen lässt.

Hinweis

Die Dokumentationen sind eine wichtige Stütze, den Verlauf einer Behandlung darzulegen und sich dadurch auch juristisch abzusichern.

Mustervorlagen der diesbezüglichen Dokumentationsbögen wurden uns freundlicherweise von der Firma Teoxane zur Verfügung gestellt und sind über den QR-Code zugänglich, können aber auch bei anderen Materialherstellern bestellt werden.

3.2 Fotodokumentation

Aussagekräftige Fotos sind wichtig, um den Erfolg einer Behandlung zu dokumentieren. Einerseits kann mithilfe der Bilder mit dem Patienten über das weitere Vorgehen der Behandlung kommuniziert werden. Andererseits können diese Bilder als Absicherung in einem Streitfall dienen. Um eine Lippe fotografisch zu erfassen, ist es wichtig, bestimmte Faktoren zu berücksichtigen:

- Die Lippe sollte abgeschminkt sein.
- Die Haut des Patienten sollte trocken und sauber sein.
- Das Gesicht sollte entspannt und der Gesichtsausdruck neutral sein.

Die Erstaufnahme gilt als Referenzbild für alle weiteren Aufnahmen und bedarf großer Sorgfalt und Exaktheit. Hier wird die Ausgangslage dokumentiert. Bei einer späteren Verlaufsdokumentation sollte das Referenzbild immer herangezogen werden. Die Fotos sollten in Beleuchtung, Ausschnitt, Perspektive und Qualität miteinander vergleichbar sein, was einen standardisierten Ablauf erfordert. Die Details der Bilder müssen durch die Kameraeinstellung sauber herausgearbeitet und dürfen nicht durch Bildbearbeitungsprogramme verbessert werden. Dazu werden folgende Faktoren immer gleich eingestellt:

- Einstellung der Kamera (Brennweite und Belichtung), des Smartphones oder Tablets
- Beleuchtung und Lichtquelle
- Sitzposition und Positionierung
- Aufnahmewinkel und Entfernung

3.2.1 Kamera und Ausstattung

Als Kamera kann sowohl eine Kompaktkamera als auch eine Spiegelreflexkamera verwendet werden. Hier geben wir keine Empfehlungen, da sich die Technik sehr schnell ändert und weiterentwickelt.

Um für alle Aufnahmen dieselbe Perspektive beizubehalten, ist ein Stativ notwendig. Optimalerweise hat die Kamera eine parallele Ausrichtung zum Objekt: Wird das Objekt von oben oder unten fotografiert, werden die Verhältnisse verzerrt. Kann ein Stativ nicht eingesetzt werden, ist darauf zu achten, dass die Kamera ruhig, entweder am Körper oder abgestützt durch einen Tisch, gehalten wird. Zu einer Basisausstattung gehören:

- Stativ
- Grauer oder blauer Fotohintergrund
- Lampen, Blitz oder Systemblitzanlage
- Kamera
- Höhenverstellbarer Stuhl bzw. Hocker

Diese Dinge sollen immer an der gleichen Stelle stehen, was durch eine Markierung auf dem Boden oder an der Wand gekennzeichnet wird.

Welches die optimale Einstellung in den vorgegebenen Strukturen ist, sollte ausprobiert und geprüft werden: Einstellung, Belichtungszeit, Entfernung vom Gesicht und Winkel sollten ausgetestet werden, um zu einer an die Randbedingungen angepassten optimalen Einstellung zu gelangen. Die Parameter werden in einer Checkliste festgehalten und bei Bedarf entsprechend eingestellt. Viele Kameras ermöglichen es, ein Set von Einstellungen in sogenannten „Custom-Einstellungen" (Benutzereinstellungen C1, C2, C3, ...) abzuspeichern. Wird die Kamera erneut zur Fotodokumentation benutzt, muss nur die entsprechende Benutzereinstellung gewählt werden.

3.2.2 Fotos mit Smartphones und Tablets

Mit einem Smartphone, welches eine gute Kamerafunktion hat, oder einem dementsprechenden Tablet ist es möglich, sehr gute Fotos zu machen. Das Fotografieren mit diesen Geräten hat den Vorteil, dass der Vorgang einfacher an die Praxisassistenz zu delegieren ist, da ihr die Geräte durch den täglichen Umgang vertraut sind. Doch ist auch bei dieser Fototechnik sicherzustellen, dass die oben beschriebenen Standards eingehalten werden. Größere Sicherheit und Zuverlässigkeit in der Erstellung einer standardisierten Fotodokumentationserie über einen längeren Zeitraum hinweg bietet bisher noch der Gebrauch von Kameras.

3.2.3 Beleuchtung und Lichtquelle (→ Abb. 3.1–3.4)

Um die Beleuchtung zu standardisieren, empfiehlt sich ein Raum ohne direkte Sonneneinstrahlung. Am besten eignet sich ein nach Norden ausgerichtetes oder – noch besser – ein zu verdunkelndes Zimmer. Die Beleuchtung sollte über alle Aufnahmen und alle Shootings hinweg identisch eingestellt sein. Hierzu empfiehlt sich eine künstliche Lichtquelle.

Die Hauptlichtquelle sollte in einem 45°-Winkel von oben links oder rechts kommen (→ Abb. 3.1 a). So werden das Relief der Hautunebenheiten, Falten und Schatten durch die Ausleuchtung von oben erkennbar. Wenn das Gesicht direkt von vorne durch Blitz oder durch eine künstliche Lampe ausgeleuchtet wird, sieht es wenig plastisch aus und es sind keine Hautstrukturen mehr zu erkennen.

Weiter können durch eine unterschiedliche Einstellung der Beleuchtung verschiedene Schatten sichtbar gemacht werden, was bei einer starken Lampe, die nur frontal auf das Gesicht leuchtet, nicht möglich ist. Wenn beispielsweise der Behandler nach einer Faltenunterspritzung die Lichtquelle um das Gesicht kreisen lässt, kann er dadurch besser kontrollieren, ob Unebenheiten, Falten oder Schatten behoben sind. Bei professionellen Fotodokumentationen werden Systemblitzgeräte oder LED-Dauerlicht eingesetzt.

Beleuchtungseffekte

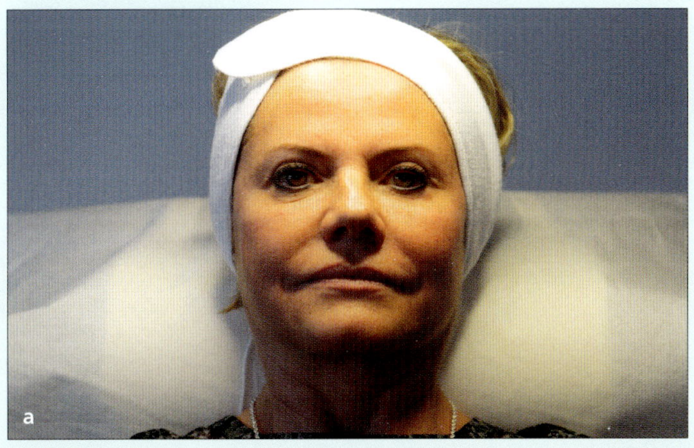

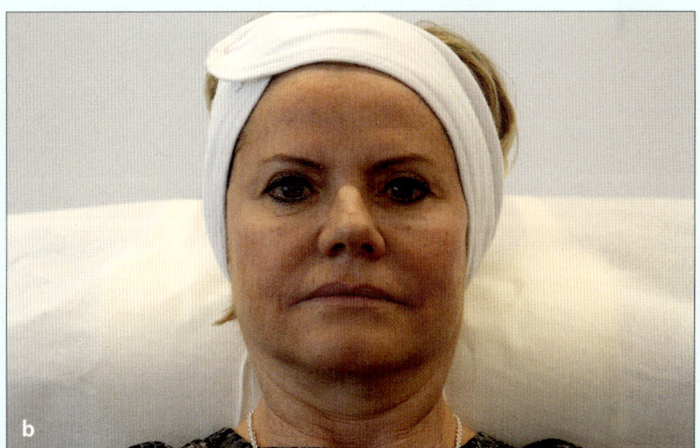

Abb. 3.1 a+b Lichteinfallwinkel: 45°-Winkel von oben (a) und Lichteinfall durch diffuse Deckenlampe (b). Der Einfallwinkel des Lichts spielt eine große Rolle bei der Erkennung der Schatten und Reliefs. In beiden Situationen kommt das Licht von oben. In Bild (a) wird das Gesicht direkt von einer mobilen Lampe von oben beleuchtet, sodass die großen Schatten scharf ausgeleuchtet sind. Bei Bild (b) kommen das Licht diffus von einer fix installierten Deckenlampe, was die Schatten und Reliefs weniger deutlich erkennbar macht und ineinander verschwimmen lässt.

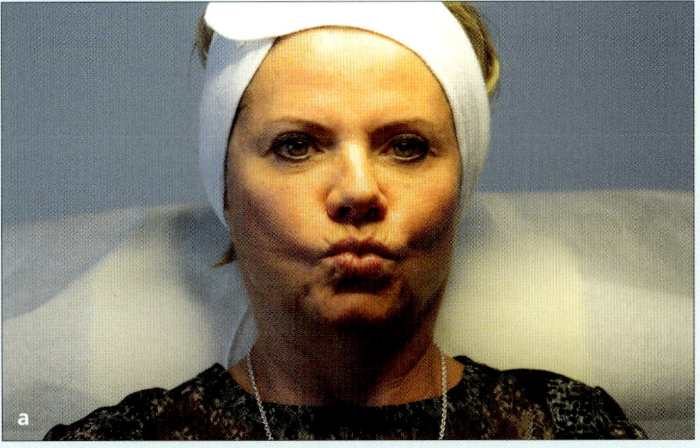

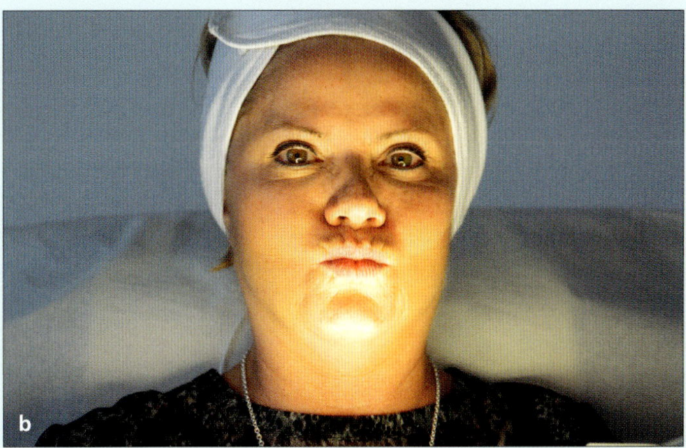

Abb. 3.2 a+b Direktes Licht von oben (a) und unten (b). Durch die unterschiedliche Einstellung der Beleuchtung werden verschiedene Schatten erkennbar, was bei einer starken Lampe, die frontal auf das Gesicht leuchtet, nicht möglich ist.

Beleuchtungseffekte

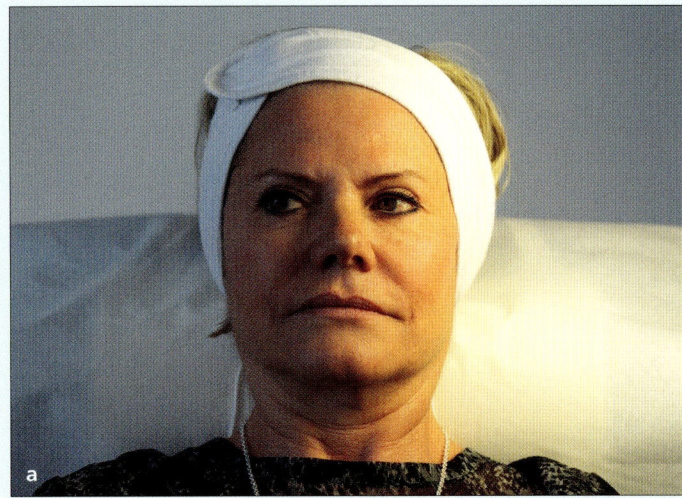

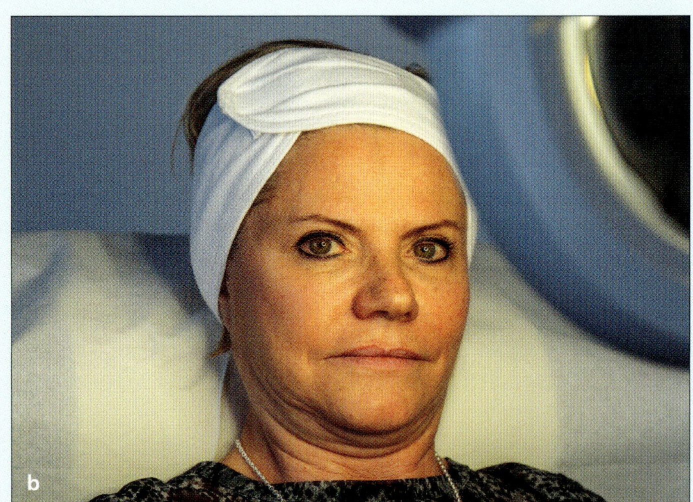

Abb. 3.3 a+b Durch die Ausleuchtung von rechts oder von links fallen die Schatten seitlich, sodass senkrecht verlaufende Wölbungen sichtbar werden (a). Bei Lichteinfall direkt von vorn ist es schwierig, den Verlauf der Seiten, Schatten und Unebenheiten zu erkennen (b).

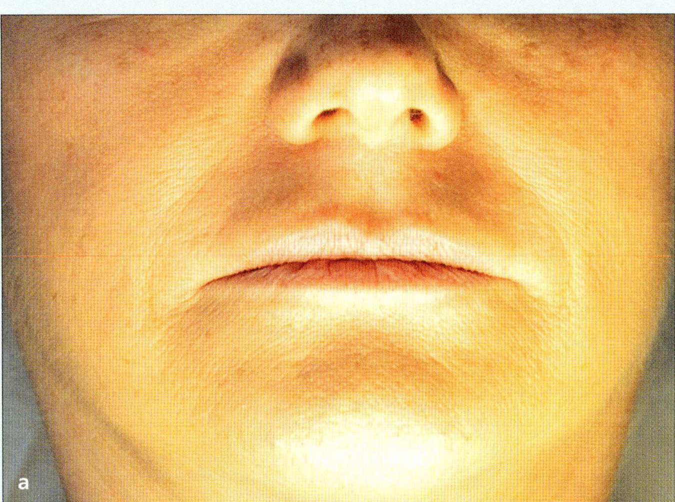

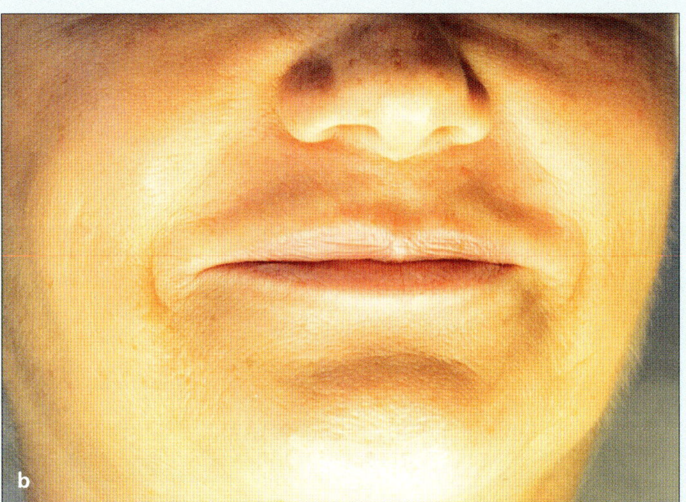

Abb. 3.4 a+b Durch die Ausleuchtung der Lippe von unten im entspannten Zustand ist sehr gut zu erkennen, ob das Lippenweiß gleichmäßig und ohne Wülste bzw. Erhebungen unterspritzt wurde (a). An mimischen Bewegungen kann geprüft werden, wie sich Schatten verhalten und ob sich Unebenheiten zeigen (b).

3.2.4 Sitzposition und Positionierung

Der Patient setzt sich in gerader Haltung auf den Stuhl, der Kopf befindet sich in aufrechter Position, ohne das Kinn zu überstrecken. Die Sitzhöhe wird der Markierung an der Wand angepasst, sodass der Kopf stets auf der gleichen Höhe abgelichtet wird. Wenn eine Kamera eingesetzt wird, steht diese auf einem Stativ, welches an einer fixen Stelle steht, das Objektiv befindet sich auf Augenhöhe des Patienten Der Abstand zwischen Linse und Gesicht beträgt zwischen 15–20 cm beim Einsatz eines Smartphones (→ Abb. 3.5) und sollte nach genauer Prüfung immer beibehalten werden. Der Abstand der Kamera sollte 1–1,5 m betragen. Bei einer Fotodokumentation der Lippen wird immer der ganze Kopf fotografiert:

- Gerade Kopfhaltung
- Entspannter Gesichtsausdruck
- Mit geschlossenen Lippen

3.2.5 Aufnahmen der Lippe

Die ersten Bilder des Patienten (→ Abb. 3.6–3.12), die zu Beginn einer Dokumentationsserie erstellt werden, sind die Referenzbilder, die als Parameter zum Vergleich der mit nachfolgenden Bildern dokumentierten Behandlungsergebnisse herangezogen werden. Deshalb ist es wichtig diese Aufnahmen gewissenhaft und sorgfältig durchzuführen.

Darüber hinaus sind die Lippenformen bei unterschiedlichen Gesichts- und Gefühlsausdrücken zu erfassen, um umfassendes Material zu erhalten, das für die Analyse herangezogen werden kann (s. Kap. 1.6.4, S. 39 ff.). Natürlich lässt sich diese Serie unendlich fortsetzen, je mehr die Mimik eingezogen wird, desto besser lassen sich Details erfassen, die für die Analyse vor und nach der Behandlung relevant sind. Jedoch ist darauf zu achten, dass bei jeder weiteren Sitzung dieselben Detailaufnahmen in derselben Reihenfolge gemacht werden müssen, um einen aussagekräftigen Vergleich zu ermöglichen.

Referenzbilder zur Behandlungsdokumentation – Gesicht in verschiedenen Ansichten

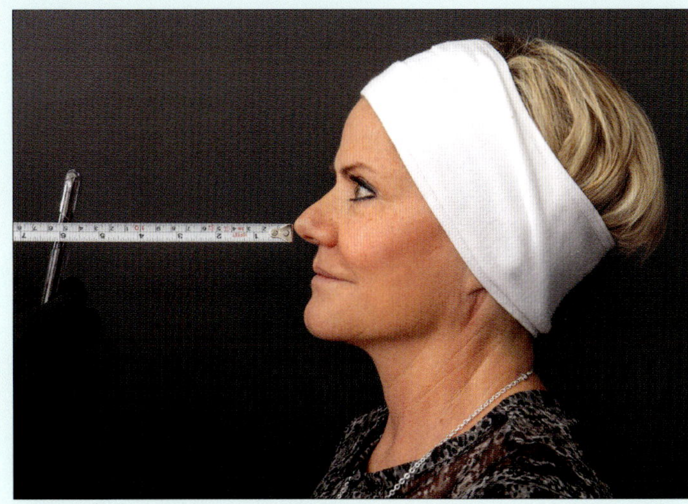

Abb. 3.5 Patientin in aufrechter Sitzposition und Frofilansicht: korrekter Abstand der Linse und korrekte Augenhöhe des Objektivs (hier beim Einsatz eines Smartphone).

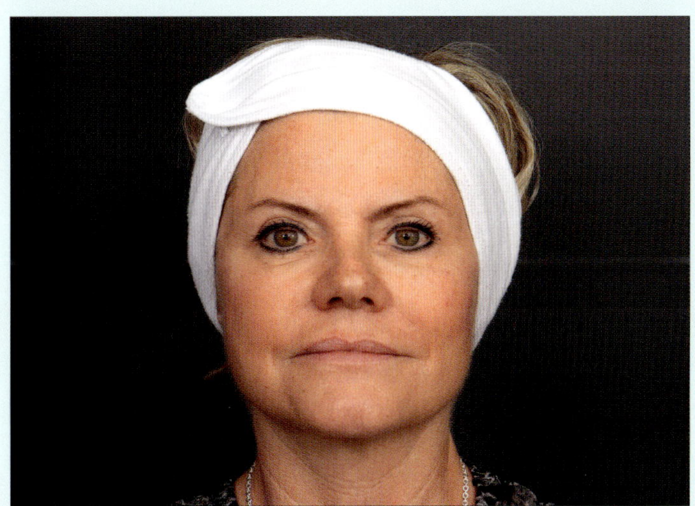

Abb. 3.6 Frontalansicht.

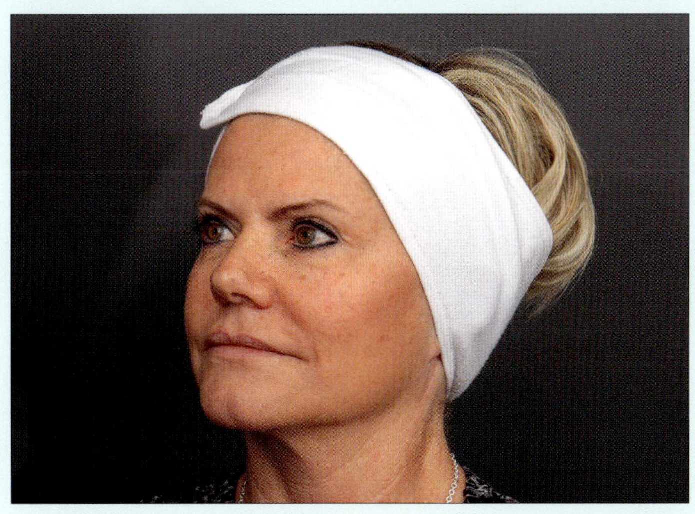

Abb. 3.7 Aufnahme im Halbprofil (beidseitig dokumentieren).

Referenzbilder zur Behandlungsdokumentation – Lippen in Mimik und Bewegung (→ vgl. Kap. 1.6.4, S. 39 ff.)

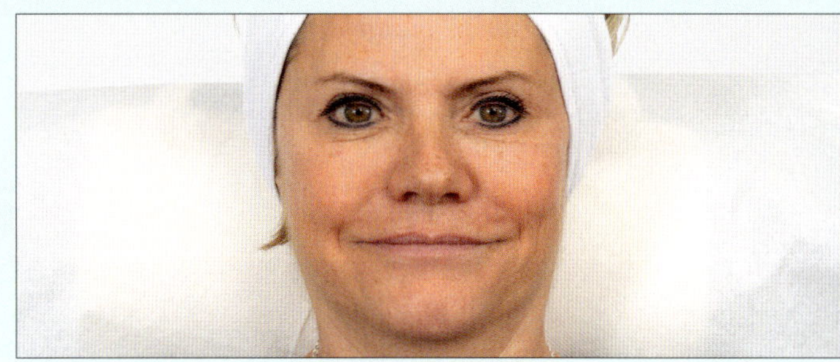

Abb. 3.8 Lachen mit geschlossenem Mund.

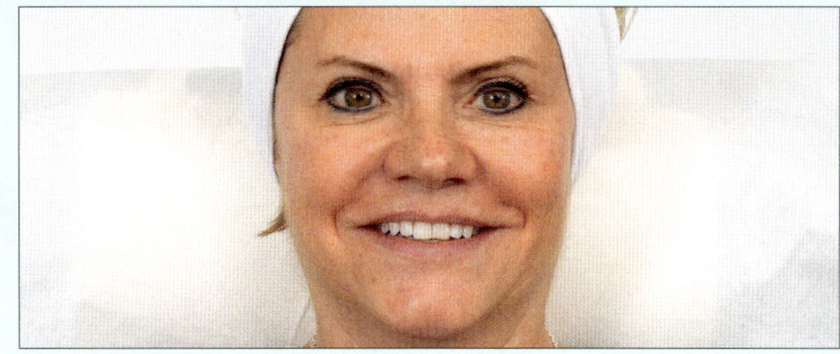

Abb. 3.9 Lachen mit offenem Mund.

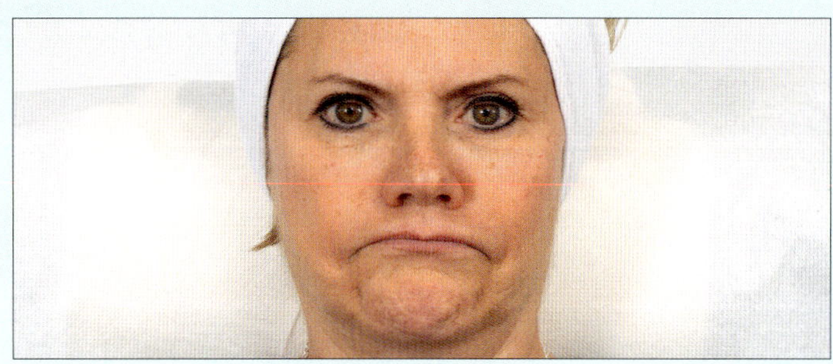

Abb. 3.10 Herabziehen der Mundwinkel.

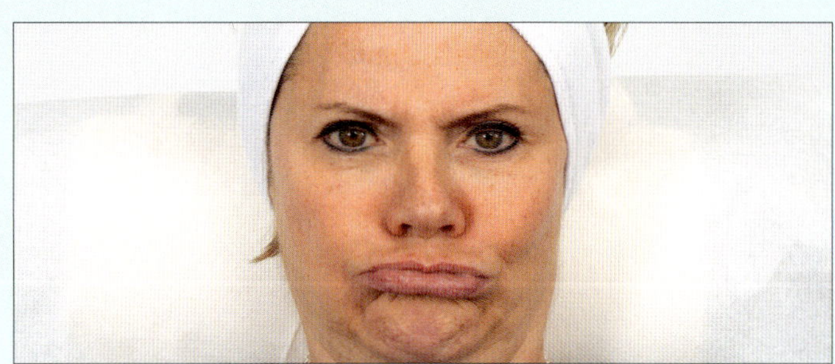

Abb. 3.11 Aktivität des M. mentalis (Pflastersteinkinn).

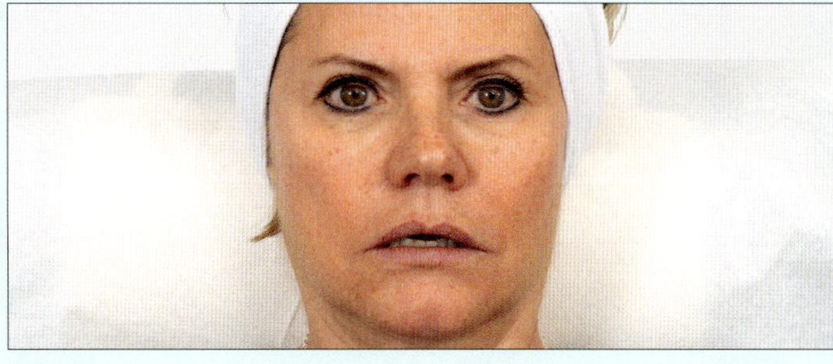

Abb. 3.12 Entspannter, offener Mund.

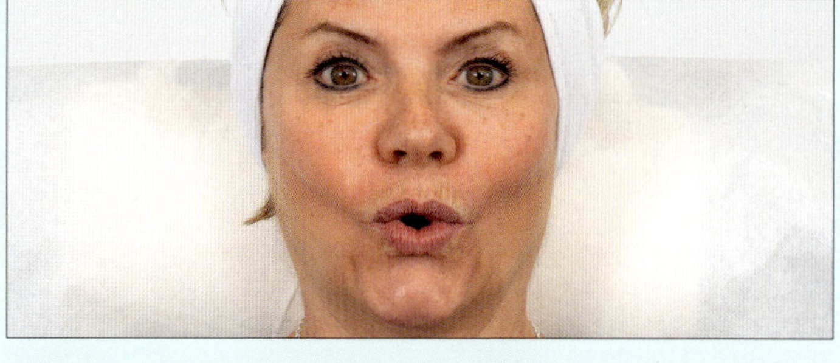

Abb. 3.13 Lippenformung beim Sprechen.

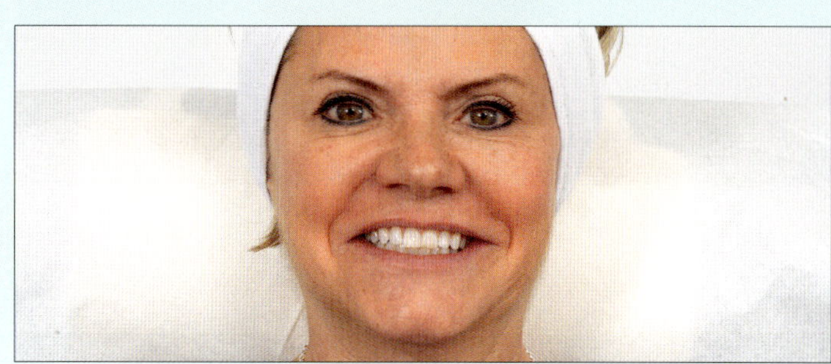

Abb. 3.14 Anspannen der Lippe beim Wort „Cheese".

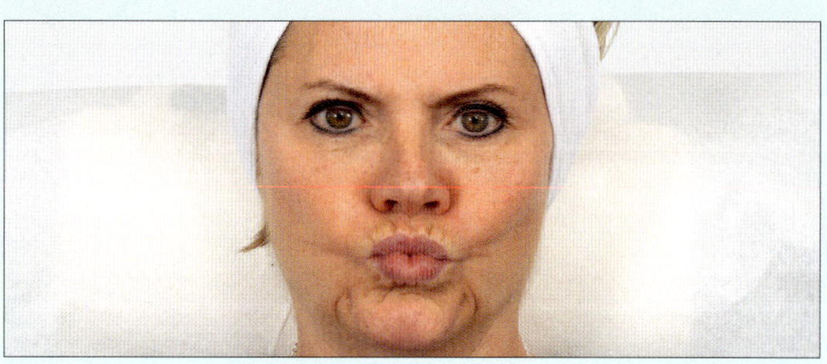

Abb. 3.15 Lippen zum Kussmund geformt.

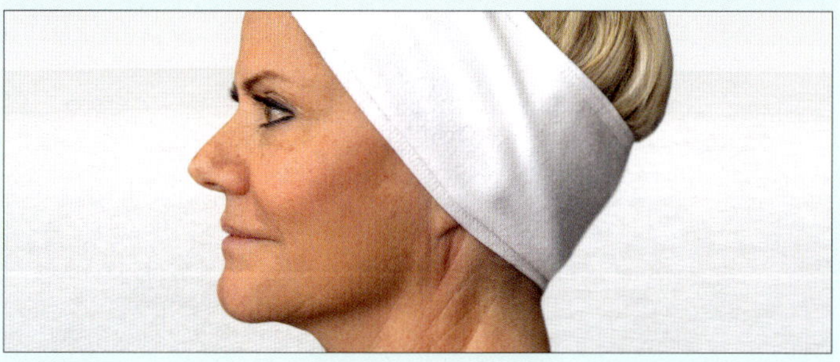

Abb. 3.16 Profilansicht zur Analyse des Verhältnisses OL : UL und der Kieferanatomie.

4 Dermalfiller Hyaluronsäure

4 Dermalfiller Hyaluronsäure

Hyaluronsäure (HA), erstmal 1996 für die Ästhetik eingesetzt (Restylane), ist ein natürliches Gel, welches aus langen Polysaccharidketten besteht und natürlicherweise im menschlichen Körper vorkommt und resorbierbar ist. Es wird synthetisch auf nicht animalischer Basis hergestellt und verursacht so gut wie keine immunologischen Reaktionen. Durch seine Eigenschaft als Füllstoff, in Kombination mit einer Wasserbindungskapazität, eignet sich HA hervorragend als Dermalfiller für die ästhetische verjüngende Gesichtsbehandlung: HA revitalisiert die Haut durch Hydratation und verjüngt das Erscheinungsbild durch die Faltenbehandlungen und die Gesichtsaugmentationen. Mittlerweile gibt es HA in sehr vielen verschiedenen Varianten: Es gibt über 200 verschiedene HA-Präparate auf dem ständig wachsenden Markt, was dem Behandler die Entscheidung für die Auswahl des richtigen Fillers für seine Indikationen erschwert. Wir beziehen uns, was die Filler betrifft, nur auf die Lippenaugmentation. Um den Behandlern ein Überblick zu geben, haben wir uns auf eine kleine Anzahl von Markenpräparaten beschränkt und, angelehnt an die Tabellen bei Sattler & Sommer (2015, S. 62 ff.), eine lippenspezifische Fillertabelle entwickelt (s. Kap. 4.9, S. 75).

4.1 Anforderungen an Hyaluronsäure zur Lippenbehandlung

Die wichtigste Gel-Eigenschaft der Hyaluronsäure für eine Lippenaugmentation ist die Viskoelastizität, die sich von der Konsistenz her zwischen weich und fest bewegt und sich dadurch dynamisch der Lippenbewegung anpassen kann und über eine Hebekapazität verfügt. Darüber hinaus sollte HA keine Schwellungen verursachen.

Für Konturen, Philtrum oder Marionettenfalten werden feste Gele mit einer guten Hebekapazität eingesetzt. Um die perioralen Fältchen zu unterspritzen, wird kleinpartikuläre feste HA verwendet, zur Hydratation der periorale Umgebung weichfließende flüssige HA (Becker-Wegerich 2016a).

Allgemein betrachtet hat ein optimaler Filler folgende Eigenschaften (Sattler & Sommer 2015):

- Abbaubar
- Anpassung an die Gewebebeschaffenheit
- Geringe Komplikationsrate
- Nicht allergen
- Steril
- Preiswert
- Leicht zu injizieren
- Biokompatibel
- Kompatibel mit anderen Fillern
- Schmerzfreie Anwendung
- Nicht knotenbildend
- Möglichst natürlich zur Integration ins Gewebe
- Lange In-vivo-Beständigkeit
- Gute Hebekapazität bei entsprechender Indikation
- Gute Elastizität bei entsprechender Indikation

4.2 Fillereigenschaften

Die HA-Filler unterscheiden sich durch die rheologischen Eigenschaften, die sich aus folgenden Faktoren zusammensetzen und die Gel-Eigenschaften bestimmen:

- **Partikelgröße**: Je kleiner die Partikelgröße kalibriert ist, desto oberflächlicher wird das Produkt gespritzt und desto schneller ist das Produkt abbaubar. Je größer die Partikel sind, desto tiefer wird das Produkt gespritzt und desto langsamer wird es abgebaut.
- **Konzentration pro ml**: Die enthaltene HA-Menge bestimmt wesentliche Eigenschaften des Fillers während und nach der Injektion.
- **Art der Vernetzung**: Die Viskosität steigt mit dem Vernetzungsgrad (Sattler & Sommer 2015), z. B. resultieren ein niedriger Vernetzungsgrad und eine kleinere Partikelgröße in einem weicheren, schnell abbaubaren Filler. Ein höherer Vernetzungsgrad resultiert in einem härteren Gel. Je härter das Gel, desto besser ist die Hebekapazität.
- **Modifikation**: Für die Biokompatibilität spielt die durch die Art und den Grad der Vernetzung hervorgerufene Modifikation einer HA eine große Rolle. Je geringer die Modifikation, desto besser verträglich ist das Produkt.

Wie elastisch und viskos ein Produkt ist – und damit auch die Hebekapazität und Haltbarkeit eines Produkts im Gewebe –, hängt von diesen vier Eigenschaften ab. Vernetzungsgrad, HA-Konzentration und Partikelgröße zusammen bestimmen den Wassergehalt, die Abbaubarkeit, die Elastizität und Viskosität eines HA-Fillers.

Mit **Viskosität** wird die Fließeigenschaft eines Gels bezeichnet und die Dicke des Gels definiert (Galderma o. J.). Es ist wichtig, über die Viskosität eines Produkts informiert zu sein, weil es für den Erfolg einer Lippenbehandlung wichtig ist, das richtige Produkt für das jeweilige Behandlungsziel in die richtige Schicht einzusetzen:

- Die wenig viskosen Produkte werden überwiegend für die subdermale, horizontale HA-Verteilung eingesetzt (Sattler & Sommer 2015).
- Die mittelviskosen Produkte sind Allrounder, die für viele Indikationen eingesetzt werden können. Sie sind noch gut modellierbar, haben aber auch Hebekapazität.
- Die hochviskosen Produkte haben die beste Hebekapazität und eine hohe Verformungsbeständigkeit und werden im Lippenbereich überwiegend für die Verstärkung und Anhebung des Gewebes eingesetzt. Sie sind nicht modellierbar.

Elastizität ist hier die Fähigkeit eines Gels, nach Verformung wieder in die ursprüngliche Form „zurückzuschnellen" (Galderma o. J.).

Innovative Vernetzungstechnologien für Dermalfiller

Beispiele für innovative Vernetzungstechnologien, aus denen biphasische Gele resultieren, sind die Optimal Balance Technologie von Q-Med Galderma und die Vycross Technologie der Firma Allergan, mit der sich besonders lange haltbare Filler erzeugen lassen. Der Angabe des Herstellers, dass sich durch die geringe Wasserbindungskraft dieser Filler Schwellungen verhindern lassen, können die Autoren aufgrund gegenteiliger klinischer Erfahrungen jedoch nicht zustimmen.

Auf der anderen Seite dienen die CPM (Cohesive Polydense Matrix)-Technologie der Firma Merz und die RHA (Resilient Hyaluronic Acid)-Technologie von Teoxane dazu, monophasische Filler ohne Partikel herzustellen, die sich selbstständig nach der Injektion in den Gewebezwischenräumen ausbreiten und einen fließenden Übergang zwischen der behandelten Geweberegion und den angrenzenden Gebieten erzeugen.

Auch besteht die Möglichkeit von Nebenwirkungen durch die unterschiedliche Toxizität der Vernetzungsmittel.

(zitiert aus: Sattler & Sommer 2015, S. 58)

4.3 Dermalfillerprodukte

In diesem Kapitel wird eine Auswahl an Fillerprodukten mit ihren Eigenschaften vorgestellt (s. S. 68 ff.). Die Beschreibung der Filler und die Empfehlung der Nadel sind den jeweiligen Herstellerangaben entnommen.

Da der Filler-Markt einen großen Zuwachs hat, zunehmend Produkte aus Asien und Generika auf den Markt kommen, würde es den Rahmen sprengen, diese alle zu erwähnen. Die vorgestellten Markenprodukte bieten eine Auswahl von verschiedenen Rheologien, Viskosität und Vernetzungsgraden. Weil es im Praxisalltag oft vorkommt, dass nicht nur die periorale Region, sondern auch das ganze Gesicht behandelt wird, bieten die Tabellen eine übersichtliche Palette an Fillern für die verschiedenen Indikationen. Wir haben uns für die Lippentechniken an die Tabellen von Sattler & Sommer (2015) angelehnt (vgl. dort S. 62 ff.). Um das Ganze zu vereinfachen, haben wir in der Tabelle „Fillernavigator" die Produkte in Hinblick auf ihre klinischen Eigenschaften, unabhängig von Markennamen, zusätzlich klassifiziert und den Herstellern zugeordnet (s. S. 75).

Die Produkte für die Lippenbehandlung sind breit gefächert einzusetzen. Sie reichen von der Behandlung von perioralen Falten verschiedener Tiefe über die Konturierung der Lippe bis hin zum Auffüllen von Lippen und perioralen Gesichtspartien.

Für eine erfolgreiche Lippenaugmentation sind drei Faktoren von wesentlicher Bedeutung:

- Profunde Produktkenntnisse
- Technische und anatomische Kenntnisse des Behandlers
- Haut- und Alterungsstatus des Patienten

Einteilungen und Symbole der Fillertabellen und des Fillernavigators

Filler gibt es in unterschiedlichen Partikelgrößen und Vernetzungsgraden. Von XS bis XL werden die Filler in verschiedene Partikelgrößen eingeteilt. Doch manche Filler sind nicht eindeutig zuzuordnen und kommen deshalb aus der Sicht der Hersteller in verschiedenen Einteilungen vor.

Partikelgröße

XS steht für dünnes Material ohne Hebekapazität, geeignet für die Revitalisation und Hydrierung der Haut

S steht für sehr kleinpartikuläres Material mit geringer Hebekapazität, geeignet für kleinste Fältchen

M steht für mitteldickes Material mit Hebekapazität, geeignet für mitteltiefe Falten

L steht für dickeres Material mit Hebekapazität, geeignet für mitteltiefe Falten

XL steht für sehr dickes Material mit Hebekapazität, geeignet für tiefe Falten und Augmentationen

Vernetzungsgrad

● **Soft –** steht für gering vernetztes weiches Gel, welches für den Ersatz des verloren gegangenen Gewebes und Fetts eingesetzt wird

▲ **Strong –** steht für stark vernetztes härteres Gel mit guter Hebekapazität, um zu konturieren, Falten anzuheben und supraperiostal zu augmentieren

Schmerzmittelzusatz: Fast alle Produkte sind mit Lidocain erhältlich.

Die aktuellsten Informationen zu den Produktdetails finden Sie stets bei den Herstellern selbst (s. Internetlinks der Hersteller, S. 339). Die zur Behandlung der Lippen optimal geeigneten Filler sind in einer gesonderten Tabelle aufgelistet. Die festeren, stärker vernetzten Gele „▲" mit einer guten Hebekapazität empfehlen wir für die Konturierung und Formung der Lippe, die weicheren, weniger vernetzten Gele „●" für die Augmentation und Füllung der Lippe.

4

4.4 Fillerprodukte zur Behandlung der Lippen und der perioralen Region

HA-Filler für die Behandlung der Lippen und der perioralen Zone (Autorenempfehlung)						
Produktname	**Anbieter**	**Indikation**	**Applikationstiefe**	**HA-Gehalt Viskosität Quervernetzung**	**Nadel-/ Kanülenstärke**	**Besondere Materialeigenschaften**
BELOTERO Soft ●	Merz Aesthetics	• Korrektur oberflächlicher Falten	Obere Dermis	20 mg/ml Dynamisch Multiquervernetzt (CPM- und DCLT-Technologie)	30G 1/2	• Polydensifiziertes, kohäsives Gel • Sehr gute Gewebeintegration • Geringe Wasserbindung • 6–9 Monate Haltbarkeit • Sehr gut verträglich • Mit Lidocain (0,3 %) erhältlich
BELOTERO Lips Contour ▲	Merz Aesthetics	• Lippenkontur • Feine, periorale Fältchen • Moderat ausgeprägte Mundwinkelfalten	Obere und mittlere Dermis	22,5 mg/ml Multidynamisch Quervernetzt (CPM-Technologie)	27G 1/2 30G 1/2	• Mittelviskoses polydensifiziertes kohäsives Gel • Sehr gute Gewebeintegration • Kaum Wasserbindung • 12 Monate Haltbarkeit • Sehr gut verträglich • Mit Lidocain (0,3 %) • Blanching möglich
BELOTERO Lips Shape ●	Merz Aesthetics	• Lippenvolumen, • Stark ausgeprägte Mundwinkelfalten	Mittlere und tiefe Dermis	25,5 mg/ml Multidynamisch Quervernetzt (CPM-Technologie)	27G 1/2	• Hochviskoses polydensifiziertes elastisches Gel • Sehr gute Hebekapazität und Gewebeintegration • Sehr gut verträglich • 12 Monate Haltbarkeit • Mit Lidocain (0,3 %) erhältlich
Juvéderm HYDRATE ●	Allergan	• Verbesserung von Hautfeuchtigkeit und Elastizität	Obere Dermis	13,5 mg/ml Unvernetzt HA mit 0,9 % Manitol	30G 1/6 32G	• Gutes Wasserbindungsvermögen • Geringe Haltbarkeit
Juvéderm ULTRA 3 ▲	Allergan	• Mitteltiefe und tiefe Hautfalten • Lippenkontur • Lippenvolumen	Mittlere und tiefe Dermis	24 mg/ml Quervernetzt (HYLACROSS-Technologie)	27G 1/2	• Geschmeidiges Gel • Lange Haltbarkeit • Mit Lidocain (0,3 %)
Juvéderm ULTRA 4 ▲	Allergan	• Tiefe Hautfalten • Volumenaufbau von Lippen und Wangen	Tiefe Dermis	24 mg/ml Quervernetzt (HYLACROSS-Technologie)	27G 1/2	• Geschmeidiges Gel • Lange Haltbarkeit • Mit Lidocain (0,3 %)
Juvéderm ULTRA SMILE ●	Allergan	• Mitteltiefe und tiefe Hautfalten • Lippenkontur • Lippenvolumen	Mittlere und tiefe Dermis	24 mg/ml Quervernetzt (HYLACROSS-Technologie)	30G 1/2	• Geschmeidiges Gel • Lange Haltbarkeit • Mit Lidocain (0,3 %)
Juvéderm VOLBELLA ●	Allergan	• Oberflächlich und mitteltiefe Falten • Volumenaufbau und Definition der Lippenkonturen	Obere und mittlere Dermis	15 mg/ml Quervernetzt (VYCROSS-Technologie)	30G 1/2	• Gute Haltbarkeit • Gute Verteilung (Grund: geringste Kohäsivität) • Sehr gute Gewebeintegration und Kollagenneogenese • Mit Lidocain (0,3 %)
Juvéderm VOLIFT ●	Allergan	• Tiefe Hautfalten • Konturdefizite • Volumenaufbau von Wangen, Kinn und Lippen	Tiefe Dermis (Empfehlung: nicht intradermal)	17,5 mg/ml Quervernetzt (VYCROSS-Technologie)	30G 1/2	• Sehr lange Haltbarkeit (bis zu 18 Monaten) • Gute Verteilung • Sehr leicht injizierbar • Sehr gute Gewebeintegration und Kollagenneogenese • Mit Lidocain (0,3 %)
Restylane ▲	Galderma	• Lippenkontur • Philtrum • Periorale Region	Mittlere Dermis	20 mg/ml Stabilisiert (NASHA-Technologie)	29G 1/2 27G Pixl 28G Pixl +	• Festes Gel mit moderater Hebekapazität • Mit oder ohne Lidocain erhältlich
Restylane Defyne ●	Galderma	• Tiefe Falten • Leichte bis mäßige Gesichtskonturierung • (Orale Kommissuren, Mentalfalte, Kinn)	Tiefe Dermis Oberflächliche Subkutis	20 mg/ml Sehr hoher Vernetzungs- und Kalibrierungsgrad (Balance-Technologie)	27G 1/2 (UTWN)	• Moderat festes Gel mit hoher Hebekapazität • Mit Lidocain

HA-Filler für die Behandlung der Lippen und der perioralen Zone (Autorenempfehlung)						
Produktname	**Anbieter**	**Indikation**	**Applikationstiefe**	**HA-Gehalt Viskosität Quervernetzung**	**Nadel-/ Kanülenstärke**	**Besondere Materialeigenschaften**
Restylane Lyft Lidocain ▲	Galderma	• Starke Hebekapazität • Tiefe Falten • Leichte bis mäßige Gesichtskonturierung • (Orale Kommissuren, Mentalfalte, Kinn)	Tiefe Dermis Oberflächliche Subkutis	20 mg/ml Stabilisiert (NASHA-Technologie)	29G 1/2; 23–25G Pixl, 25G Pixl +	• Festes Gel mit hoher Hebekapazität • Mit und ohne Lidocain erhältlich
Restylane Skinbooster Vital ▲	Galderma	• Verbesserung von Hautfeuchtigkeit, Hautstruktur, Hautelastizität • Erfordert mehr Gewebeabdeckung (dickere Haut)	Intradermal	20 mg/ml Stabilisiert (NASHA-Technologie)	System; 30G Pixl 29G TWN	• Smart Click • Starkes Wasserbindevermögen • Gut verträglich
Restylane Skinbooster Vital Light ●	Galderma	• Verbesserung von Hautfeuchtigkeit, Hautstruktur, Hautelastizität • Erfordert mehr Gewebeabdeckung (dünnere Haut)	Subkutan	12 mg/ml Stabilisiert (NASHA-Technologie) Wenig vernetzt	29G TWN Smart Click System; 30G Pixl	• Starkes Wasserbindevermögen • Gut verträglich
Restylane Kysse ●	Galderma	• Lippenvolumen • Lippenkontur	Lippenrot Submukosa	20 mg/ml Mit moderatem Vernetzungs- und niedrigem Kalibrierungsgrad (Balance-Technologie)	30G 1/2 (UTWN)	• Moderat weiches Gel mit moderater Hebekapazität • Mit Lidocain
saypha FILLER Lidocain ▲	Croma Pharma	• Lippenvolumen • Korrektur mäßiger bis starker Gesichtsfalten und Runzeln	Mittlere bis tiefe Dermis	2,3 % HA (23 mg/ml)	2 x 27G Terumo 1/2", dünnwandig	• Steril • Viskoelastisch • klares, farbloses, isotones, homogenisiertes Gelimplantat • Mit 0,3 % Lidocain
TEOSYAL Kiss ▲	TEOXANE	• Harmonisierung von Lippenvolumen und Lippenkontur • Hydration der Lippen	Subdermal Intramuskulär	25 mg/g Quervernetzt (RHA-Technologie)	27G 1/2	• Moderat viskoses Gel • Haltbarkeit ca. 9 Monate
TEOSYAL RHA 2 ●	TEOXANE	• Mäßige Falten • Auch universell für sämtliche Indikationen	Mittlere Dermis	23 mg/g Quervernetzt (RHA-Technologie) BDDE Quervernetzer nur 3,1 %	30G 1/2	• Speziell für die beweglichen Bereiche (Stirn, Glabella) • Mit Lidocain
TEOSYAL RHA 3 ●	TEOXANE	• Tief ausgeprägte Falten	Tiefe Dermis	23 mg/g Quervernetzt (RHA-Technologie) BDDE Quervernetzer nur 3,6 %	27G 1/2	• Speziell für die dynamischen Bereiche (Nasolabialfalten, Marionettenfalten) • Mit Lidocain
TEOSYAL Global Action ▲	TEOXANE	• Mitteltiefe Falten • Auch universell für sämtliche Indikationen außer Tränenrinne	Mittlere Dermis Subdermal	25 mg/g Quervernetzt (RHA-Technologie)	30G 1/2	• Moderat viskoses Gel • Auch mit Lidocain erhältlich

4

HA-Filler für die Behandlung der Lippen und der perioralen Zone (Autorenempfehlung)						
Produktname	**Anbieter**	**Indikation**	**Applikationstiefe**	**HA-Gehalt Viskosität Quervernetzung**	**Nadel-/ Kanülenstärke**	**Besondere Materialeigenschaften**
TEOSYAL Redensity 2 ●	TEOXANE	• Skinboosters zur Redensification der Haut (Gesicht, Dekolleté und Handrücken	Epidermal und intradermal	15 mg/g nicht vernetzte HA kombiniert mit 8 Aminosäuren, 3 Antioxidantien, Zink, Kupfer und Vitamin B6 (patentierter „Dermo-Restructuring-Complex“)	30G 1/2	• Gut verträglich, mit Lidocain
TEOSYAL RHA Kiss ●	TEOXANE	• Harmonisierung von Lippenkontur sowie -volumen	Subdermal, intramuskulär	23 mg/g HA 0,3 % Lidocain 3,1 % MoD (Modifikationsgrad)	27G x 1/2 25G x 25 mm	• Weniger BDDE • RHA (Resilienz HA Technologie) • Erhält die natürlichen viskoelastischen Eigenschaften der Lippe

4.5 Fillerprodukte zur Revitalisation und Hydratation

XS-Filler – oberflächliche Augmentation: Revitalisation und Hydratation						
Produktname	**Anbieter**	**Indikation**	**Applikationstiefe**	**HA-Gehalt Viskosität Quervernetzung**	**Nadel-/ Kanülenstärke**	**Besondere Materialeigenschaften**
BELOTERO Soft ●	Merz Aesthetics	• Korrektur oberflächlicher Falten	Obere Dermis	20 mg/ml Dynamisch Multiquervernetzt (CPM- und DCLT-Technologie)	30G 1/2	• Polydensifiziertes, kohäsives Gel • Sehr gute Gewebeintegration • Geringe Wasserbindung • 6–9 Monate Haltbarkeit • Sehr gut verträglich • Mit Lidocain (0,3 %) erhältlich
Juvéderm HYDRATE ●	Allergan	• Verbesserung der Hautfeuchtigkeit und Elastizität	Obere Dermis	13,5 mg/ml Unvernetzt Mit 0,9 % Manitol	30G 1/6; 32G	• Gutes Wasserbindungsvermögen • Geringe Haltbarkeit
Juvéderm VOLITE – Skin Juvénizer ●	Allergan	• Behandlung der Hydratation und Elastizität (Haut, feine Fältchen, Gesicht, Dekolleté, Hände)	Intradermal	12 mg/ml VYCROSS-Technologie	32G 1/2	• Nur eine Anwendung • Signifikante Hydratisierung und Patientenzufriedenheit • Sehr gute Gewebeintegration und Kollagenneogenese • Mit Lidocain (0,3 %)
Restylane Skinbooster Vital ▲	Galderma	• Verbesserung der Hautfeuchtigkeit, -struktur und -elastizität • Erfordert mehr Gewebeabdeckung (dickere Haut)	Intradermal	20 mg/ml Stabilisiert (NASHA-Technologie)	System; 30G Pixl 29G TWN	• Smart Click • Starkes Wasserbindevermögen • Gut verträglich
Restylane Skinbooster Vital Light ●	Galderma	• Verbesserung der Hautfeuchtigkeit, -struktur und -elastizität • Erfordert weniger Gewebeabdeckung (dünnere Haut)	Subkutan	12 mg/ml Stabilisiert (NASHA-Technologie) Wenig vernetzt	29G TWN Smart Click System; 30G Pixl	• Starkes Wasserbindevermögen • Gut verträglich
saypha RICH ▲	Croma Pharma	• Verbesserung der Spannkraft und Elastizität • Auffüllen feiner Fältchen (Krähenfüße, Lachfältchen)	Oberflächliches Hautgewebe	18 mg/ml Nicht quervernetzt	2 x 30G Terumo 1/2“, dünnwandig	• Viskoelastisches, isotones und biologisch abbaubares Gel • SMART-Technik • Nicht quervernetzt • Stabilisierung durch Glyzerin • Hohe Hyaluronat-Konzentration • Hohes Molekulargewicht (3,0 Mio. Dalton)
TEOSYAL Meso ●	TEOXANE	• Revitalisierung • Rehydratation	Epidermal Intradermal	15 mg/g Unvernetzt	30G 1/2 32G	• Weiches Gel • Mit empfohlenem Behandlungsprotokoll

4

XS-Filler – oberflächliche Augmentation: Revitalisation und Hydratation						
TEOSYAL Redensity 1 ●	TEOXANE	• Skinbooster zur Redensifikation (Gesicht, Dekolleté, Handrücken)	Epidermal Intradermal	15 mg/g Nicht vernetzt Kombiniert mit 8 Aminosäuren, 3 Antioxidantien, Zink, Kupfer und Vitamin B6 (patentierter „Dermo-Restructuring-Complex“)	30G 1/2	• Gut verträglich • Mit Lidocain

S-Filler – oberflächliche Augmentation						
Produktname	**Anbieter**	**Indikation**	**Applikationstiefe**	**HA-Gehalt Viskosität Quervernetzung**	**Nadel-/Kanülenstärke**	**Besondere Materialeigenschaften**
BELOTERO Soft ●	Merz Aesthetics	• Korrektur oberflächlicher Falten	Obere Dermis	20 mg/ml Dynamisch Multiquervernetzt (CPM- und DCLT-Technologie)	30G 1/2	• Polydensifiziertes, kohäsives Gel • Sehr gute Gewebeintegration • Geringe Wasserbindung • 6–9 Monate Haltbarkeit • Sehr gut verträglich • Mit Lidocain (0,3 %) erhältlich
Juvéderm ULTRA 2 ▲	Allergan	• Auffüllen mitteltiefer Hautfalten • Definition der Lippen	Mittlere Dermis	24 mg/ml Quervernetzt (HYLACROSS-Technologie)	30G 1/2	• Geschmeidiges Gel • Sehr gut verträglich • Gute Haltbarkeit bis zu 12 Monaten • Mit Lidocain (0,3 %)
Juvéderm VOLBELLA ●	Allergan	• Oberflächlich und mitteltiefe Hautfalten • Volumenaufbau • Definition der Lippenkonturen	Obere und mittlere Dermis	15 mg/ml Quervernetzt (VYCROSS-Technologie)	30G 1/2	• Gute Verteilung (Grund: geringste Kohäsivität) • Mit Lidocain 0,3 %)
Restylane Skinbooster Vital ▲	Galderma	• Verbesserung der Hautfeuchtigkeit, -struktur und -elastizität • Erfordert mehr Gewebeabdeckung (dickere Haut)	Intradermal	20 mg/ml Stabilisiert (NASHA-Technologie)	System; 30G Pixl 29G TWN	• Smart Click • Starkes Wasserbindevermögen • Gut verträglich
Restylane Fynesse ●	Galderma	• Oberflächliche Falten (insbesondere perioral und periorbital)	Oberflächliche Dermis	20 mg/ml Niedriger Vernetzungs- und Kalibrierungsgrad (Balance-Technologie)	30G 1/2 (UTWN)	• Sehr weiches Gel • Moderate Hebekapazität
TEOSYAL Redensity 2 ●	TEOXANE	• Skinbooster zur Redensifikation (Gesicht, Dekolleté, Handrücken)	Epidermal Intradermal	15 mg/g Nicht vernetzt Kombiniert mit 8 Aminosäuren, 3 Antioxidantien, Zink, Kupfer und Vitamin B6 (patentierter „Dermo-Restructuring-Complex“)	30G 1/2	• Gut verträglich • Mit Lidocain
TEOSYAL RHA 1 ●	TEOXANE	• Sehr feine und oberflächliche Fältchen und Falten • Periorale Falten	Mittlere Dermis	15 mg/g Mischung aus vernetzter/nicht vernetzter HA (RHA-Technologie), BDDE Quervernetzer nur 1,9 %	30G 1/2	• Speziell für die dynamischen Bereiche (Gesicht, Hals, Dekolleté) • Mit Lidocain

S-Filler – oberflächliche Augmentation						
Juvéderm VOLITE ●	Allergan	• Verbesserung der Hautqualitätsfaktoren Feuchtigkeit und Elastizität • Glätten von feinen Fältchen in Gesicht, Dekolleté und Händen	Intradermal	12 mg/ml quervernetzte HA, einzigartige, patentierte VYCROSS-Technologie, mit lang- und kürzerkettigen HA-Säuren – für eine besonders schnelle Gewebeintegration, lange Haltbarkeit, geringes Anschwellen des Gels	32G 1/2	• Nur eine Anwendung • Ergebnisse bis zu 9 Monate lang sichtbar • Signifikante Hydratisierung und Patientenzufriedenheit • Mit Lidocain (0,3 %)

4.6 Fillerprodukte zur mittleren Augmentation

M-Filler – mittlere Augmentation						
Produktname	**Anbieter**	**Indikation**	**Applikationstiefe**	**HA-Gehalt Viskosität Quervernetzung**	**Nadel-/ Kanülenstärke**	**Besondere Materialeigenschaften**
BELOTERO Balance ●	Merz Aesthetics	• Mitteltiefe Falten • Lippenaugmentation • Lippenkontur	Mittlere Dermis	22,5 mg/ml Multidynamisch Quervernetzt (CPM-Technologie)	27G 1/2 30G 1/2	• Mittelviskoses polydensifiziertes kohäsives Gel • Sehr gute Gewebeintegration • Kaum Wasserbindung • 12 Monate Haltbarkeit • Sehr gut verträglich • Mit Lidocain (0,3 %) erhältlich
BELOTERO Intense ●	Merz Aesthetics	• Tiefe Falten • Lippenaugmentation	Mittlere und tiefe Dermis	25,5 mg/ml Multidynamisch Quervernetzt CPM-Technologie)	27G 1/2	• Hochviskoses polydensifiziertes elastisches Gel • Sehr gute Hebekapazität und Gewebe-integration • Sehr gut verträglich • 12 Monate Haltbarkeit • Mit Lidocain (0,3 %) erhältlich
Juvéderm ULTRA 3 ▲	Allergan	• Mitteltiefe und tiefe Hautfalten • Lippenkontur • Lippenvolumen	Mittlere und tiefe Dermis	24 mg/ml Quervernetzt (HYLACROSS-Technologie)	27G 1/2	• Geschmeidiges Gel • Lange Haltbarkeit • Mit Lidocain (0,3 %)
Juvéderm VOLIFT ●	Allergan	• Tiefe Hautfalten • Konturdefizite • Volumenaufbau (Wangen, Kinn, Lippen)	Tiefe Dermis (Empfehlung: nicht intradermal)	17,5 mg/ml Quervernetzt (VYCROSS-Technologie)	30G 1/2	• Sehr lange Haltbarkeit bis zu 18 Monaten • Gute Verteilung • Sehr leicht injizierbar • Sehr gute Gewebeintegration und Kollagenneogenese • Mit Lidocain (0,3 %)
Juvéderm VOLBELLA ●	Allergan	• Oberflächlich und mitteltiefe Falten • Lippenvolumen • Lippenkontur	Obere und mittlere Dermis	15 mg/ml Quervernetzt (VYCROSS-Technologie)	30G 1/2	• Gute Haltbarkeit • Gute Verteilung (Grund: geringste Kohäsivität) • Sehr gute Gewebeintegration und Kollagenneogenese, • Mit Lidocain (0,3 %)
Restylane Refyne ●	Galderma	• Mitteltiefe Falten (insbesondere Nasolabial- & Marionettenfalten, Tränen-Wangen-Lid-Furche)	Mittlere Dermis	20 mg/ml Moderater Vernetzungs- und niedriger Kalibrierungsgrad (Balance-Technologie)	30G 1/2 (UTWN)	• Weiches Gel mit moderater Hebekapazität • Mit Lidocain
Restylane ▲	Galderma	• Mitteltiefe Falten (insbesondere Nasolabial- & Marionettenfalten, orale Kommissur)	Mittlere Dermis	20 mg/ml Stabilisiert (NASHA-Technologie)	29G 1/2 27G Pixl 28G Pixl +	• Festes Gel mit moderater Hebekapazität • Mit oder ohne Lidocain erhältlich

4

M-Filler – mittlere Augmentation						
saypha FILLER Lidocain ▲	Croma Pharma	• Erhöhung des Lippenvolumens • Korrektur mäßiger bis starker Gesichtsfalten und Runzeln	Mittlere bis tiefe Dermis	2,3 % (23 mg/ml) Mit 0,3 % Lidocain	2 x 27G	• Terumo 1/2″, dünnwandig • Steril • Viskoelastisch • Vollkommen klares, farbloses, isotones, homogenisiertes Gelimplantat
TEOSYAL Global Action ▲	TEOXANE	• Mitteltiefe Falten • Auch universell für sämtliche Indikationen, außer Tränenrinne	Mittlere Dermis Subdermal	25 mg/g Quervernetzt (RHA-Technologie)	30G 1/2	• Moderat viskoses Gel • Auch mit Lidocain erhältlich
TEOSYAL RHA 2 ●	TEOXANE	• Mäßige Falten • Auch universell für sämtliche Indikationen	Mittlere Dermis	23 mg/g Quervernetzt (RHA-Technology), BDDE Quervernetzter nur 3,1 %	30G 1/2	• Speziell für die beweglichen Bereiche (Stirn, Glabella) • Mit Lidocain

4.7 Fillerprodukte zur tiefen Augmentation

L-Filler – tiefe Augmentation						
Produktname	**Anbieter**	**Indikation**	**Applikationstiefe**	**HA-Gehalt Viskosität Quervernetzung**	**Nadel-/ Kanülenstärke**	**Besondere Materialeigenschaften**
BELOTERO Intense ●	Merz Aesthetics	• Tiefe Falten • Lippenaugmentation	Mittlere und tiefe Dermis	25,5 mg/ml Multidynamisch Quervernetzte (CPM-Technologie)	27G 1/2	• Hochviskoses polydensifiziertes elastisches Gel • Sehr gute Hebekapazität und Gewebeintegration • Sehr gut verträglich • 12 Monate Haltbarkeit • Mit Lidocain (0,3 %) erhältlich
Juvéderm ULTRA 4 ▲	Allergan	• Tiefe Hautfalten • Volumenaufbau von Lippen und Wangen	Tiefe Dermis	24 mg/ml Quervernetzt (HYLACROSS-Technologie)	27G 1/2	• Geschmeidiges Gel • Lange Haltbarkeit • Mit Lidocain (0,3 %)
Juvéderm VOLIFT ●	Allergan	• Tiefe Hautfalten • Konturdefizite • Volumenaufbau von Wangen, Kinn und Lippen	Tiefe Dermis (Empfehlung: nicht intradermal)	17,5 mg/ml Quervernetzt (VYCROSS-Technologie)	30G 1/2	• Sehr lange Haltbarkeit bis zu 18 Monaten • Gute Verteilung • Sehr leicht injizierbar • Sehr gute Gewebeintegration und Kollagenneogenese • Mit Lidocain (0,3 %)
Restylane Defyne ●	Galderma	• Tiefe Falten • Leichte bis mäßige Gesichtskonturierung, (insbesondere Jochbeinregion, Kinn, Unterkieferkontur)	Tiefe Dermis Oberflächliche Subkutis	20 mg/ml Sehr hoher Vernetzungs- und Kalibrierungsgrad (Balance-Technologie)	27G 1/2 (UTWN)	• Moderat festes Gel • Hohe Hebekapazität • Mit Lidocain
Restylane Lyft Lidocain ▲	Galderma	• Tiefe Falten • Leichte bis mäßige Gesichtskonturierung (insbesondere Jochbeinregion, Kinn, Unterkieferkontur)	Tiefe Dermis Oberflächliche Subkutis	20 mg/ml Stabilisiert (NASHA-Technologie)	29G 1/2 23–25G Pixl 25G Pixl +	• Festes Gel • Hohe Hebekapazität • Mit und ohne Lidocain erhältlich
TEOSYAL Deep Lines ▲	TEOXANE	• Tiefe Falten	Tiefe Dermis Subdermal	25 mg/g Quervernetzt (RHA-Technologie)	27G 1/2	• Moderat viskoses Gel • Mit Lidocain
TEOSYAL RHA 3 ●	TEOXANE	• Tief ausgeprägte Falten	Tiefe Dermis	23 mg/g Quervernetzt (RHA-Technologie), BDDE Quervernetzter nur 3,6 %	27G 1/2	• Speziell für die dynamischen Bereiche (Nasolabialfalten, Marionettenfalten) • Mit Lidocain

4

4.8 Fillerprodukte zur sehr tiefen Augmentation

XL-Filler – sehr tiefe Augmentation						
Produkt-name	**Anbieter**	**Indikation**	**Applika-tionstiefe**	**HA-Gehalt Viskosität Quervernetzung**	**Nadel-/ Kanülen-stärke**	**Besondere Materialeigenschaften**
BELOTERO Volume ▲	Merz Aesthetics	• Volumenaufbau	Tief dermal Subkutan Supra-periostal	26 mg/ml Dynamisch Quervernetzt (CPM-Technologie)	30G 1/2 27G 1/2 27G/37 mm	• Hochviskoses polydensifiziertes, plastisches Gel • Gut zu modellieren • Mit sehr feiner Nadel injizierbar • Haltbarkeit bis 18 Monate • Sehr gut verträglich • Mit Lidocain (0,3 %) erhältlich
Juvéderm ULTRA 4 ▲	Allergan	• Tiefe Hautfalten • Volumenaufbau von Lippen und Wangen	Tiefe Dermis	24 mg/ml Quervernetzt (HYLACROSS-Technologie	27G 1/2	• Geschmeidiges Gel • Lange Haltbarkeit • Mit Lidocain (0,3 %)
Juvéderm VOLUMA ●	Allergan	• Volumenaufbau im Mittelgesicht	Subkutan Supra-periostal	20 mg/ml Quervernetzt (VYCROSS-Technologie)	27G 1/2	• Sehr lange Haltbarkeit von bis zu 24 Monaten • Sehr leicht zu injizieren • Anfangs sehr gut formbar, dann schnelles Erreichen der Endfestigkeit • Gute Gewebeintegration • Langanhaltende Hebewirkung • Geringe Materialverteilung • Hohe Kohäsivität • Mit Lidocain
Restylane Volyme ●	Galderma	• Volumenaufbau (Schläfen, Jochbeinregion, Unterkieferkontur)	Subkutan bis supra-periostal	20 mg/ml Hoher Vernetzungs- und sehr hoher Kalibrierungsgrad (Balance-Technologie)	27G 1/2 (UTWN)	• Moderat weiches Gel • Hohe Hebekapazität • Mit Lidocain
Restylane SubQ ▲	Galderma	• Volumenaufbau • Starke Gesichtskonturie-rung (Kinn und Wangen)	Subkutan bis supra-periostal	20 mg/ml Stabilisiert (NASHA-Technologie)	21G 21G Pixl	• Starker Liftingeffekt • Mit oder ohne Lidocain erhältlich
saypha VOLUME PLUS ▲	Croma Pharma	• Korrektur von Volumen-defiziten im mittleren • Gesichtsbereich • Wiederherstellung des Gesichtsvolumens • Formung der natürlichen Konturen des Gesichts	Tiefe Dermis Subkutan Supra-periostal	2,5 % (25mg/ml) Mit 0,3 % Lidocain	2 x 27G Terumo 1/2“, dünnwandig	• Auch für medizinische Aufbauzwecke, z. B. zur Behandlung von Lipoatrophie des Gesichts
saypha VOLUME ▲	Croma Pharma	• Korrektur tiefer Falten und Furchen • Aufbau von verlorenem Gesichtsvolumen • Modellierung der Gesichtskonturen	Tiefe Dermis Subkutis	2,3 % (23mg/ml) Ggf. 0,3 % Lidocain	2 x 27G Terumo 1/2“, dünnwandig	• Auch für rekonstruktive Behand-lungen, z. B. bei Lipoatrophie des Gesichts, verunstaltenden Narben oder morphologischer Asymmetrie
TEOSYAL Ultimate ▲	TEOXANE	• Idealer Volumizer für Full-Face-Behandlungen	Oberfläch-liche und tiefe Fett-komparti-mente	22 mg/g Quervernetzt (RHA-Technologie)	22G 27G 1/2	• Moderat viskoses Gel • Weicher Volumisierer • Gute Materialverteilung • Auch mit Lidocain erhältlich
TEOSYAL RHA 4 ●	TEOXANE	• Sehr stark ausgeprägte Falten • Volumengebung	Subkutan	23 mg/g Quervernetzt (RHA-Technologie), BDDE Quervernetzer nur 4 %	27G 1/2	• Speziell für Volumen in größeren dynamischen Bereichen (Wangen, Gesichtskonturen) • Mit Lidocain
TEOSYAL Ultra Deep ▲	TEOXANE	• Zielgerichteter Volumen-aufbau • Tiefe Fettkompartimente	Supra-periostal	25 mg/g Quervernetzt (RHA-Technologie)	25G 1	• Festeres Gel • Extra lange Haltbarkeit • Hervorragender Liftingeffekt • Auch mit Lidocain erhältlich

XL-Filler – sehr tiefe Augmentation						
Juvéderm Volux ▲	Allergan	• Für die Kinn- und die Kinnlinie konzipiert: konturiert und definiert, baut Volumen auf, gleicht Volumenverluste aus	Tiefe Dermis Subkutis Supraperiostal	25 mg/ml quervernetzte HA, einzigartige, patentierte VYCROSS-Technologie, mit lang- und kürzerkettigen HA-Säuren – für eine besonders schnelle Gewebeintegration, lange Haltbarkeit, geringes Anschwellen des Gels	25–27G	• Höchste Kohäsivität, Hebekraft und Elastizität aller Juvéderm-Filler • Sehr lange Wirksamkeit von 18 bis zu 24 Monaten • Leicht injizierbar (geringer Stempeldruck) • Mit Lidocain (0,3 %)

4.9 Fillernavigator

Der Fillernavigator bietet eine repräsentative Auswahl der zur Verfügung stehenden Produkte auf der Basis unserer Behandlungserfahrungen. Er zeigt auf einen Blick, welche Filler, bezugnehmend auf die Indikationsgruppe, empfohlen werden. Selbsterklärend ist, dass weiche, weniger vernetzte fließende Filler für die Hydratation und die Augmentation von weichem Gewebe eingesetzt und die härteren, stärker vernetzten Filler für die Augmentation und die Anhebung der Falten eingesetzt werden. Je nach Behandlungsziel liegt es im Ermessen des Behandlers, den richtigen Filler zu wählen (detaillierte Beschreibungen und Empfehlungen ab Kap. 9, S. 127 ff.).

Fillernavigator – Dermalfiller* zur Lippenbehandlung auf einen Blick

Indikationsgruppen	Partikelgröße	Viskosität	Teoxane	Galderma	Allergan	Croma	Merz
Hydratation, Revitalisierung	XS	●	Teosyal Redensity 1 Teosyal Meso	Restylane Vital Light	Juvéderm Hydrate		Belotero Hydro
		▲				Saypha Rich	
Akzente	S/M	●		Restylane Refyne			Belotero Lips Contour
		▲	Teosyal Global Action	Restylane	Juvéderm Ultra 3	Saypha Filler	Belotero Balance
Periorale Falten	S	●	Teosyal Redensity 1 Teosyal Redensity 2		Juvéderm Volite		Belotero Soft
		▲		Restylane Vital	Juvéderm Ultra 2	Saypha Filler	
Lippenvolumen	M/L	●	Teosyal RHA 2 Teosyal RHA 3 Teosyal RHA Kiss	Restylane Kysse	Juvéderm Volift Juvéderm Volbella Juvéderm Voluma		Belotero Lips Shape Belotero Intense
		▲	Teosyal Kiss		Juvéderm Ultra Smile Juvéderm Ultra 4	Saypha Filler	Belotero Lips Contour
Periorales Volumen	M/L	●		Restylane Refyne Restylane Defyne	Juvéderm Volift Juvéderm Volbell		Belotero Balance Belotero Intense
		▲	Teosyal Deep Lines	Restylane	Juvéderm Ultra 3 Juvéderm Ultra 4	Saypha Filler Saypha Volume	Belotero Volume
Formung, Beautification	M/L	●	Teosyal RHA 2 Teosyal RHA 3	Restylane Defyne Restylane Volyme	Juvéderm Volift		Belotero Balance Belotero Intense
		▲	Teosyal Global Action Teosyal Deep Lines	Restylane Lyft	Juvéderm Ultra 3	Saypha Volume	

● = weicher Filler (geringe Viskosität), ▲ = harter Filler mit guter Hebekapazität (stärkere Viskosität)
* Die Präparate sind mit und ohne Lidocain erhältlich.

4

5 Anästhesieverfahren

5 Anästhesieverfahren

Die meisten Dermalfiller werden mit Lidocain angeboten, sodass eine HA-Behandlung weniger schmerzhaft wird. Dadurch wird jedoch nicht verhindert, dass der Einstich der Nadeln in das Gewebe nach wie vor schmerzhaft ist. Ganz besonders im Bereich der Lippe ist die Schmerzempfindlichkeit sehr hoch. Welche Form der Anästhesie eingesetzt wird, hängt vom Empfindlichkeitsgrad der Patienten und von den Präferenzen des Behandlers ab. Vor der Behandlung sollte bei jedem Patienten die Frage der Schmerzlinderung geklärt werden. Falls diese erforderlich ist, kommen folgende Maßnahmen in Betracht:

- Maximales Pressen der Lippe
- Applikation von Kältereizen
- Topische Betäubungscreme
- Direkte Lidocainapplikation
- Quaddeln an der Einstichstelle
- Nervenblockaden durch Mukosablock- oder Mikroblock-Technik
- Leitungsanästhesie (Infraorbitalblock von extern bzw. intraoral)

5

5.1 Maximales Pressen der Lippe

(→ Abb. 5.1)

Um den Einstichschmerz bei der Lippenaugmentation, ganz besonders bei der Behandlung der Kontur, zu minimieren, hilft es, wenn der Behandler das zu behandelnde Areal beim ersten Einstich zwischen Daumen und Zeigefinger der kontralateralen Hand nimmt, zusammenpresst, die Nadel in das sehr stark komprimierte Gewebe injiziert, anterograd lidocainhaltige HA abgibt und diese ein paar Sekunden einwirken lässt.

5.2 Applikation von Kältereizen

Ein Kältespray oder Eispackungen, die vor der Behandlung auf das zu behandelnde Gewebe appliziert werden, reduzieren die Schmerzempfindlichkeit geringfügig. Die Eispackungen sollten nicht direkt und nicht länger als zwei Minuten auf der Haut liegen, da sonst die Gefahr einer Kälteverbrennung besteht (Criollo-Lamilla et al. 2013).

5.3 Topische Betäubungscreme

(→ Abb. 5.2)

Um den Einstichschmerz bei der Lippenaugmentation zu minimieren, werden häufig lidocainhaltige Betäubungscremes eingesetzt. Anästhesiesalben gibt es von verschiedenen Herstellern in verschiedenen Stärken. Auch bieten Apotheken ihre eigenen Rezepturen an, die bis zu 30 % Lidocain und Tetracain enthalten und damit stark und schnell wirksam sind. Um die Wirkung der Salben zu verstärken, wird die Haut vor dem Auftragen der Salbe mit Desinfektionsmittel gereinigt, die Salbe aufgetragen und darüber eine Klarsichtfolie gelegt, damit die wirksamen Substanzen die Haut infiltrieren. Allerdings geht die Wirkung dieser Salben oft mit leichten Schwellungen einher, sodass die radiären Fältchen weniger gut sichtbar bleiben und die Behandlung erschweren.

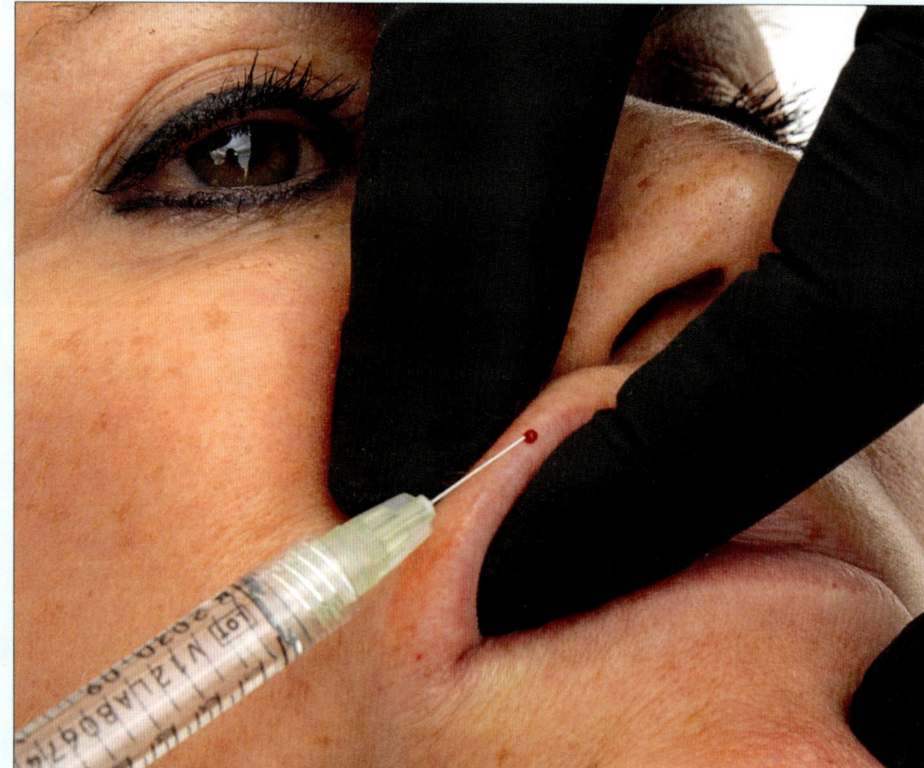

Abb. 5.1 Die Lippe wird so stark gedrückt, dass sie leicht erblasst.

5.4 Direkte Lidocainapplikation

(→ Abb. 5.3)

Wenn man die zarte Haut des perioralen Bereichs nach der Entfettung mit Desinfektionsmittel einmal mit einem Needleroller (0,5 mm) überrollt, wird das Gewebe minimal perforiert. Durch das Betupfen dieser leicht perforierten Haut mit einem Lokalanästhetikum ist es möglich, das Areal zu anästhesieren. Die Lippe wird dadurch jedoch nur teilweise anästhesiert, denn der mittlere Teil der Lippe, welcher auch der schmerzempfindlichste ist, bleibt empfindlich.

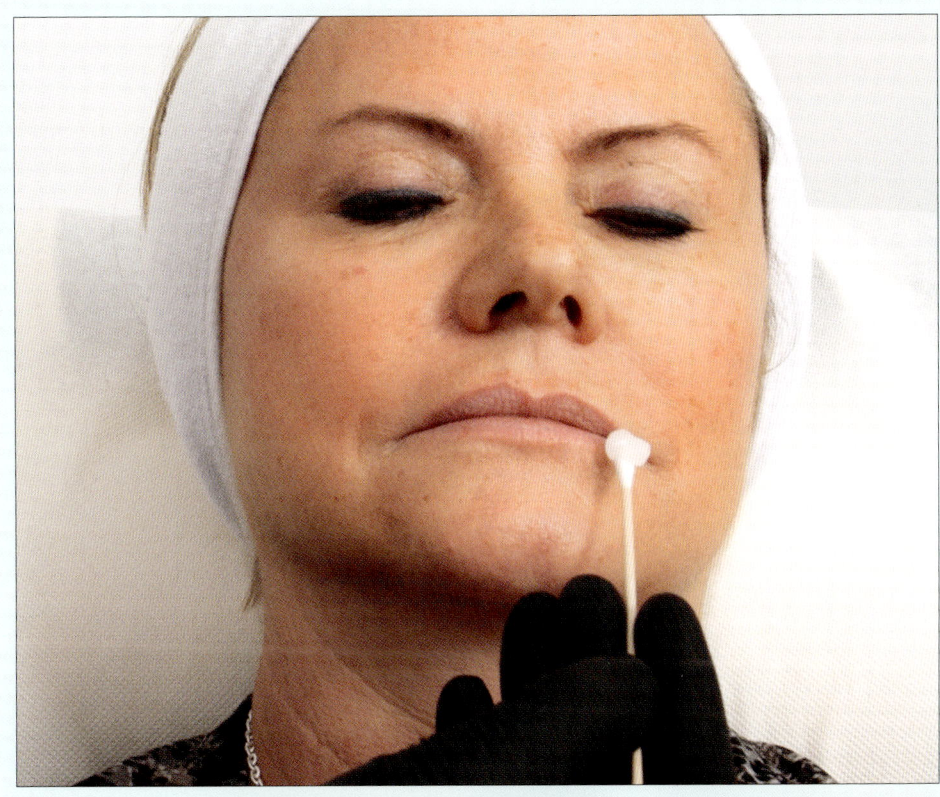

Abb. 5.2 Anästhesiesalben sollten vor der Behandlung mit einem Wattestäbchen appliziert werden und mindestens 20 Minuten einwirken.

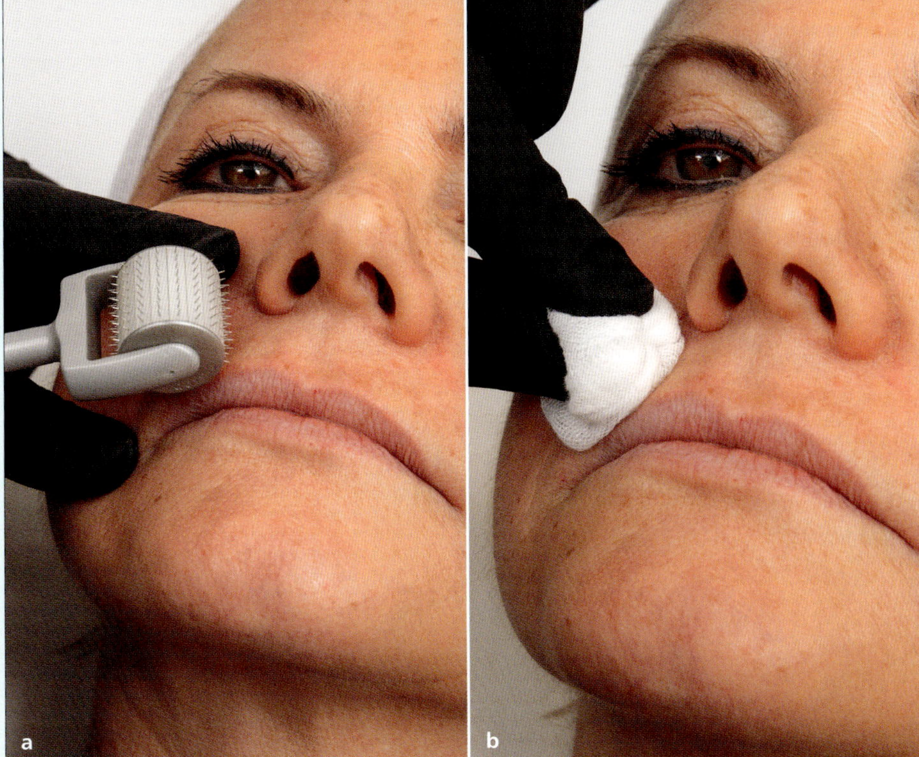

Abb. 5.3 a+b (a) Sanftes Überrollen des Lippenweiß mit dem Needleroller (0,5 mm). (b) Betupfen mit einem mit Lidocain (2 %) getränkten Tupfer oder Wattestäbchen.

5.5 Quaddeln an der Einstichstelle

(→ Abb. 5.4)

Bei der Lippenaugmentation mit der stumpfen Kanüle ist es für den Patienten wesentlich angenehmer, wenn am Eintrittspunkt der stumpfen Kanüle, bevor der Einstich mit der Nokor-Nadel erfolgt, Lidocain per Quaddel gesetzt wird. Das Lidocain verteilt sich kreisförmig ein Stück weit in die Lippenregion, sodass über diesen Weg schon ein Großteil der Schmerzen minimiert wird.

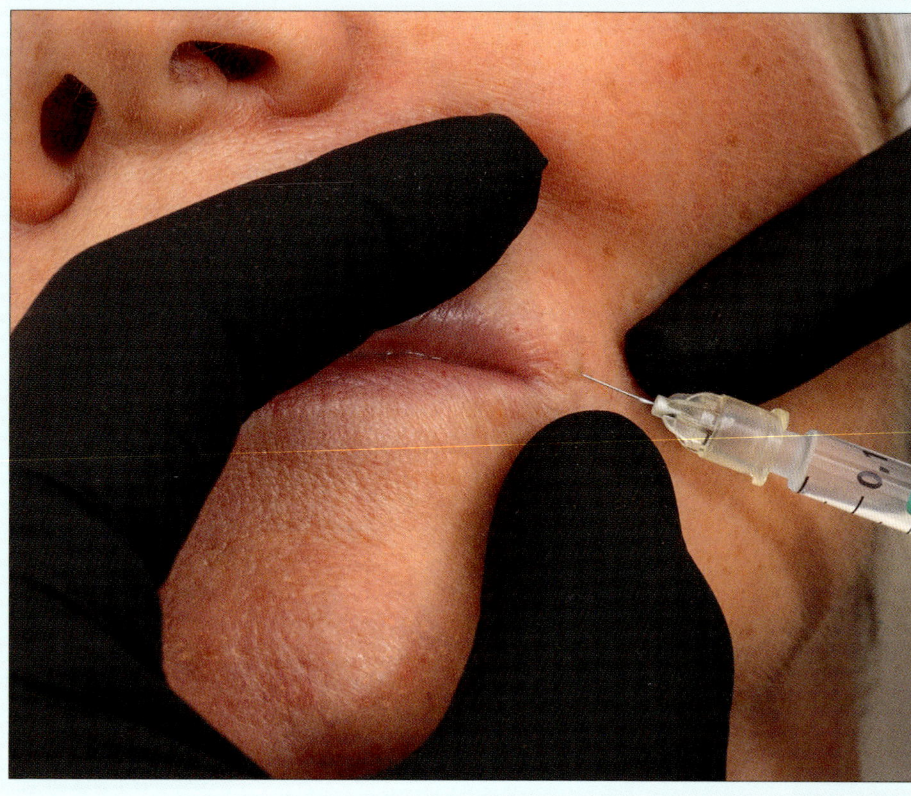

Abb. 5.4 Eine Quaddel mit 0,2 ml Lidocain (2 %) betäubt das erste Drittel des Lippenquadranten.

Quaddel

5.6 Nervenblockaden durch Mukosablock- oder Mikroblock-Technik (→ Abb. 5.5, 5.6)

Der von Sattler & Sommer (2015) beschriebene „ringförmige Mukosablock" führt zur Nervenblockade des N. infraorbitalis: In einem Abstand von 2 cm werden hierzu, 1 cm parallel zur Lippenlinie, Lidocain-Quaddeln in die Mukosa gesetzt. Der Vorteil ist, dass die Wirkung schnell eintritt, nicht lange andauert und es während der Wirkungszeit zu keiner Verformung des Mundes kommt.

Eine andere Variante des Mukosablocks besteht darin, in einem Abstand von 1 cm entlang des Vestibulums (der Schleimhautfalte) mehrere Lidocain-Quaddeln zu setzen.

5

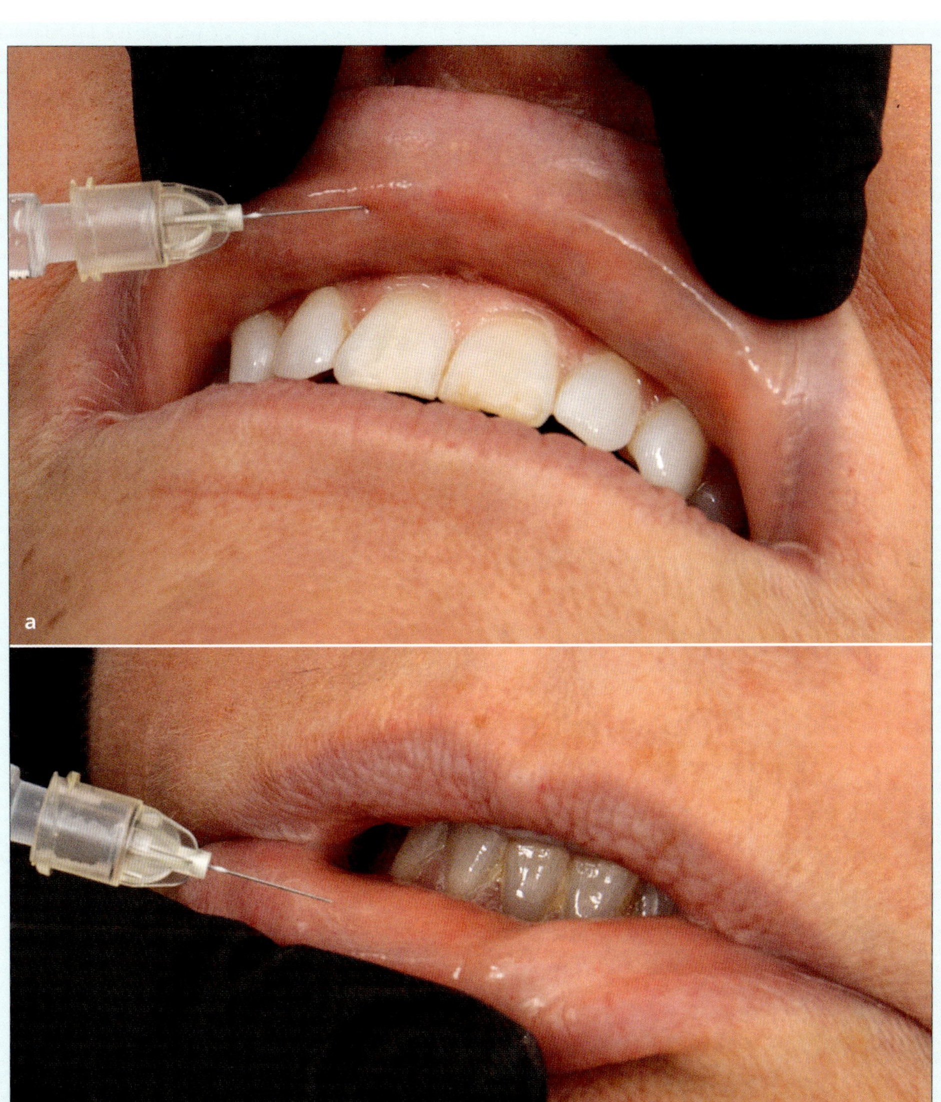

Abb. 5.5 a+b Beim Mukosablock werden im Abstand von 1 cm Quaddeln (0,05 ml pro Quaddel) in die Schleimhaut von Oberlippe (a) ...

... und Unterlippe (b) gesetzt.

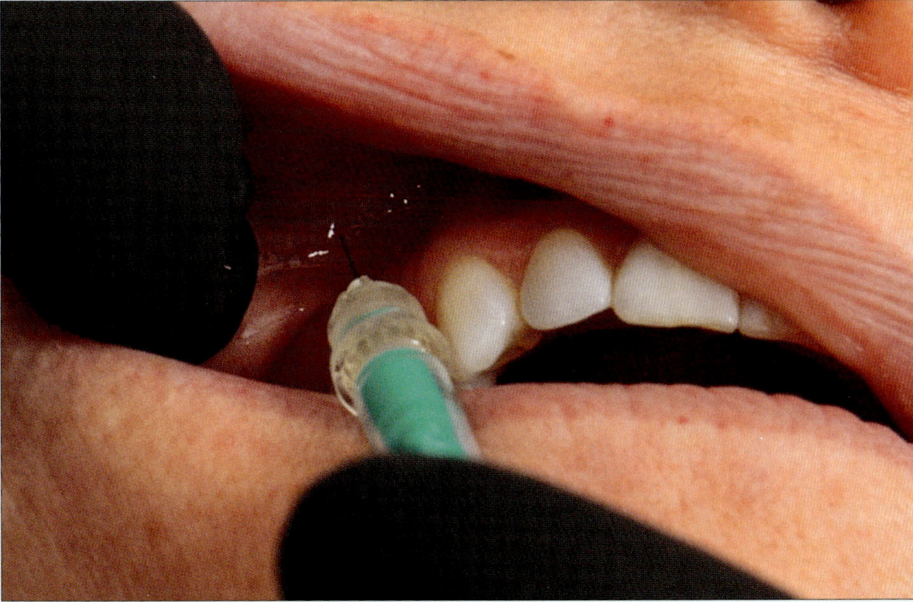

Abb. 5.6 Als Alternative können Lidocain-Quaddeln entlang des Vestibulums gesetzt werden.

5.7 Leitungsanästhesie (→ Abb. 5.7)

Diese Form der Anästhesie ermöglicht die größtmögliche, gezielte Betäubung eines bestimmten Areals und ist den Patienten von den Zahnarztbehandlungen her vertraut. Durch die Injektion in unmittelbarer Nervennähe wird die Schmerzweiterleitung gehemmt.

Die infraorbitale Anästhesie wird von unserer Seite wegen der lang anhaltenden Betäubung sowie der Alternative einer HA-Injektion in Kombination mit Lidocain nicht empfohlen. Auch geht der Infraorbitalblock mit dem Risiko einer schweren Nebenwirkung in Form des anaphylaktischen Schocks (s. Kap. 5.8, S. 84) oder intravasalen Injektion des Anästhetikums einher. Ein weiterer Nachteil ist, dass die periooralen Falten nicht mehr so gut zu sehen sind, da das Gewebe nach Injektion von Lidocain etwas aufquillt.

Dass die Betäubung bis zu zwei Stunden nach der Injektion anhalten kann, ist für den Patienten wegen des Taubheitsgefühls unangenehm. Je genauer die auf das Minimum berechnete Dosis an die Nervenenden platziert wird, desto weniger unangenehm ist dieser Vorgang für den Patienten (Criollo-Lamilla et al. 2013). Seitdem es die weniger traumatisierenden Injektionsverfahren mit der stumpfen Kanüle und die lidocainhaltigen Dermalfiller gibt, wird die Leitungsanästhesie meist nur noch bei sehr schmerzempfindlichen und ängstlichen Patienten eingesetzt – sie gehört deshalb nach wie vor zu den klassischen Anäthesieverfahren für Lippenbehandlungen und wird hier beschrieben. Sie erfordert eine Stuhlposition im 45°-Winkel, gute Beleuchtung, eine saubere Mukosa und sterile Handschuhe.

Cave

Wegen der Verletzungsgefahr des N. infraorbitalis darf nicht direkt in das infraorbitale Foramen an den Nerven gespritzt werden. Auch ist es wichtig, dass vor der Injektion aspiriert wird, um eine intravasale Injektion zu vermeiden (Azib 2013, S. 92).

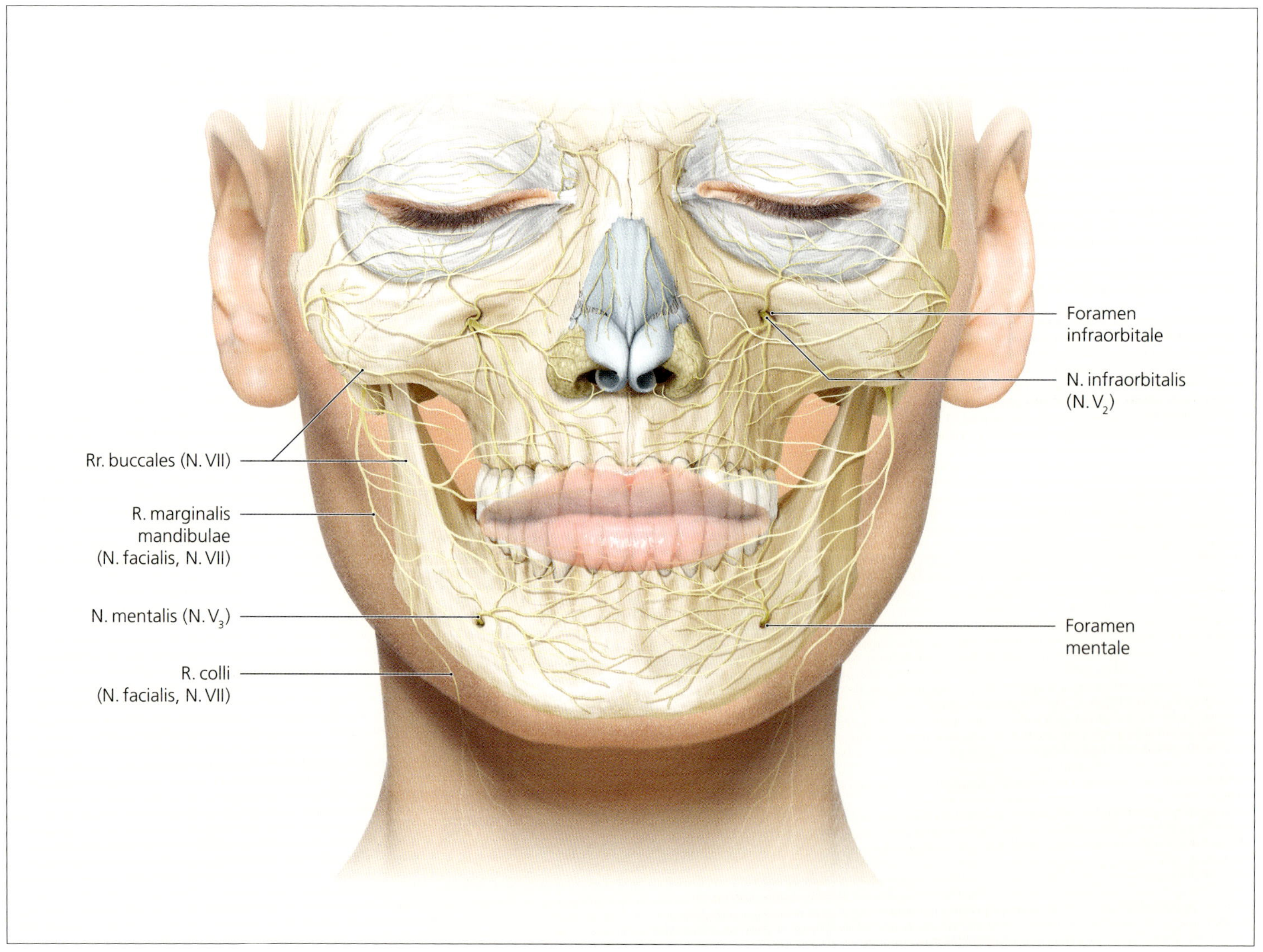

Abb. 5.7 Der N. infraorbitalis entspringt aus dem Foramen infraorbitale und enerviert die Oberlippe durch die Rr. labiales superiores. Der N. mentalis entspringt dem Foramen mentale und innerviert die Unterlippe.

5.7.1 Infraorbitalblock von extern (→ Abb. 5.8)

Der Einstichpunkt für den Infraorbitalblock von extern ist der Schnittpunkt der Linie vom Nasenflügel zum äußeren Augenlid und der Linie von der Pupille senkrecht nach kaudal, etwas oberhalb des infraorbitalen Foramens, das sich 1 cm unterhalb des Infraorbitalrands befindet. Das Lidocaindepot wird nahe dem N. infraorbitalis injiziert.

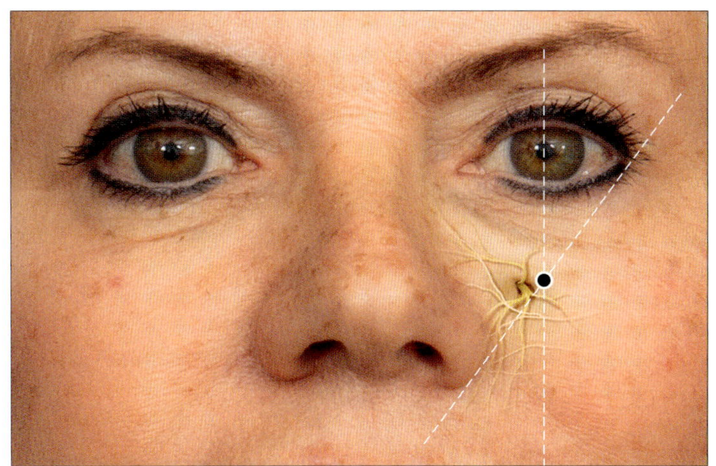

Abb. 5.8 Einstichpunkt für den Infraorbitalblock von extern.

5.7.2 Nervblockade von intraoral

Mit dieser Form der Leitungsanästhesie werden bei der Injektion der Oberlippe der N. infraorbitalis und bei der Unterlippe der N. mentalis blockiert.

■ Oberlippenblock (→ Abb. 5.9 a–c)

Abb. 5.9 a–c (a) Um genau zu eruieren, wo die Leitungsanästhesie des OL-Blocks gesetzt wird, denkt der Behandler sich eine Linie vom Eckzahn ausgehend in Richtung Pupille.

(b) Eine Desinfektion der Schleimhaut ist vorausgesetzt. Das Vestibulum kann mit einem lidocaingetränkten Wattestäbchen vorab etwas anästhesiert werden. Die Oberlippe wird nach oben gestülpt, die Schleimhaut angehoben und die Nadel zwischen dem ersten Prämolaren und dem Eckzahn in das Vestibulum parallel zur longitudinalen Achse des Eckzahns eingeführt. Es wird in Richtung Pupillenmitte injiziert.

(c) Das Lidocaindepot wird in Richtung des Foramen infraorbitale injiziert. Dabei sollte der Nervenaustrittspunkt durch Kompression der freien Hand von außen geschützt werden. Durch sanfte Massage nach der Injektion wird das Lidocain besser verteilt.

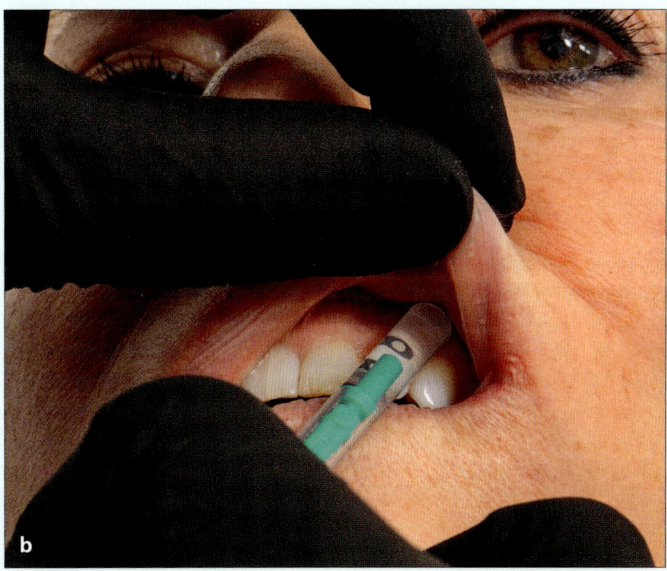

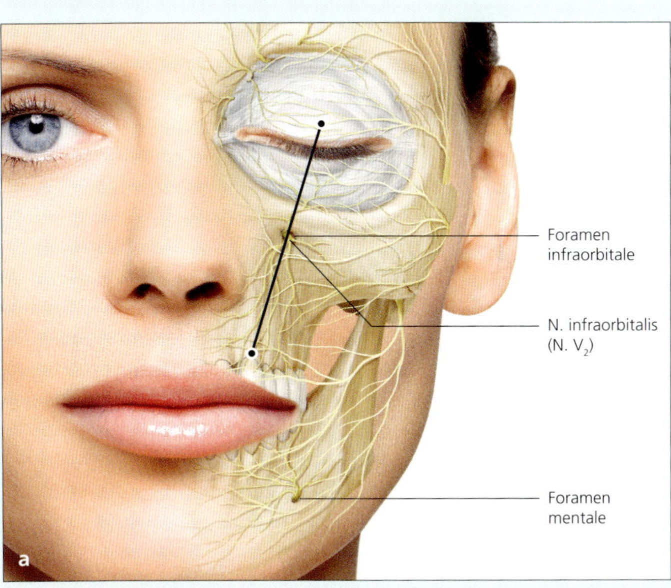

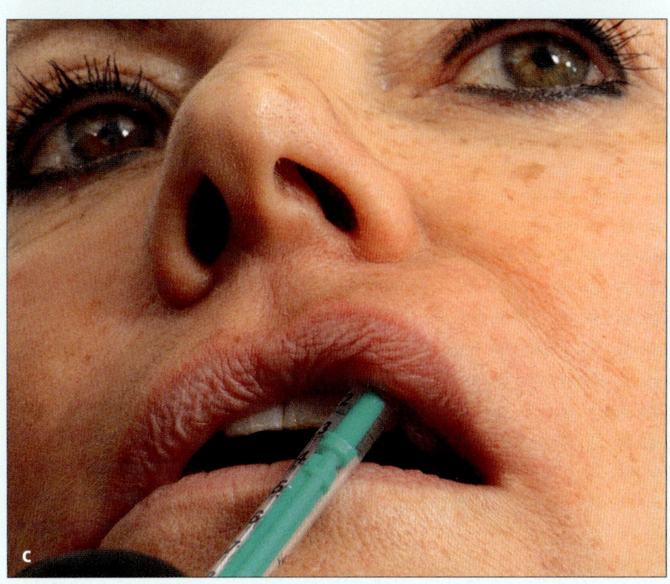

5

■ Unterlippenblock (→ Abb. 5.10 a–c)

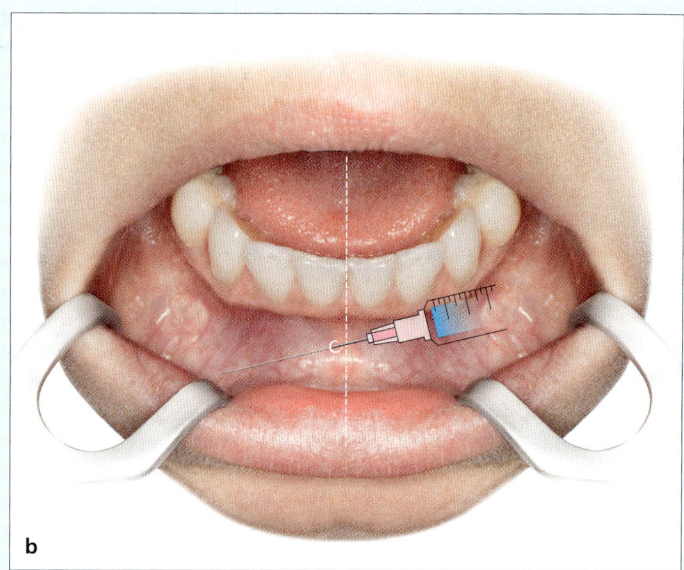

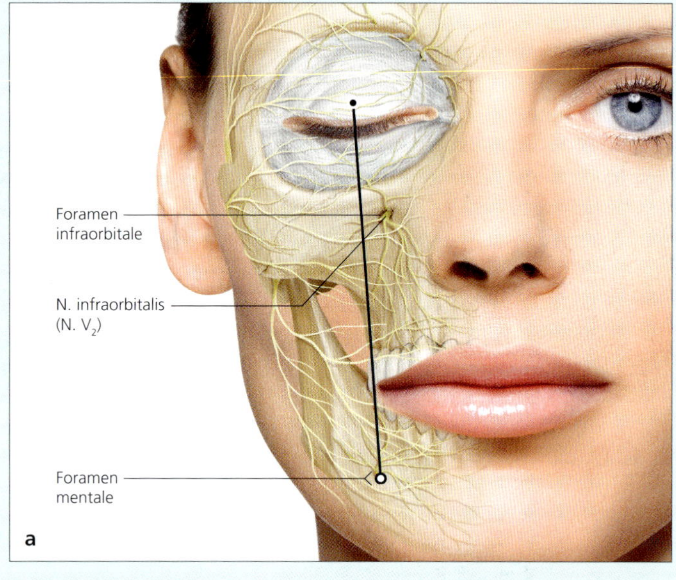

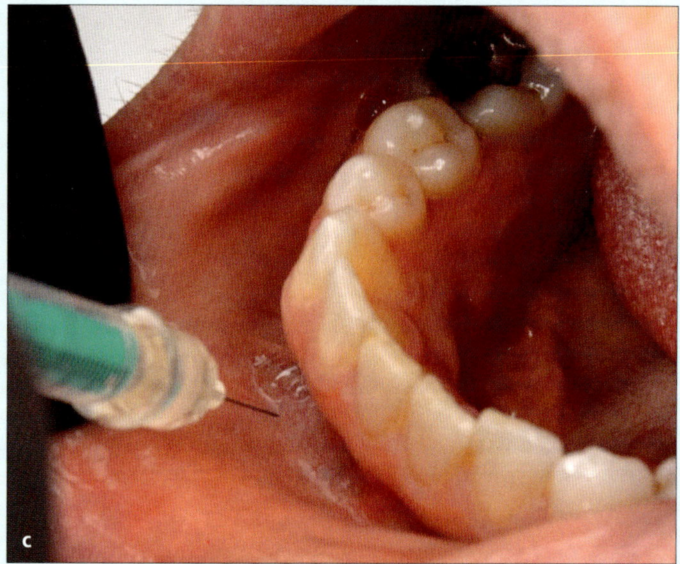

Abb. 5.10 a–c (a) Bei der Leitungsanästhesie des UL-Blocks denkt der Behandler sich eine Linie von der Pupillenmitte bis zum Mundwinkel. In seiner Verlängerung, lateral des Eckzahns unterhalb des ersten Prämolaren, befindet sich das Foramen mentale mit dem austretenden N. mentalis.

(b) Intraoral wird das Anästhetikum in die Gingivatasche des Unterkiefers in Richtung des Foramen mentale injiziert.

(c) Die Schleimhaut kann mit einem mit Anästhetikum getränkten Wattestab vorab etwas betäubt werden. Die Lippe wird nach unten aufgerollt, eine 30G-Nadel wird 5 mm unterhalb des ersten Prämolaren eingestochen und langsam in Richtung Foramen mentale vorgeschoben. Nach kurzem Kontakt mit dem Knochen wird die Nadel ein wenig zurückgezogen und nach Aspiration wird das Lidocaindepot in Richtung Foramen mentale abgegeben.

5.8 Komplikationen der Lokalanästhesie

Lokalanästhetika können in die Blutbahn diffundieren und so Nebenwirkungen an Gehirn und Herz verursachen. Bei einer entsprechend hohen Konzentration können sie beispielsweise im Gehirn anfluten und eine toxische Wirkung entfalten.

Am Herzen kann eine toxische Blutkonzentration eines Lokalanästhetikums das Reizleitungssystem des Herzens negativ beeinflussen, was zur Herzrhythmusstörung, Abnahme der Herzkraft und des Blutdrucks sowie unter Umständen zum Herzstillstand führen kann.

Ebenso sind anaphylaktoide Reaktionen auf Lokalanästhetika möglich, die sich als Urtikaria, Asthmaanfall oder Blutdruckabfall bis hin zum anaphylaktischen Schock äußern können.

Wichtige Hinweise

Hat die Nadel den Nerv tangiert, ist sie etwas zurückzuziehen, und nach Aspiration wird das Lidocaindepot abgegeben. Intravasale Injektionen sind unbedingt zu vermeiden! Falls die Betäubung nicht bis zur Lippenmitte hin reicht, sollte noch eine zusätzliche Quaddel in das Frenulum labii superioris injiziert werden. Die Durchführung von Anästhesieverfahren liegt in der Verantwortung des Behandlers. Daher ist es unabdingbar, dass er über einschlägige Kenntnisse, Fertigkeiten und Erfahrungen verfügt. Unverträglichkeiten und allergische Reaktionen auf Anästhetika sind zwingend anamnestisch auszuschließen.

6 Komplikationen, Nebenwirkungen, Kontrolle

6 Komplikationen, Nebenwirkungen, Kontrolle

In seltenen Fällen kommt es bei der Unterspritzung und Augmentation der Lippen zu Komplikationen oder Nebenwirkungen. In ihrer Publikation haben Snozzi & Van Loghem (2018) einen Überblick über die wesentlichen Nebenwirkungen einer Fillerbehandlung mit umfangreichen therapeutischen Behandlungsempfehlungen veröffentlicht, sodass wir auf diese Publikationen verweisen möchten und hier nur die wesentlichen, auf die Komplikationen der Lippenbehandlung zutreffenden Erkenntnisse zusammenfassen. Die therapeutischen Empfehlungen sind in der Studie von Snozzi & Van Loghem nachzulesen.

Die Nebenwirkungen – neben den häufig als Begleiterscheinung auftretenden Reaktionen wie Rötung, Schwellung und Schmerzen – werden in fünf Gruppen eingeteilt: Verfärbung, Ödembildung, Infektion, Knotenbildung und Gefäßkomplikationen.

6.1 Verfärbung

6.1.1 Hämatome

Die Verfärbung nach einer Injektion, ganz besonders im perioralen und oralen Bereich, ist häufig und entsteht meistens durch die Perforation kleinerer oder mittelgroßer Gefäße mit der scharfen Nadel. Es handelt sich überwiegend um Hämatome, welche innerhalb „von Minuten bis Stunden" (Snozzi & Van Loghem 2018) nach der Traumatisierung des Gefäßes entstehen können, sich jedoch in der Regel nach ein bis fünf Tagen zurückbilden.

Durch Kompression unmittelbar nach der Verletzung eines Gefäßes kann eine größere Einblutung verhindert werden. In seltenen Fällen kann ein Hämatom sich fibrinös verkapseln und als Knoten tastbar bleiben (Snozzi & Van Loghem 2018). „Bei Anzeichen eines Hämatoms wird eine Kompression für einige Minuten empfohlen. Die empfohlene Behandlung umfasst eine Vitamin-K-Salbe für 7 Tage oder eine intensive Pulslichttherapie. Bei anhaltender Hämosiderin-Färbung wird eine Laserbehandlung mit gepulstem Farbstoff oder Kaliumtitanylphosphat (KTP) empfohlen." (Becker-Wegerich 2011, 2016)

6.1.2 Tyndall-Effekt

Der Tyndall-Effekt ist eine bläuliche Einfärbung im Gewebe nach oberflächlicher Injektion mit stark vernetzter HA. Dies tritt am häufigsten bei der Unterspritzung der Kontur und der perioralen Falten auf. Nach Meinung der Experten beruht das als Tyndall-Effekt bekannte Phänomen auf der partiellen Absorption von rotem Licht und der Reflexion von kürzerem Licht (z. B. blau) aufgrund der optischen Kammer, die durch die Platzierung von HA gebildet wird (Snozzi & Van Loghem 2018). Der Effekt kann über Monate andauern. Wenn die Blauverfärbung störend und zu massiv ist, wird empfohlen, diese mit Hyaluronidase aufzulösen.

6.1.3 Aufhellung

Durch oberflächliche Injektion von stark vernetzter HA kann es bei dünner Haut zu einer Aufhellung des Gewebes (Blanching-Effekt) kommen. Dies tritt am häufigsten bei der Unterspritzung der Kontur und der perioralen Falten auf. Meist lässt sich die Aufhellung durch unmittelbares kräftiges Massieren sofort nach Eintritt beseitigen. Wird die Aufhellung als störend empfunden, wird empfohlen, diese mit Hyaluronidase aufzulösen (s. S. 96).

6.2 Ödembildung

Eine Lippenaugmentation geht in der Regel immer mit einer milden bis starken Schwellung einher. Der Grad der Schwellung steht in Abhängigkeit zur angewandten Injektionstechnik und Wahl der Injektionsnadel, kann aber auch andere Ursachen haben.

6.2.1 Kurzfristiges unmittelbares Interventionsödem

Diese Kategorie kommt häufig vor. Sie steht in Abhängigkeit zur angewandten Injektionstechnik, der eingesetzten Nadel/Kanüle, dem Ausmaß der Traumatisierung des Gewebes und der Menge des injizierten Produkts. Im Allgemeinen ist keine spezifische Behandlung erforderlich. Im Einzelfall können Kühlelemente und abschwellende Medikamente empfohlen werden. Bei schweren oder anhaltenden Schwellungen sollte die weitere Behandlung durch einen Spezialisten erfolgen.

6.2.2 Histaminvermitteltes Ödem

Dieses Ödem entsteht durch die direkte Freisetzung von Histamin nach der Behandlung und muss durch einen Facharzt abgeklärt und behandelt werden. Erkennbar für den Behandler ist das histaminvermittelte Ödem durch eine Schwellung im Sinne eines Quincke-Ödems und/oder einer Urtikaria (Snozzi & Van Loghem 2018).

6.2.3 Nicht antikörpervermittelte (verzögerte, Typ IV) allergische Reaktionen

Bei Verhärtungen, Erythemen und Ödemen kann eine nicht antikörpervermittelte allergische Reaktion vorliegen. Sie kann bereits einen Tag nach der Injektion, jedoch auch mehrere Wochen nach der Injektion auftreten und mehrere Monate andauern. Die Komplikation muss durch einen Facharzt abgeklärt und behandelt werden (zu den Behandlungsempfehlungen s. Snozzi & Van Loghem 2018).

6.3 Infektion

6.3.1 Bakterielle Infektion

Alle invasiven und minimalinvasiven Eingriffe sind mit einem Infektionsrisiko verbunden, welches aber im Allgemeinen sehr selten auftritt (Sattler & Sommer 2015). Durch eine gute Antisepsis kann das Infektionsrisiko minimiert werden. Nach Snozzi & Van Loghem (2018) gehören Erysipel und Streptokokken-Zellulitis zu den häufigeren Formen der bakteriellen Entzündungen, während die Bildung von Abszessen eher selten vorkommt. Die Antibiose hängt vom Schweregrad der Infektion und vom Erreger ab und muss immer durch den Facharzt verordnet werden.

6.3.2 Virale Infektion

Die Reaktivierung von Herpes simplex ist die häufigste Virusinfektion, die nach einer HA-Injektion in die Lippen auftreten kann. Das Virostatikum Aciclovir wird bei Patienten, die bekannterweise Träger von Herpesviren sind und häufig an solchen Infekten leiden, prophylaktisch empfohlen. Nach Ausbruch einer solchen Erkrankung wird dieser Arzneistoff als Therapie empfohlen.

6.4 Knotenbildung

Es werden entzündliche und nicht entzündliche Knoten unterschieden.

6.4.1 Nicht entzündliche Knoten

Unmittelbar nach der Injektion können kleine, leicht tastbare Knötchen auftreten, die damit zusammenhängen, dass vernetzte HA-Filler unregelmäßig gespritzt wurden. Bei weicheren Gelen tritt dieses Phänomen weniger häufig auf.

Kleinere oder größere, tastbare oder sichtbare Knoten findet man häufig bei vorbehandelten Lippen. Sie können aufgrund folgender Möglichkeiten entstanden sein:

- Platzierung von falschem Material
- Injektion von zu großen Mengen an Material
- Falsch gewähltes Material
- Vorbestehendes Material wird sichtbar

In der Regel können diese Knoten zunächst während der Behandlung durch Massage verkleinert und umverteilt werden. Schwieriger wird es, wenn sich die Knoten bindegewebig ummantelt haben. In einem zweiten Schritt ist es möglich, die Knoten mechanisch zu zerdrücken oder zu inzidieren und den HA-Filler zu exprimieren (Sattler & Sommer 2015). Falls diese Maßnahmen nicht zum Erfolg führen, kann versucht werden, die Knoten durch eine Enzymbehandlung mit Hyaluronidase aufzulösen.

6.4.2 Entzündliche Knoten

In seltenen Fällen kann das HA-Implantat zu einem entzündlichen granulomatösen und fibrotischen Prozess mit entzündlichen, geschwollenen Knoten, Erythemen und auch gelegentlicher Eiterbildung führen.

Typisch für entzündliche granulomatöse Prozesse ist, dass sie später beginnen, d. h. Wochen bis Monate nach der Behandlung auftreten können. Die Ursachen für ein solches Geschehen sind komplex und oft schwer zu erklären. Es können triviale Infektionen oder Biofilme aus üblichen Hautbesiedlungsbakterien sein, die sich selbst mit einer komplexen schützenden Klebstoffmatrix einkapseln. Dadurch können sie irreversibel an lebenden Strukturen oder inerten Oberflächen haften. Wenn ein Füllstoff injiziert wird, kann er mit Bakterien beschichtet werden und bildet einen Biofilm, der eine dauerhafte Immunreaktion auslöst, die schließlich zu einer chronischen granulomatösen Reaktion führen kann. Weiter kommen als Ursache Immunreaktionen und Hilfsstoffe der Filler infrage (Sattler & Sommer 2015, zu den Behandlungsempfehlungen s. Snozzi & Van Loghem 2018).

Eine fachärztliche Abklärung und genaue Kenntnisse der Patientenanamnese sind sehr wichtig.

6.5 Gefäßkomplikationen

Gefäßkomplikationen sind selten und hängen stark von der Injektionstechnik ab. Der Einsatz der scharfen Nadeln und das Setzen von großen Boli stellt ein höheres Risiko für die Entstehung einer Gefäßkomplikation dar.

Die intravaskuläre Injektion in eine Arterie kann zu einer Ischämie und im schlimmsten Fall zu einer Nekrose führen. Der Ablauf einer solchen Komplikation lässt sich wie folgt beschreiben (DeLorenzi 2017):

- Hautblanchierung unmittelbar nach Injektion
- Marmorierung der Haut (Livedo reticularis) innerhalb von Stunden
- Langsame Kapillarerneuerung und dunkle Blau-rot-Verfärbung der Haut einige Tage später
- Blasenbildung und anschließender Gewebeverlust (Nekrose)

6.6 Kontrolle

Ein bis zwei Wochen nach einer Lippenbehandlung sollte der Patient zu einem Kontrolltermin einbestellt werden. Diese Kontrolle ist ganz besonders bei einer Lippenbehandlung wichtig, weil Lippen, häufiger als andere Körperregionen, nach Einblutungen, Knoten oder kleinere Unregelmäßigkeiten nachkorrigiert werden müssen.

Nach ca. ein bis zwei Wochen kann der Behandler erkennen, wie das Behandlungsergebnis aussieht. Es werden folgende Punkte kontrolliert:

- Symmetrie im Ruhezustand
- Unerwünschte sichtbare Asymmetrien oder Knoten während der Mobilisierung beim Lachen oder Sprechen
- Entzündungen oder andere unerwünschte Nebenwirkungen Rückbildung der Hämatome und Einblutungen
- Patientenzufriedenheit

Hierzu wird die Lippe wie bei der Analyse erneut von allen Seiten und in Bewegung fotografiert (s. Kap. 3.2.5, S. 62 ff.). Die Vorher-nachher-Bilddokumentation hilft, das Ergebnis zu objektivieren. Gegebenenfalls findet eine korrigierende Nachbehandlung statt.

Beachte

Maßnahmen bei Gefäßkomplikationen

Die Erkennung eines vaskulären Ereignisses muss schnell erfolgen, gefolgt von einer aggressiven Behandlung, um schwerwiegende, möglicherweise irreversible Komplikationen wie eine Gewebenekrose zu vermeiden (DeLorenzi 2014).

Fünf Schritte, um einer Gefäßkomplikation entgegenzuwirken:

1. Sofortige Erkennung der Komplikation
2. Sofortige lokale Applikation von Hyaluronidase (maximale Menge) in das Versorgungsgebiet des Gefäßes. Durch die erhöhten Gefäßpermeabilität wird die Hyaluronidase das intravaskuläre Implantat erreichen, ohne dass in das Gefäß injiziert werden muss (DeLorenzi 2014).
3. Das Gebiet mittels warmer Kompressen, Wärmeaggregaten oder Föhn wärmen, um die Durchblutung anzuregen – keinesfalls Kühlung
4. Sanfte Massage ohne Druck
5. Den Patienten schnellstens dorthin weiterleiten, wo die Gefäßverstopfung (notfalls operativ) behoben werden kann (Sattler & Sommer 2015, Snozzi & Van Loghem 2018).

Hinweis

Der Einsatz der stumpfen Kanüle gibt keinen Schutz vor intravaskulären Injektionen. Langsames Injizieren und die Zusammenarbeit mit dem Patienten, der sich bemerkbar machen soll, wenn ungewöhnliche Schmerzen auftreten, sind Voraussetzungen, um Komplikationen zu reduzieren. Im Bedarfsfall empfiehlt sich die interdisziplinäre Zusammenarbeit mit erfahrenen Kollegen.

7 Praxisausstattung, Materialien, Patientenmanagement

7 Praxisausstattung, Materialien, Patientenmanagement

7.1 Praxisambiente

In einer ästhetischen Praxis ist der erste Eindruck am wichtigsten. Der Behandlungsraum sollte einladend gestaltet sein, professionell medizinisch-hygienisch wirken, hell und frisch gelüftet, ruhig und angenehm temperiert und auch wohlriechend sein. Eine ästhetische Praxis sollte die Intimsphäre des Patienten wahren. Die Dokumentation sollte auf einem Schreibbrett vorbereitet sein, der Kugelschreiber bereitliegen, eine Ablage für die Tasche und die Brille des Patienten sollte vorhanden sein. Ein Getränk könnte angeboten werden, es sollten keine Hektik und kein Zeitdruck spürbar sein.

Das für die HA-Behandlung benötigte Equipment sollte vorbereitet sein. Der Behandlungsstuhl sollte frei im Raum stehen und mit einem frischen Tuch abgedeckt sein. Hierzu gibt es abrollbare Einmalauflagen, Stofflaken oder Frotteebezüge. Nach jedem Patienten ist die Auflage auszuwechseln. Der Stuhl sollte so stehen, dass der Patient nicht von den Nebengebäuden aus gesehen wird, was durch einen blickdichten Vorhang oder eine Fensterabdeckung gelöst werden kann. Das Licht der Behandlungslampe sollte nicht direkt in die Augen leuchten. Ein Kissen für den Nacken oder in die Kniekehlen lassen den Patienten entspannter sitzen.

7.2 Mobiliar

Da das Grundwissen hinsichtlich der Raumausstattung durch die medizinische Ausbildung vorausgesetzt wird, gehen wir nur selektiv auf einige relevante Aspekte ein.

7.2.1 Stuhl (→ Abb. 7.1)

Es gibt auf dem Markt ein großes Sortiment an Behandlungsstühlen: von einer einfachen kosmetischen Behandlungsliege bis hin zu einem durchdachten Designerstuhl. Die Stühle unterscheiden sich im Wesentlichen durch die Verstellbarkeit und Funktionalität, den Komfort für den Patienten, die Qualität des Materials und natürlich dadurch auch durch den Preis.

Vorrangig ist auf die Ergonomie des Stuhls zu achten – Behandler und Patient müssen während der Behandlung eine bequeme Position haben. Der Behandlungsstuhl sollte frei im Raum stehen, sodass der Behandler bequem von allen Seiten Zugang zum Patienten hat. Optimalerweise befindet sich das Behandlungsgebiet in Brusthöhe des Behandlers.

Die Stuhleinstellung ist ein wesentlicher Punkt, der die Arbeitsqualität des Behandlers stark beeinflusst. Eine Behandlung sollte so durchzuführen sein, dass der Behandler in aufrechter Position mit gerade aufgerichtetem Oberkörper gut an das zu behandelnde Areal herankommt, damit eine rückenschonende entspannte Haltung während der Behandlung möglich ist und der Behandler bei einer Rotationsbewegung eine entspannte sichere Haltung während der Unterspritzung hat, indem er sich an den Stuhl anlehnen kann. Ob er im Sitzen oder im Stehen unterspritzt, liegt in seinem Ermessen.

Auch sollte der Behandlungsstuhl sich in der Neigung verstellen lassen, da einige Indikationen in senkrechter Position und andere in leicht liegender Position unterspritzt werden sollten. Der Rückenteil sollte von der senkrechten Sitz- bis zur waagerechten Liegeposition stufenlos verstellbar sein. Die Analyse erfolgt immer in senkrechter Sitzposition (s. Kap. 3.2.4, S. 62), da die Falten und Schatten des Gesichts im Sitzen stärker zu sehen sind als in der liegenden Position, in der sich das ganze Gesicht entspannt.

Der Fußteil sollte in die waagerechte Position gebracht werden können, damit der Patient bequem sitzen oder liegen kann.

Folgende Eigenschaften gehören aus unserer Sicht zu jeder Basisausstattung eines Stuhls:

- Höhenverstellbarkeit (3)
- Niedrige Grundeinstiegshöhe von 55,5 cm
- Verstellbarkeit der Neigung der Sitzlehne von 90°–180° (1)
- Verstellbarkeit der Neigung des Fußteils von 90° senkrecht auf 0° waagrecht (2)
- Kopfteil, höhenverstellbar (5)
- Hohe Kippsicherheit und Stabilität auch bei Belastung in horizontaler Position
- Komfortable Polsterung
- Beidseitig gepolsterte Armlehne, um 180° nach hinten abklappbar sowie bei Bedarf abnehmbar (4)
- Optimal, aber nicht zwingend: elektrische Handhabung

7.2.2 Lampe

Die Beleuchtung aus allen Winkeln spielt eine erhebliche Rolle bei der Analyse und anschließenden Beurteilung des Behandlungsergebnisses (s. Kap. 3.2.3, S. 61 f.). Sie hat die Funktion, das Gesicht so auszuleuchten, dass das Relief der Haut gut erkennbar wird. Es ist wichtig, dass die Beleuchtung ins Gesicht herumgeführt werden kann, sodass der Lichteinfall von verschiedenen Seiten möglich ist.

Leuchten mit einer eingebauten Lupe im Beleuchtungskörper ermöglichen es, feinste oberflächliche Unterspritzungen kontrolliert zu durchzuführen. Optimalerweise ist die Beleuchtung an der Decke angebracht, sodass man nicht über Kabel stolpern kann. Natürlich gibt es auch viele einfache Varianten wie Tischleuchten oder Stativleuchten, die auch ihren Zweck erfüllen.

7.2.3 Ablage und Tisch (→ Abb. 7.2)

Um die für eine Behandlung benötigten Materialien leicht erreichbar zu haben, ist eine flexible Anpassbarkeit des Tisches oder der Ablage durch Rollen an die individuelle Behandlungsposition zu empfehlen. Hier gibt es ein großes Angebot.

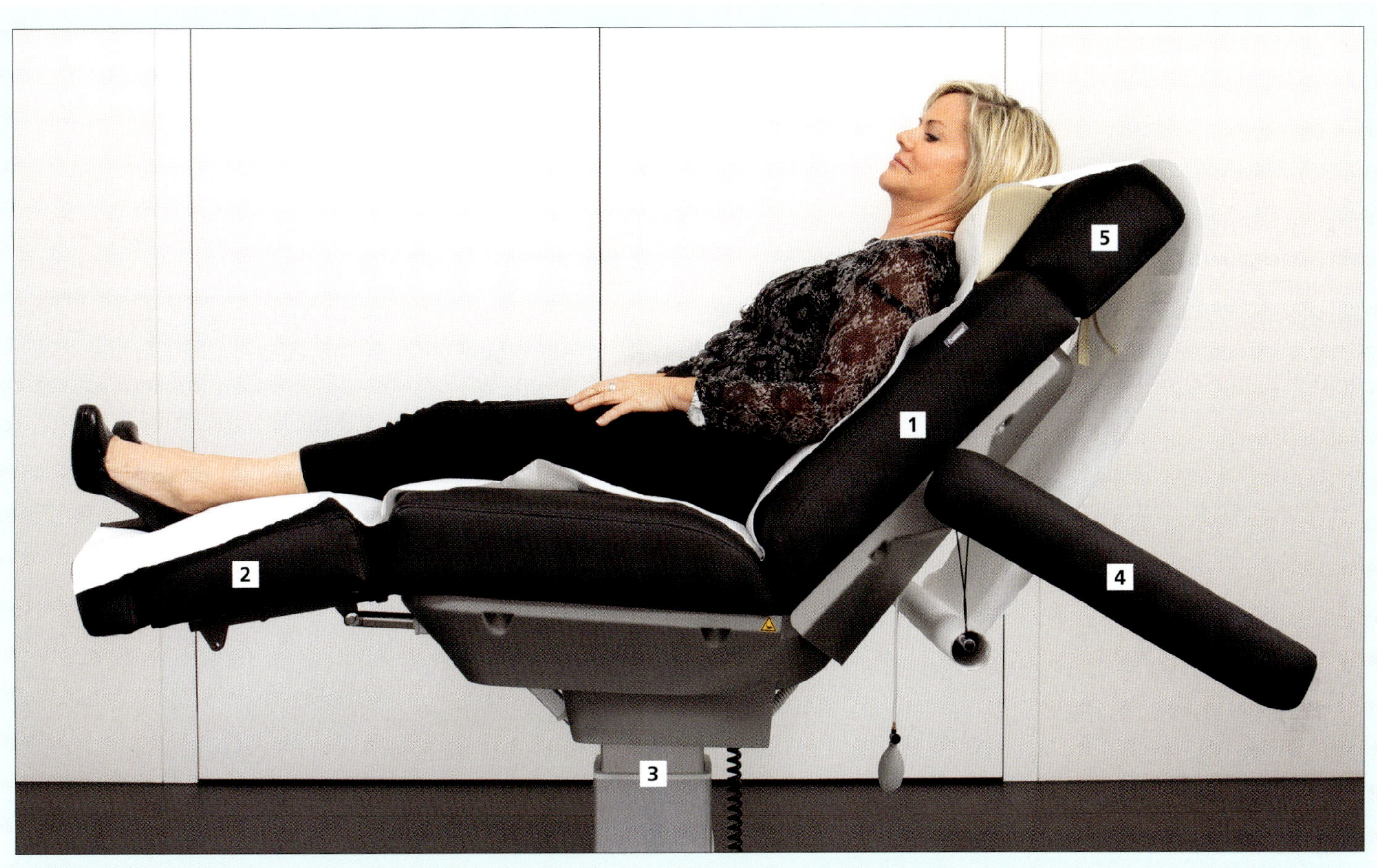

Abb. 7.1 Behandlungsstuhl mit Kennzeichnungen zur notwendigen Basisausstattung: verstellbare Sitzlehne (1), verstellbares Fußteil (2), Höhenverstellbarkeit (3), abnehmbare und abzuklappende Armlehnen (4), verstellbares Kopfteil (5).

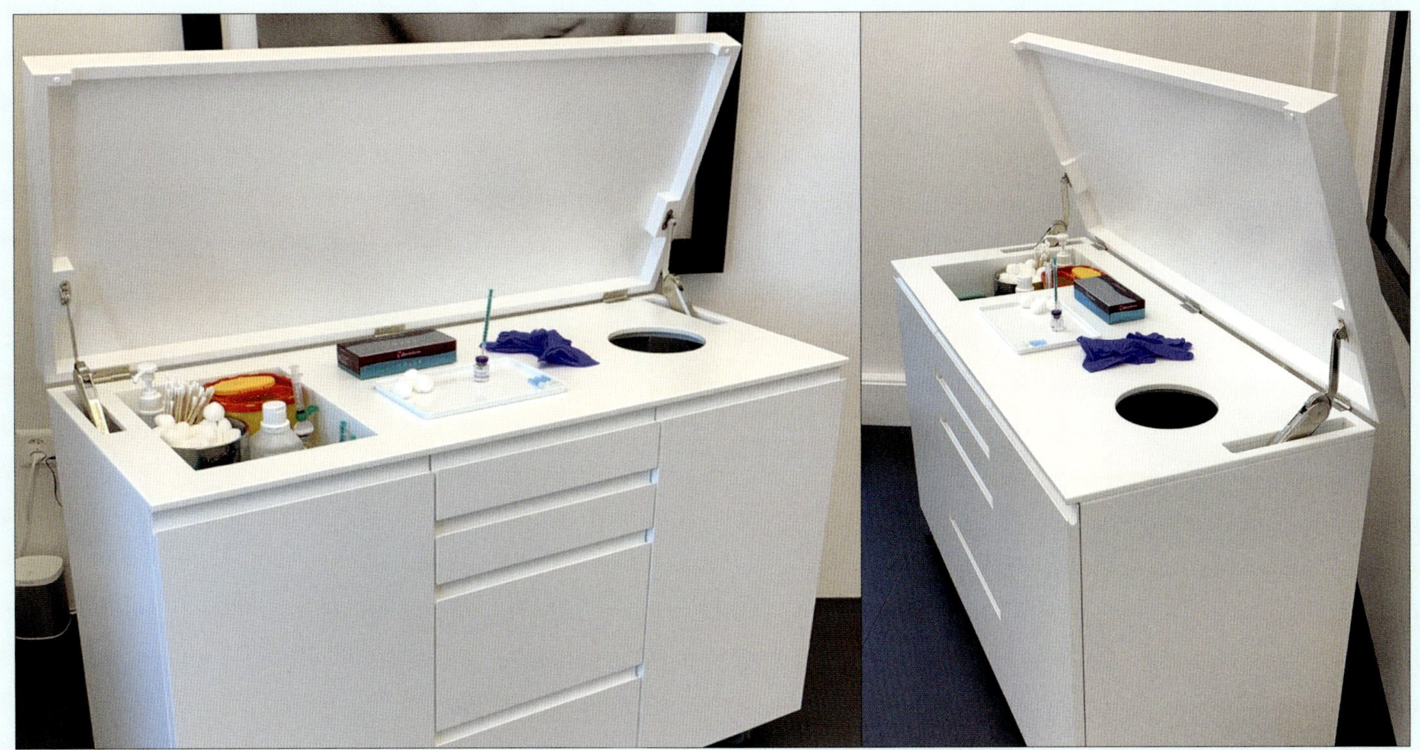

Abb. 7.2 Dieser Tisch wurde nach praxisnahen Erfahrungswerten für die Anwendung von ästhetischen Dermalfiller-Behandlungen entwickelt. Er ist rollbar, das Equipment ist hygienisch verstaut und durch die Klappe gut abdeckbar.

7.3 Hygiene

Die hygienischen Maßnahmen während einer Faltenunterspritzung unterscheiden sich nicht von den Maßnahmen, die in jeder Arztpraxis Standard sind:

- Gut gelüfteter Raum
- Frisch abgedeckter Behandlungsstuhl (Laken/Papiertücher)
- Mit Desfektionsmitteln geputzte und steril abgedeckte Ablagenflächen
- Sterilisiertes Praxiszubehör (Nierenschalen usw.)
- Entsorgung von Nadeln und Kanülen im Nadelabwerfer
- Abfallentsorgung nach jeder Behandlung
- Kanülen oder Injektionsnadeln dürfen weder mit den Fingern berührt werden noch mit Haaren oder Haut in Kontakt kommen
- Tragen von Einmalhandschuhen bzw. sterilen Einmalhandschuhen bei der Injektionstechnik
- Medizinische Mund-Nasen-Schutzmasken
- Reinigung und Desinfektion des zu behandelnden Hautareals

Beachte

Reinigung und Desinfektion des zu behandelnden Hautareals

Vor jeder Behandlung erfolgen eine gründliche Entfernung des Make-ups und eine gründliche Desinfektion des zu behandelnden Hautareals. Das Areal wird desinfiziert, indem es mit einem sterilen Tupfer, der z. B. mit Octenisept oder Kodan getränkt ist, gründlich abgewischt wird. Diese Prozedur wird dreimal hintereinander mit jeweils einem frisch getränkten neuen Tupfer wiederholt. Während der Behandlung hat der Behandler einen mit alkoholfreiem Desinfektionsmittel getränkten Tupfer in der freien Hand, sodass er immer wieder Blutungen beseitigen und die Haut reinigen kann. Dieser Tupfer sollte unmittelbar nach der Benutzung gewechselt werden. Nach der Behandlung wird die Wunde nochmal mit Desinfektionsmittel gereinigt und es wird empfohlen, eine Wundheilcreme aufzutragen.

7.4 Equipment zur Vor- und Nachbereitung

7

Bei einer HA-Lippenbehandlung werden folgende Prozeduren und Produkte für die Vor- und die Nachbereitung benötigt (→ Abb. 7.3–7.18):

Equipment zur Vor- und Nachbereitung

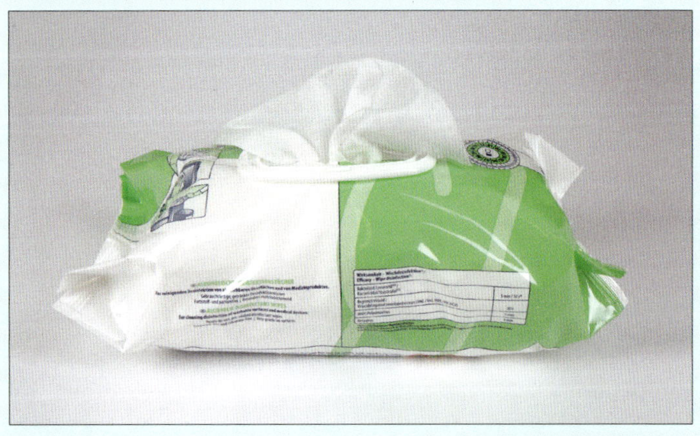

Abb. 7.3 Abschminken – Es werden Abschminktücher oder Tupfer, getränkt mit einem Gesichtsreiniger, eingesetzt.

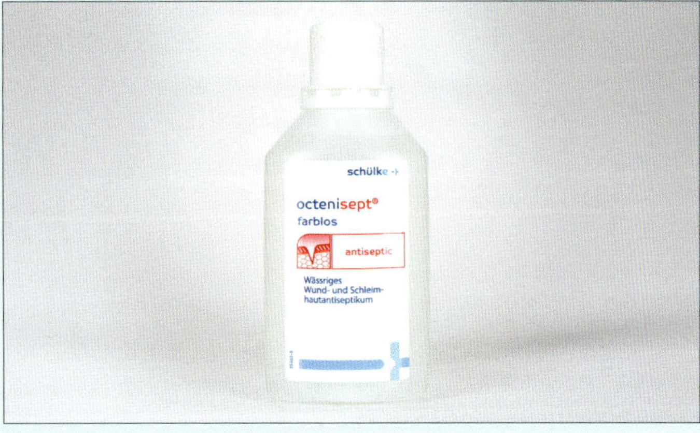

Abb. 7.4 Desinfizieren – Mit Kodan, Octenisept (auch für Schleimhaut geeignet) oder ähnlichen hautdesinfizierenden Produkten wird das zu behandelnde Areal vor der Behandlung gründlich desinfiziert.

Equipment zur Vor- und Nachbereitung (Fortsetzung)

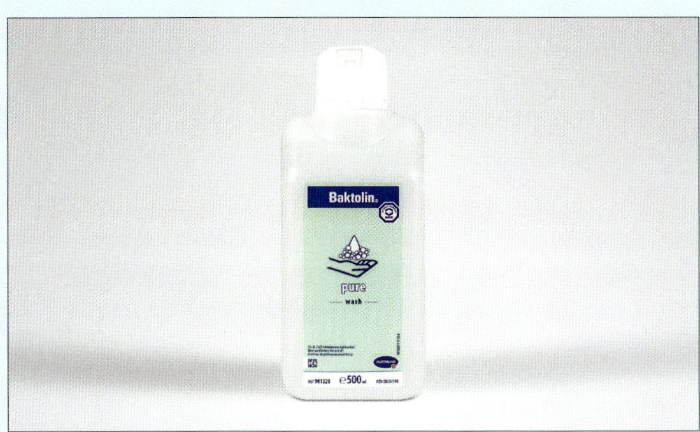

Abb. 7.5 Handreinigung – Vor jeder Behandlung und Anlegen der Einmalhandschuhe werden die Hände gründlich mit medizinischer Seife gereinigt und desinfiziert.

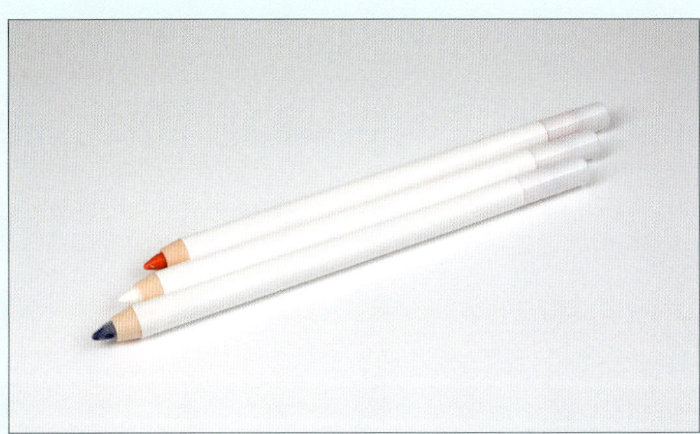

Abb. 7.6 Einzeichnen – Mit einem weißen oder farbigen Markierungsstift wird das zu behandelnde Areal eingezeichnet.

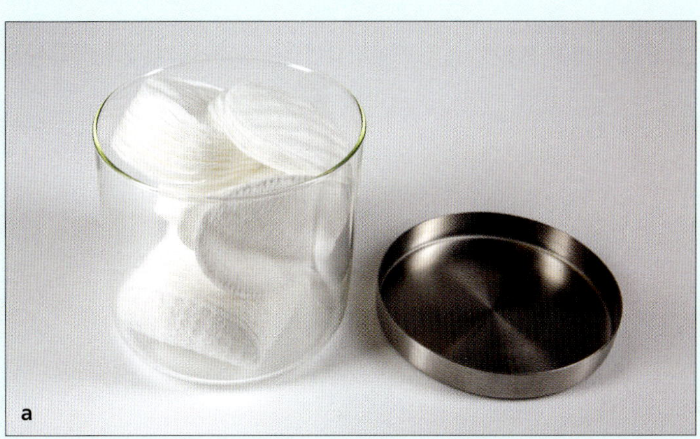

Abb. 7.7 a–c Tupfer – Neben klassischen medizinischen Tupfern (a) und sterilen Tupfern oder Kompressen (b) werden auch Wattepads (c) eingesetzt, weil sie angenehm für den Patienten und sehr saugfähig sind.

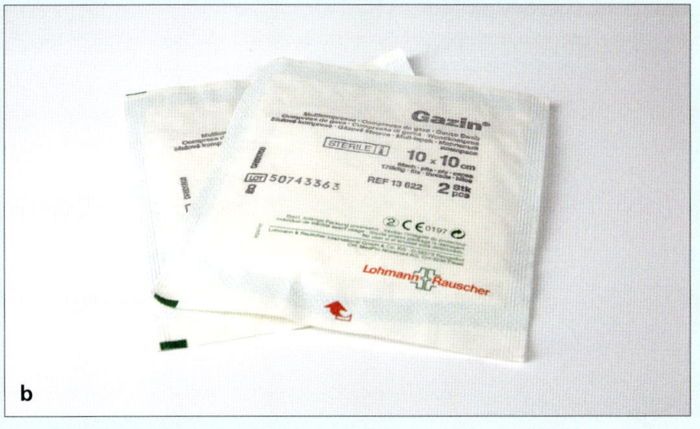

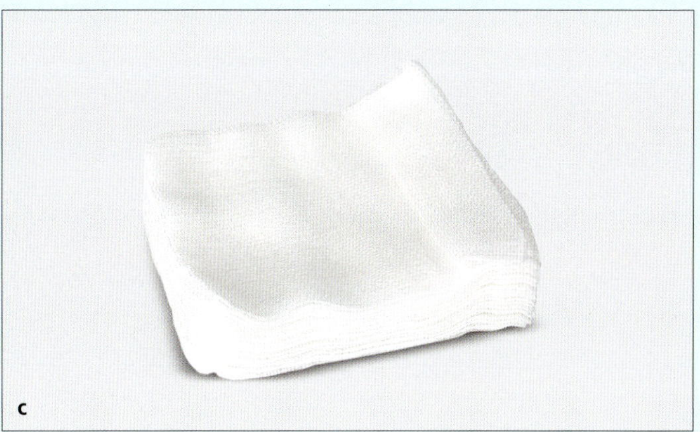

Equipment zur Vor- und Nachbereitung (Fortsetzung)

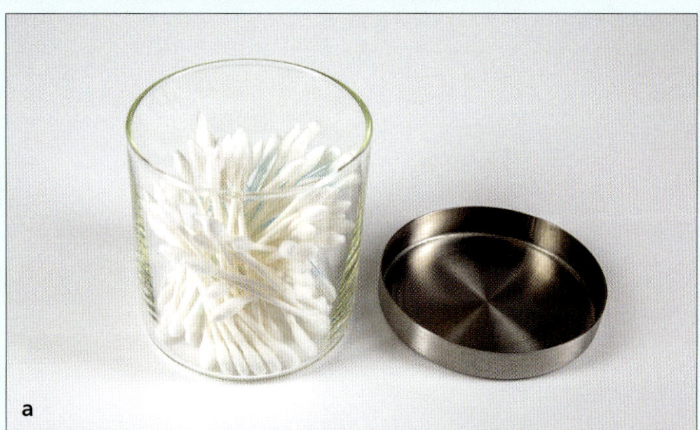

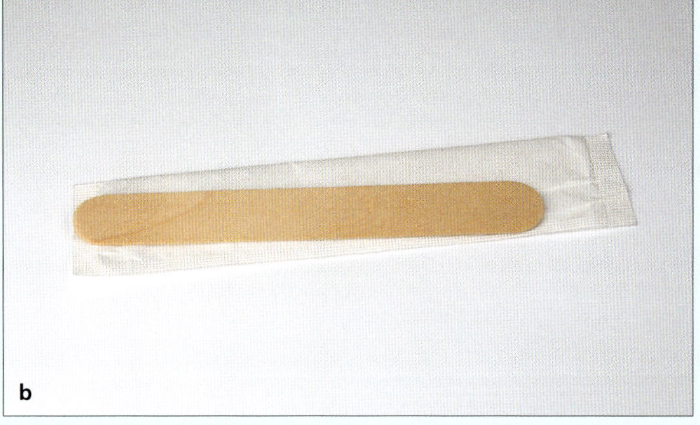

Abb. 7.8 a+b Wattestäbchen oder Spatel – Mithilfe der Wattestäbchen (a) oder eines Spatels (b) können Salben aufgetragen werden.

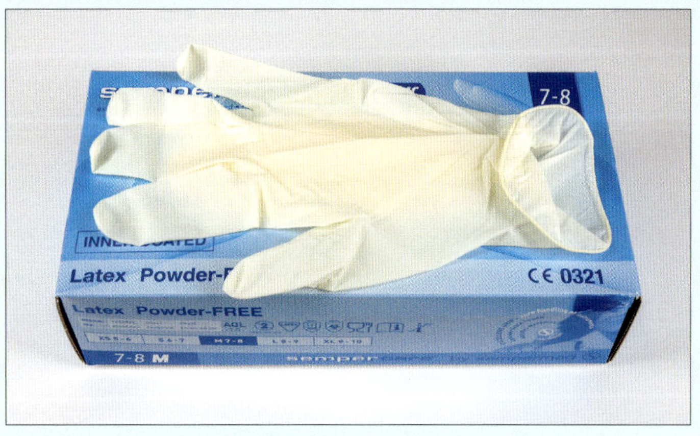

Abb. 7.9 Einmalhandschuhe – Die Einmalhandschuhe sollten satt sitzen, keine Falten werfen, puderfrei und für bestimmte Indikationen steril sein. Die Handschuhe gibt es in verschiedenen Farben (z. B. blau, schwarz). Bei der Injektion mit Kanülen wird die Benutzung steriler Handschuhe empfohlen. Sollte beim Patienten eine Latexallergie vorliegen, ist mit latexfreien Handschuhen zu arbeiten.

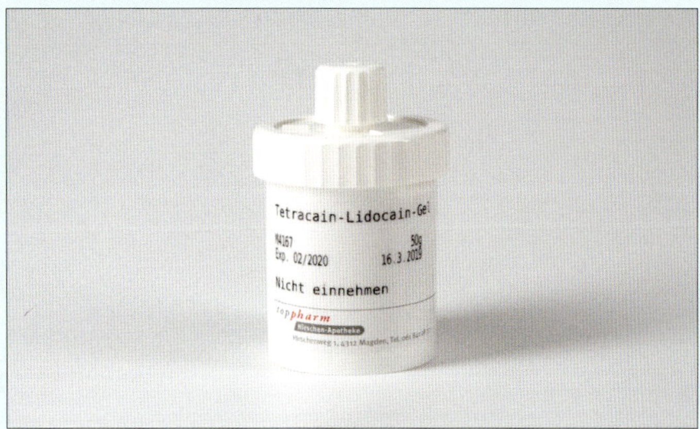

Abb. 7.10 Lokalanästhetikum (Creme, Salbe) – z. B. Emla, apothekeneigene Rezepturen mit über 25 % Tetracain und Lidocain (hier im Bild), Plyaglis, Xylocain Spray usw.

Equipment zur Vor- und Nachbereitung (Fortsetzung)

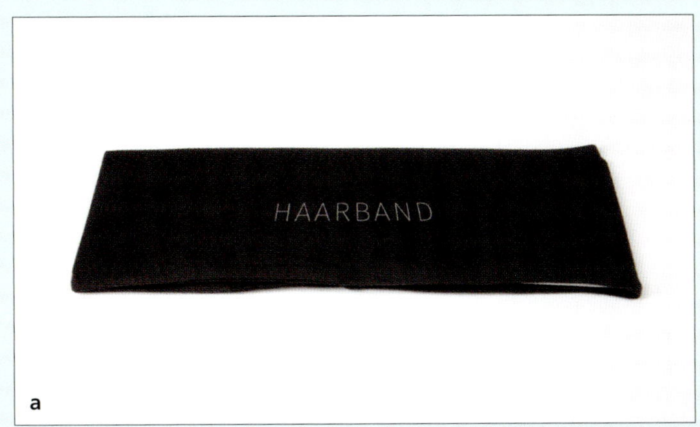

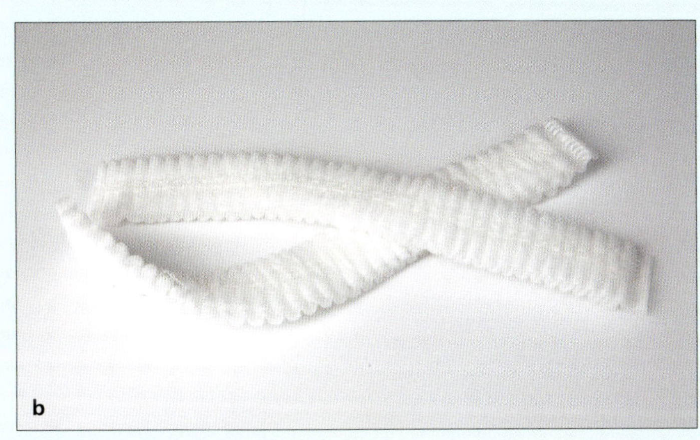

Abb. 7.11 a+b Haarband – Es ist wichtig, die Haare aus dem Gesicht zu halten. Hierzu kann man eine OP-Haube, ein Haarband (a), ein Haarnetz (b) oder Haarklemmen benutzen.

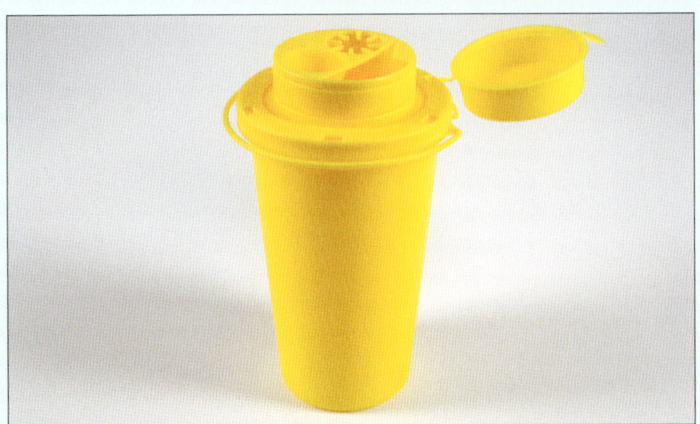

Abb. 7.12 Nadelabwerfer und Nierenschalen – gehören in jede Behandlungspraxis.

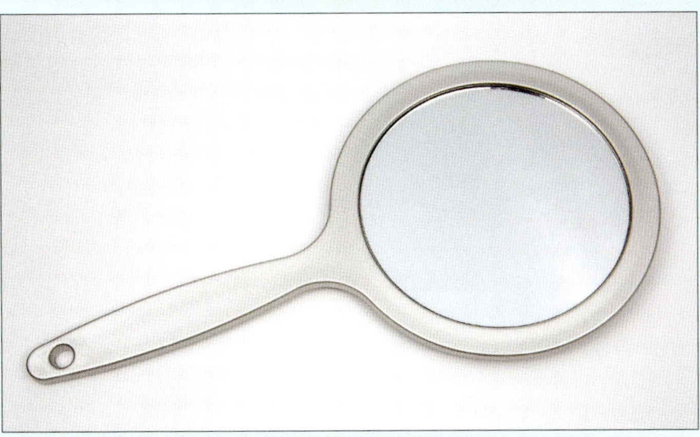

Abb. 7.13 Handspiegel – den der Patient optional während einer Behandlung benutzen kann.

Equipment zur Vor- und Nachbereitung (Fortsetzung)

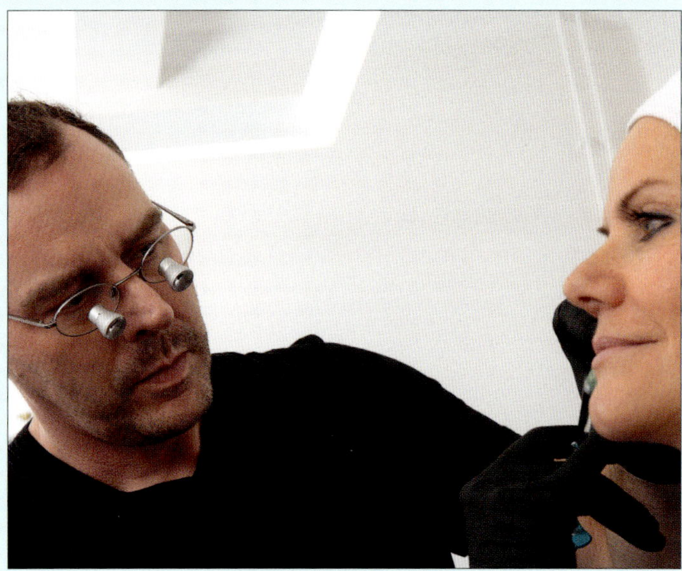

Abb. 7.14 Lupenbrille – Sie wird für die Behandlung feinster Fältchen und sehr oberflächliche Injektionen empfohlen (z. B. Blanching-Technik).

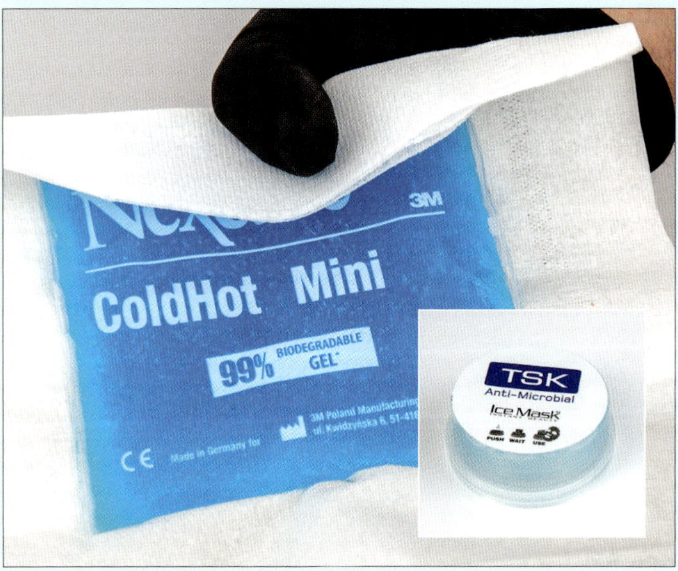

Abb. 7.15 Kühlpads und Masken – für die schmerzlindernde Kühlung nach einer Behandlung. Sie sind von verschiedenen Herstellern in verschiedenen Größen und Formen erhältlich. Für eine Lippenbehandlung sollte das Kühlpad größer als der Lippenbereich sein.

Kühlende Masken (kleines Bild) haben einen ähnlichen Effekt wie Kühlpads. Es gibt diese Masken mit verschiedenen Inhaltsstoffen, wie Aloe-Vera, Hyaluronsäure, Desinfektionsmittel und wundheilungsfördernde Substanzen.

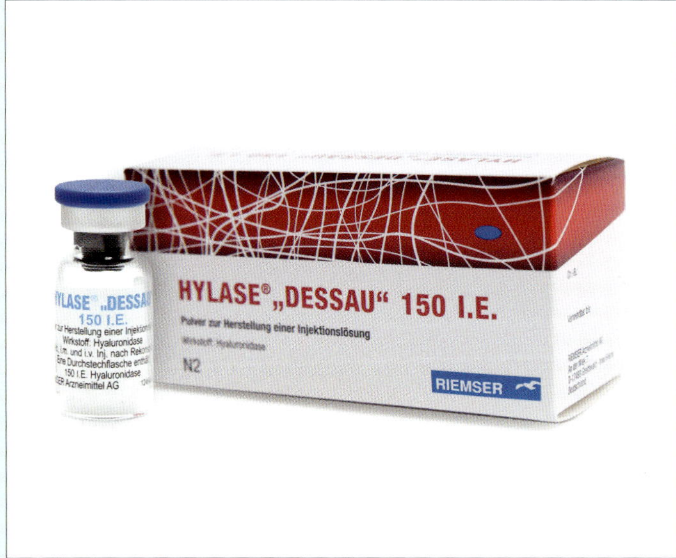

Abb. 7.16 Hyaluronidase – In der kosmetischen Medizin kann Hyaluronidase nach einer Fehlbehandlung oder Unverträglichkeitsreaktion auf Hyaluronsäure eingesetzt werden, um den für kosmetische Zwecke injizierten HA-Filler wieder aufzulösen.

Achtung: Rezeptpflichtig!

Equipment zur Vor- und Nachbereitung (Fortsetzung)

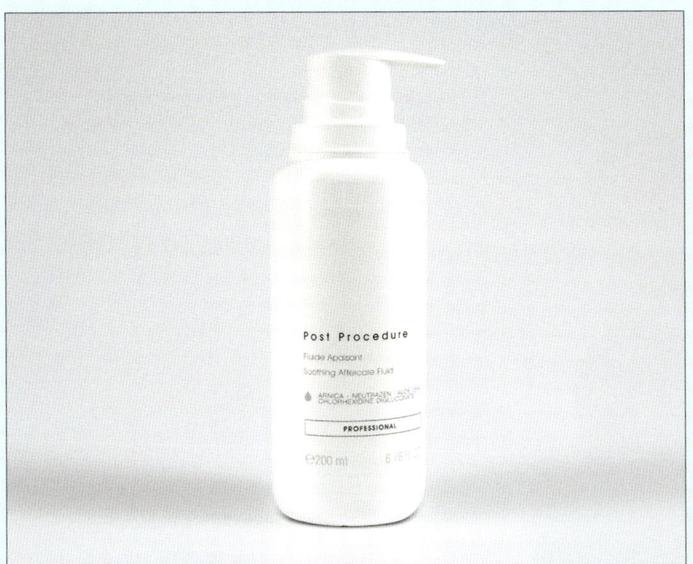

Abb. 7.17 Post-Treatment-Creme – Nach jeder Behandlung wird die Wunde gereinigt und mit einer Post-Treatment-Creme behandelt: Es handelt sich um Salben oder Cremes, die entzündungshemmend und abschwellend wirken und den Abbau der Hämatome beschleunigen. Von den verschiedenen Produkten der Pharmahersteller wird hier ein Beispiel der Firma Teoxane abgebildet.

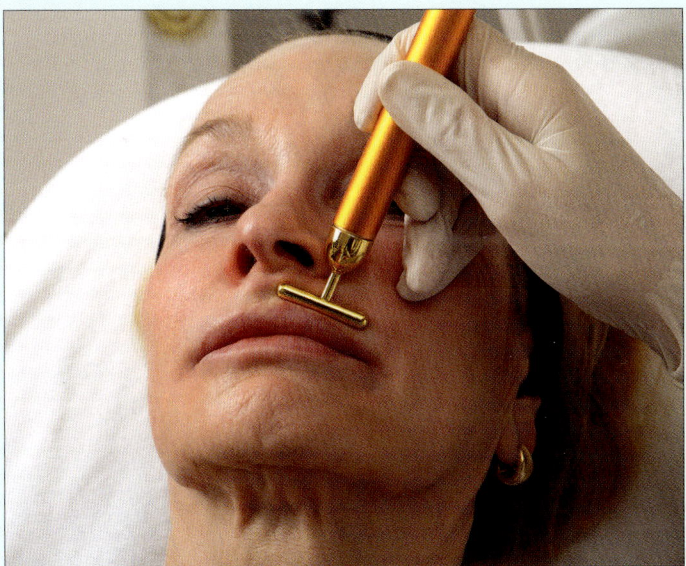

Abb. 7.18 24 K Golden Beauty Bar – Das Gerät besteht aus Metall und Aluminium. Es hat einen T-geformten Kopf und kann von der Assistenz eingesetzt werden, um die Lippe nach außen zu wölben, was dem Behandler eine freie Handhabung der Unterspritzung erlaubt. (Mit dem Handschuh ist es manchmal durch den Gleiteffekt des Desinfektionsmittels erschwert, die Lippe gleichmäßig aufzurollen.) Auch hat der Golden Bar den Vorteil, dass die zuführenden Gefäße leicht abgeklemmt werden und so die Gefahr, in ein Gefäß zu injizieren, geringfügig verringert wird.

Der T-Kopf des 24 K Golden Beauty Bar verfügt über eine zu aktivierende Mikrovibration. Diese kann nach einer Behandlung eingesetzt werden, um das HA-Material besser zu verteilen, Unebenheiten zu massieren und um kleine unerwünschte Blanching-Effekte durch die Mikrovibration zu durchbluten.

7

Checkliste – Equipment zur Vor- und Nachbereitung einer Lippenbehandlung mit Dermalfiller

- Kamera
- Dokumentation + Kugelschreiber
- Nadelabwerfer
- Einmalhandschuhe
- Reinigungsmittel für die Hände
- Desinfektionsmittel für die Haut
- Desinfektionsmittel für die Hände
- Markierstift
- Abschminktücher
- Spatel, Wattestäbchen
- Nierenschalen
- Tupfer
- Lidocainhaltige Betäubungscreme
- Lokalanästhesie, Einmalspritze, Nadel
- Lupenbrille- oder Lupenlampe, optional
- Haarband
- Kühlpads, Masken
- Spiegel
- Papierkorb
- HA-Spritzen
- Ersatznadeln
- Kanülen
- Nokor-Nadeln
- Post-Treatment-Creme
- Hyaluronidase
- Medizinische Mund-Nasen-Schutzmasken

7.5 Patientenmanagement im Behandlungsablauf (→ Abb. 7.19–7.38)

7

Vorbereitende Maßnahmen und Einstellungen

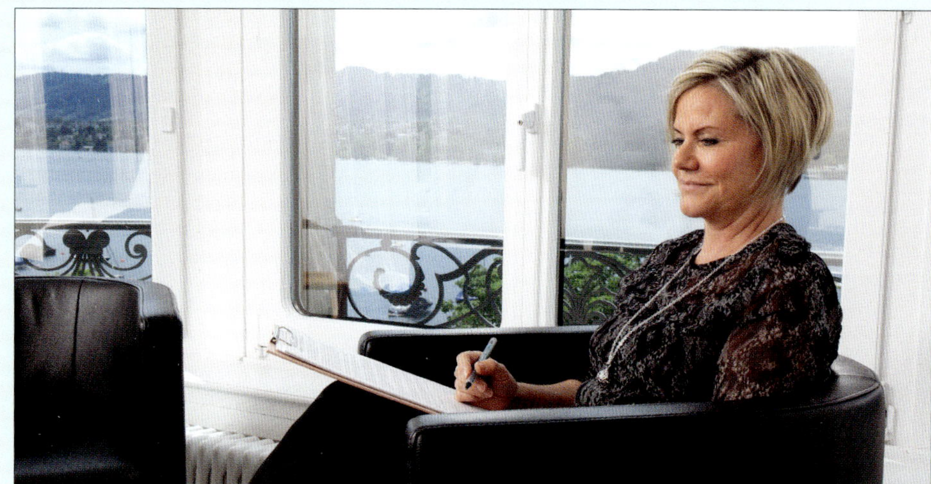

Abb. 7.19 Nach der Begrüßung wird im Wartebereich zunächst der anamnestische Fragebogen ausgefüllt.

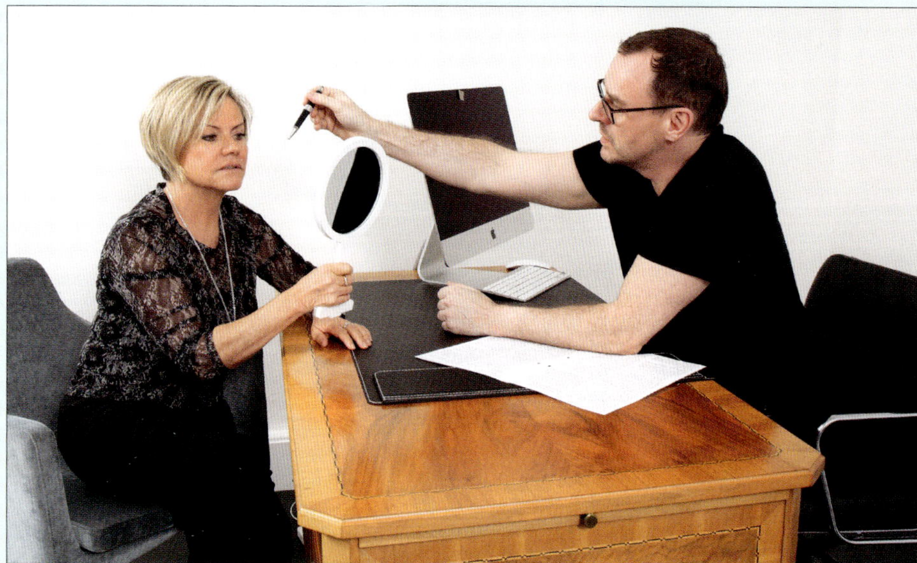

Abb. 7.20 Es werden der Behandlungswunsch besprochen, der Behandlungsplan erstellt und das Honorar vereinbart. Der Behandler führt die Konsultation durch und klärt über die möglichen Wirkungen und Nebenwirkungen einer ästhetischen Behandlung auf.

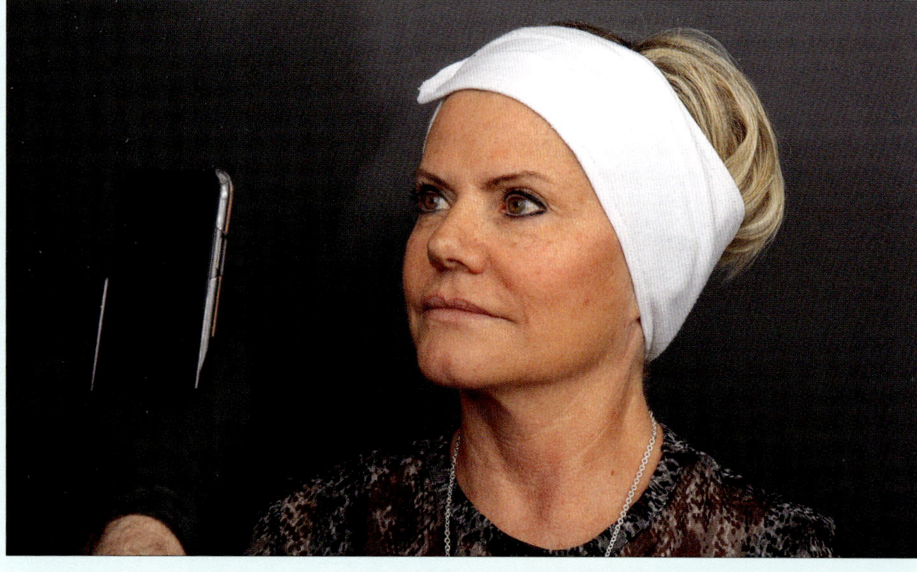

Abb. 7.21 Danach erfolgt die Fotodokumentation. Anschließend wird die Patientin in das Behandlungszimmer auf den Behandlungsstuhl gebeten.

Vorbereitende Maßnahmen und Einstellungen (Fortsetzung)

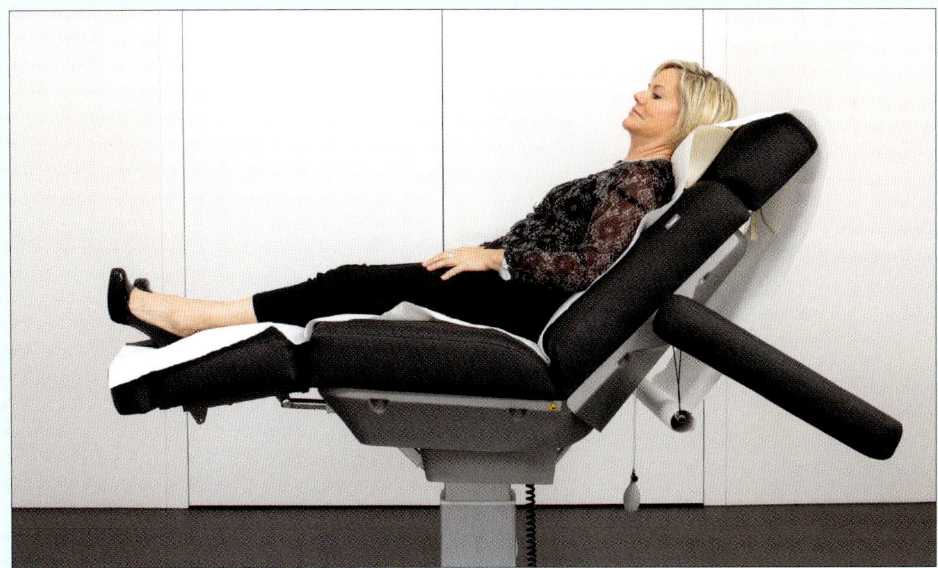

Abb. 7.22 Stuhlposition während der Analyse. Bei einer Lippenaugmentation ist es sinnvoll, die Patientin im Sitzen in der fast aufrechten Position zu analysieren. In dieser Position fällt das Gewebe nach unten und zeigt deutlich, wie sich die Mundwinkel und die perioralen Region verhalten. Die Injektion selbst, im Besonderen die der roten Lippe, kann im Liegen durchgeführt werden. Bei den Marionettenfalten und der Kinnpartie empfehlen wir, die Injektion im Sitzen durchzuführen.

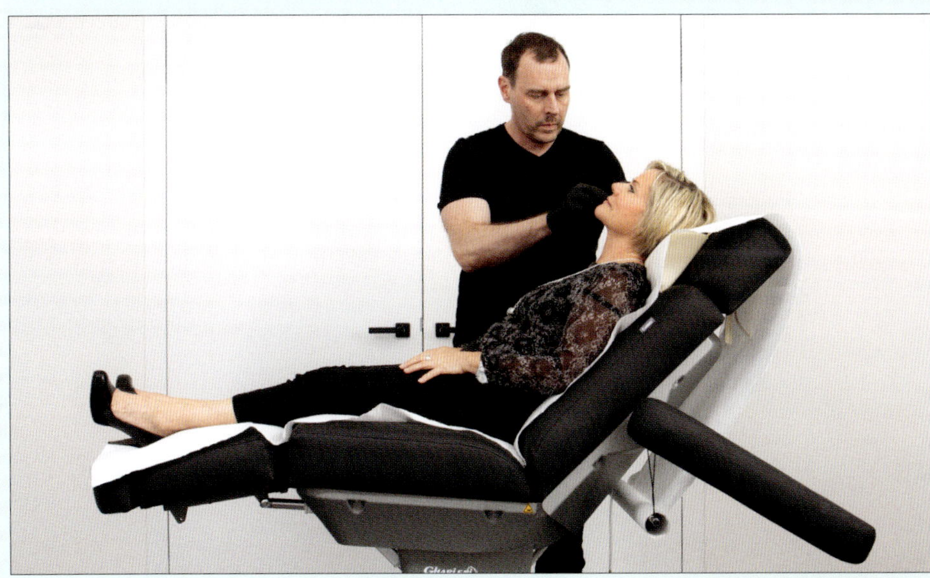

Abb. 7.23 Der Stuhl wird so eingestellt, dass die Patientin bequem sitzt und der Behandler eine entspannte Position einnehmen kann, um die Behandlung entspannt durchzuführen.

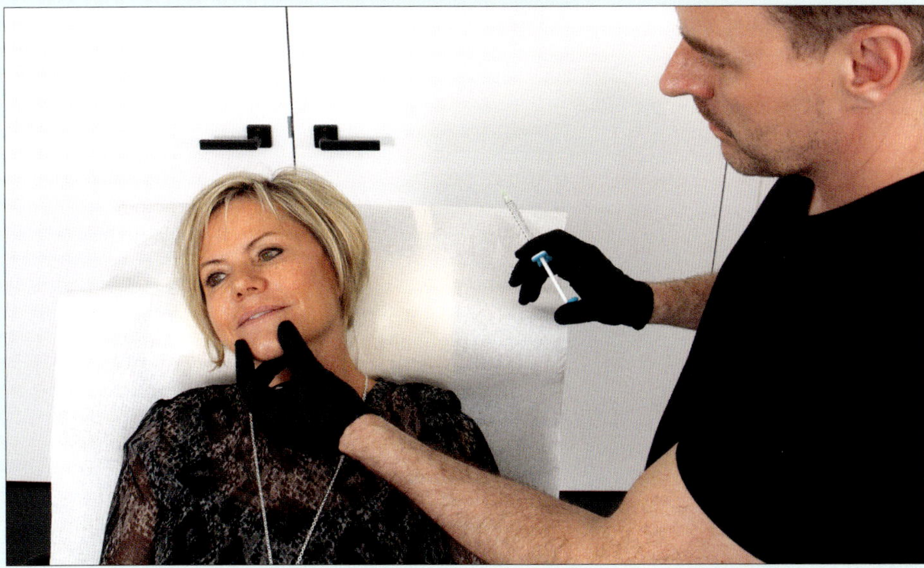

Abb. 7.24 Der Behandler sollte in leicht aufrechter Position alle zu behandelnden Areale erreichen können.

7

Vorbereitende Maßnahmen und Einstellungen (Fortsetzung)

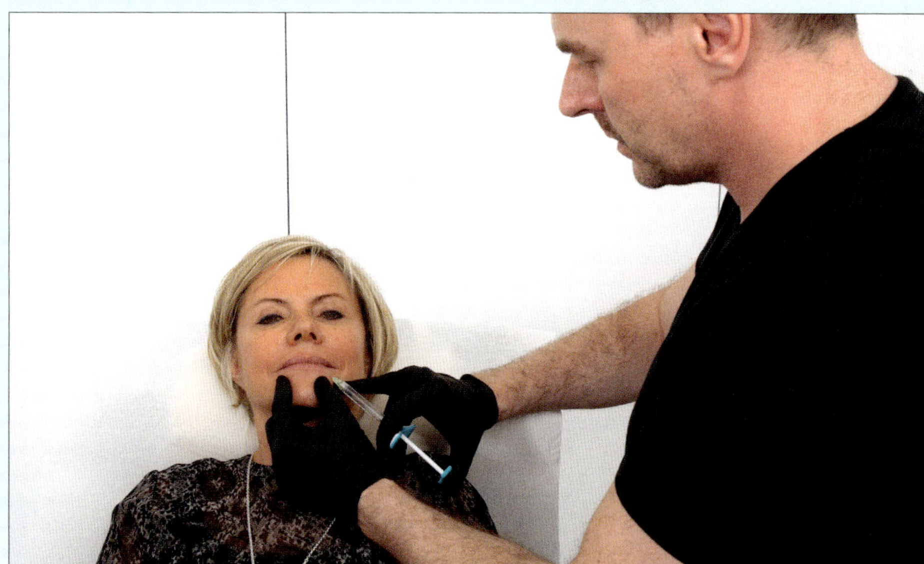

Abb. 7.25 Der Behandler steht oder sitzt während der gesamten Behandlung aufrecht.

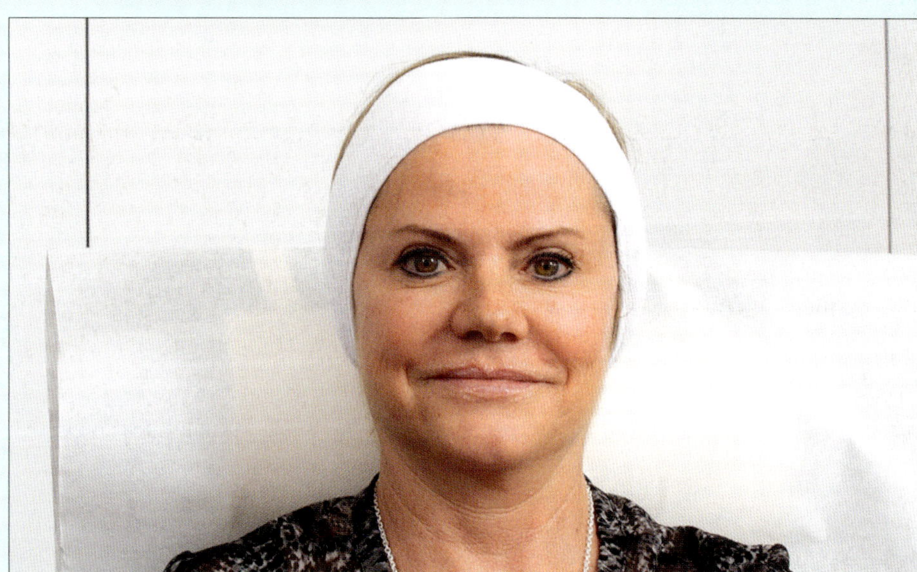

Abb. 7.26 Damit Haare nicht in die Behandlungszone fallen, wird ein Stirnband, ein Haarnetz oder eine OP-Haube angelegt.

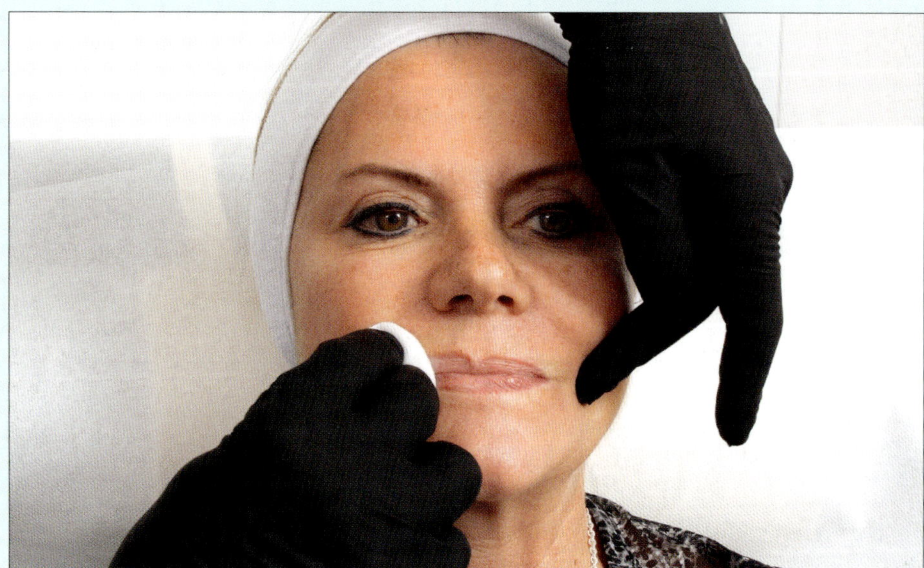

Abb. 7.27 Ein gründliches Abschminken ist unerlässlich.

Vorbereitende Maßnahmen und Einstellungen (Fortsetzung)

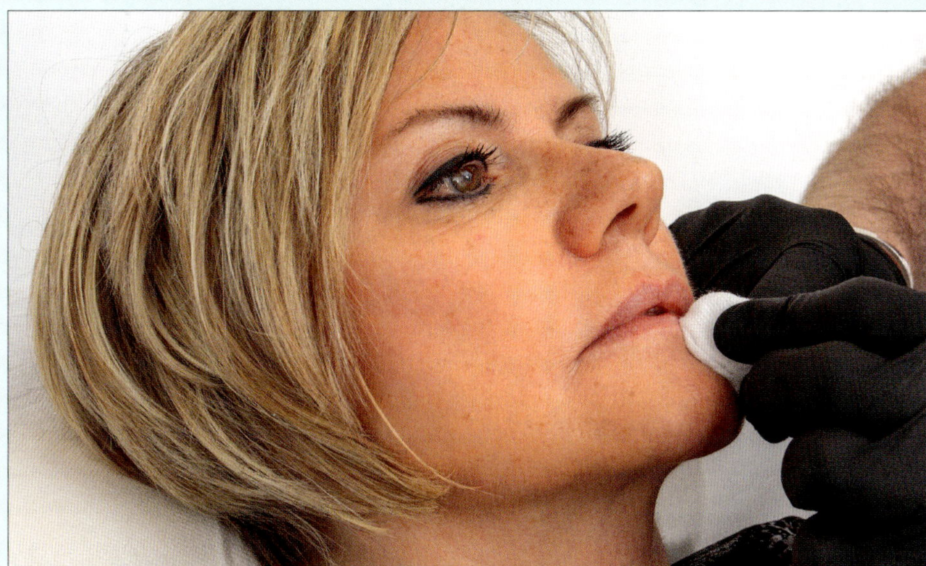

Abb. 7.28 Reinigung und Infektionskontrolle. Vor der Behandlung sollte die Haut großflächig desinfiziert werden, indem das zu behandelnde Areal mit einer Chlorhexidin- oder alkoholischen Lösung (70 %) gereinigt wird. Um die Patienten optimal vor Infektionen zu schützen, wird empfohlen, sterile Einmalhandschuhe und sterile Kompressen zu benutzen (Becker-Wegerich 2016).

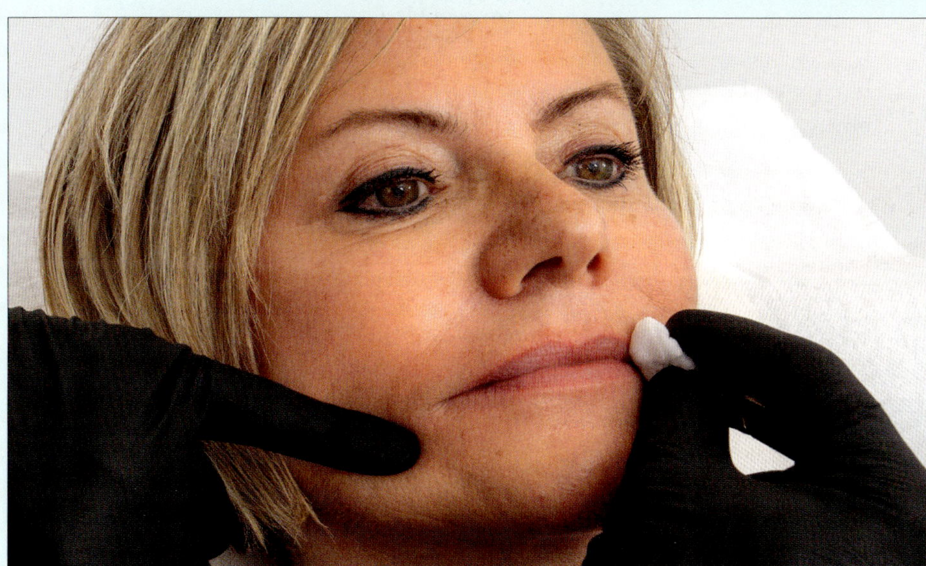

Abb. 7.29 Die Desinfektion erfolgt durch Abrieb an jeder zu behandelnden Stelle mit mindestens drei verschiedenen, mit Desinfektionsmittel getränkten Tupfern in Folge. Auch die Hände der Patienten sollten vor der Behandlung desinfiziert werden, da diese oftmals unwillkürlich dazu neigen, während der Behandlung das behandelte Areal zu berühren.

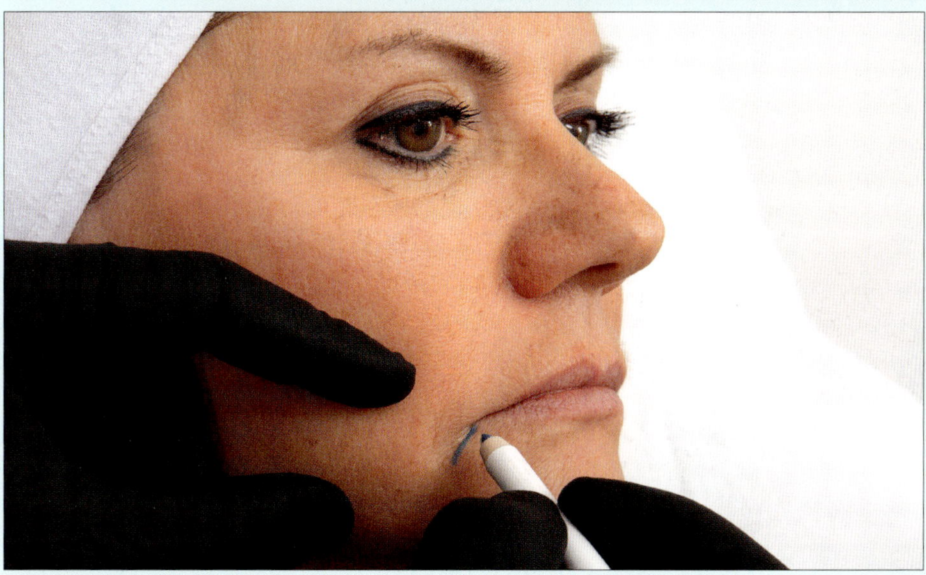

Abb. 7.30 Alle zu behandelnden Bereiche werden am aufrechtstehenden oder sitzenden Patienten gekennzeichnet, bevor mit der Injektion begonnen werden kann. Mit einem farbigen oder weißen Kajalstift werden die zu unterspritzenden Schatten und Linien markiert.

Vorbereitende Maßnahmen und Einstellungen (Fortsetzung)

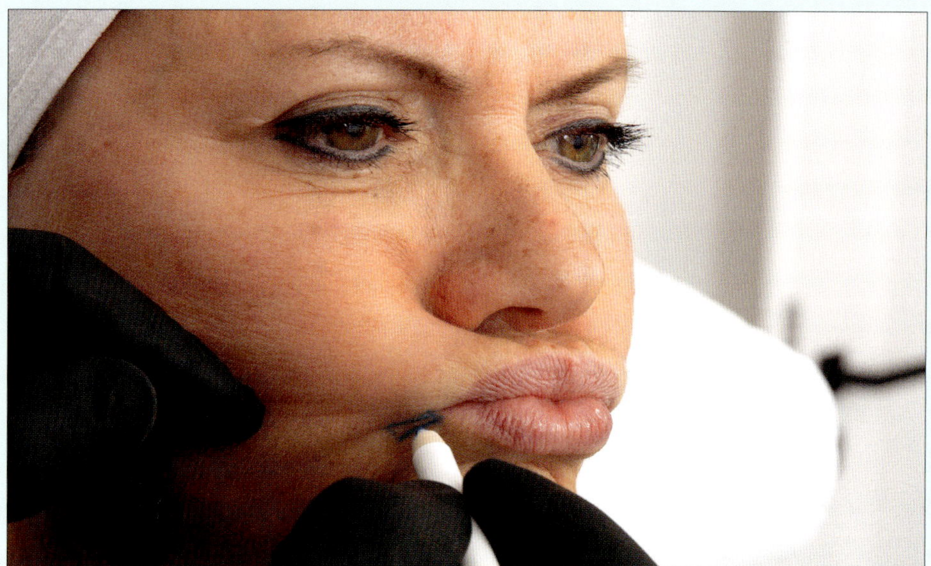

Abb. 7.31 Für die Markierung ist es wichtig, dass der Patient mimische Bewegungen ausführt, damit der Behandler die Problemzonen genau erfassen kann. Die zu behandelnden Areale werden mit dem Kajalstift eingezeichnet und erneut von der Patientin bestätigt – gegebenenfalls auch fotografiert.

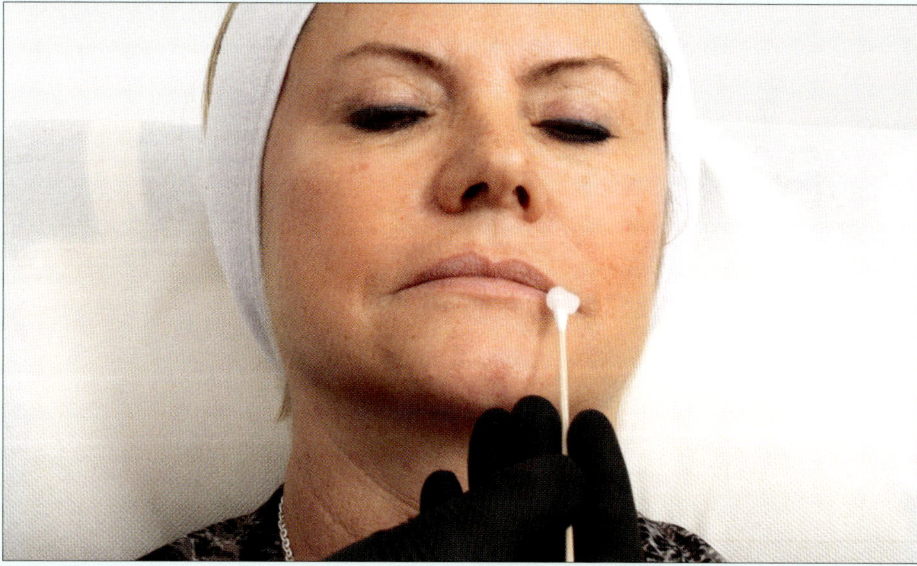

Abb. 7.32 Das zu behandelnde Areal wird mit einer lidocainhaltigen Creme oder anderen Anästhesieverfahren betäubt (s. Kap. 5, S. 78 ff.). Diesen Vorgang kann man auch vorziehen, da die Einwirkungszeit 15–30 Minuten betragen kann. Auf Wunsch kann das zu behandelnde Areal auch mit Kühlkompressen vorgekühlt werden, um es durch den Kältereiz schmerzunempfindlicher zu machen (Sattler & Sommer 2015).

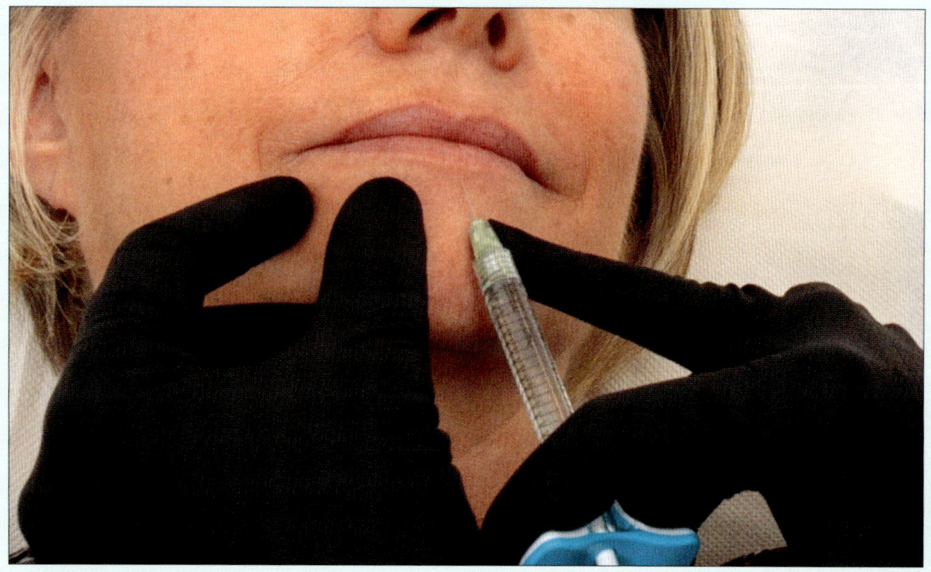

Abb. 7.33 Um bei feinmotorischen Herausforderungen eine ruhige Hand zu bewahren, ist es hilfreich, dass sich der Behandler mit den Fingern am Patienten abstützt.

Entsprechend dem Behandlungsplan erfolgt nun die vereinbarte und in den Dokumentationsunterlagen protokollierte Lippenbehandlung (s. Kap. 9, ab S. 127).

Maßnahmen unmittelbar nach der Lippenaugmentation

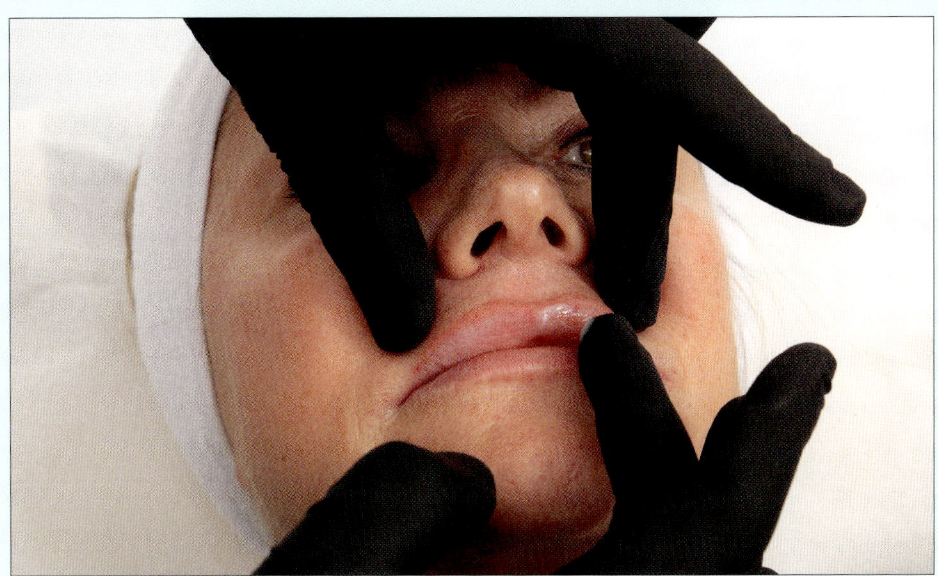

Abb. 7.34 Nach der Lippenaugmentation wird eine Post-Treatment-Creme aufgetragen und verteilt.

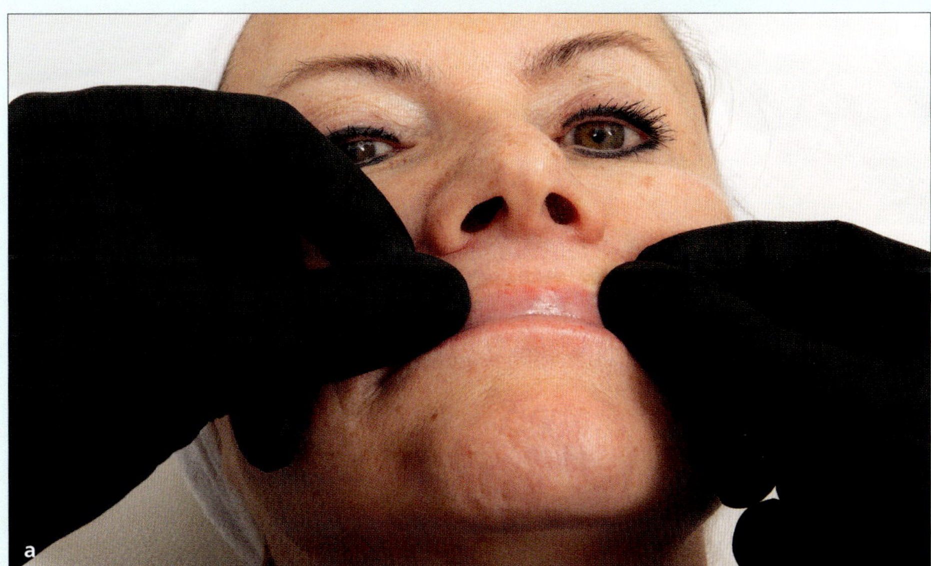

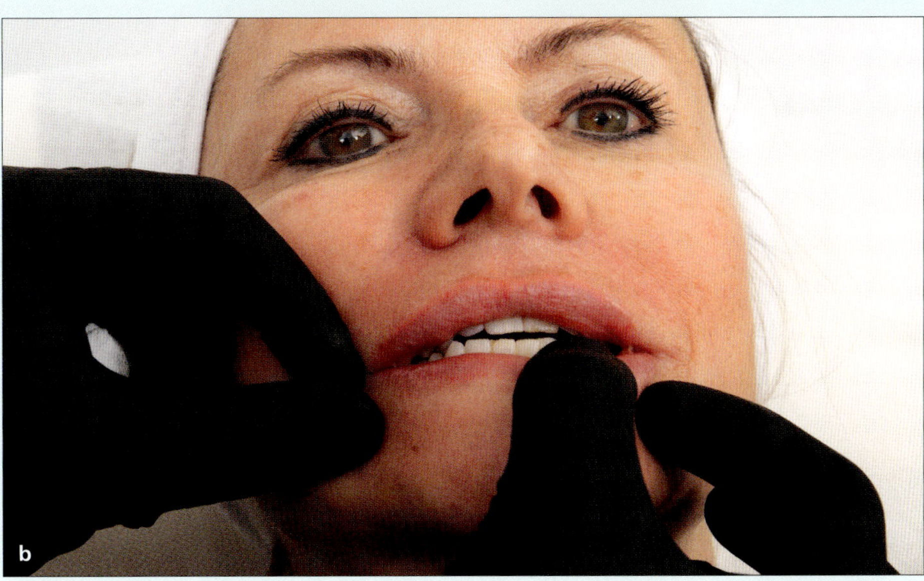

Abb. 7.35 a+b Durch sanftes Massieren und Ausstreichen der Lippe werden Unregelmäßigkeiten, die durch eine Überspitzung entstanden sind, gut sichtbar und spürbar. Oberlippe und Unterlippe werden palpatorisch sanft ausgestrichen.

Maßnahmen unmittelbar nach der Lippenaugmentation (Fortsetzung)

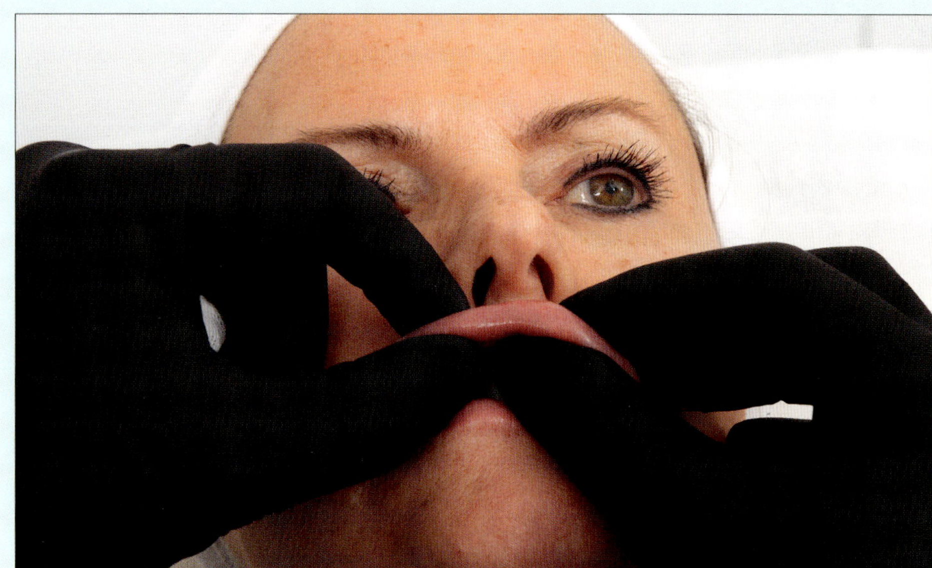

Abb. 7.36 Ob die Lippe nach einer Lippenaugmentation massiert werden sollte oder nicht, ist umstritten. Wir empfehlen die Massage nach Verwendung der Kanülentechnik, um das Material gleichmäßig zu verteilen. Ist die Lippe mit der scharfen Nadel behandelt worden, sollte die Massage nur im Fall einer Asymmetrie oder bei sichtbaren Knoten durchgeführt werden – vorsichtig und sanft, aber auch um das Material etwas besser zu verteilen und um das ohnehin schon malträtierte Gewebe nicht noch weiter zu belasten.

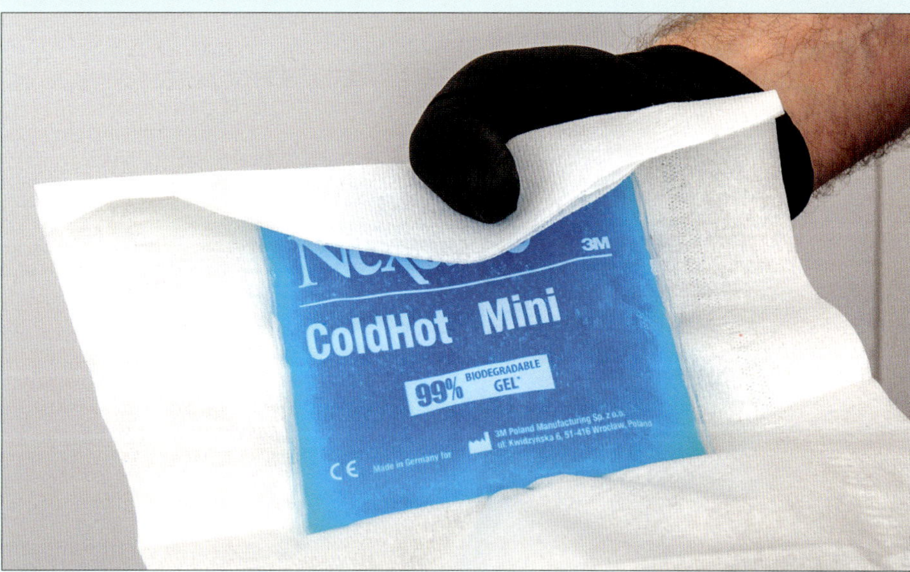

Abb. 7.37 Nach der Behandlung werden Kühlkompressen angeboten, um damit die behandelte Mundregion zu kühlen und einer Schwellung entgegenzuwirken. Die Kompressen sollen größer als der Lippenbereich sein.

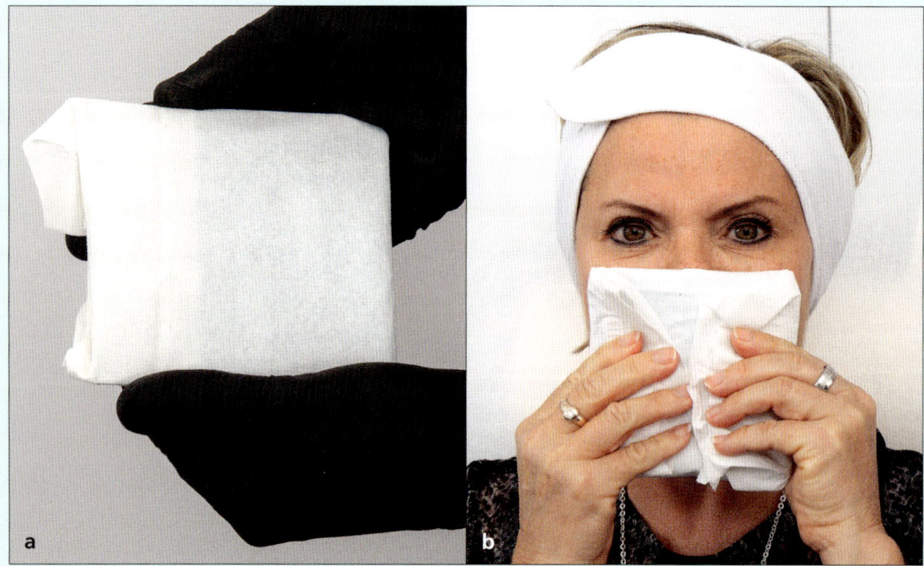

Abb. 7.38 a+b Die Kühlpads werden mit einem sterilen Tuch umwickelt (a), der Patient kann damit selber die Lippenregion kühlen (b).

7

Abschließend wird ein Nachher-Foto für die Fotodokumentation erstellt. Die Behandlung wird ausführlich protokolliert und dokumentiert: Produkt, Chargennummer, Indikation, Besonderheiten, Folgebehandlung usw. Es wird ein Folgetermin vereinbart, um das Behandlungsergebnis zu kontrollieren, fotodokumentarisch zu erfassen und ggf. nachzuspritzen. Zu guter Letzt erhält der Patient noch ein Informationsblatt mit Empfehlungen für den Umgang mit der frisch injizierten Lippe.

Checkliste – Behandlungsablauf auf einen Blick

- Anmeldung
- Begrüßung
- Abklärung eventueller Vorbehandlungen
- Erwartungen und Wünsche des Patienten
- Lidocain-Unverträglichkeit abklären
- Dokumentation
- Honorarvereinbarung
- Fotodokumentation
- Analyse
- Behandlungsziel, Behandlungsplanung
- Einzeichnen
- Patienten reinigen
- Betäuben (20–40 Min. Einwirkungszeit einplanen)
- Behandlungsstuhl einstellen
- Eigene Hände waschen, desinfizieren
- Einmalhandschuhe anziehen
- Patienten desinfizieren
- Materialpackung öffnen
- Spritze zusammenbauen, ggf. Nokor-Nadel bereitlegen
- Tupfer vorbereiten, Tupfer mit Wasserstoffperoxid vorbereiten, um eventuell kleine Blutungen schneller zu stoppen
- Desinfektion
- Unterspritzung
- Immer wieder desinfizieren
- Post-Treatment-Creme
- Eventuell leicht massieren
- Kühlen
- Ggf. Arnika-Globuli, Ibuprofen verabreichen
- Nachher-Foto
- Folgetermin vereinbaren
- Informationsblatt für das Verhalten nach einer Behandlung aushändigen

8 Unterspritzungs-techniken

8 Unterspritzungstechniken

8.1 Einführung

Es ist unser Anspruch, dem Leser eine praxisnahe Übersicht über alle uns bekannten Injektionstechniken zur Lippenaugmentation zu bieten. Es gibt sehr viele technische Varianten, um zum gewünschten Ergebnis zu kommen. Wann welche Technik empfohlen wird, stellen wir in den nachfolgenden Kapiteln vor. In Kapitel 9 zeigen wir im Detail 45 Techniken und listen diese darüber hinaus in einer Tabelle mit Schwierigkeitsgrad, Nadeltechnik und Indikation (s. Kap. 10, S. 312 ff.) auf, um für die praktische Anwendung auf einen Blick eine Orientierung bereitzustellen. Im Grunde genommen ist das Prinzip der Unterspritzung eindeutig: Der Dermalfiller muss gezielt in einer bestimmten Menge an einem bestimmten Ort der zu unterspritzenden Region injiziert werden, um eine bestimmte Wirkung zu erzielen. Das Ziel ist Verjüngung und/oder Verschönerung.

Die folgenden vier Faktoren machen den Erfolg einer Behandlung aus:

- Alter und die Hautbeschaffenheit des Patienten
- Ausgewähltes Werkzeug (Nadeln, Kanülen)
- Ausgewähltes HA-Produkt
- Anatomiekenntnisse und technische Fähigkeit des Behandlers

Das Zusammenspiel all dieser Faktoren im Rahmen der durch den Patienten und sein Budget vorgegebenen Bedingungen gewährleistet einen unterschiedlich großen Spielraum.

Da die Lippe, insbesondere der weiche rote Anteil, das Zinnoberrot, von einer sehr dünnen Dermis überzogen und stark durchblutet ist, muss die Auswahl der Injektionsverfahren zur Augmentation, Hydratation und Formverbesserung mit entsprechender Vorsicht vorgenommen werden. Es geht um die Wahl der für ein optimales Behandlungsergebnis passenden Injektionsnadeln, Produkte und Vorgehensweise. Auf die Hautschicht und die Injektionsrichtung wird im Detail in den jeweiligen Abschnitten zu den spezifischen Injektionstechniken für die Lippe eingegangen (s. Kap. 9, S. 127 ff.).

Für die von uns beschriebenen Lippentechniken stehen unterschiedliche Nadeln, je nach Indikation oder auch Erfahrung des Behandlers, zur Verfügung. Es werden sowohl die scharfe Injektionsnadel als auch die stumpfe Kanüle eingesetzt.

8.2 Unterspritzung nach Hautschicht

(→ Abb. 8.1–8.5)

8.2.1 Intradermale Injektion (oberflächliche Augmentation)

Bei der sehr oberflächlichen Unterspritzung wird der Nadelschliff nach oben gerichtet. Die Nadel schimmert leicht durch. Nach Abgabe des Materials kann das Gewebe an der injizierten Stelle kurz erblassen, jedoch verschwindet die Erblassung nach wenigen Sekunden wieder. Diese Schicht eignet sich für die Behandlung feinster oberflächlicher Fältchen und die Revitalisierung und Hydratation der Haut. Die intradermale Injektion der roten Lippe ist nicht möglich, da die drei Schichten der Lippenhaut sehr dünn sind und es keine Fettschicht gibt.

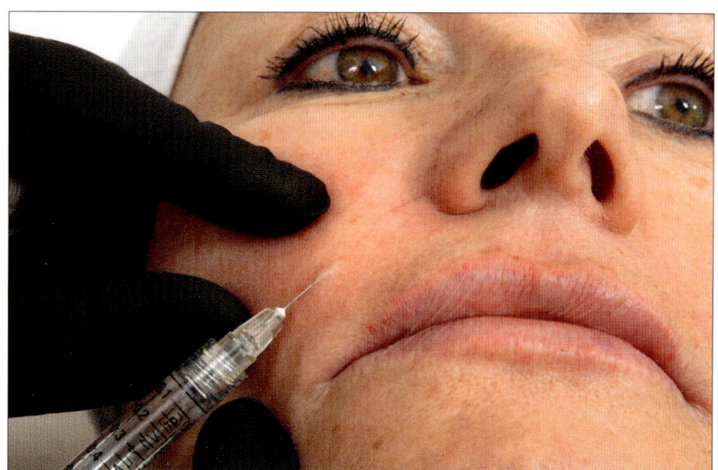

Abb. 8.1 Intradermale Unterspritzung. Die Nadel scheint durch. Wenn die Haut zu großporig ist, tritt das Material aus den Poren aus. Eine unerwünschte und häufige Nebenwirkung ist der ungewollte Blanching-Effekt (s. Kap. 6.1.3, S. 86).

8.2.2 Subdermale Injektion (mitteltiefe Augmentation)

Die subdermale Injektion kann auch als oberflächliche subkutane Injektion bezeichnet werden. Hierbei bildet die Haut beim Anheben der Nadel eine leichte Wölbung, sodass die Nadel nicht mehr durchschimmert, aber dennoch recht oberflächlich injiziert wird. Der Nadelschliff kann je nach Indikation nach oben oder unten gerichtet sein. Diese Technik wird häufig verwendet. Überkorrekturen verursachen wurmartige Wülste. Es kann in dieser Schicht bei zu oberflächlicher Augmentation stark vernetzter HA zum Tyndall-Effekt kommen (s. Kap. 6.1.2, S. 86). Die subdermale Injektion der roten Lippe ist mit der scharfen Nadel aufgrund der sehr dünnen Haut fast nicht möglich. Das Risiko, die Haut zu perforieren ist groß. Deshalb wird hier die Kanülentechnik eingesetzt.

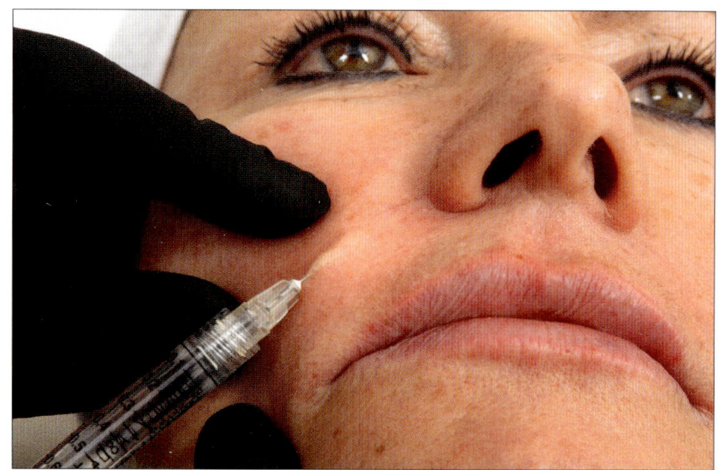

Abb. 8.2 Subdermale intrakutane Unterspritzung. Die Nadel ist nicht mehr sichtbar, eine prägnante Augmentation wird sichtbar.

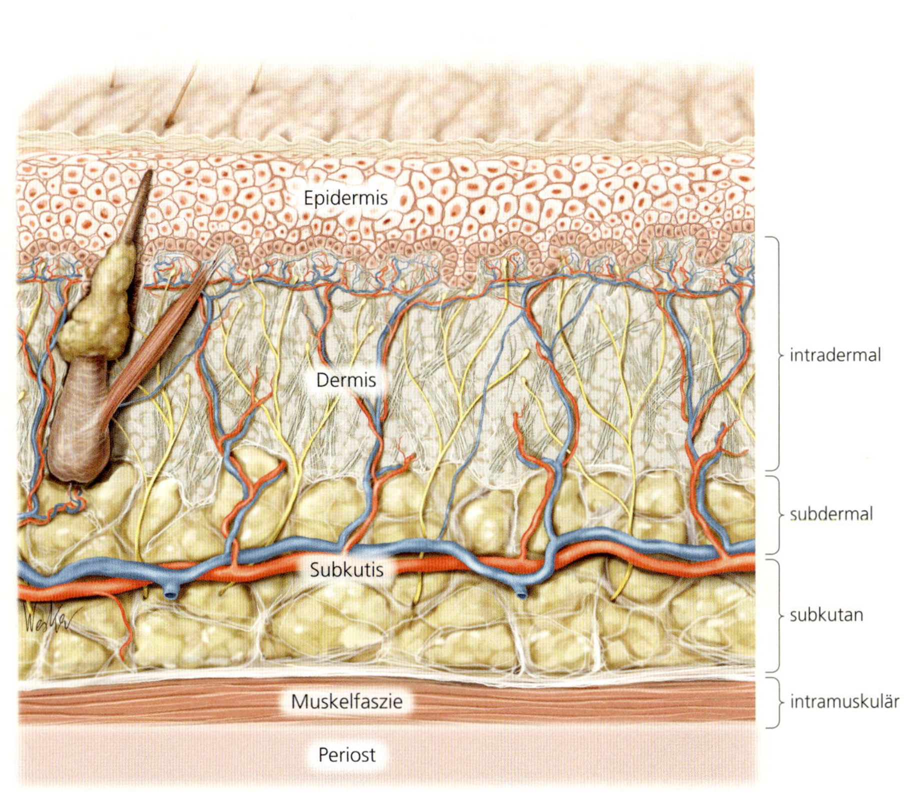

Abb. 8.3 Die dargestellten Hautschichten beziehen sich auf die periorale Region.

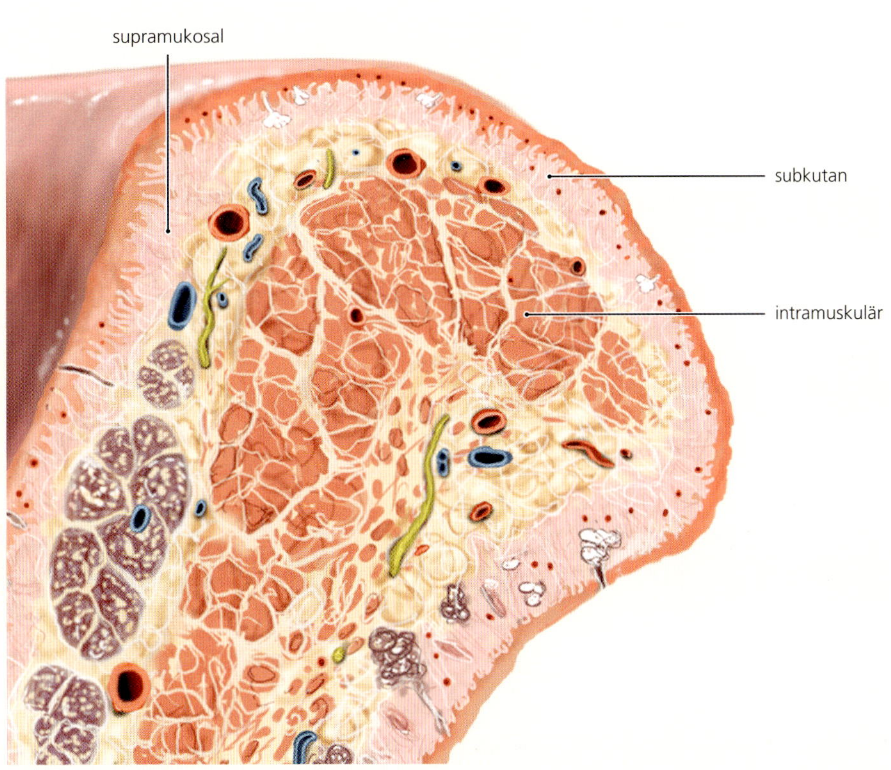

Abb. 8.4 Die Haut des Lippenrots (rote Lippe) ist sehr dünn und die drei Schichten der Haut sind bei der Injektion nicht mehr zu unterscheiden. Wir sprechen hier von der subkutanen, intramuskulären und supramukosalen Schicht.

8.2.3 Subkutane/supramukosale Injektion (tiefere Augmentation)

Die subkutane Injektion in die Schleimhaut wird auch als supramukosal bezeichnet. Beim Anheben der Nadel ist eine leichte Wölbung zu sehen. Die Schicht eignet sich überwiegend für Volumenaufbau und tiefe Falten. Hier kann die Hautdicke, die außerhalb der Lippen 2–5 mm dick sein kann, je nach Anteil des subkutanen Fettgewebes stark variieren, was wiederum das Behandlungsvorgehen beeinflusst.

Je tiefer injiziert wird, desto mehr Gewebe liegt über dem Material, desto weicher wird das Gewebe augmentiert. Bei der roten Lippe bedeuten subdermal und subkutan dasselbe, weil die Haut sehr dünn ist und die einzelnen Schichten in der Praxis nicht zu unterscheiden sind.

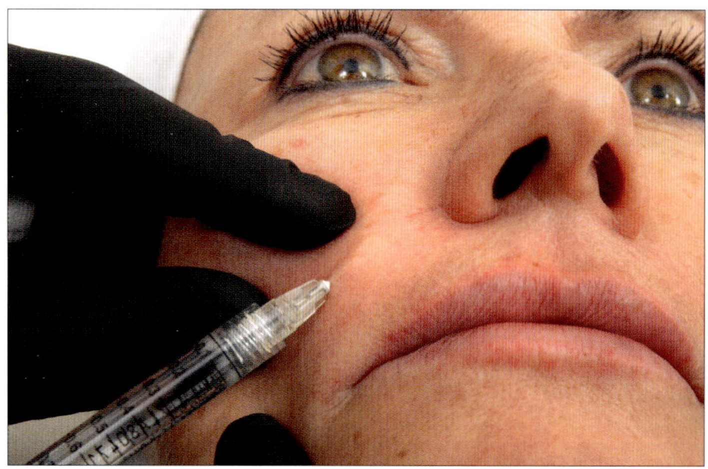

Abb. 8.5 Subkutane Unterspritzung. Die Nadel ist nicht mehr zu sehen, eine breitflächigere sanfte Augmentation ist sichtbar.

8.2.4 Intramuskuläre Injektion

Hierbei wird das Material direkt in den Muskel injiziert, was bei der Lippenaugmentation dann vorkommt, wenn die HA-Injektion in den M. orbicularis oris erfolgt.

8.2.5 Supraperiostale Injektion

Die supraperiostale Injektion findet man bei der Lippenunterspritzung nur im perioralen äußeren Teil der Lippe bei der Behandlung der Labiomentalfalten.

8.3 Unterspritzungstechniken und -effekte – scharfe Nadel

8.3.1 Kennzeichen der scharfen Nadel

Die scharfe Injektionsnadel hat den Vorteil, dass sie das Gewebe sehr leicht durchdringt und die HA mit der erforderlichen Genauigkeit in das Zielgebiet platziert. Sie eignet sich gut für intradermale Augmentationen und Feinkorrekturen. Die für die Lippentechnik meist eingesetzte Größe beträgt 27–30 Gauge. Bei bestimmten Techniken wird empfohlen, die Länge der Nadel zu variieren.

Der Nachteil der scharfen Nadel besteht darin, dass das Gewebe stärker traumatisiert und die Behandlung für den Patienten schmerzhafter wird. Es entstehen mehr Hämatome und mehr Schwellungen. Mit der scharfen Nadel besteht die Gefahr einer intravaskulären Verstopfung mit irreversiblem Verlust der Blutversorgung, sodass Vorsicht geboten ist.

In der Regel werden die scharfen Injektionsnadeln in der richtigen Größe zusammen mit der HA angeboten. Sollte es nötig sein, eigene Nadeln einzusetzen, ist darauf zu achten, dass die für die HA vorgesehene G-Nummerierung passend gewählt wird, damit die HA-Partikel durch eventuell zu kleine Lumen nicht zerstört werden.

Nach mehrmaligem Gebrauch der scharfen Nadel wird diese stumpf, was stärkere Schmerzen für den Patienten bedeuten würde. Deshalb sollte die Nadel bei häufigerem Gebrauch, wie z. B. bei der Behandlung mit der Mikropunktur-Technik, häufiger gewechselt werden.

Ob der Nadelschliff nach oben oder nach unten gerichtet ist, liegt in der Regel im Ermessen des Behandlers. Bei nach oben gerichtetem Nadelschliff wird die HA in Richtung der oberflächlichen Dermis abgegeben, was gezielt eingesetzt wird, wenn die Haut oberflächlich mit wenig oder nicht vernetztem Gel hydriert werden soll. Bei stark vernetzter HA kann dies aber den Nachteil haben, dass es zu einem Tyndall-Effekt oder zu Unregelmäßigkeiten in der Hautfläche kommt. Bei nach unten gerichteten Nadelschliff wird das Material nach unten abgegeben, was beispielsweise bei der Modellierung der Lippenkontur die korrekte Vorgehensweise ist: So wird verhindert, dass das Material bei vorgeschädigten Septen in das Lippenweiß abwandert.

8.3.2 Punkttechnik

Die Punkttechnik beschreibt die präzise Platzierung einzelner Injektionspunkte nebeneinander in kurzen Abständen. Synonyme bzw. Varianten: Droplet-Technik, Micro-Droplet-Technik, Multipunkturtechnik, Multiple Mikroinjektionen, Mikro-Quaddelinjektionen, Serienpunktionstechnik. Der Einstichwinkel beträgt 30–45° mit dem Nadelschliff nach oben. Standardmäßig wird intradermal bzw. subdermal injiziert. Die Technik eignet sich besonders gut für oberflächliche Behandlungen oder den minimalen Ausgleich von Unebenheiten.

■ Serielle Punkttechnik (→ Abb. 8.6)

Als serielle Punkttechnik bezeichnet man die Abgabe einer Serie von hintereinander gesetzten Injektionspunkten, z. B. entlang einer Falte. Durch die serielle Abgabe von kleinen HA-Punkten intrakutan ist es möglich, die untere Dermis gleichmäßig aufzubauen und kleinste Dellen oder kleinere Defizite auszugleichen.

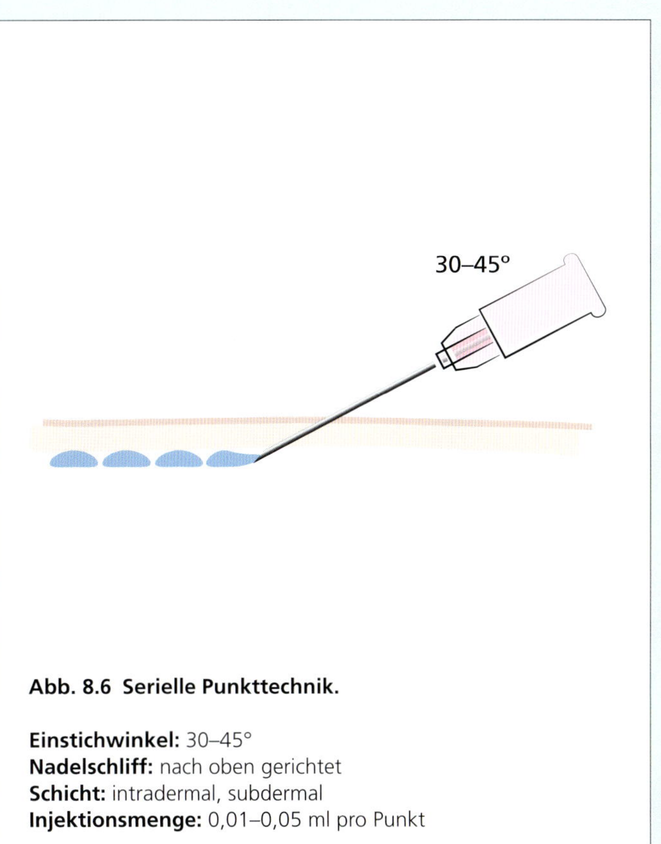

Abb. 8.6 Serielle Punkttechnik.

Einstichwinkel: 30–45°
Nadelschliff: nach oben gerichtet
Schicht: intradermal, subdermal
Injektionsmenge: 0,01–0,05 ml pro Punkt

■ Mikropunkturtechnik (→ Abb. 8.7)

Diese Technik, auch Multipunkttechnik oder Nappage-Technik genannt, ist für die sehr oberflächliche Injektion sehr kleiner HA-Mengen und besonders für jüngere Haut geeignet. Es werden kleinste HA-Linien intra- oder subdermal nebeneinander verteilt abgegeben. Mit weniger vernetztem Material wird die Technik eingesetzt, um das Gewebe zu hydrieren.

■ Mikropapulartechnik

Die Mikropapulartechnik ist eine Abwandlung der Punkttechnik. Der Unterschied liegt darin, dass der Nadelschliff nach unten gerichtet ist und die Punkte extrem oberflächlich in kleinsten Mengen im Abstand von 2 bis 3 mm abgegeben werden. Die Technik dient zu Hydrierung der älteren Haut.

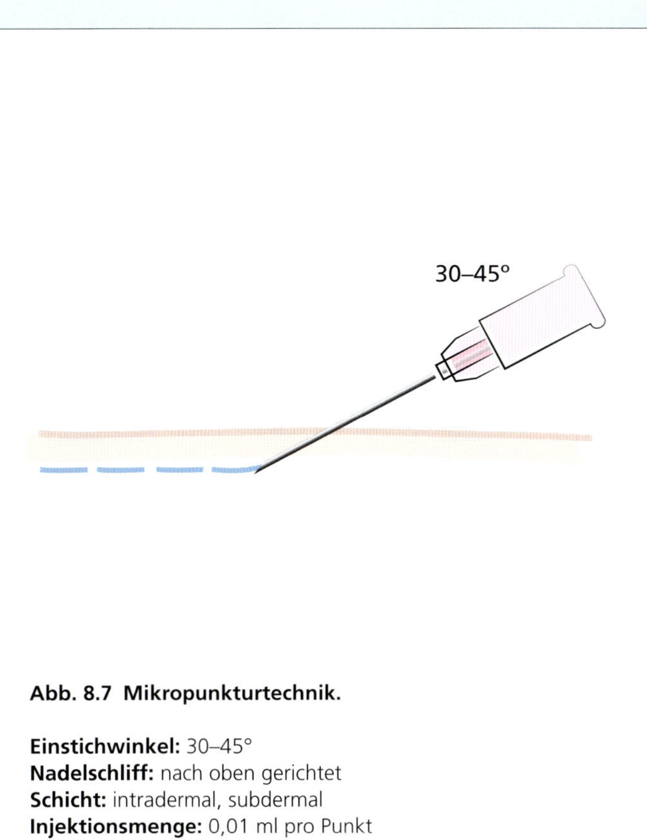

Abb. 8.7 Mikropunkturtechnik.

Einstichwinkel: 30–45°
Nadelschliff: nach oben gerichtet
Schicht: intradermal, subdermal
Injektionsmenge: 0,01 ml pro Punkt

Hinweis

Wenn stark vernetzte HA als Quaddeln oberflächlich intradermal injiziert wird, können diese bis zu vier Monaten oder länger als Unebenheiten sichtbar bleiben. Für die oberflächliche Injektion mit der Punkttechnik sollten weniger stark vernetzte Materialien gewählt werden.

8

8.3.3 Lineartechnik

■ Tunneltechnik (→ Abb. 8.8)

Die Tunneltechnik (lineare/serielle Technik) besteht darin, in einer gerade verlaufenden Linie in die Falten direkt oder in das Gewebe zu injizieren – die Technik ist in allen Hautschichten möglich unter Einsatz aller Produkte, je nach Indikation.

Die Technik ist für die tiefe Injektion mit einem sanfteren Ergebnis aufgrund weniger Nadeleinstiche geeignet. Die Nadel wird in ihrer gesamten Länge in die Mitte des Scheitelpunkts der Falte oder des zu unterstützenden Areals eingeführt. Gemeinsam formen die Linien einen einzelnen Strang, der die Falte auf das gewünschte Hautniveau anhebt.

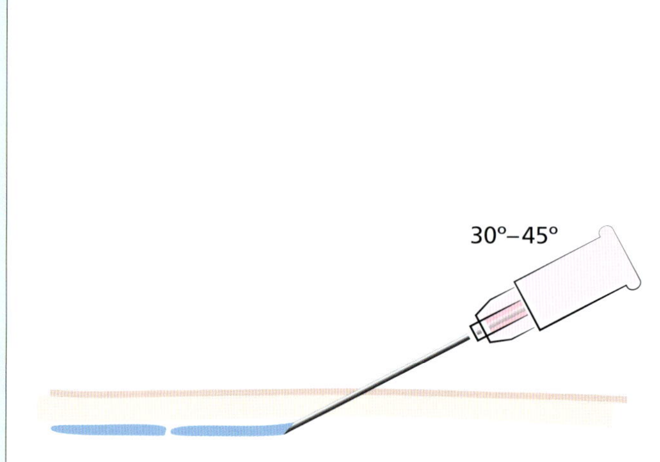

Abb. 8.8 Lineartechnik.

Einstichwinkel: 30–45°
Nadelschliff: nach oben gerichtet
Stichrichtung: „Linie" (ca. 10 mm) wird der Länge nach in die Falte injiziert
Schicht: intradermal, subdermal

■ Lineare Tropfenformtechnik (→ Abb. 8.9)

Die lineare Tropfenformtechnik ist eine Variante der linearen Technik. Der Unterschied besteht lediglich darin, dass auf der gesamten Strecke zu Beginn der Injektion wesentlich mehr Material abgegeben wird als am Ende der zu unterspritzenden Strecke, wo sich das Material verjüngt, sodass in Form eines Tropfens unterspritzt wird.

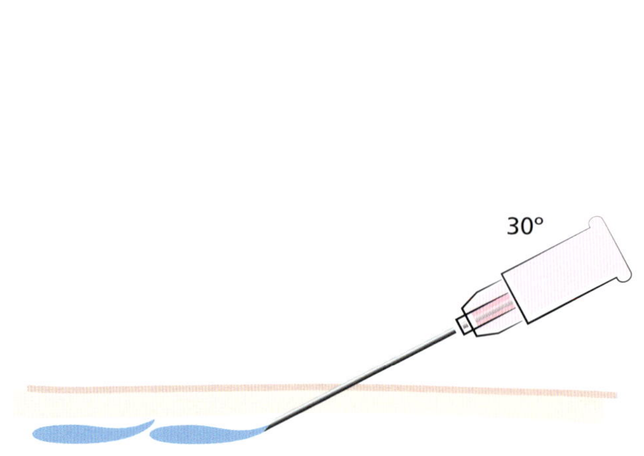

Abb. 8.9 Lineare Tropfenformtechnik.

Einstichwinkel: 30°
Nadelschliff: nach oben gerichtet
Stichrichtung: Das Material wird linear und sich verjüngend in die Falte injiziert
Schicht: subdermal

Hinweis

Eine zu oberflächliche lineare Abgabe von stark vernetzter HA kann zum Tyndall-Effekt führen (s. Kap. 6.1.2, S. 86).

8.3.4 Fächertechnik

(→ Abb. 8.10)

Die Fächertechnik ist geeignet für die Abdeckung eines relativ großen Bereichs mit begrenzter Anzahl an Einstichstellen. Wie der Name schon sagt, wird das Material fächerförmig in die Haut eingebracht, wobei die Nadel nicht aus der Haut gezogen wird, bevor die Behandlung abgeschlossen ist. Der Injektionspunkt bildet die Spitze des Dreiecks.

Die Nadel wird, wie bei linearer Technik, an der Peripherie des zu augmentierenden Bereichs eingeführt. Nach Injizieren einer Linie wird die Nadel nicht herausgezogen, sondern die Ausrichtung geändert und wie zuvor wird entlang einer Linie injiziert. Der Vorgang wird fächerförmig wiederholt.

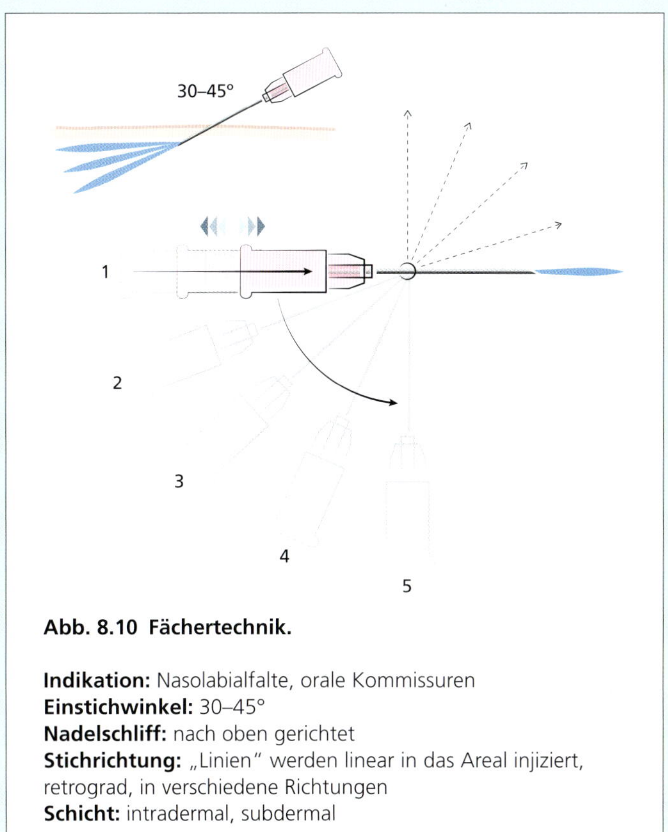

Abb. 8.10 Fächertechnik.

Indikation: Nasolabialfalte, orale Kommissuren
Einstichwinkel: 30–45°
Nadelschliff: nach oben gerichtet
Stichrichtung: „Linien" werden linear in das Areal injiziert, retrograd, in verschiedene Richtungen
Schicht: intradermal, subdermal

8

8.3.5 Criss-Cross-Technik

(→ Abb. 8.11)

Die Criss-Cross-Technik ist geeignet für größere Bereiche und tiefere Injektionenn. Sie dient zur Stabilisierung von laxem Gewebe und zur Gesichtsformung. Die Nadel wird wie bei der linearen Technik an der Peripherie des zu behandelnden Bereichs eingeführt. Es werden parallel nebeneinander mehrere Linien in einem Abstand von 5–10 mm injiziert. So wird eine beliebig große Fläche abgedeckt. Im 90°-Winkel zu diesen Linien werden mit dem gleichen Verfahren weitere Linien parallel zueinander injiziert. So entsteht ein Gitter, das das Gewebe verstärkt.

Die Technik ist gut geeignet für das periorale Lippenareal, d. h. den dezenten Volumenaufbau/die Straffung der Wangen, Knitterfältchen, Revitalisierung von trockener Haut mit wenig oder unvernetzter HA.

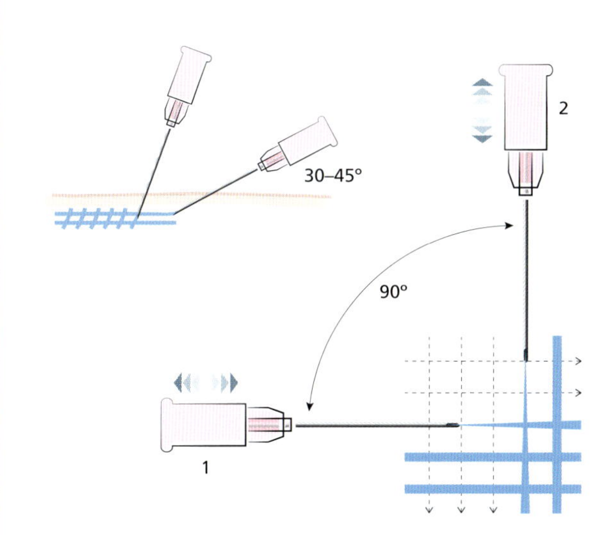

Abb. 8.11 Criss-Cross-Technik.

Einstichwinkel: 30–45°
Nadelschliff: nach oben gerichtet
Stichrichtung: HA-„Linien" werden parallel der Länge nach in 3–5 mm Abstand retrograd in das zu behandelnde Areal injiziert, danach werden im gleichen Verfahren HA-Linien überkreuz in das Areal injiziert, sodass ein Gitter entsteht.
Schicht: intradermal, subdermal

8.3.6 Bolus- und Depottechnik

(→ Abb. 8.12, 8.13)

Boulustechnik: Die Hyaluronsäure wird vertikal in die Haut injiziert und als Bolus in die Mitte des Zielgebiets abgegeben. Dadurch steigt das Gewebe auf und der Schatten wird ausgeglichen. Es empfiehlt sich, das zu behandelnde Gebiet zwischen Daumen und Zeigefinger zu fixieren. Auf diese Weise wird durch den Gegendruck verhindert, dass sich die HA zu sehr ausdehnt.

Depottechnik: Durch das Nebeneinandersetzen verschiedener Boli kann Volumen aufgebaut oder durch mehrere Depots, über eine Fläche verteilt, das Gewebe stabilisiert werden. Bei größeren zu behandelnden Arealen ist es möglich, durch die Verteilung mehrerer kleine Depots über- oder nebeneinander zu vermeiden, dass sich das Material bindegewebig verkapselt.

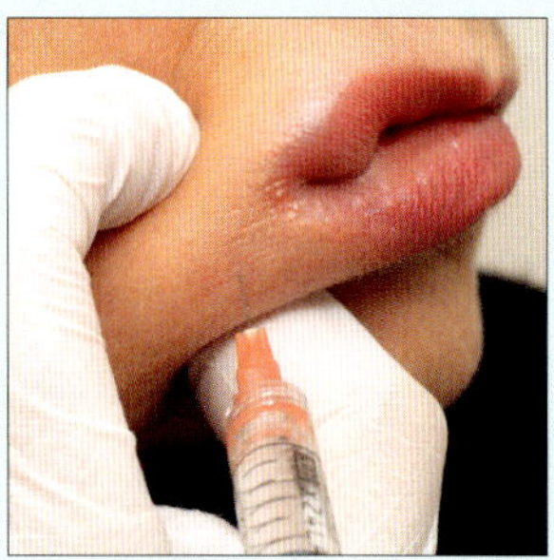

Abb. 8.13 Indem der Behandler von außen das Wangengewebe zwischen Daumen und Zeigefinger quetscht und somit ein Widerlager für die Injektion schafft, lassen sich gezielte supramukosale Depots in das Zielgebiet des Substanzmangels setzen (vertikale Depottechnik). Um zu verhindern, dass größere Blutgefäße infiltriert werden, wird empfohlen vorher zu aspirieren.

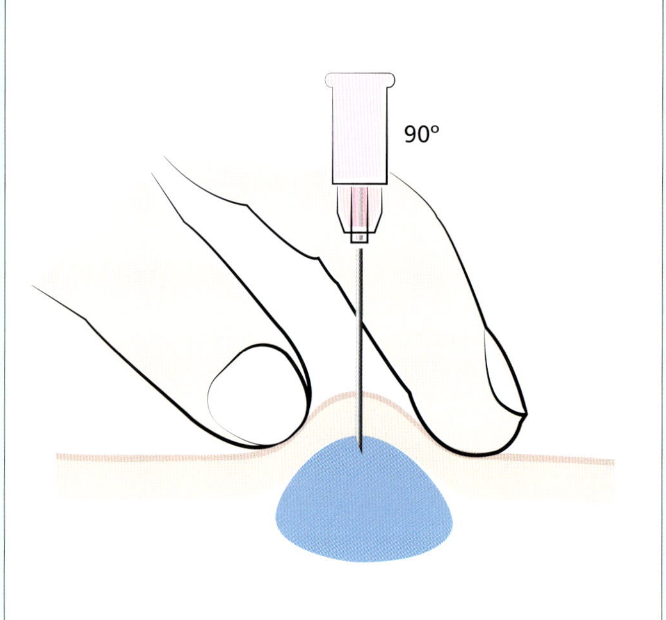

Abb. 8.12 Bolus- und Depottechnik

Einstichwinkel: 90°
Nadelschliff: ohne Vorgabe
Schicht: tiefe und mittlere Dermis, intrakutan
Injektionsmenge: 1–2 Boli von 0,05–0,1 ml retrograd

8

8.3.7 Sandwichtechnik

(→ Abb. 8.14)

Die Sandwichtechnik eignet sich dafür, in verschiedenen Schichten des Gewebes Material zu platzieren, um das Gewebe anzuheben, muskuläre Einflüsse zu bremsen oder Schatten herauszuarbeiten.

Sie ist eine Form der Bolustechnik. Hier werden Depots in mehreren Schichten übereinander platziert. Man kann das Gewebe, z. B. bei der Marionettenfalte, mit Daumen und Zeigefinger anheben und dann die Depots übereinander injizieren. Es können auch verschiedenen HA-Stärken übereinander injiziert werden.

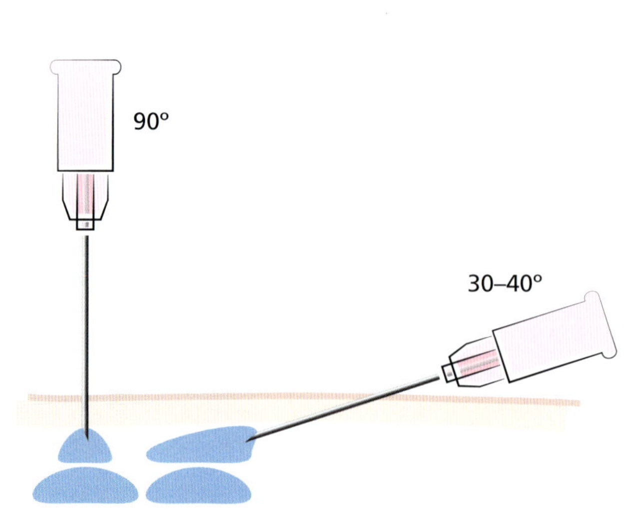

Abb. 8.14 Sandwichtechnik.

Einstichwinkel: 30–40° bzw. 90°
Nadelschliff: nach oben gerichtet
Stichrichtung: Das Material wird der Länge nach in zwei Stufen übereinander in das Areal injiziert. Es werden übereinander mehrere Depots angelegt.
Schicht: tiefe und mittlere Dermis

8.3.8 Dehnungstechnik

(→ Abb. 8.15)

Die Dehnungstechnik ist auf die Linear- und Punkttechnik für oberflächliche Korrekturen anzuwenden. Die Haut wird während der Injektion maximal quer zur Stichrichtung gedehnt, damit durch den Gegendruck der gedehnten Haut Überkorrekturen vermieden werden können und sich die HA breiter ins Gewebe verteilt. Hierbei kann die Unterstützung einer Assistenz hilfreich sein.

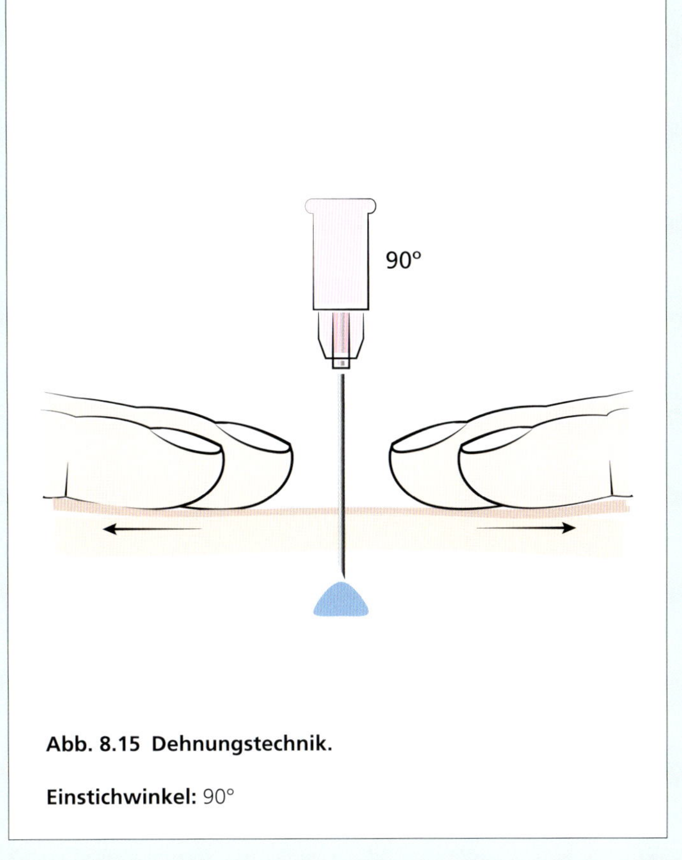

Abb. 8.15 Dehnungstechnik.

Einstichwinkel: 90°

8.3.9 Kompressionstechnik

(→ Abb. 8.16)

Die Kompressionstechnik ist auf die Linear-, Punkt- und vertikale Bolustechnik anzuwenden. Die Haut um das zu behandelnde Areal wird während der Injektion zwischen Daumen und Zeigefinger komprimiert. Dadurch verändert sich der Gewebedruck, wodurch die HA-Verteilung begrenzt wird. Das Material kann so in ein bestimmtes Areal „gezwungen" werden.

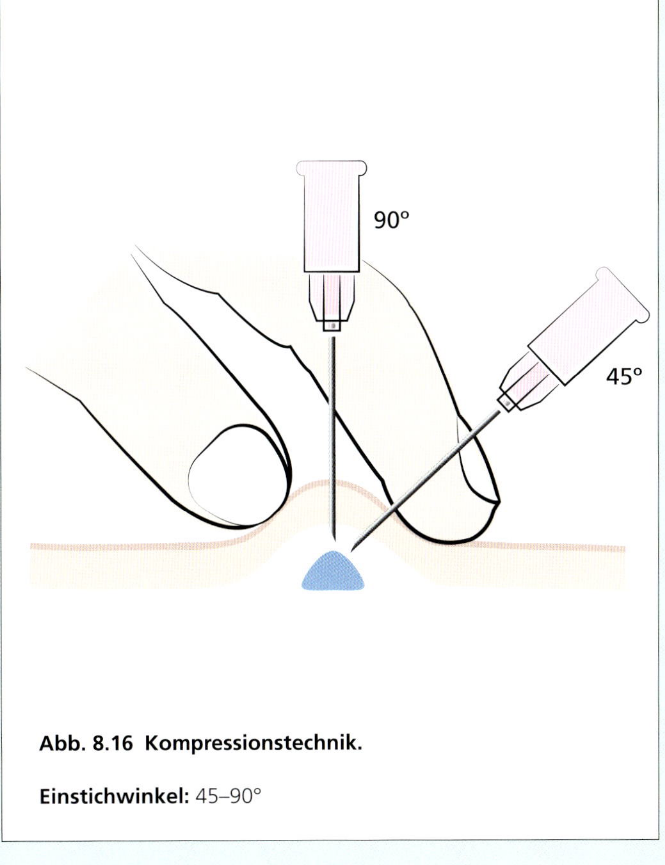

Abb. 8.16 Kompressionstechnik.

Einstichwinkel: 45–90°

8

8.3.10 Blanching-Technik

(→ Abb. 8.17)

Der Blanching-Effekt, das Abblassen der Haut unter dem Druck des injizierten Präparats, wird durch eine extrem oberflächliche Unterspritzung in Lineartechnik erreicht, bei der das Material intradermal verwendet wurde. Die Technik wird nur mit unvernetzter oder wenig vernetzter HA durchgeführt. Durch Ausbreitung und Verdrängung kommt es zu einer Komprimierung oberflächlicher Gefäße und somit zu einer provozierten Verblassung der Haut.

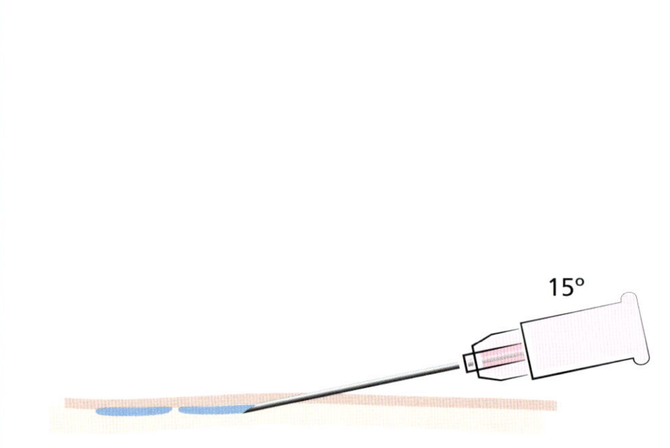

Abb. 8.17 Blanching-Technik.

Einstichwinkel: 15°
Nadelschliff: nach oben gerichtet
Stichrichtung: Das Material wird der Länge nach retrograd sehr oberflächlich abgegeben.
Schicht: intradermal

8.3.11 Falztechnik

(→ Abb. 8.18)

Die Technik beschreibt das gezielte Einsetzen der oberflächlichen Blanching-Technik in die tiefste verhornte Einkerbung einer Falte (s. a. Kap. 9.3.3, S. 178 ff.).

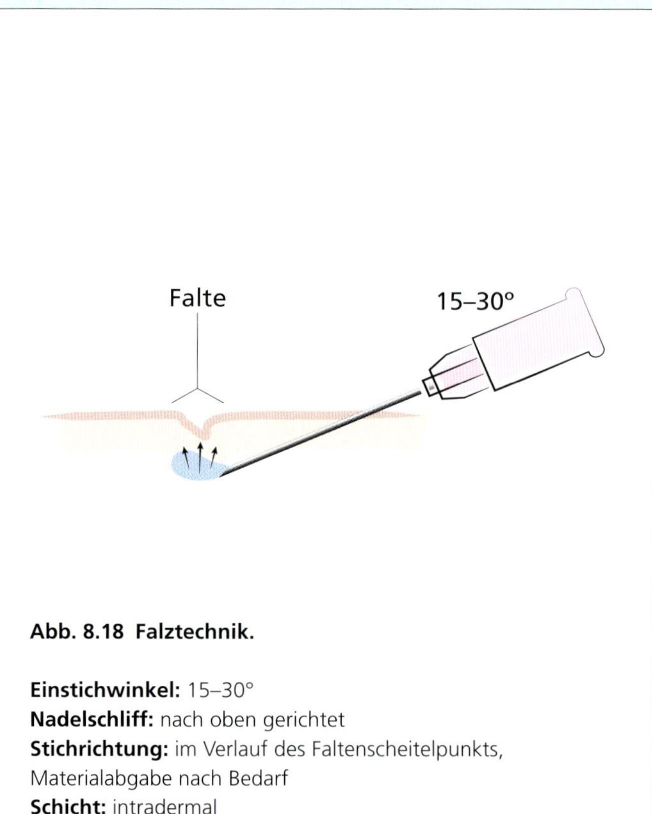

Abb. 8.18 Falztechnik.

Einstichwinkel: 15–30°
Nadelschliff: nach oben gerichtet
Stichrichtung: im Verlauf des Faltenscheitelpunkts, Materialabgabe nach Bedarf
Schicht: intradermal

8.3.12 Fern-Pattern-Technik (Tom van Eijk)

(→ Abb. 8.19)

Die Technik ist eine bestimmte Anreihung kleinster Injektionslinien nach dem Prinzip eines Farnblatts, wobei immer vom Zentrum der Falte aus eingestochen wird (s. Kap. 9.3.4, S. 182 ff.). Es werden verschieden lange Linien kombiniert.

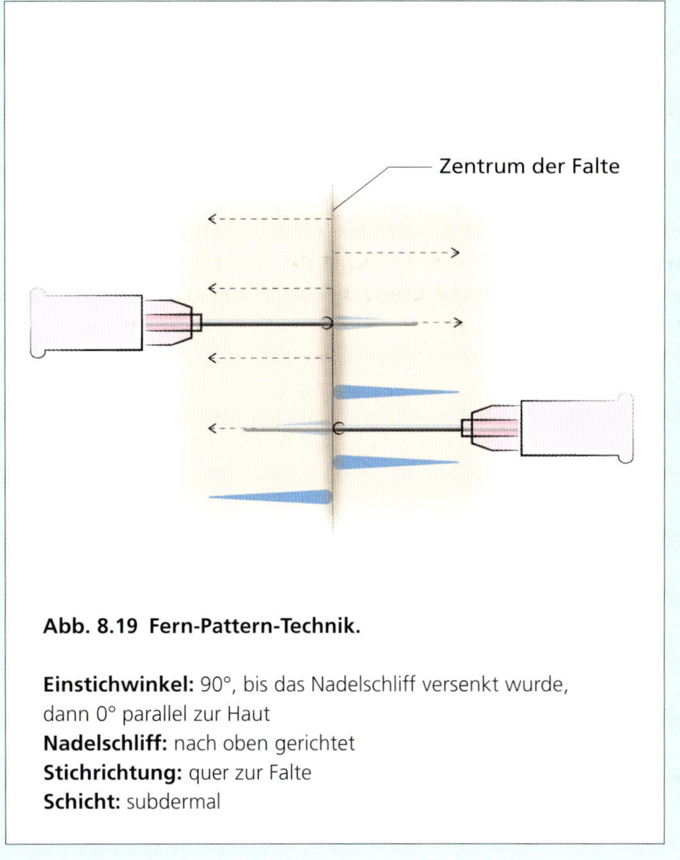

Abb. 8.19 Fern-Pattern-Technik.

Einstichwinkel: 90°, bis das Nadelschliff versenkt wurde, dann 0° parallel zur Haut
Nadelschliff: nach oben gerichtet
Stichrichtung: quer zur Falte
Schicht: subdermal

8

8.3.13 Fishbone-Technik

(→ Abb. 8.20)

Die Technik blockt die auf eine Falte einwirkende mimische Kraft, indem die Falte nicht nur linear der Falte entlang unterspritzt wird, sondern auch quer zur Falte kleinere bogenförmige Linien in einem Abstand von 1 mm nebeneinander unter die Falte injiziert werden, um den auf die Falte einwirkenden Druck zu verteilen. Es entsteht ein „fischgrätenartiges" Gerüst.

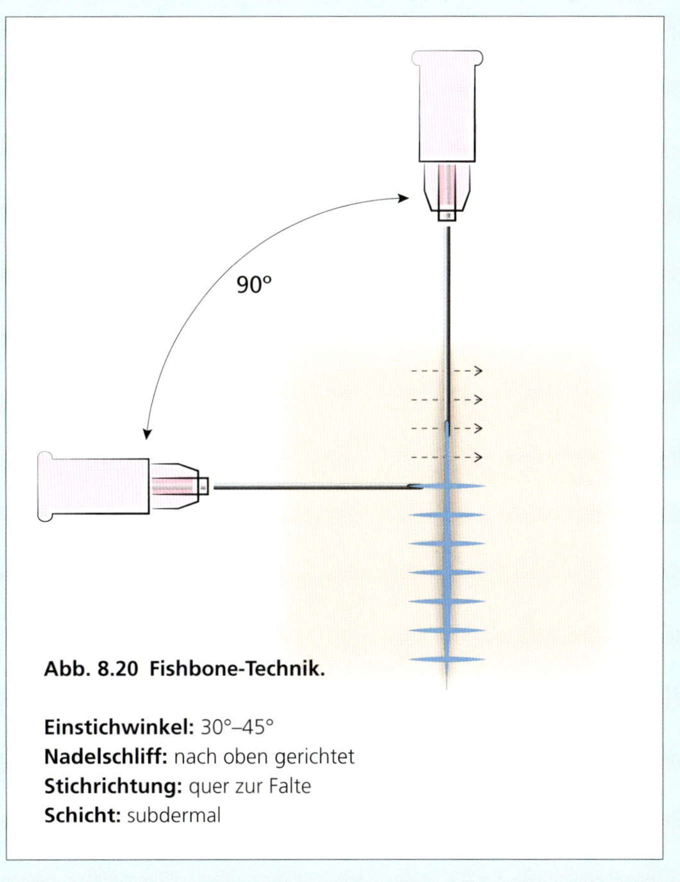

Abb. 8.20 Fishbone-Technik.

Einstichwinkel: 30°–45°
Nadelschliff: nach oben gerichtet
Stichrichtung: quer zur Falte
Schicht: subdermal

8.4 Unterspritzungstechniken und -effekte – stumpfe Kanüle

8.4.1 Kennzeichen der stumpfen Kanüle

Die stumpfe Kanüle (→ Abb. 8.21, 8.22) ist, wie der Name schon sagt, eine Injektionsnadel mit abgerundetem stumpfem Ende und seitlichem Ausgang, was ein schmerzärmeres Eindringen in das Gewebe und in die Muskeln ermöglicht: Die Kanüle gleitet beim Eindringen durch die Faserverbindungen, anstatt das Gewebe zu durchschneiden. Dadurch kann das Gewebe mit einem geringeren Verletzungsrisiko für größere Blutgefäße atraumatisch mobilisiert werden. Es gibt verschiedene Anbieter der stumpfen Kanüle, es gibt sie in verschiedenen Größen und sie sind unterschiedlich flexibel (z. B. die Produkte TSK STERiGLIDE, Pix'L, SoftFil, Magic Needle, s. Internetlinks der Hersteller, S. 339).

Die stumpfen Kanülen unterscheiden sich durch folgende Merkmale:

- **Abrundung der Nadelspitze** (→ Abb. 8.23) – Je flacher die Abrundung ist, desto weniger traumatisierend ist die Injektion, aber desto weniger gut gleitet die Kanüle im Gewebe.
- **Lumen** (→ Abb. 8.23) – Das Lumen kann unterschiedlich weit entfernt von der Spitze entfernt sein. Ein spitzennahes Lumen hat den Vorteil, dass das Material genau da platziert wird, wo die Nadel aufhört. So ist es möglich, das Material exakter an das Zielgebiet zu bringen.
- **Flexibilität** – Je dünner die Kanüle ist, desto flexibler ist sie, was aber einen Richtungswechsel oder eine stabile Nadelführung erschweren kann. Hier gibt es auch qualitative Unterschiede zwischen den einzelnen Hersteller. Es liegt im Ermessen des Behandlers, welche Kanüle für welche Indikation eingesetzt wird. Beispielsweise empfehlen wir eine stabilere, weniger biegsame Kanüle für die Definition der Lippenkontur, denn es ist schwieriger, eine flexible Kanüle gegen Widerstände kontrolliert in einer Linie zu führen.
- **Länge** – Die Kanülen werden in verschiedenen Längen angeboten. Je nach Größe des zu behandelnden Areals wird die dementsprechende Länge gewählt. Wir empfehlen für die Lippen wegen der besseren Führung eine nicht zu lange Nadel (25–30 mm), während wir für die periorale Behandlung eine längere Kanüle (50 mm) empfehlen, damit der Behandler möglichst wenige Eintrittstellen benötigt.

8.4.2 Kanülentechnik

Das Prinzip der Unterspritzung mit der Kanülentechnik besteht darin, mit möglichst wenigen Eintrittsstellen ein großes Areal zu bearbeiten. Abbildung 8.24 zeigt, wie das gesamte Lippenareal einer Seite von nur einer Eintrittsstelle aus erreicht werden kann, ohne einen neuen Zugang stechen zu müssen (Windmill-Technik). Für die HA-Lippenbehandlung mit der Kanüle werden die Linear- und Fächertechnik eingesetzt. Folgende Behandlungen sind durchführbar:

- Hydratation/Revitalisierung
- Konturierung
- Volumenaufbau/Hydratation
- Behandlung von Marionettenfalten

Hinweise

Patientenkomfort der stumpfen Kanüle

- Die Behandlung ist nahezu schmerzfrei und kann dadurch eine Anästhesie überflüssig machen.
- Die Insertion ist einfach, da die Kanüle mit Silikon beschichtet ist.
- Die Resultate sind präzise.
- Es besteht ein geringes Risiko für Schwellungen und Hämatome.
- Keine Ausfallzeiten

Kombination von Kanülentechnik und Injektion mit scharfer Nadel

Auch ein kombiniertes Vorgehen kommt zur Anwendung. Bei bestimmten Indikationen werden ein Teil der Lippe mit der Kanüle und ein anderer Teil mit der scharfen Nadel behandelt. Eine in der Praxis häufig vorkommende Kombination ergibt sich, wenn die Lippe mit der Kanülentechnik augmentiert wurde (s. Technik 20, S. 206 ff.) und sich kleine Asymmetrien gebildet haben. Diese werden dann mit der scharfen Nadel ausgeglichen (s. Technik 44, S. 302 ff.). Auch kann man die Lippe mit der Kanülentechnik hydrieren (s. Technik 3, S. 136 ff.) und durch das Lippenweiß mit der scharfen Nadel augmentieren (s. Technik 26, S. 230 ff.).

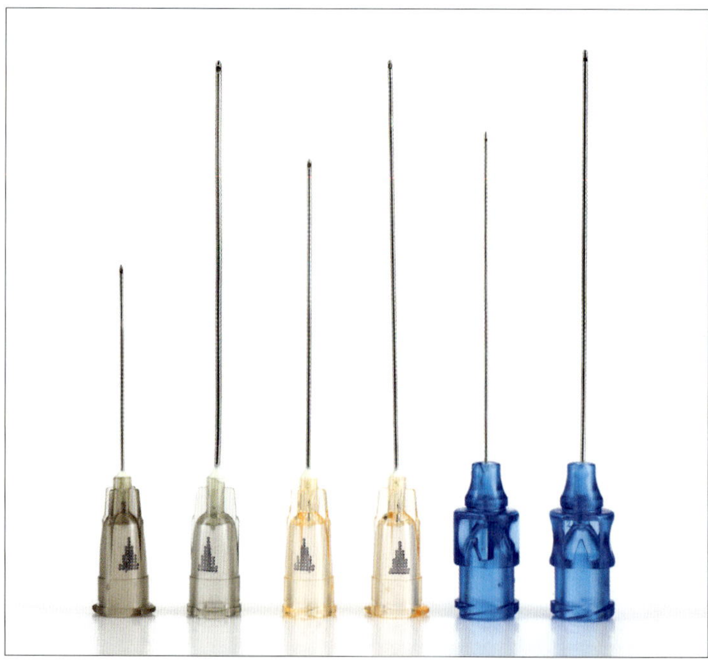

Abb. 8.21 Die stumpfe Kanüle gibt es von verschiedenen Herstellern in verschiedenen Qualitäten.

Kennzeichen der stumpfen Kanüle

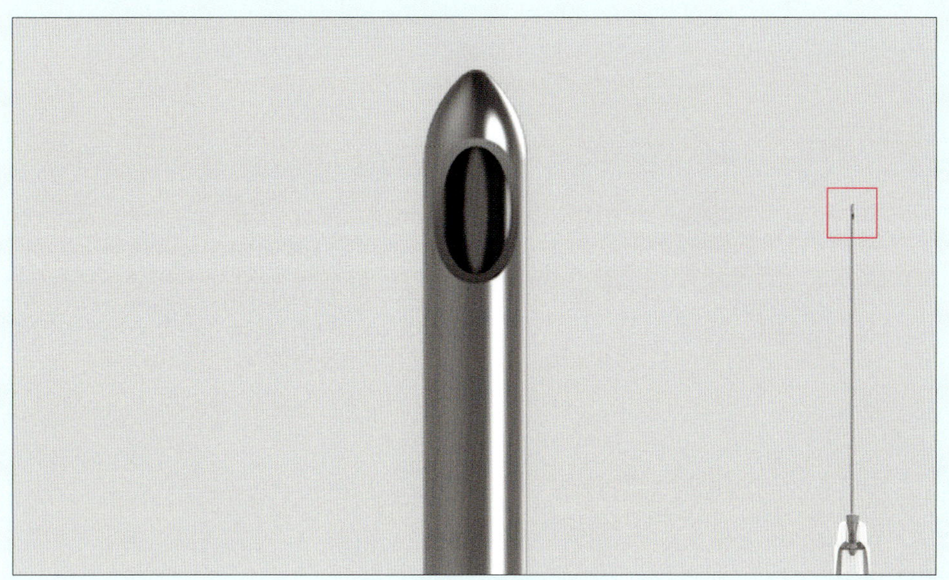

Abb. 8.22 Mit ihrer stumpfen Spitze ermöglicht die Kanüle eine atraumatische und für den Patienten nahezu schmerzfreie Penetration und Progression durch das subkutane Gewebe.

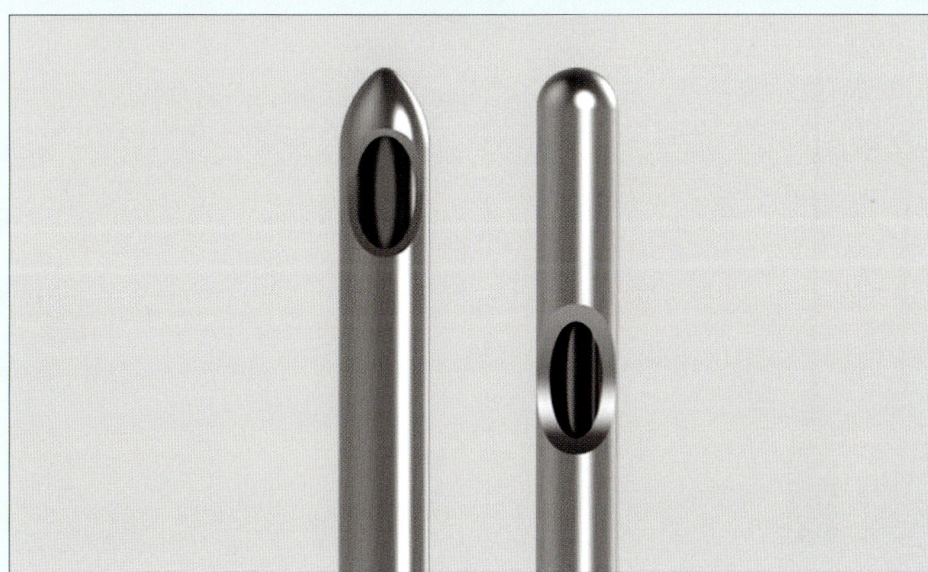

Abb. 8.23 Unterschiede bei Kopf und Lumen der stumpfen Kanüle: Die spitzeren Kanülen (links) sind leichter zu führen, weil sie leichter durch das Gewebe gleiten, die abgerundeten Kanülenköpfe (rechts) verursachen weniger Verletzungen im Gewebe. Es spielt eine Rolle, an welcher Stelle der Kanüle sich der Ausgangspunkt befindet. Je weiter vorne sich der Ausgangspunkt am Kanülenkopf befindet, desto präziser kann das Material platziert werden.

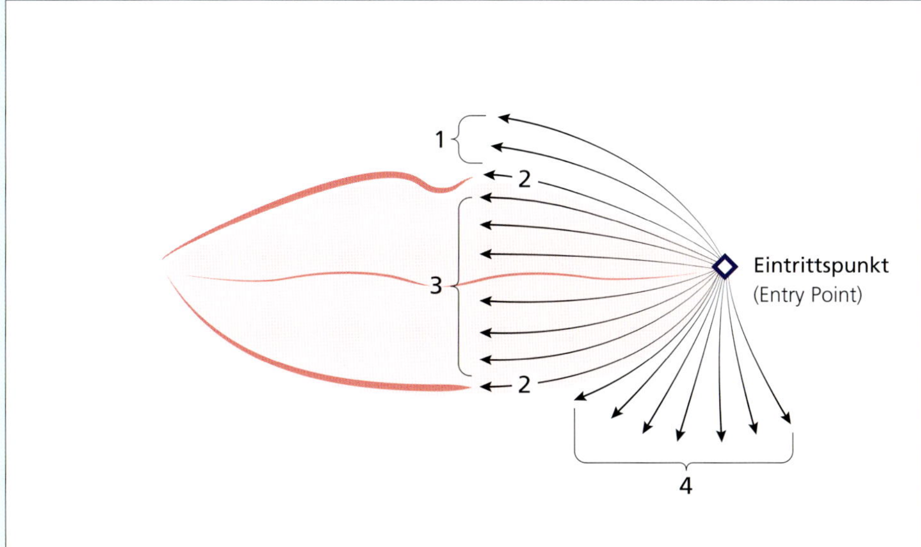

Abb. 8.24 Durch eine Eintrittsstelle ist es möglich, das ganze Lippenareal einer Seite zu erreichen (Windmill-Technik).

1 **Hydratation, Revitalisierung**
2 **Kontur**
3 **Volumen, Hydratation**
4 **Marionettenfalten**

Vorgehensweise bei der Kanülentechnik (→ Abb. 8.25–8.31)

- Das Areal wird vermessen.
- Die Einstichstelle wird mit der Nokor-Nadel vorgestochen.
- Die Kanüle wird eingeführt.
- Das Material wird anterograd oder retrograd abgegeben.
- Die Stichrichtung der Kanüle wird gewechselt, ohne die Einstichstelle zu verlassen.

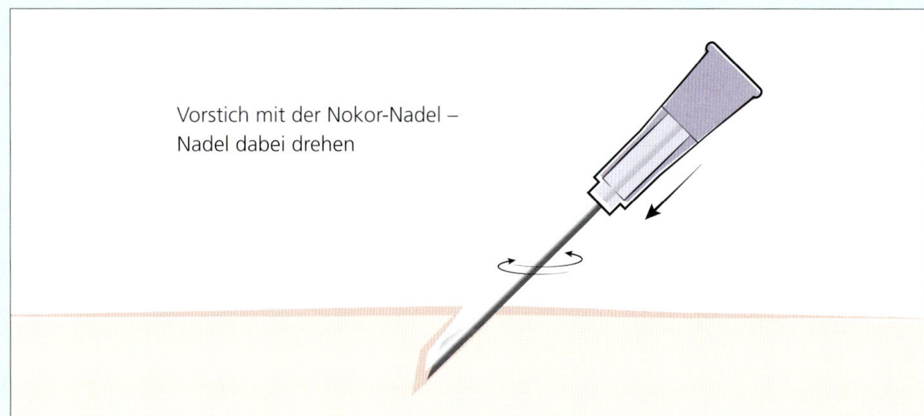

Abb. 8.25 Um mit der stumpfen Kanüle in das Gewebe zu gelangen, muss die Haut am Eintrittspunkt durch eine Stichinzision mit einer scharfen Nadel (1–2 mm tief mit der Nokor-Nadel) perforiert werden. Durch das Drehen der Nokor-Nadel wird die Einstichstelle vergrößert, sodass die Kanüle leichter hineingleiten kann.

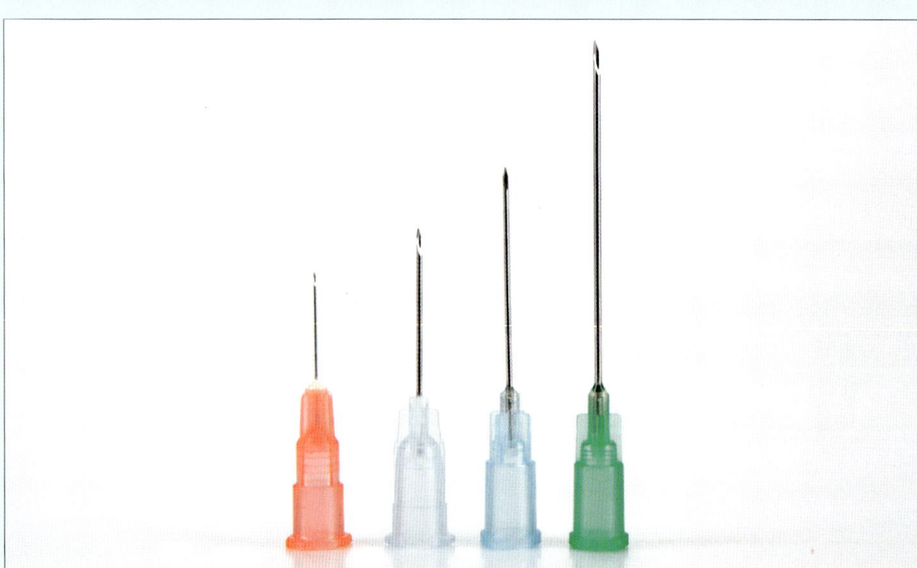

Abb. 8.26 Je nach Größe der Kanüle wird die entsprechende Nokor-Nadel gewählt. Die Gaugegröße der Nokor-Nadel sollte immer eine Einheit größer sein als die der Kanüle, damit der Eingang in das vorgestochene Loch erleichtert wird.

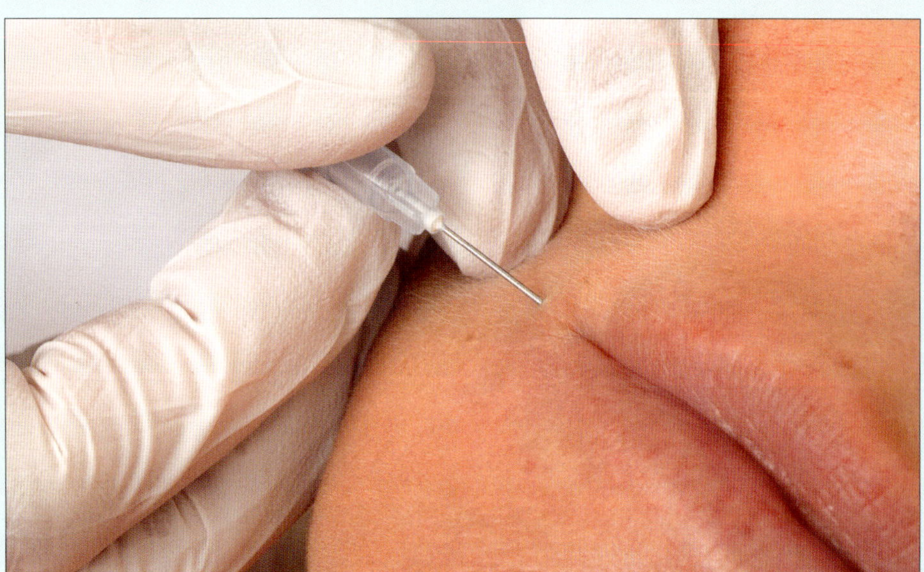

Abb. 8.27 Die Spitze der Nokor-Nadel wird ca. 1–2 mm versenkt und leicht gedreht. Um durch den Vorstich mithilfe der Nokor-Nadel möglichst wenige Gefäße zu verletzen, sollte die Nadel nicht tiefer als 2 mm in das Gewebe eingeführt werden. Doch die Hämatombildung lässt sich nicht immer vermeiden.

Vorgehensweise bei der Kanülentechnik (Fortsetzung)

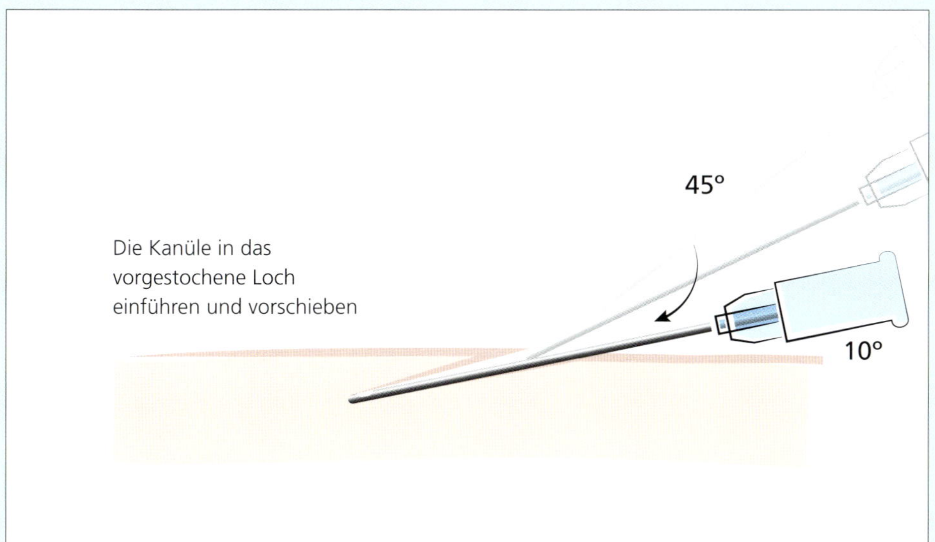

Abb. 8.28 Die Kanüle wird durch sanftes Vorstoßen in das vorgestochene Loch eingeführt. Die ersten beiden Millimeter der Kanülenspitze werden in einem 45°-Winkel eingeführt. Danach wird der Einführungswinkel langsam bis auf 10° abgesenkt und die Kanüle wird dann unter der Haut vorgeschoben.

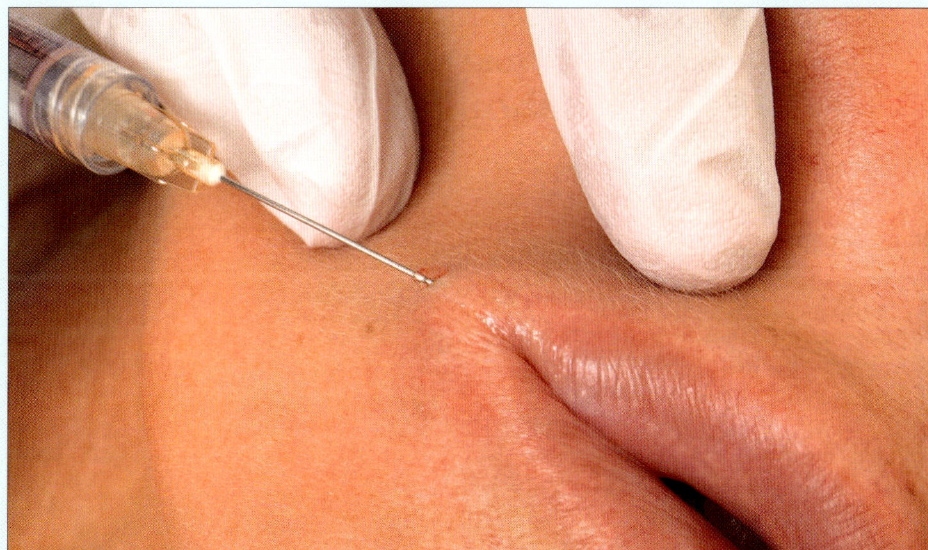

Abb. 8.29 Die Haut wird mit Daumen und Zeigefinger leicht gespannt, die Kanüle gleitet in die Lippe.

Wenn die Einführung der Kanüle schwergängig ist, d. h. bei Widerstand, sollte dieser nicht mit Gewalt überwunden, sondern eine andere Schicht gesucht werden. In der „richtigen" Schicht gleitet die Kanüle leicht durch das Gewebe.

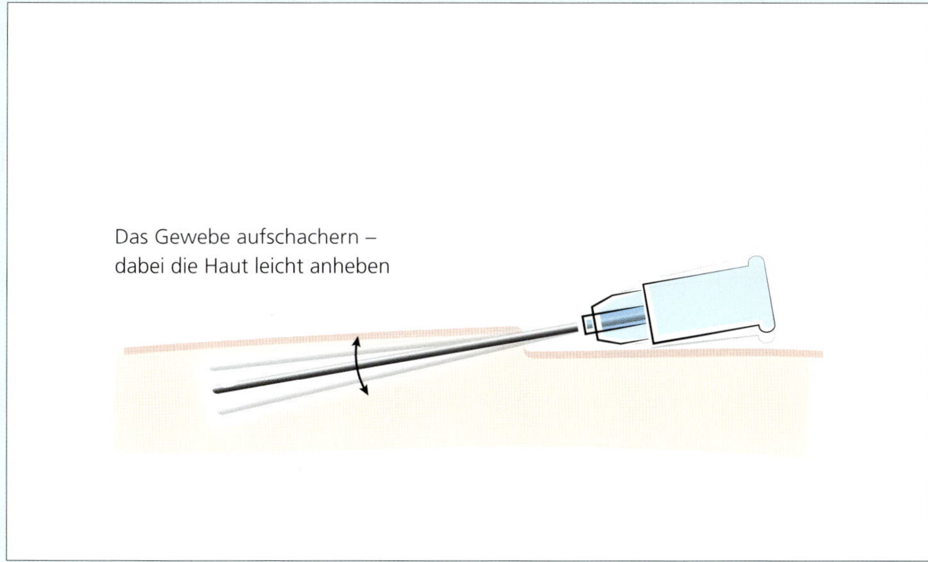

Abb. 8.30 Die Kanülenspitze wird wie eine Spatel eingesetzt, um die Dermis vom Lippenrot oder Lippenweiß voneinander zu trennen. Dabei wird die Haut leicht angehoben. Wir bezeichnen das Vorgehen als Schachertechnik.

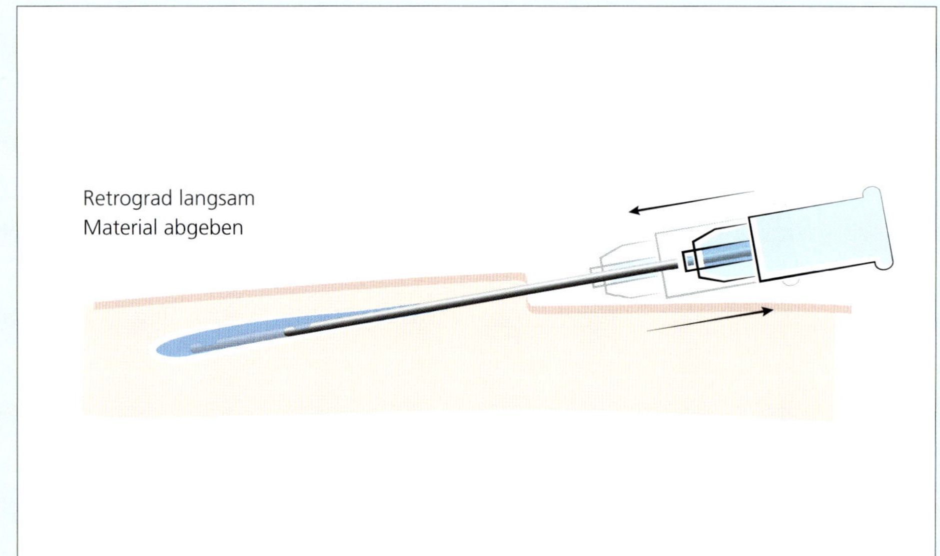

Abb. 8.31 Wenn die Kanüle das Zielgebiet erreicht hat, wird die HA gleichmäßig retrograd abgegeben.

8

Hinweise

Schachertechnik

Um die Lippe großflächig zu behandeln, wird die Kanülenspitze wie ein Spatel eingesetzt und sanft durch leichtes Vor- und Rückwärtsstoßen bewegt, um die Dermis vom Lippenrot oder Lippenweiß zu trennen, was wir als Schachern bezeichnen.

Schmerzlinderung durch lidocainhaltige HA

Nach Eintritt der Kanüle in die Haut kann bei schmerzempfindlichen Patienten etwas lidocainhaltige HA anterograd gespritzt werden, um das Gewebe vorab zu betäuben. Danach sollte mindestens eine Minute gewartet werden, damit das Lidocain vorab seine Wirkung entfalten kann.

8.5 Technische Hinweise, Erfahrungswerte und Praxistipps

Dehnen – Um das zu behandelnde Gewebe zu dehnen, greift der Behandler mit dem Zeigefinger in die Wange und zieht das Gewebe zu sich heran. Dadurch wird das Gewebe gedehnt, was die exakte Platzierung von Material in kleine Zielgebiete vereinfacht.

Eintrittsstelle (→ Abb. 8.32, 8.33) – Wenn das mit der Nokor-Nadel vorgestochene Loch sehr klein ist, sich schnell wieder verschließt und dadurch nicht mehr sichtbar ist, hilft es, das Gewebe etwas zu drücken, sodass ein kleiner Blutstropfen aus der Wunde austritt und dadurch das Loch sichtbar wird.

Faltenscheitelpunkt (→ Abb. 8.34) – Das sichtbare Zentrum einer Falte geht meist mit nekrotisiertem Epithel einher. Da die Haut an der Stelle immer wieder geknickt wird, bildet sich der sogenannte Falz oder der sogenannte Scheitelpunkt der Falte.

Gefäße vermeiden (→ Abb. 8.35) – Es ist so gut wie unmöglich, bei einer Unterspritzung mit der scharfen Nadel keine Gefäße zu verletzen. Bei jeder Injektion wird ein Gefäß verletzt.

Zu Vermeidung von intravasalen Injektionen hilft es, die zuführenden Gefäße mit dem Finger abzudrücken und zu aspirieren. Auch sollte vermieden werden, zu große Boli mit stark vernetzter HA in die Nähe von zuführenden Gefäßen zu platzieren, da diese durch den Druck auf das Gefäß eine Minderdurchblutung oder sogar eine Nekrose verursachen können.

Kanülengröße – Für die Unterfütterung des perioralen Lippengewebes und die Augmentation des roten Lippenanteils wird eine 27–30G-Kanüle empfohlen, für die untere Kinnregion bei dickerer Dermis eine 25G-Kanüle. Je dicker die Kanüle, desto schmerzärmer gleitet sie durch das Gewebe.

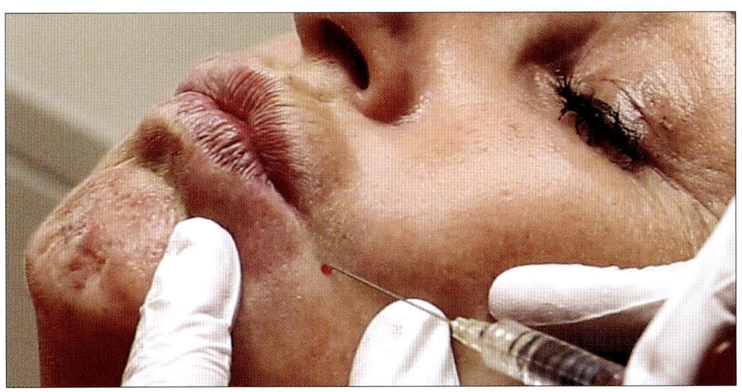

Abb. 8.32 Die Eintrittsstelle für die Kanüle wird durch den kleinen Blutstropfen sichtbar.

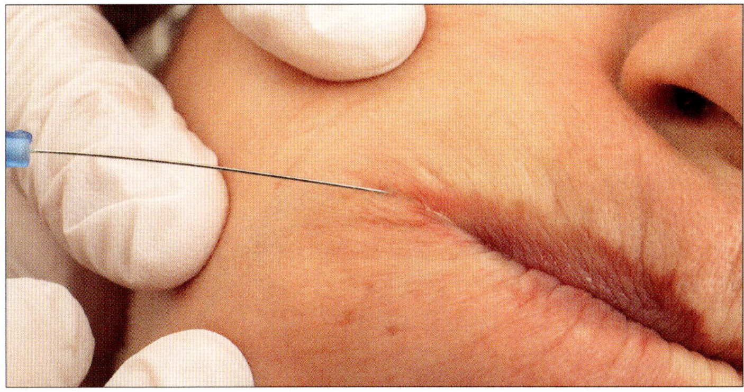

Abb. 8.33 Eine andere Möglichkeit ist, den Patienten zu bitten, die Wangen stark aufzublasen. Durch das gedehnte Gewebe wird das Loch leicht sichtbar. Im aufgeblasenen Zustand der Wange kann die stumpfe Kanüle leicht in den vorgestochenen Kanal gleiten.

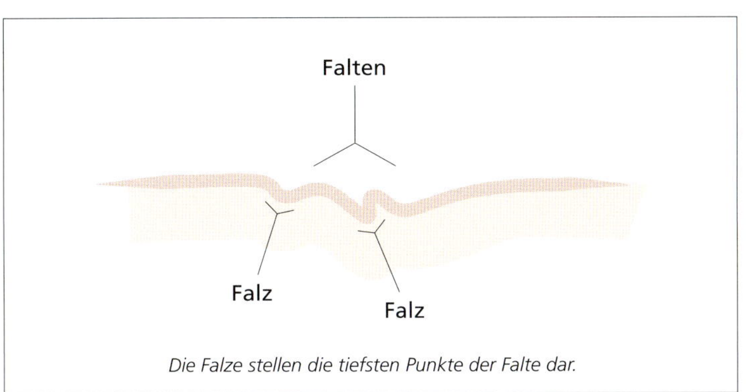

Abb. 8.34 Falten unterschiedlicher Tiefe mit Faltenscheitelpunkten (Falze).

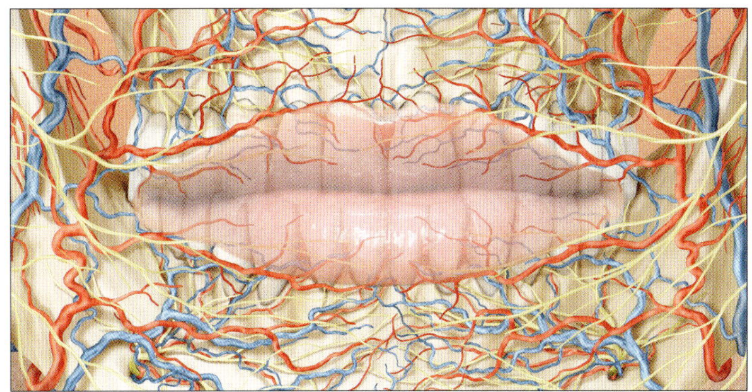

Abb. 8.35 Gefäß- und Nervengeflechte der Mundregion.

Häufig werden dünne Kanülen mit der Absicht einer möglichst kleinen Stichinzision eingesetzt, um keine unnötigen bleibenden Narben zu verursachen. Der Nachteil der dünnen Kanüle (27G–30G) besteht in der Schwierigkeit, das vorgestochene Loch mit der Kanüle zu treffen. Auch ist es nicht immer einfach, mit der dünnen Kanüle in die richtige Schicht zu gleiten, da sie flexibler und weniger gut zu kontrollieren ist.

HA-Abgabe – Die HA-Abgabemenge ist genau zu kontrollieren. Am besten wird während der Materialabgabe die Kolbenbewegung beobachtet und anhand der Skala registriert, wie viel Material in welche Zone der Lippe abgegeben wurde. Die Materialabgabe muss exakt und gleichmäßig erfolgen.

Materialabgabe (retrograd/anterograd) (→ Abb. 8.36) **–** Die Materialabgabe erfolgt in der Regel retrograd: Die Nadel wird eingestochen, bis an das Ende des Behandlungsziels vorgeschoben (1) und beim langsamen Zurückziehen der Nadel wird das Material gleichmäßig abgegeben (2). Kurz vor dem Beenden der Unterspritzung wird kein Material abgegeben, da sich die Nadel am Ende der Injektion in der oberen Dermis befindet und es hier zu sichtbaren Unebenheiten kommen würde. Die anterograde Spritztechnik wird eingesetzt, um die anästhetische Wirkung von Lidocain im Filler durch das Vorspritzen ins Gewebe zu nutzen. Dazu wird die Nadel oder Kanüle wenige Zentimeter in das Gewebe gestochen, es werden ein bis zwei Mikrotröpfchen abgegeben (3), einige Minuten gewartet und langsam wird die Nadel weiter vorgeschoben, um wieder einige Tropfen abzugeben (4) bis zum Ende der zu unterspritzenden Linie. Diese Prozedur dauert recht lange, ist aber für den Patienten weniger schmerzhaft.

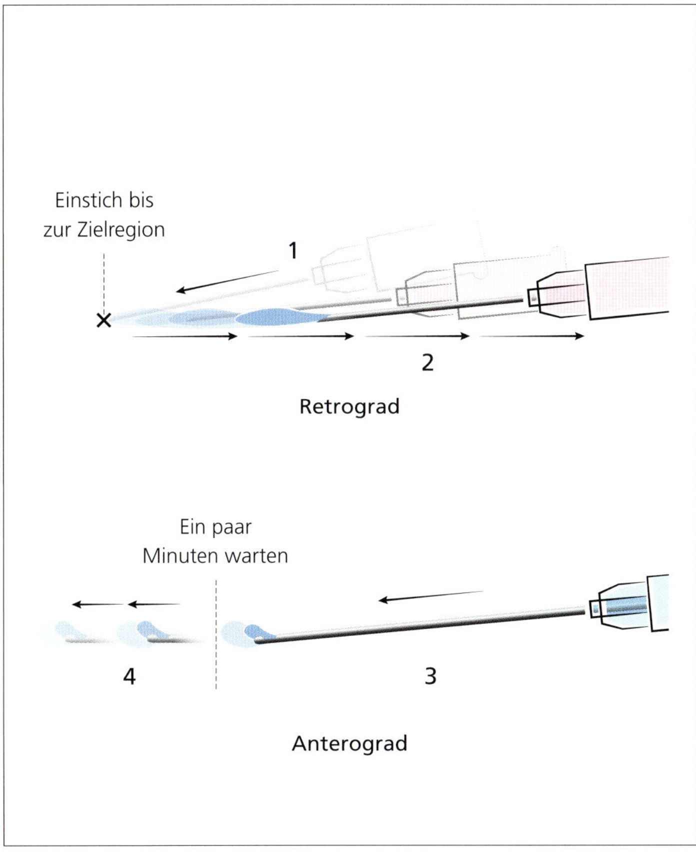

Abb. 8.36 Retrograde und anterograde Materialabgabe.

Materialverlust – Um einem Materialverlust vorzubeugen, ist darauf zu achten, dass die Injektion vor dem Herausziehen der Nadel beendet wird. Auch können dadurch unschöne sichtbare Verdickungen am Ende des Austrittslochs vermieden werden.

Nadelschliff – Der Nadelschliff kann bei einer Unterspritzung nach oben oder nach unten gerichtet sein – abhängig davon, was der Behandler erreichen möchte: Bei nach oben gerichtetem Nadelschliff wandert das Material an die Peripherie. Diese Vorgehensweise wird z. B. zur Gewebeanhebung oder Hydratation eingesetzt, wenn subdermal oder intradermal injiziert wird. In den tieferen Hautschichten spielt es eine weniger wichtige Rolle, wie der Nadelschliff gerichtet ist. Der Nadelschliff wird nach unten gerichtet, wenn der Behandler verhindern will, dass das Material, wie bei der Konturierung einer Lippe, in das Lippenweiß emigriert (was häufiger vorkommt, wenn die Septen durch aktinische Hautschäden zerstört wurden).

Nadelspitze – Dort, wo sich die Nadelspitze befindet, wird das Material abgegeben. Für die exakte Platzierung des Fillers sollte genau bekannt sein, wo sich die Nadelspitze befindet. Dies kann palpatorisch mit dem Finger oder visuell durch leichtes Anheben der Nadel im Gewebe kontrolliert werden.

Nadelwechsel – Da der Nadelschliff bei den scharfen Nadeln durch mehrfaches Injizieren stumpf und damit die Injektion für den Patienten schmerzhafter wird, sollte die Nadel nach zehn Einstichen ausgetauscht werden.

Pinschen – Daumen und Zeigefinger umfassen das Gewebe und zwicken oder pinschen es (→ Abb. 8.37), sodass zwischen Daumen und Zeigefinger in einer klaren Führungslinie ins Gewebe hinein injiziert werden kann und weder Nadel noch Material ausweichen können.

Schieblehre (Kaliper) – Das Instrument wird eingesetzt, um die Proportionen der verschiedenen Gesichtsareale zueinander zu messen bzw. auch zur Analyse der Lippen (s. Abb. 1.54, S. 35).

Spannung – Es ist einfacher, in eine leicht gespannte Haut zu injizieren. Deshalb wird empfohlen, die Haut zwischen Daumen und Zeigefinger zu straffen.

Sweet Spots – Damit werden Areale bezeichnet, die den tiefsten Punkt eines zu injizierenden Gebiets beschreiben. Das kann der tiefste Punkt einer Falte oder eines Volumenverlusts sein.

Unterspritzende Hand – Die unterspritzende aktive Hand sollte während der Injektion stabil sein, da das Risiko, nicht gleichmäßig zu injizieren, bei einer freien, in der Luft schwebenden Hand wesentlich größer ist. Hierzu kann sich die Hand mit dem kleinen Finger am Gesicht des Patienten aufstützen. Die Abbildungen 8.38–8.44 zeigen unterschiedliche Abstützungen der aktiven Hand während der Behandlung verschiedener Lippenareale.

Unterstützung durch die kontralaterale Hand – Um die Kanüle und die scharfe Injektionsnadel sicher und zielgerecht durch das Gewebe zu führen, ist es wichtig, das Gewebe mithilfe der kontralateralen Hand zu fixieren. Die Abbildungen 8.37–8.44 demonstrieren verschiedene Vorgehensweisen.

Visuelle Kontrolle – Die permanente visuelle Kontrolle während der Behandlung gibt dem Behandler die Sicherheit zu kontrollieren, ob die Behandlung wie geplant vor sich geht. Daher sollte der Behandler den Patienten während einer Lippenbehandlung immer wieder in aufrechter Haltung betrachten.

Abstützung der unterspritzenden Hand und Unterstützung durch die kontralaterale Hand bei der Behandlung unterschiedlicher Lippenareale (→ Abb. 8.37–8.44)

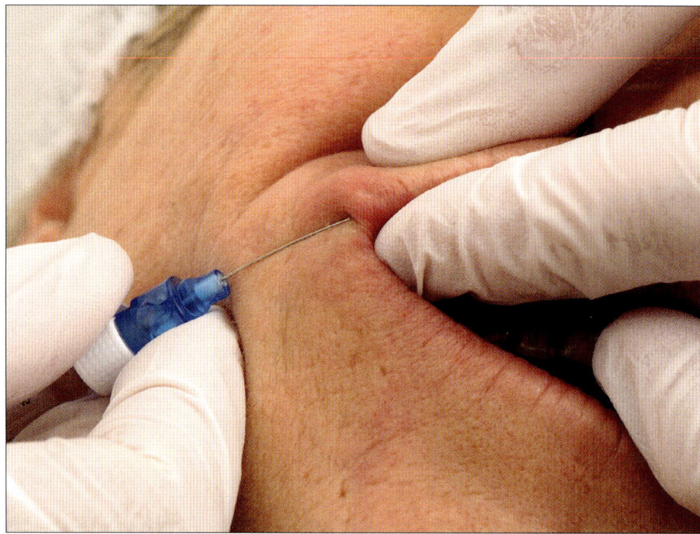

Abb. 8.37 Um der Kanüle beim Eingleiten in die Lippe eine Führungslinie vorzugeben, hilft es, die Kanüle zwischen Daumen und Zeigefinger laufen zu lassen.

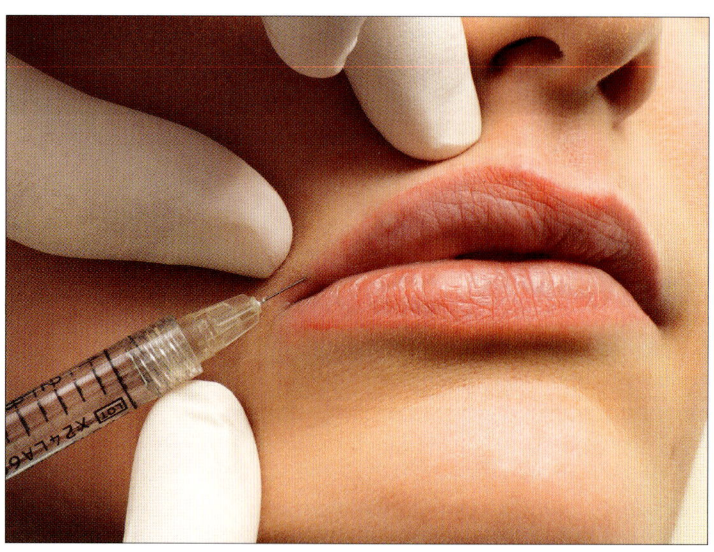

Abb. 8.38 Der kleine Finger der aktiven Hand stützt sich am Kinn der Patientin ab, wodurch eine ruhige Führung der scharfen Nadel möglich ist.

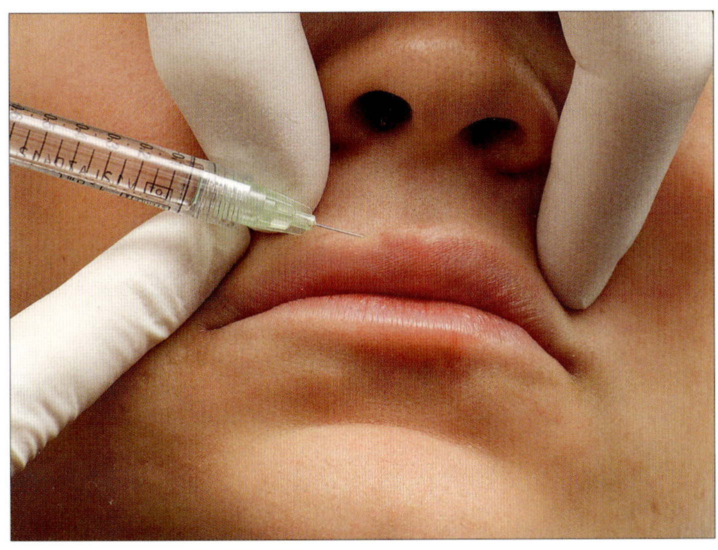

Abb. 8.39 Oberlippenbehandlung: Der kleine Finger stützt sich am lateralen Oberlippenrand ab, während die andere Hand die Lippen spannt.

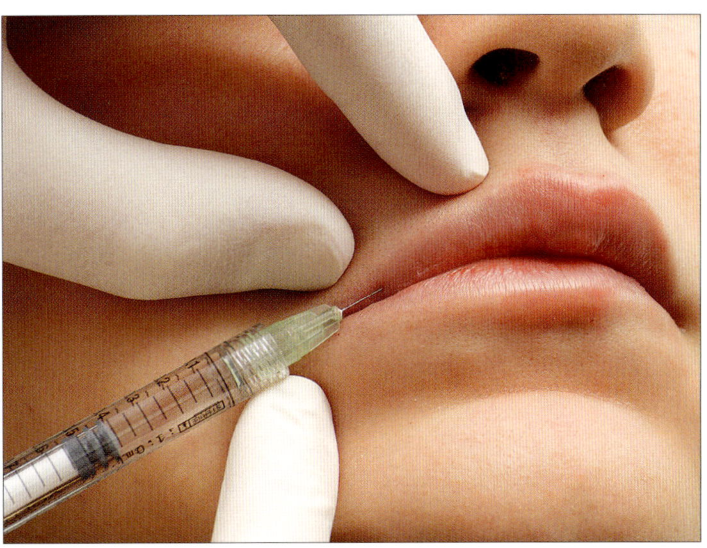

Abb. 8.40 Mundwinkelbehandlung (OL): Der kleine Finger stützt sich am lateralen Unterlippenrand ab, während die andere Hand die Lippen spannt.

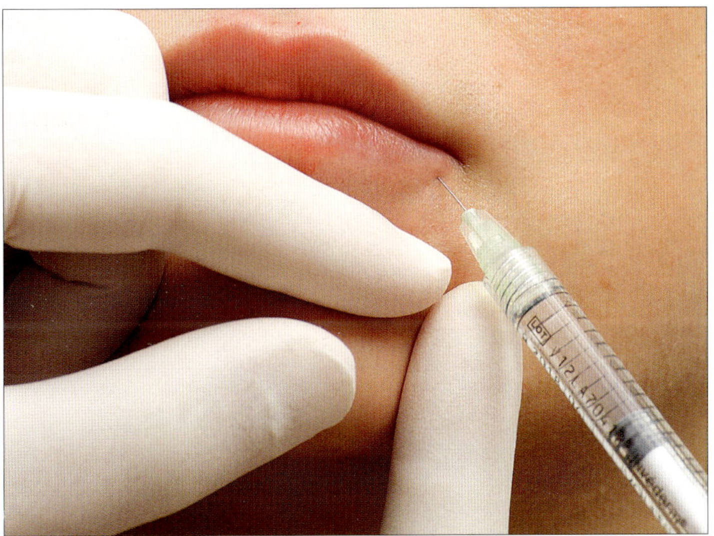

Abb. 8.41 Mundwinkelbehandlung (UL): Der kleine Finger stützt sich am lateralen Unterlippenrand ab, während die andere Hand die Haut nach unten spannt.

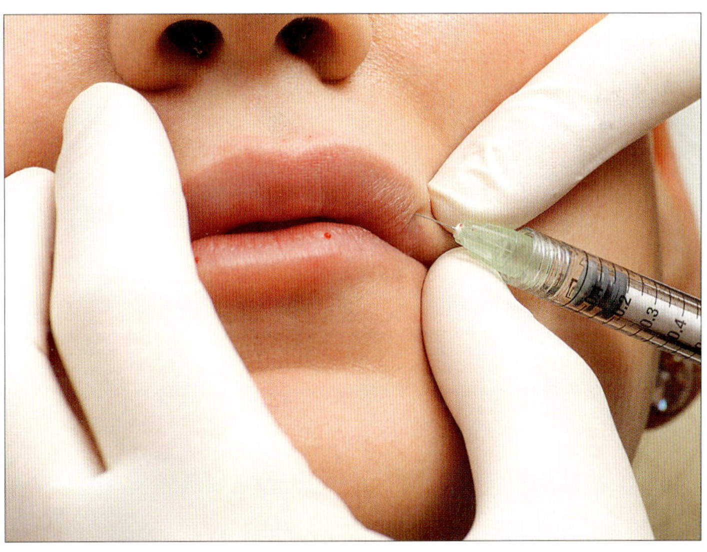

Abb. 8.42 Der kleine Finger drückt sich sanft gegen den Lippenoberrand, sodass sich die Lippe leicht aufwölbt und die Nass-Trocken-Grenze sichtbar wird.

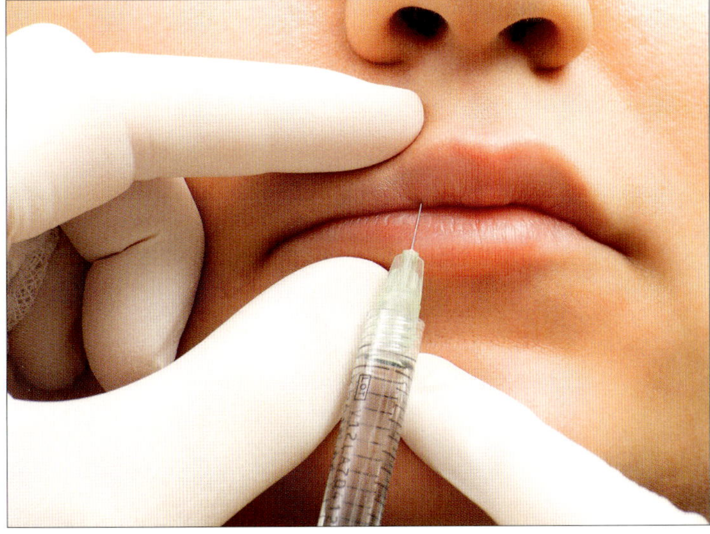

Abb. 8.43 Behandlung der Lippenspalte: Der kleine Finger stützt sich am Kinn ab, die andere Hand rollt die Lippen leicht auseinander.

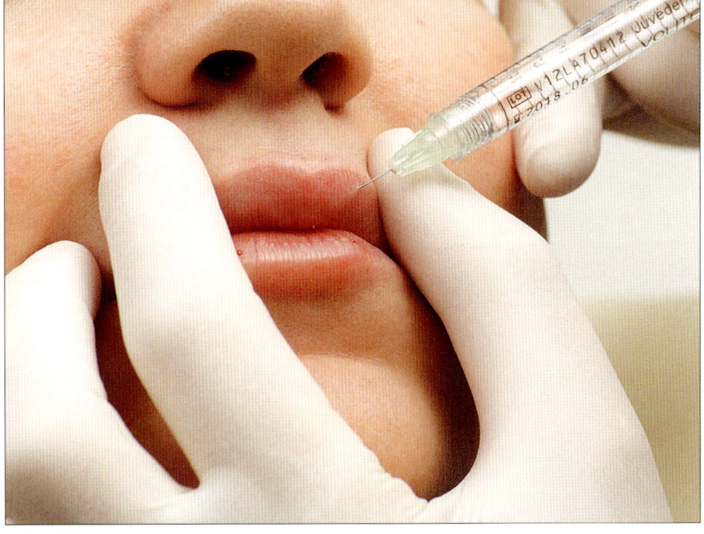

Abb. 8.44 Der kleine Finger stützt sich mit der ganzen Länge am Jochbein ab, während die andere Hand die Lippen fixiert.

Bildatlas „Die Lippe"

9 45 Techniken zur Lippenbehandlung

Bei der Lippenbehandlung ist eine isolierte Betrachtung nicht möglich. Es wird immer die ganze Lippenregion einbezogen. Wir stellen insgesamt 45 Techniken vor, die nach folgenden sechs Themen geordnet sind:

Die Angaben über Materialmenge, Stichlänge und Schicht sind grundsätzlich variabel, daher nur als Größenordnung aufgrund unserer praktischen Erfahrungen zu verstehen. Sie werden je nach anatomischen Gegebenheiten, Patientenwunsch und Behandlungsziel individuell angepasst. Alle Techniken und Angaben sind eine Empfehlung und zeigen unterschiedliche Herangehensweisen auf.

Das Ziel ist, eine große Bandbreite an Injektionstechniken vorzustellen und den Behandler mit den vielen verschiedenen Herangehensweisen zu motivieren, seine „Best Practice" zu finden, diese zu reflektieren und permanent weiterzuentwickeln, denn die ästhetische Arbeit ist genauso lebendig und im stetigen Wandel wie das Gesicht der Patienten selbst.

9.1 Hydratation, Revitalisierung

Um die Haut aufzufrischen, kann sie hydriert oder/und revitalisiert werden. Dafür werden bestimmte Injektionstechniken eingesetzt. Die Revitalisierung unterscheidet sich von den übrigen Injektionstechniken dadurch, dass die HA sehr oberflächlich intradermal injiziert wird. Auch wird eine wenig oder nicht vernetzte HA zur Revitalisierung eingesetzt. Die multiplen Perforationen des Gewebes mit der feinen scharfen Nadel erzeugen eine Fibroblastenbildung mit nachfolgender Kollagenneogenese (Kercher et al. 2008). Um einen Langzeiteffekt zu erzielen, muss diese Behandlung zwei- bis dreimal wiederholt werden. Darüber hinaus unterstützt die HA diesen gewebeverjüngenden Prozess durch ihre Wasserbindungsfähigkeit. Diese beiden Eigenschaften in Kombination «boostern» die Haut auf und revitalisieren sie. Man bezeichnet die verwendeten Produkte auch als Skin- oder Hautbooster. Die Haut kann jedoch auch mit der Kanüle subdermal hydriert werden. Dabei findet keine Fibroblastenbildung statt, sondern nur die Hydratation des Gewebes. Der hydrierende Effekt kann mit einem leicht vernetzten Filler unterstützt werden, sodass auch eine sehr dezente Unterfütterung des Gewebes erzielt werden kann.

9.1.1 TECHNIK 1

Hydratation und Revitalisierung – Lippenweiß (scharfe Nadel)

9

Behandlungsziel ist die Rehydratation der perioralen Region (Lippenweiß), wodurch diese wieder mehr Frische und jugendliche Vitalität erhält. Es werden Feuchtigkeitsdepots als Mikrotropfen gering oder unvernetzter HA injiziert. Die Technik wird mit der scharfen Nadel durchgeführt. Sie erlaubt die exakte Hydrierung der Lippe durch gezielte, flächendeckende HA-Gabe. Die dadurch initiierte Kollagenneogenese wird durch multiple kleine Gewebeverletzungen mit der scharfen Nadel bewirkt, was sich auf die allgemeine Regeneration der Haut positiv auswirkt.

Patientenauswahl

- Bei altersbedingter Trockenheit und aktinischen Hautschäden der perioralen Region aufgrund von fehlenden Talgdrüsen oder genetisch bedingten Faktoren, auch spielen ex- und intrinsische Faktoren eine große Rolle
- Jüngere Patienten, die eine Auffrischung und Verbesserung des Teints wünschen

Injektionsschema und -planung (→ Technik 1 – Abb. 1, 2)

Die Injektion erfolgt mit der scharfen Nadel. Mit vielen kleinen Einstichen im Abstand von 1 mm werden kleinste Mengen unvernetzte HA intradermal injiziert. Dadurch werden die Kollagenneogenese und die Fibroblastenbildung angeregt, sodass sich das Gewebe erneuern kann. Die Behandlung sollte zwei- bis dreimal in einem Abstand von 2–3 Wochen wiederholt werden.

 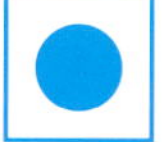

Technik: Punkttechnik

Stichrichtung: längs oder quer, unabhängig vom Faltenverlauf

Schicht: intradermal

Material: Produkt der Klasse »XS soft«

Volumen: 0,01 ml pro Punkt

Nadel: scharfe Nadel 30–33G

Anästhesie: Lidocainsalbe

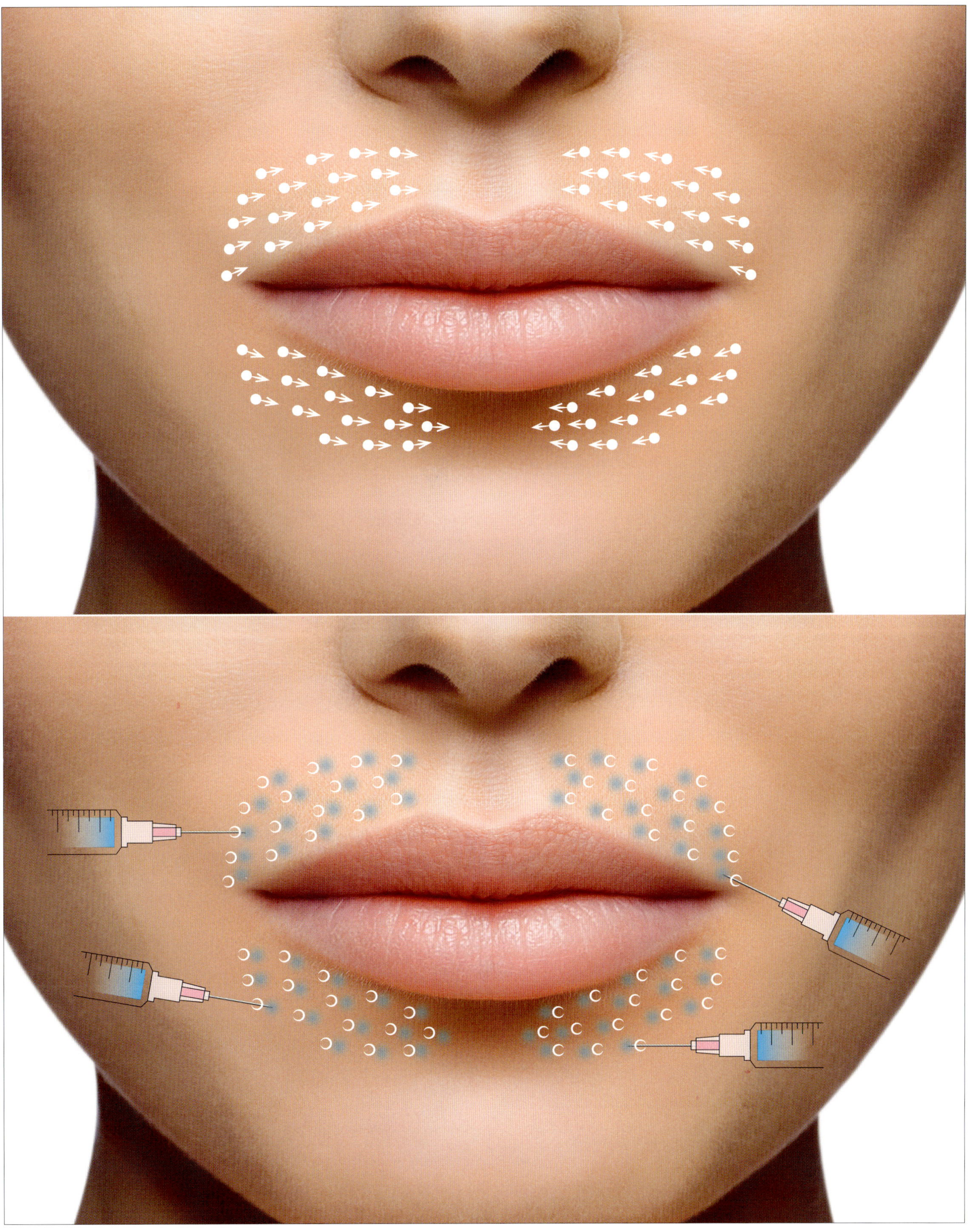

Technik 1 – Abb. 1, 2 Injektionsschema und -planung zur Hydratation und Revitalisierung – Lippenweiß (scharfe Nadel).

9

Behandlungspraxis (→ Technik 1 – Abb. 3–6)

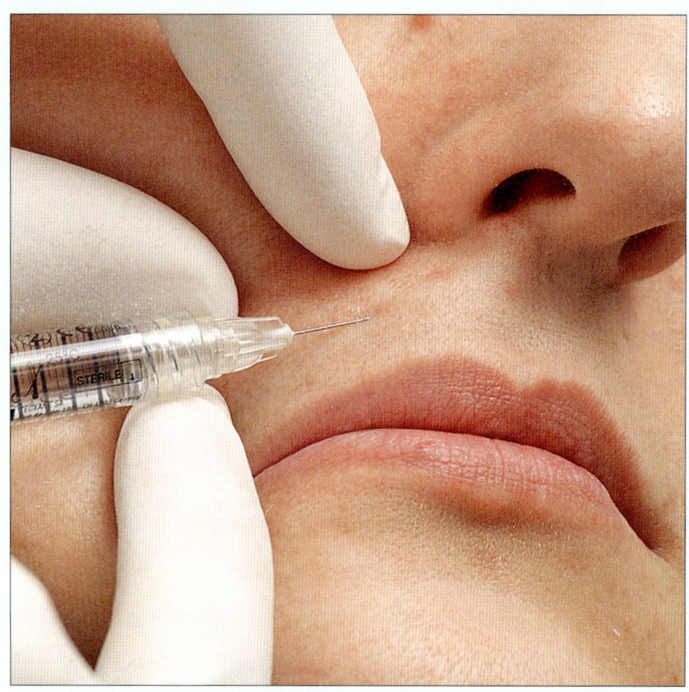

Technik 1 – Abb. 3 Der Einstich erfolgt mit dem Nadelschliff nach oben und in einem Winkel von 15°. Der Nadelschliff wird 1 mm versenkt. Es werden kleinste Depots punktuell intradermal in das Lippenweiß oberhalb der Lippe injiziert.

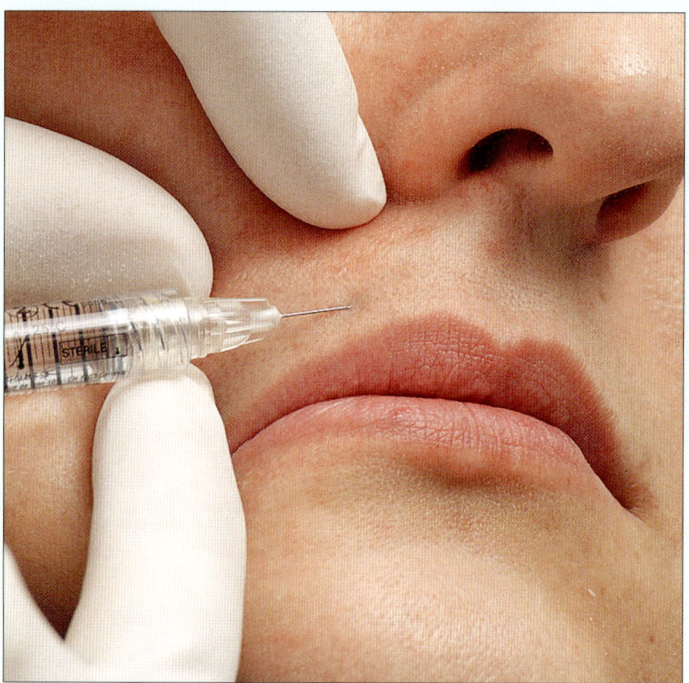

Technik 1 – Abb. 4 Das Material wird in jeden Quadranten und unabhängig vom Faltenverlauf injiziert, da das Produkt keine Hebekapazität besitzt und lediglich das Gewebe revitalisiert und hydriert.

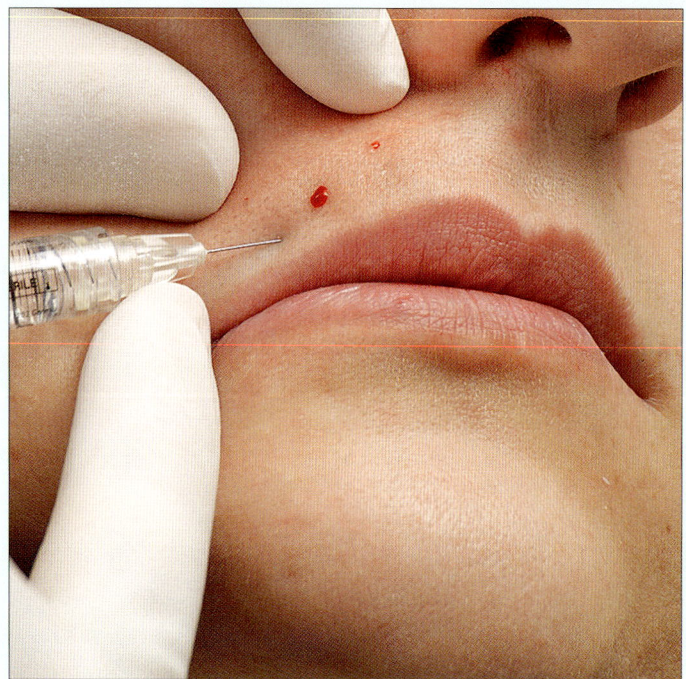

Technik 1 – Abb. 5 Der Vorgang wird in einem Abstand von 2–4 mm wiederholt. Insgesamt werden etwa 15–20 Injektionen pro Quadranten abgegeben.

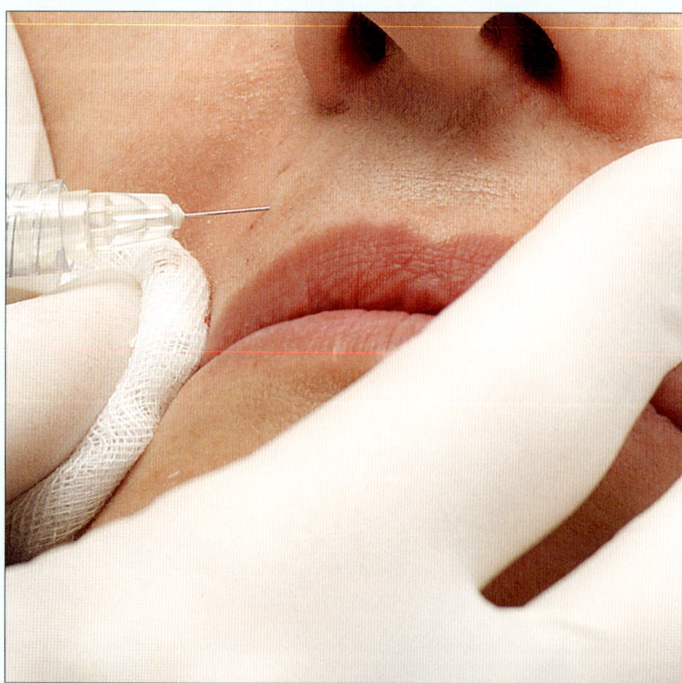

Technik 1 – Abb. 6 Wird die Haut gespannt, ist der Einstich weniger schmerzhaft für den Patienten.

Wichtige Hinweise

Der Patient sollte nicht unter Antikoagulantien stehen.

Mögliche Nebenwirkungen

Leichte Rötungen, selten Entzündungen, leichte Schwellungen, abhängig von der Wasserbindungsfähigkeit des Materials

Unerwünschte Nebenwirkungen

Entzündungen, Knötchen

Behandlungsprotokoll auf einen Blick

- Anamnese, Evaluation und Aufklärung
- Einverständniserklärung
- Fotodokumentation: Vorher-Bilder
- Analyse und Einzeichnen der zu behandelnden Areale
- Reinigen
- Gründliche Desinfektion
- Ggf. Lokalanästhesie (Lidocaincreme)
- Injektionstechnik: Punkttechnik
- Schicht: intradermal
- Material: Produkt der Klasse »XS soft«
- Volumen: max. 1 ml insgesamt
- Nadel: scharfe Nadel 30–33G
- Keine Massage
- Evtl. Kühlung
- Heparinsalbe bei Hämatomen, Ibuprofen p-o, Arnika
- Fotodokumentation: Nachher-Bilder
- Empfehlungen für das Verhalten nach dem Eingriff
- Folgetermin zur Nachkontrolle nach 8–14 Tagen

9.1.2 TECHNIK 2
Hydratation – Lippenweiß (stumpfe Kanüle)

Behandlungsziel ist die Rehydratation der perioralen Region (Lippenweiß), wodurch diese wieder mehr Frische und jugendliche Vitalität erhält. Die kleinen aktinischen Hautfältchen werden gemildert, die Hauttextur verbessert. Dies geschieht durch die Ablösung der Haut vom darunterliegenden M. orbicularis oris, wodurch die Zugkräfte auf die Haut vermindert werden. Die Hydratation mittels HA und die Anregung der Kollagenneogenese wirken sich positiv auf die Regeneration der Haut aus. Der Effekt tritt in der Regel nach zwei- bis dreimaliger Behandlung innerhalb von 3–6 Wochen ein.

Patientenauswahl

- Bei altersbedingter Trockenheit und aktinischen Hautschäden der perioralen Region aufgrund von fehlenden Talgdrüsen oder genetisch bedingten Faktoren, auch spielen ex- und intrinsische Faktoren eine große Rolle

9

Injektionsschema und -planung (→ Technik 2 – Abb. 1, 2)

Die Injektion erfolgt mit der Kanüle. Es wird pro Seite nur ein Eintrittspunkt lateral des Mundwinkels benötigt, der so geplant werden sollte, dass durch ihn alle gewünschten Areale gut zu erreichen sind. Die Größe der zu unterspritzenden Fläche muss genau kalkuliert werden. Das Material wird mit Lineartechnik subdermal oberhalb der Lippenkontur platziert. Mit der 27–30G-Kanüle wird bei weniger stark geschädigter Haut der markierte Bereich linear in 4–6 Linien in Fächertechnik injiziert. Bei stärker geschädigter Haut wird das zu behandelnde Areal flächig aufgeschachert (s. Abb. 8.30, S. 121) um die HA gleichmäßig zu verteilen.

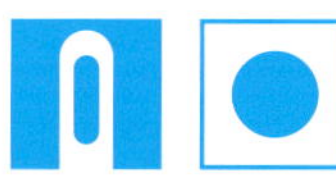

Technik: Fächertechnik
Stichrichtung: längs oder quer, unabhängig vom Faltenverlauf des M. orbicularis oris
Schicht: subdermal
Material: Produkt der Klasse »XS soft«
Volumen: ca. 0,1 ml pro Linie, 4–6 Linien pro Oberlippenhälfte
Nadel: Kanüle 27–30G, Nokor-Nadel > 25G
Anästhesie: Lidocainsalbe

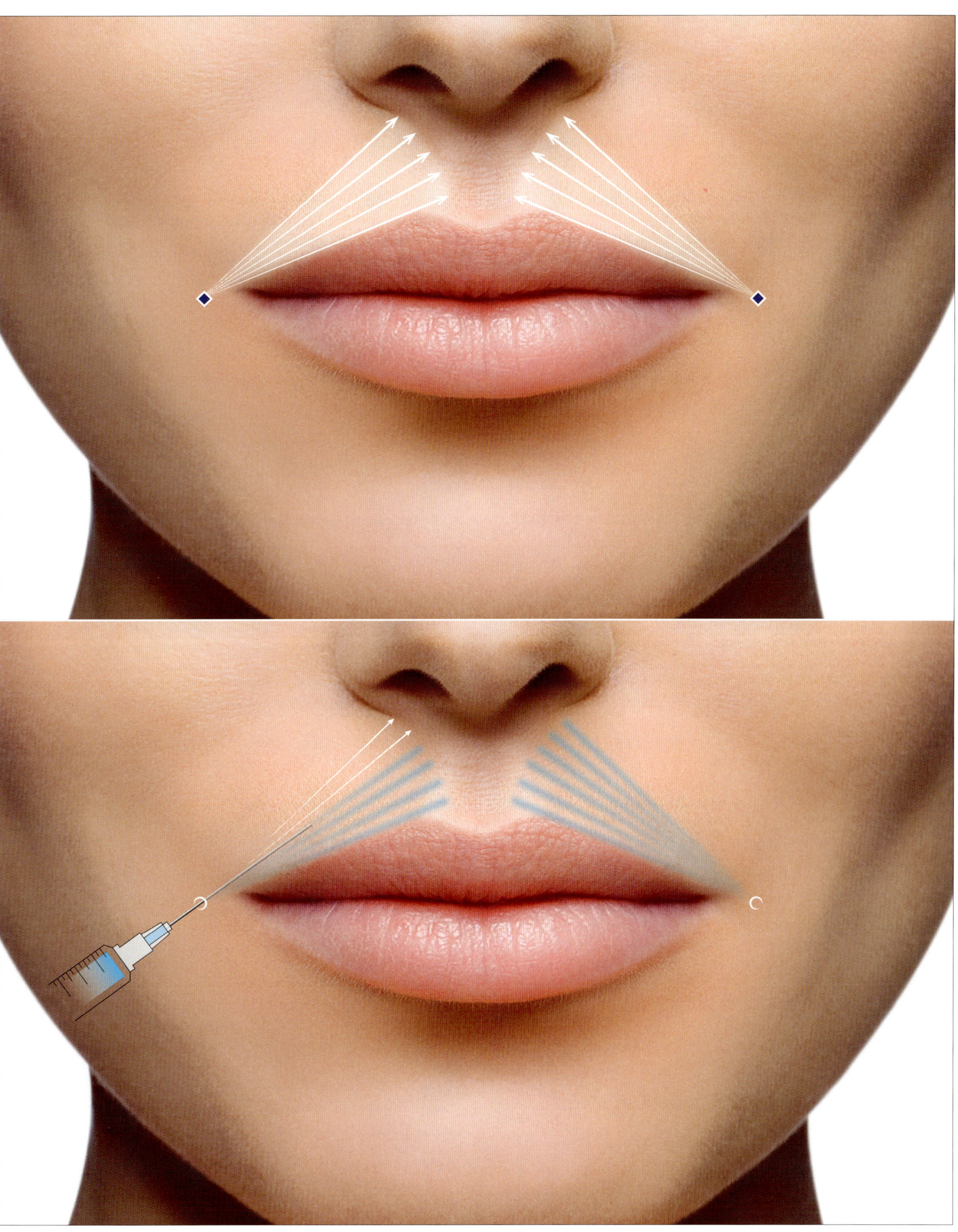

Technik 2 – Abb. 1, 2 Injektionsschema und -planung zur Hydratation – Lippenweiß (stumpfe Kanüle).

Behandlungspraxis (→ Technik 2 – Abb. 3–6)

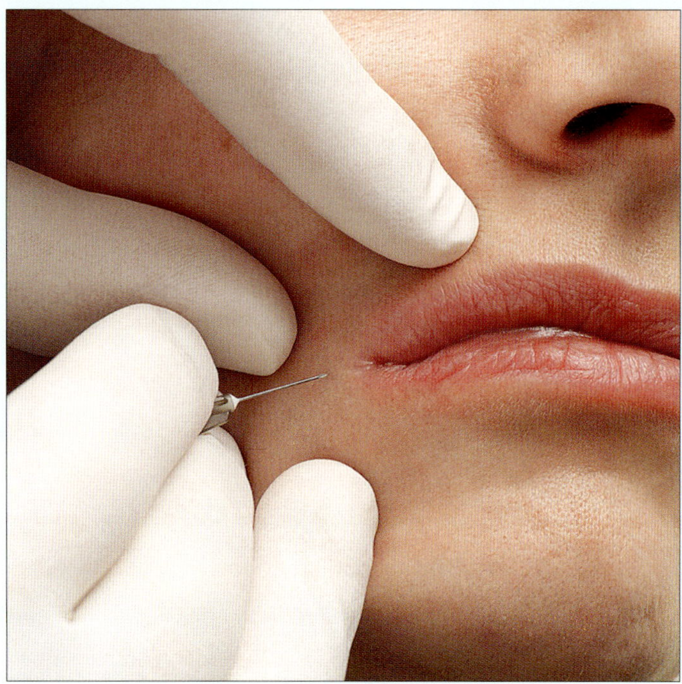

Technik 2 – Abb. 3 Die Haut wird leicht gespannt, der Nadelschliff der Nokor-Nadel wird 2–3 mm versenkt und etwas gedreht, damit ein rundes Loch entsteht.

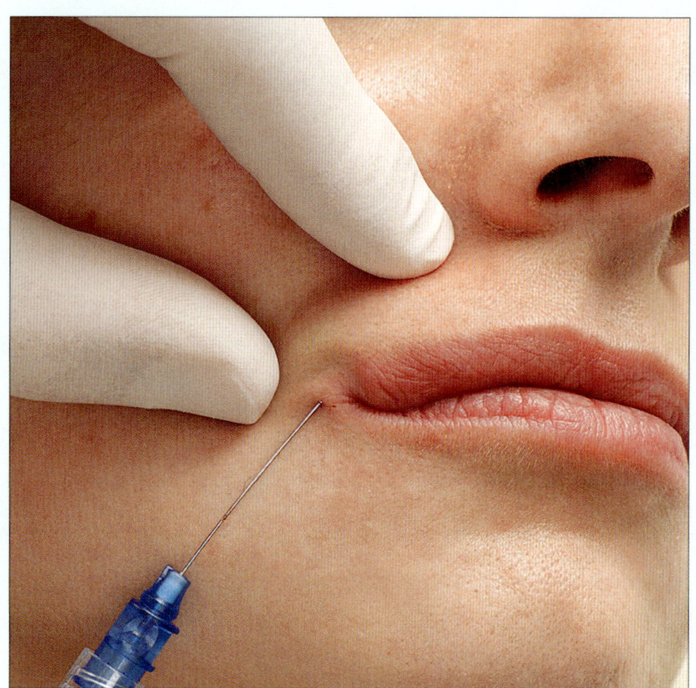

Technik 2 – Abb. 4 Die Kanüle wird vorsichtig bei gespannter Haut eingeführt. Je flexibler die Kanüle ist, desto schwieriger ist es, diese kontrolliert zu führen.

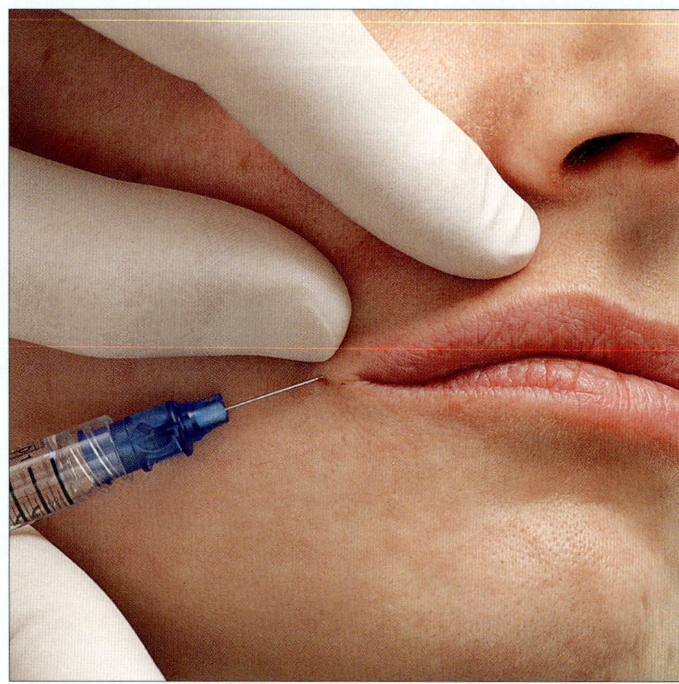

Technik 2 – Abb. 5 Die Kanüle wird bis zum Philtrum nach vorne gebracht, die Haut aufgeschachert.

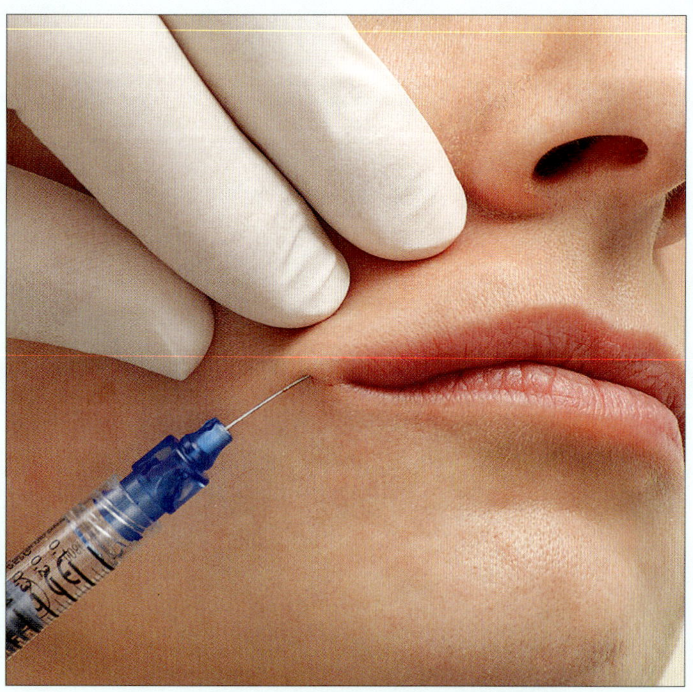

Technik 2 – Abb. 6 Das Material wird retrograd gleichmäßig in mehreren nebeneinanderliegenden Linien abgegeben und im Anschluss daran wird das gesamte behandelte Areal sanft massiert. Durch die HA-Wasserbindungsfähigkeit schwillt das Gewebe bis zu 1–4 Tage nach der Behandlung an.

Wichtige Hinweise

Mögliche Nebenwirkungen

Leichte Rötungen, selten Entzündungen, 1–4 Tage lang leichte bis stärkere Schwellungen

Unerwünschte Nebenwirkungen

Überkorrekturen und dadurch Veränderung der Mundregion, ungleichmäßige Materialabgabe und dadurch Asymmetrie

Behandlungsprotokoll auf einen Blick

- Anamnese, Evaluation und Aufklärung
- Einverständniserklärung
- Fotodokumentation: Vorher-Bilder
- Analyse und Einzeichnen der zu behandelnden Areale
- Reinigen
- Gründliche Desinfektion
- Ggf. Lokalanästhesie (Lidocaincreme)
- Injektionstechnik: Fächertechnik
- Schicht: subdermal
- Material: Produkt der Klasse »XS soft«
- Volumen: 1–1,5 ml insgesamt
- Nadel: Kanüle 27–30G, Nokor-Nadel > 25G
- Leichte Massage möglich
- Evtl. Kühlung
- Heparinsalbe bei Hämatomen, Ibuprofen p-o, Arnika
- Fotodokumentation: Nachher-Bilder
- Empfehlungen für das Verhalten nach dem Eingriff
- Folgetermin zur Nachkontrolle nach 8–14 Tagen

9.1.3 TECHNIK 3

Hydratation – Lippenrot (stumpfe Kanüle)

Behandlungsziel ist die Rehydratation und Revitalisierung der gesamten roten Lippenhautoberfläche. Die Trockenheit der Lippe drückt sich durch eine schuppige, faltige und manchmal rissige Oberflächenstruktur der Haut aus. Durch die Hydratation wird die Textur der Lippenhaut stark verbessert.

Patientenauswahl

- Patienten mit altersbedingter Trockenheit der Lippe aufgrund fehlender Talgdrüsen oder genetisch bedingter Faktoren, auch spielen ex- und intrinsische Faktoren eine große Rolle

Injektionsschema und -planung (→ Technik 3 – Abb. 1, 2)

Die Injektion erfolgt mit der Kanülentechnik. Der erste Einstich wird ca. 5 mm neben dem Mundwinkel platziert. Nach dem Vorstich mit der scharfen Nadel (Nokor-Nadel) führt der Behandler die stumpfe Kanüle vorsichtig in die vorgestochene Öffnung ein. Die Injektion mit der Kanüle erfolgt sehr oberflächlich subkutan. Die Haut wird vorsichtig aufgeschachert, sodass sich ein flächenartiger Hohlraum unter der Lippenhaut bildet. Das Material wird unter Mobilisation eingebracht und über dem Lippenrot platziert (horizontal mobilisierende Technik mit der Kanüle). Langsam und gleichmäßig wird die wenig vernetzte HA abgegeben und durch leichte Massage verteilt.

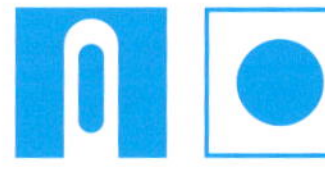

Technik: Lineartechnik
Stichrichtung: längs des Muskelkörpers
Schicht: über dem Lippenrot subkutan
Material: Produkt der Klasse »XS bis S soft«
Volumen: max. 0,5 ml pro Ober- und Unterlippe, insgesamt 1,0 ml
Nadel: Kanüle 27–30G, Nokor-Nadel > 25G
Anästhesie: Lidocainsalbe, Leitungsanästhesie

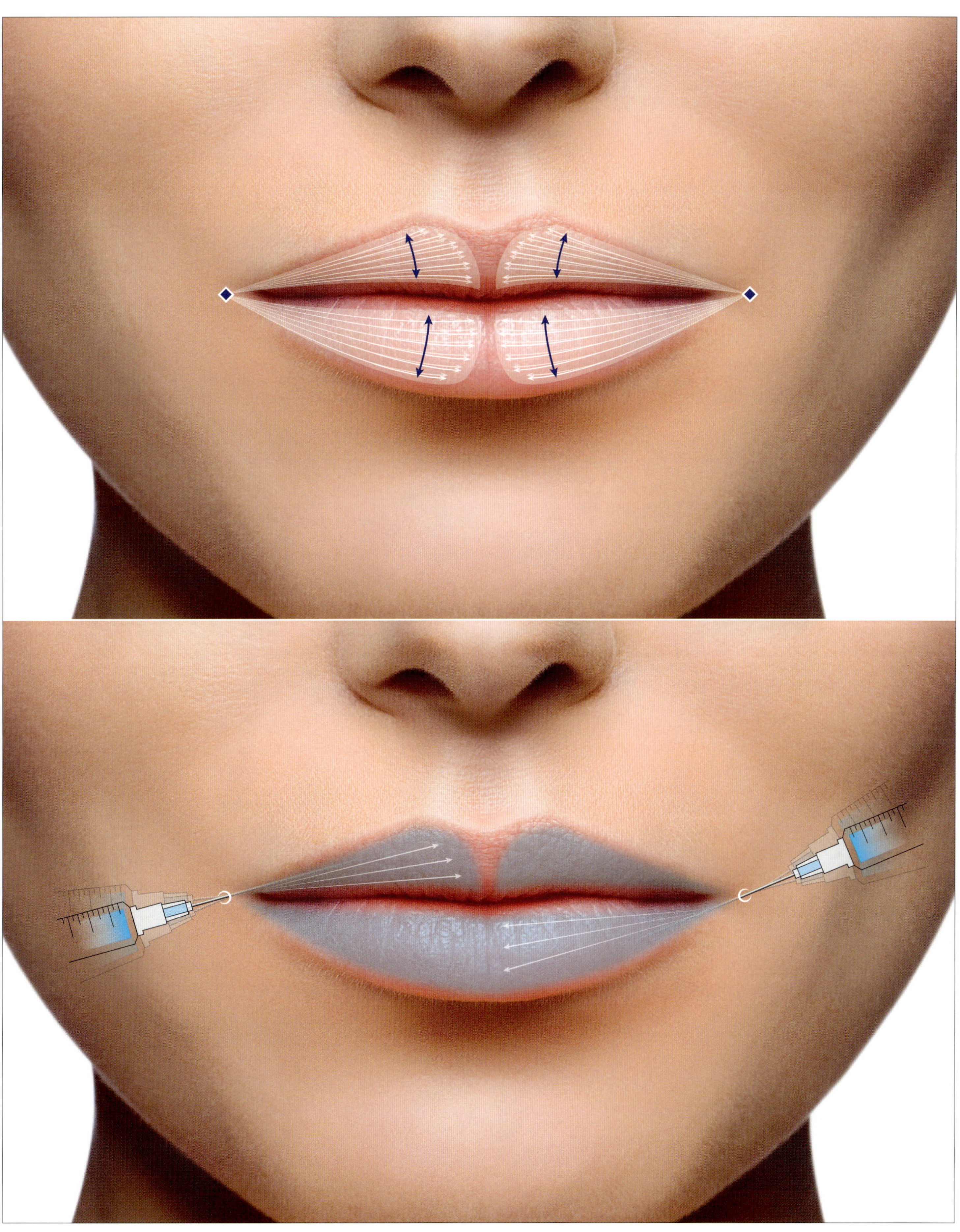

Technik 3 – Abb. 1, 2 Injektionsschema und -planung zur Hydratation – Lippenrot (stumpfe Kanüle).

Behandlungspraxis (→ Technik 3 – Abb. 3–7)

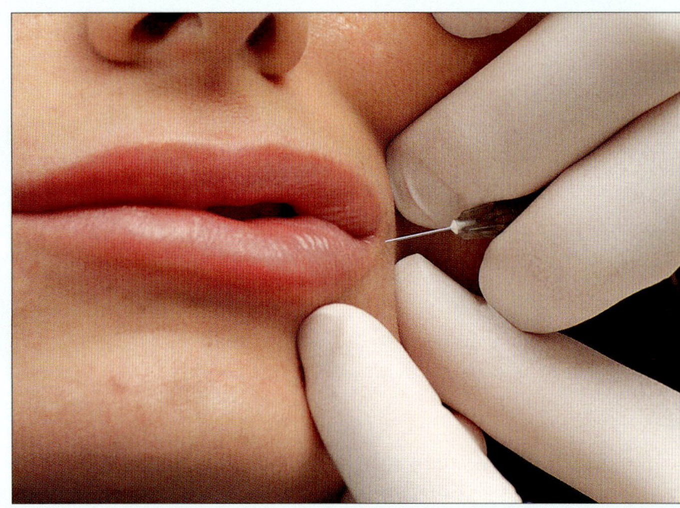

Technik 3 – Abb. 3 Der Vorstich mit der Nokor-Nadel erfolgt ca. 3–5 mm neben dem Mundwinkel. Die Nokor-Nadel wird 2–3 mm versenkt.

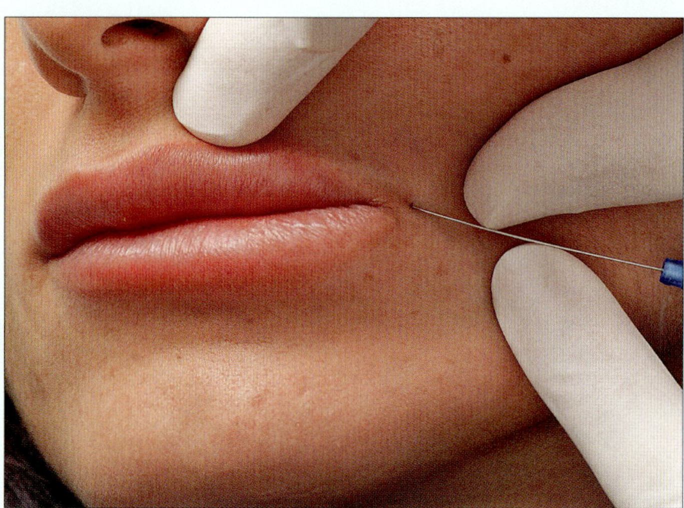

Technik 3 – Abb. 4 Durch das Spannen der Lippe ist es einfacher, die Kanüle bis zur Lippenmitte zu führen. Durch Druck der Kanüle gegen die Lippenhaut wird kontrolliert, wo sich die Kanülenspitze befindet.

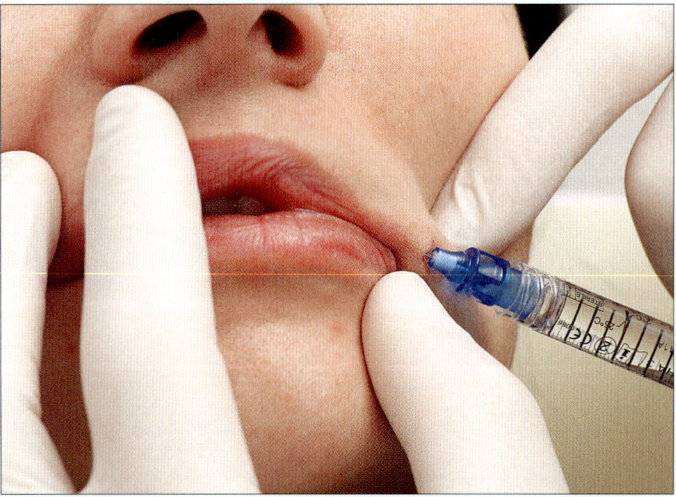

Technik 3 – Abb. 5 Die Kanülenspitze schabt an der Lippenhaut, löst diese in mehreren parallelen Linien vom Muskel, dann wird das Material sehr oberflächlich gleichmäßig unter ständiger visueller Kontrolle injiziert.

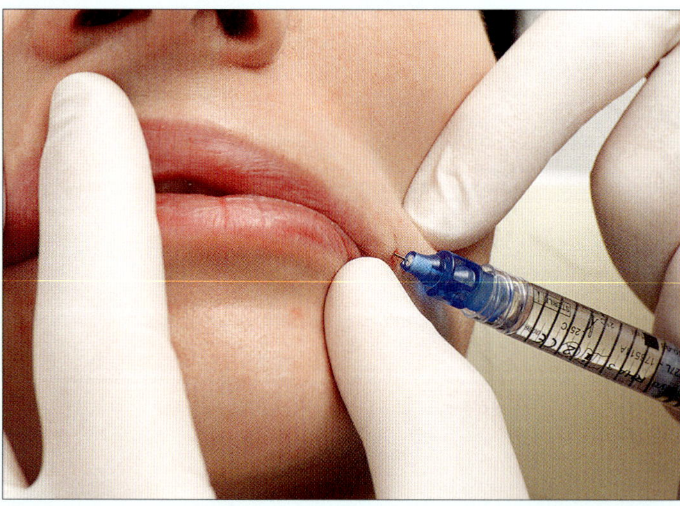

Technik 3 – Abb. 6 Durch die Hervorwölbung der platzierten HA kann der Behandler genau sehen, wo sich das Material befindet.

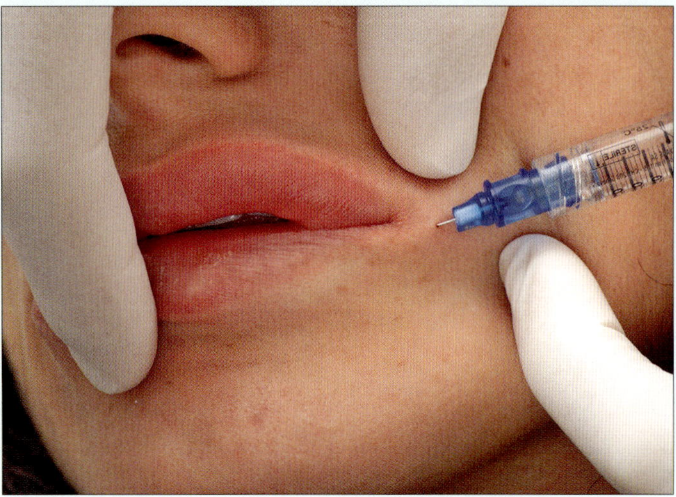

Technik 3 – Abb. 7 Das gleiche Vorgehen wird an der Unterlippe angewendet. Durch leichten Druck der Kanülenspitze gegen das Gewebe ist die Orientierung möglich.

Wichtige Hinweise

Da bei dieser Technik eine feine und damit sehr flexible Kanüle (27–30G) eingesetzt wird, ist es etwas schwerer, die Stichrichtung beizubehalten. Wir empfehlen daher, die Lippe leicht zwischen Daumen und Zeigefinger zu pressen und das Material in diesem Kanal abzugeben. So kann die Kanüle nicht ausweichen. Das Vorgehen wird wiederholt, bis das gewünschte Zielgebiet komplett behandelt ist. Um einen flächendeckenden Hohlraum zu erzeugen, werden mehrere Kanäle nebeneinandergesetzt, sodass sich eine hohlraumartige Fläche unter der Lippenhaut bildet, die mit leicht vernetzter HA gefüllt wird.

Mögliche Nebenwirkungen

Leichte Rötungen, selten Entzündungen, selten Hämatome, leichte bis stärkere Schwellungen

Unerwünschte Nebenwirkungen

Überkorrekturen und dadurch Veränderung der Lippenform, Asymmetrien durch ungleichmäßige Materialabgabe

Behandlungsprotokoll auf einen Blick

- Anamnese, Evaluation und Aufklärung
- Einverständniserklärung
- Fotodokumentation: Vorher-Bilder
- Analyse und Einzeichnen der zu behandelnden Areale
- Reinigen
- Gründliche Desinfektion
- Lokalanästhesie (Lidocaincreme), Leitungsanästhesie
- Injektionstechnik: Lineartechnik, mehrere Linien pro Ober- und Unterlippe
- Schicht: subkutan
- Material: Produkt der Klasse »XS bis S soft«
- Volumen: max. 1 ml insgesamt
- Nadel: Kanüle 27–30G, Nokor-Nadel > 25G
- Leichte Massage möglich
- Evtl. Kühlung
- Heparinsalbe bei Hämatomen, Ibuprofen p-o, Arnika
- Fotodokumentation: Nachher-Bilder
- Empfehlungen für das Verhalten nach dem Eingriff
- Folgetermin zur Nachkontrolle nach 8–14 Tagen

9.1.4 TECHNIK 4

Revitalisierung – Lippenrot (nach P. Trevedic, scharfe Nadel)

Ziel ist, der Lippe Feuchtigkeit zuzuführen, die Form der Kontur zu intensivieren und als Nebeneffekt die kleinen perioralen Fältchen etwas zu mildern. Die Technik wird mit der scharfen Nadel durchgeführt. Sie erlaubt die exakte Hydrierung der Lippe durch gezielte flächige HA-Gabe. Darüber hinaus bewirkt sie eine Kollagenneogenese durch die multiplen kleinen Verletzungen des Gewebes mittels Perforation durch die scharfe Nadel.

Patientenauswahl

- Bei altersbedingter Trockenheit der Lippe aufgrund fehlender Talgdrüsen oder genetisch bedingter Faktoren, auch spielen ex- und intrinsische Faktoren eine große Rolle

Injektionsschema und -planung (→ Technik 4 – Abb. 1, 2)

Die Lippe wird mit der Fächertechnik behandelt. Der Amorbogen wird nur in die Behandlung einbezogen, wenn dort kleine Trockenheitsfältchen bestehen. Jeder Fächer besteht aus drei Linien und einer Eintrittsstelle. Die Linien werden bei der präoperativen Analyse markiert. Bei diesem Vorgehen muss unbedingt darauf geachtet werden, dass das Material gleichmäßig verteilt wird. Die Technik ist für den Patienten schmerzhaft und zieht starke Schwellungen nach sich. Deshalb empfehlen wir bei sehr empfindlichen Patienten eine Leitungsanästhesie. Bei Patienten, die ein länger anhaltendes Ergebnis wünschen, kann auch leicht vernetzte HA injiziert werden.

 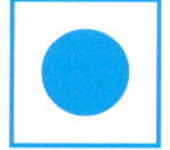

Technik: Fächertechnik
Stichrichtung: längs und quer des Muskelkörpers
Schicht: über dem Ringmuskel subkutan
Material: Produkt der Klasse »XS soft«
Volumen: max. 0,1 ml pro Fächer, insgesamt 1,0 ml
Nadel: scharfe Nadel 27G, 20 mm
Anästhesie: Lidocainsalbe, Leitungsanästhesie

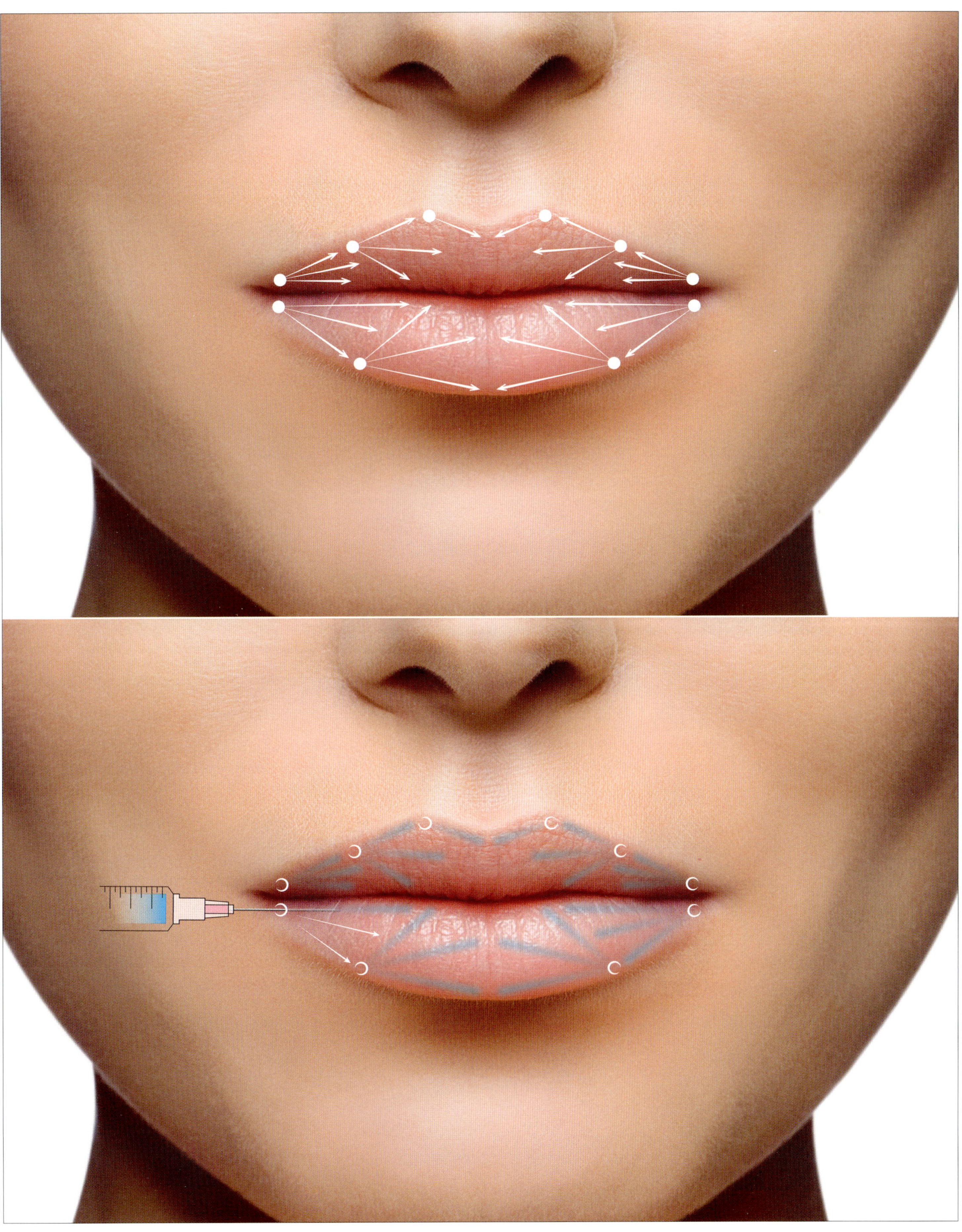

Technik 4 – Abb. 1, 2 Injektionsschema und -planung zur Revitalisierung – Lippenrot (nach P. Trevedic, scharfe Nadel).

Behandlungspraxis (→ Technik 4 – Abb. 3, 4)

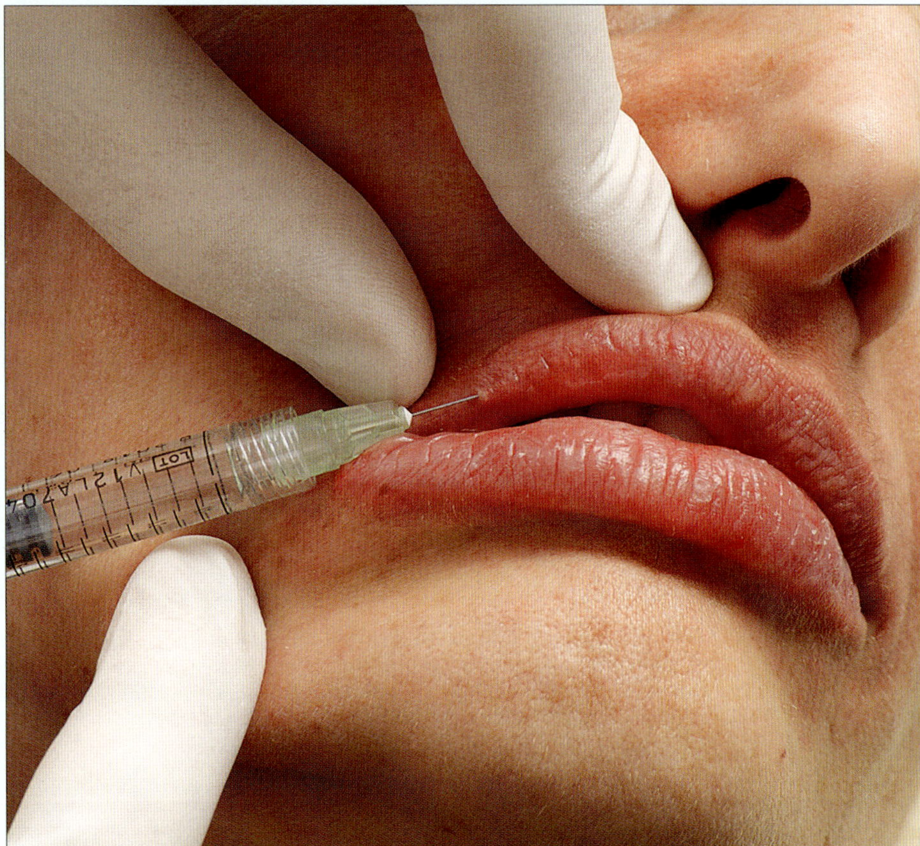

Technik 4 – Abb. 3 Da sehr oberflächlich injiziert wird, muss der Behandler darauf achten, dass bei der Applikation der Fächertechnik die Lippe nicht perforiert wird und die Nadel nicht wieder heraustritt.

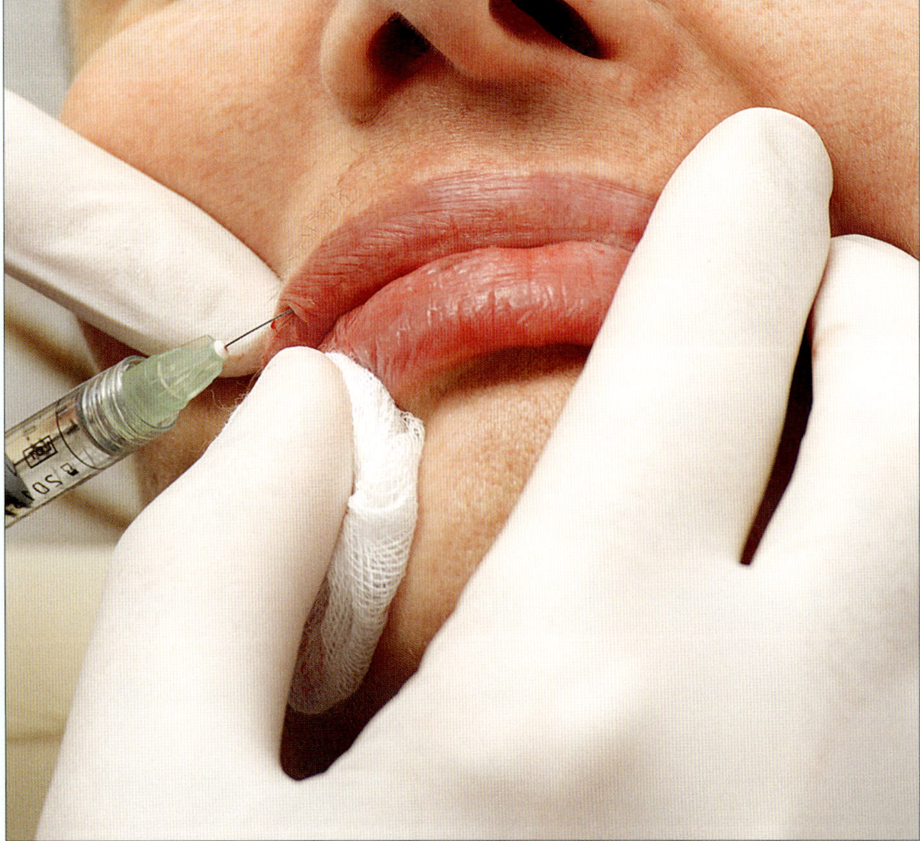

Technik 4 – Abb. 4 Es wird empfohlen, die Behandlung 2–3-mal durchzuführen, um ein nachhaltiges Ergebnis zu erzielen. Da die Behandlung schmerzhaft ist, wird eine Leitungsanästhesie oder zumindest die lokale Applikation einer stark anästhesierenden Salbe empfohlen.

Wichtige Hinweise

Die Technik ist für den Patienten sehr unangenehm, weil stark traumatisierend und deshalb weniger zu empfehlen als die Hydrierung mit der Kanüle (s. Technik 3, S. 136 ff.).

Hämatome und Schwellungen können bis zu mehreren Tagen andauern.

Mögliche Nebenwirkungen

Leichte Rötungen, selten Entzündungen, oft Hämatome, starke Schwellungen, bis zu mehreren Tagen andauernde Schmerzen

Unerwünschte Nebenwirkungen

Entzündungen, Asymmetrien durch ungleichmäßige Materialabgabe, Nekrose

Behandlungsprotokoll auf einen Blick

- Anamnese, Evaluation und Aufklärung
- Einverständniserklärung
- Fotodokumentation: Vorher-Bilder
- Analyse und Einzeichnen der zu behandelnden Areale
- Reinigen
- Gründliche Desinfektion
- Ggf. Lokalanästhesie (Lidocaincreme), Leitungsanästhesie
- Injektionstechnik: Fächertechnik
- Schicht: subkutan
- Material: Produkt der Klasse »XS soft«
- Volumen: max. 1 ml insgesamt
- Nadel: scharfe Nadel 27G
- Keine Massage
- Evtl. Kühlung
- Heparinsalbe bei Hämatomen, Ibuprofen p-o, Arnika
- Fotodokumentation: Nachher-Bilder
- Empfehlungen für das Verhalten nach dem Eingriff
- Folgetermin zur Nachkontrolle nach 8–14 Tagen

9.2 Akzente

Es sind die Lippenkonturen, das Philtrum, der Amorbogen und die Mundwinkel, die die Lippe in ihrer Form definieren. In diesem Abschnitt werden feinste Akzentuierungen beschrieben, die nur dazu dienen, die Lippe mit kleinsten HA-Mengen dezent aufzufrischen. Es handelt sich um die leichte Konturierung der Lippe, Injektion von Mikrovolumina in die Lippe und minimale Korrekturen für Patienten, die keine große Veränderung und nur kleine Akzente gesetzt haben möchten.

9.2.1 TECHNIK 5
Fresh-up (scharfe Nadel)

Als Fresh-up bezeichnet man die minimale HA-Abgabe in ausgewählte Punkte der Lippenkontur (Rot-Weiß-Grenze). Das Ziel besteht darin, die Lippe sehr dezent zu betonen, wodurch eine Auffrischung der Lippe erreicht wird, ohne diese in ihrer Form zu verändern. Die Technik kann gezielt eingesetzt werden, um kleinste Unebenheiten oder Defizite an verschiedenen Stellen der Lippe auszugleichen. Die hier gezeigten vier Beispiele der Fresh-up-Behandlung sind in der Praxis häufig gewählte Einstichpunkte.

Patientenauswahl

- Patienten, die eine zu starke, sichtbare Veränderung der Lippe ablehnen und ein dezentes Ergebnis wünschen
- Optimal für Patienten, die sich zum ersten Mal einer Behandlung mit HA-Filler unterziehen

Injektionsschema, -planung und -praxis (→ Technik 5 – Abb. 1–7)

Injektionsschema zum Fresh-up (scharfe Nadel) – vier Beispiele für prominente Punkte an verschiedenen Stellen der Lippe, an denen geringste HA-Mengen injiziert werden können, um eine dezente Auffrischung zu erreichen. Die Punkte können je nach Bedarf variiert werden.

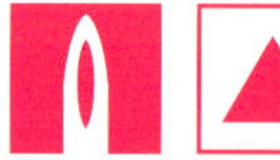

Technik: Punkttechnik
Stichrichtung: in das Zentrum der definierten Punkte, von vorne kommend
Schicht: subkutan
Material: Produkt der Klasse »S/M viskos«
Volumen: max. 0,03 ml pro Punkt
Nadel: scharfe Nadel 27–30G
Anästhesie: Lidocainsalbe

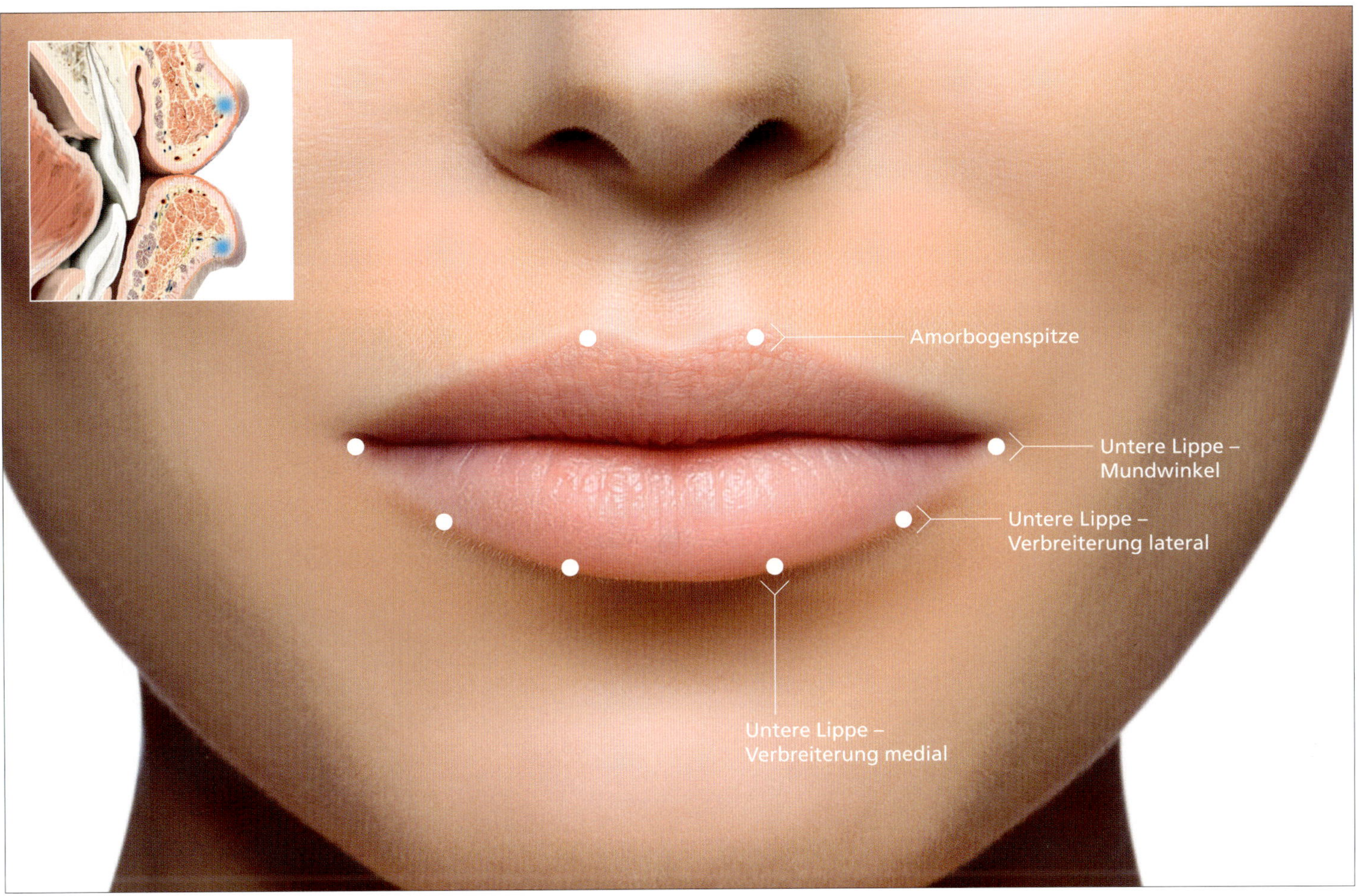

Technik 5 – Abb. 1 Injektionsschema zum Fresh-up (scharfe Nadel) an verschiedenen Stellen der Lippe.

Amorbogenspitze und Mundwinkel (→ Technik 5 – Abb. 2–5)

Je nachdem, von welcher Richtung aus injiziert wird, kann der Behandler die Lippenform unterschiedlich beeinflussen. Hier werden drei Vorgehensweisen der Unterspritzung der Amorbogenspitze demonstriert.

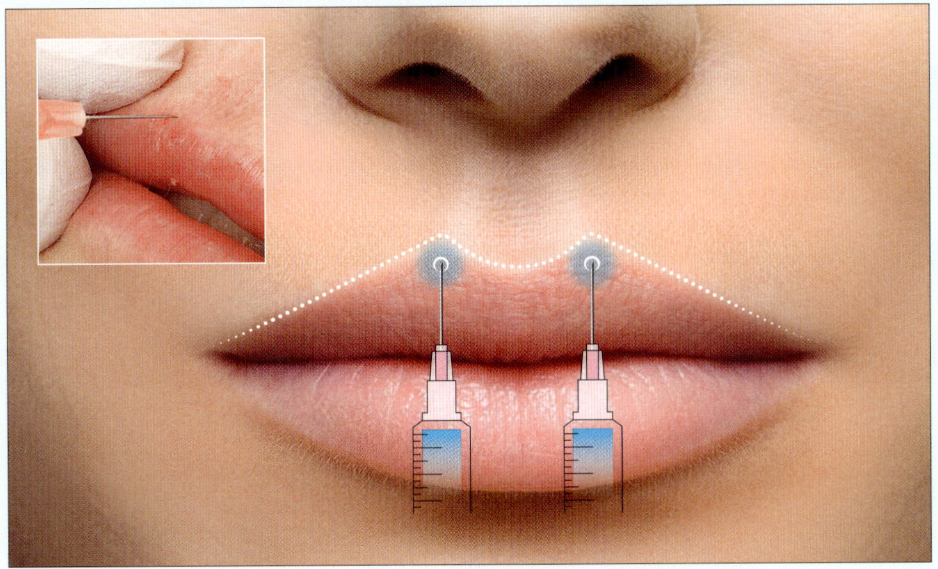

Technik 5 – Abb. 2

Variante 1: Die Einstichpunkte zeigen, dass das Material genau in die Kontur gespritzt wird. Dabei stellt ein Punkt die punktuelle Abgabe eines Mikrodepots von 0,03 ml HA (Stecknadelkopfgröße) dar. Der Eingriff erfolgt mit einer scharfen Nadel. Um die Form des Amorbogens zu betonen, wird der Nadelschliff in den Bereich versenkt, wo die Philtrumkante auf das Lippenrot stößt. Die Schicht ist subdermal. Das Material wird mittels Punkttechnik abgegeben.

9

Amorbogenspitze und Mundwinkel (Fortsetzung)

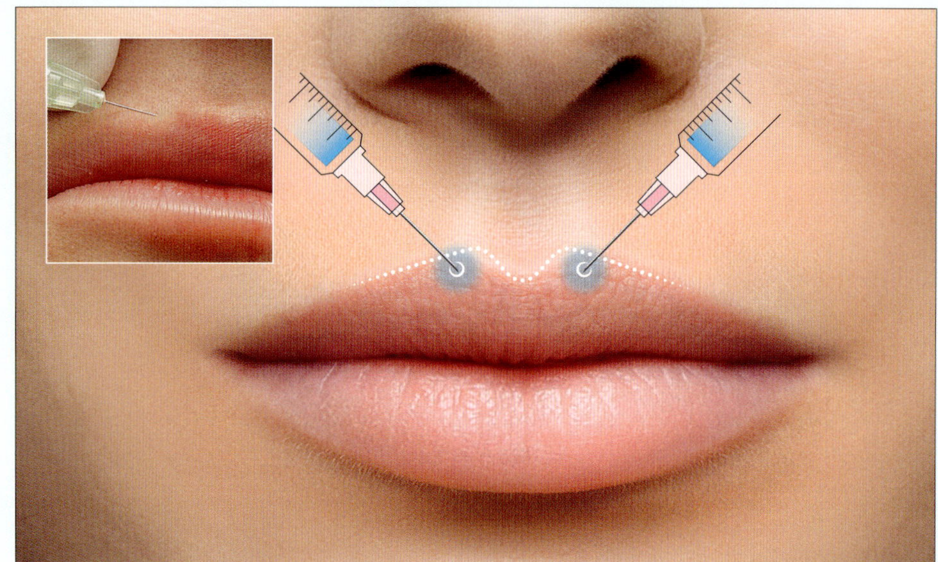

Technik 5 – Abb. 3

Variante 2: Von lateral kommend, werden Punkte in die Spitze des Amorbogens injiziert. So wird die Einbuchtung des Amorbogens verstärkt. Um dieses Areal von lateral kommend zu unterspritzen, ist es hilfreich, wenn die Lippe zwischen Daumen und Zeigefinger gespannt wird.

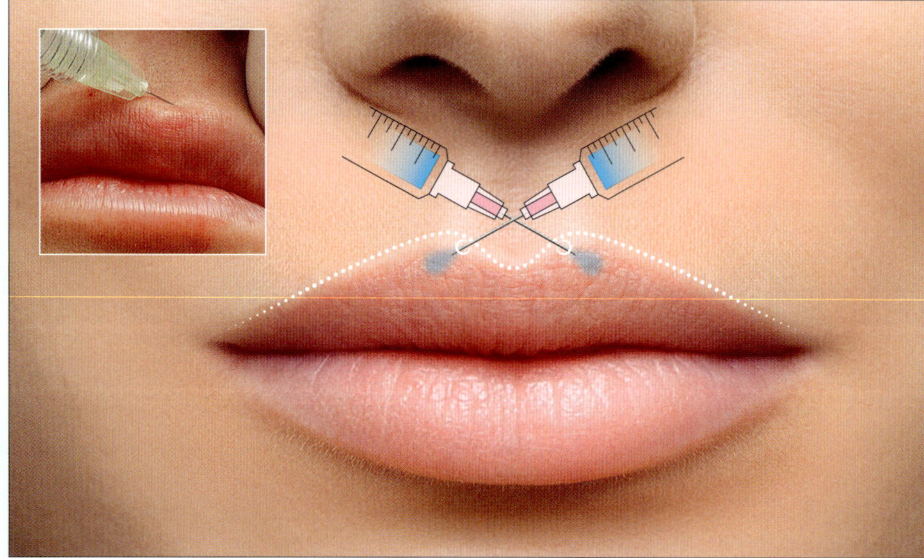

Technik 5 – Abb. 4

Variante 3: Von medial kommend, werden Punkte in die Spitze des Amorbogens in Richtung Lippenrand injiziert. Dies verbreitert die prominente Wölbung des Amorbogens, sodass die schmetterlingsartige Form der Lippe verstärkt wird. Bei der Injektion von medial ist darauf zu achten, dass eine geringe Menge abgegeben wird, sonst verändert sich die Lippenkontur auf unnatürliche Weise.

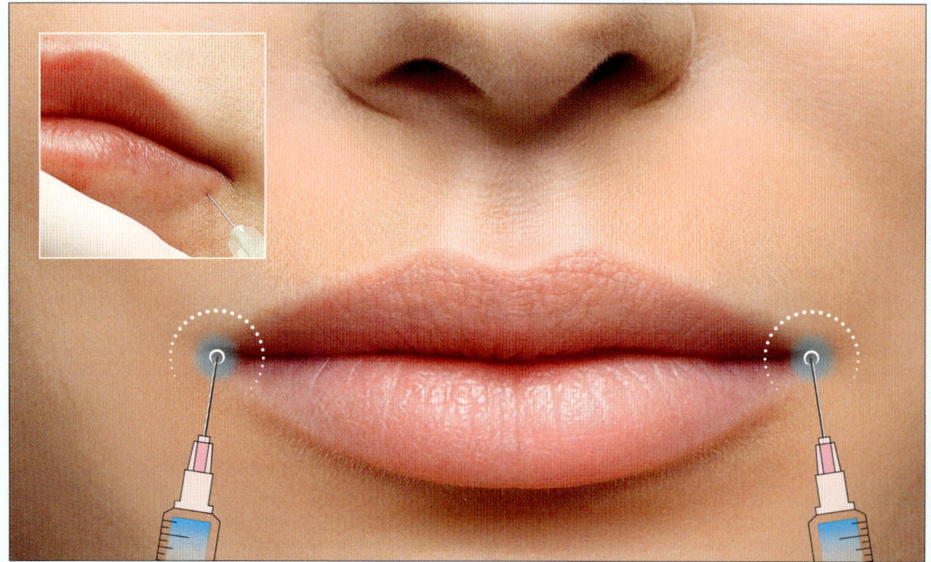

Technik 5 – Abb. 5

Von vorne kommend, werden Punkte an den Mundwinkel gesetzt, stabilisieren diesen, was der Herabsenkung der Mundwinkel vorbeugt. Dadurch entsteht ein leichter Druck gegen die obere Lippe, sodass der Mund einen etwas freundlicheren Ausdruck erhält. Die Haut wird mit der linken Hand (Rechtshänder) fixiert und die Lippenunterkante hierbei leicht herausgerollt. Die Stichrichtung ist senkrecht von vorne, der Einstich erfolgt ca. 3 mm medial des Mundwinkels in die untere Lippe.

Untere Lippe (→ Technik 5 – Abb. 6, 7)

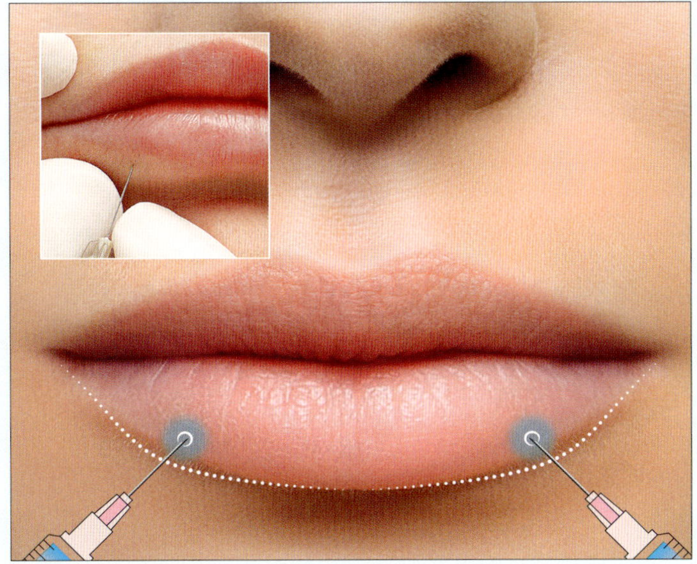

Technik 5 – Abb. 6

Verbreiterung lateral: Im Abstand von 1–1,5 cm von den Mundwinkeln entfernt wird je 1 Punkt injiziert. Dadurch verbreitert sich die Lippe dezent nach außen. Je nach Menge des abgegebenen Materials verändert sich die Lippenform. Deshalb wird empfohlen, bei einer gewünschten Formveränderung moderat vorzugehen und lieber im zweiten Schritt nachzuspritzen.

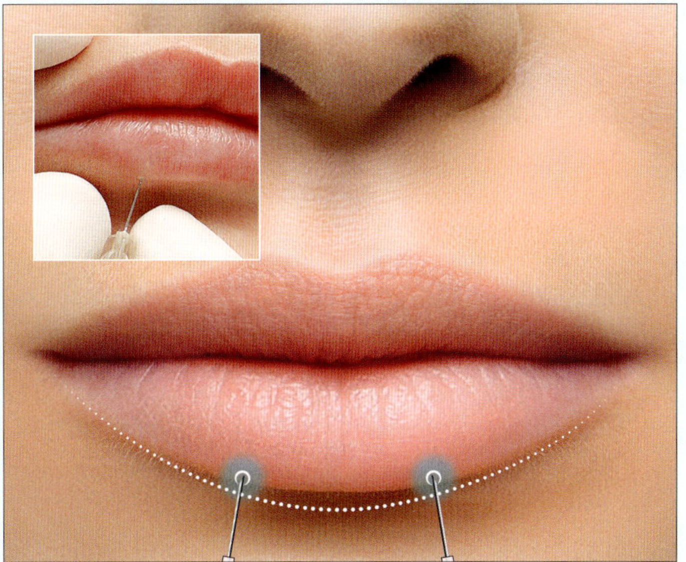

Technik 5 – Abb. 7

Verbreiterung medial: In den medialen Bereich der Unterlippe, der den Philtrumspitzen gegenüberliegt, werden 2 Punkte injiziert. Dadurch vergrößert sich die Unterlippe sehr dezent nach unten. Die Nadelspitze wird 0,5 cm in die Lippe versenkt. Das Material wird langsam als kleiner Bolus unter visueller Kontrolle abgegeben.

Wichtige Hinweise

Akzente an der Kontur setzen oder kleinste Korrekturen vornehmen

Mögliche Nebenwirkungen

Leichte Rötungen, selten Entzündungen, selten Hämatome, selten Schwellungen

Unerwünschte Nebenwirkungen

Entzündungen, Überkorrekturen, Asymmetrien, Blanching-Effekt bei zu oberflächlicher Injektion, Nekrose

Behandlungsprotokoll auf einen Blick

- Anamnese, Evaluation und Aufklärung
- Einverständniserklärung
- Fotodokumentation: Vorher-Bilder
- Analyse und Einzeichnen der zu behandelnden Areale
- Reinigen
- Gründliche Desinfektion
- Ggf. Lokalanästhesie (Lidocaincreme)
- Injektionstechnik: Punkttechnik, je 1 Punkt
- Schicht: subkutan
- Material: Produkt der Klasse »S/M viskos«
- Volumen: max. 0,03 ml pro Punkt
- Nadel: scharfe Nadel 27–30G
- Keine Massage
- Evtl. Kühlung
- Heparinsalbe bei Hämatomen, Ibuprofen p-o, Arnika
- Fotodokumentation: Nachher-Bilder
- Empfehlungen für das Verhalten nach dem Eingriff
- Folgetermin zur Nachkontrolle nach 8–14 Tagen

9.2.2 TECHNIK 6

Konturierung und Verstärkung (scharfe Nadel)

Als Lippenkontur oder Lippenrand wird die Rot-Weiß-Grenze in der Lippenregion bezeichnet (s. Abb. 1.5, S. 5). Die Kontur definiert die Form der Lippe und ist von Mensch zu Mensch sehr unterschiedlich. Durch Alterung – insbesondere bei Frauen durch die Hormonabnahme – und durch extrinsische Faktoren kann sich die Lippenkontur bei erhaltenem Volumen verändern: Sie kann unregelmäßiger werden, sich mit radiären Fältchen durchziehen oder asymmetrisch verformen.

Mit der Konturierung der Lippe werden der Lippenrand modelliert und dadurch gleichzeitig die perioralen Fältchen behandelt. Auch erhält die Lippe so ein wenig mehr Frische und Volumen, ohne diese zu verändern. Die gezielte Behandlung der Kontur kann den Amorbogen betonen.

Patientenauswahl

- Bei altersatrophiertem Lippenrand mit unscharfer Kontur
- Leichte Akzentuierung bei einer vollen oder jungen Lippe
- Rekonstruktion der Lippenform
- Präventive Verstärkung des Lippenrands

Injektionsschema, -planung und -praxis (→ Technik 6 – Abb. 1–4)

Die Behandlung erfolgt mit einer scharfen Nadel und das Material wird subdermal und retrograd in 2–3 Abschnitten (abhängig von der Lippenlänge) pro Quadranten in Lineartechnik (Mundwinkel bis Amorbogen/Philtrumkante) injiziert.

Zwei Herangehensweisen sind möglich:

Vom Mundwinkel beginnend, setzt der zweite Einstich am Ende des ersten Einstichs an, der dritte Einstich setzt am Ende des zweiten Einstichs an. Dieses Vorgehen hat den Vorteil, dass das Material nicht aus einem vorherigen Einstichpunkt herausfließen kann.

Doch es ist auch möglich, in der Mitte zu beginnen und sich nach außen vorzuarbeiten. Vom Amorbogen aus beginnend, fällt es leichter, das Material nahtlos linear zu platzieren, weil der Einstichpunkt das Ende der ersten Linie markiert.

Wo das Material zu platzieren ist, hängt vom Behandlungsziel ab.

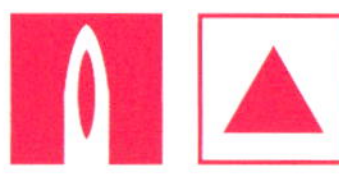

Technik: Lineartechnik

Stichrichtung: in 2–3 Ansätzen, Oberlippe 3 mm vor dem Mundwinkel endend, damit der Mundwinkel nicht nach unten drückt. Nadelschliff zum Lippenrot hinzeigend. Materialabgabe retrograd

Schicht: subdermal

Material: Produkt der Klasse »S/M viskos«. Um eine scharf definierte Kontur zu erzeugen, empfehlen wir viskoseres Material, wenn die Kontur weicher sein soll, wird weniger viskoses Material eingesetzt.

Volumen: ca. 0,1 ml pro Quadranten, insgesamt max. 0,5 ml

Nadel: scharfe Nadel 27–30G

Anästhesie: Lidocainsalbe

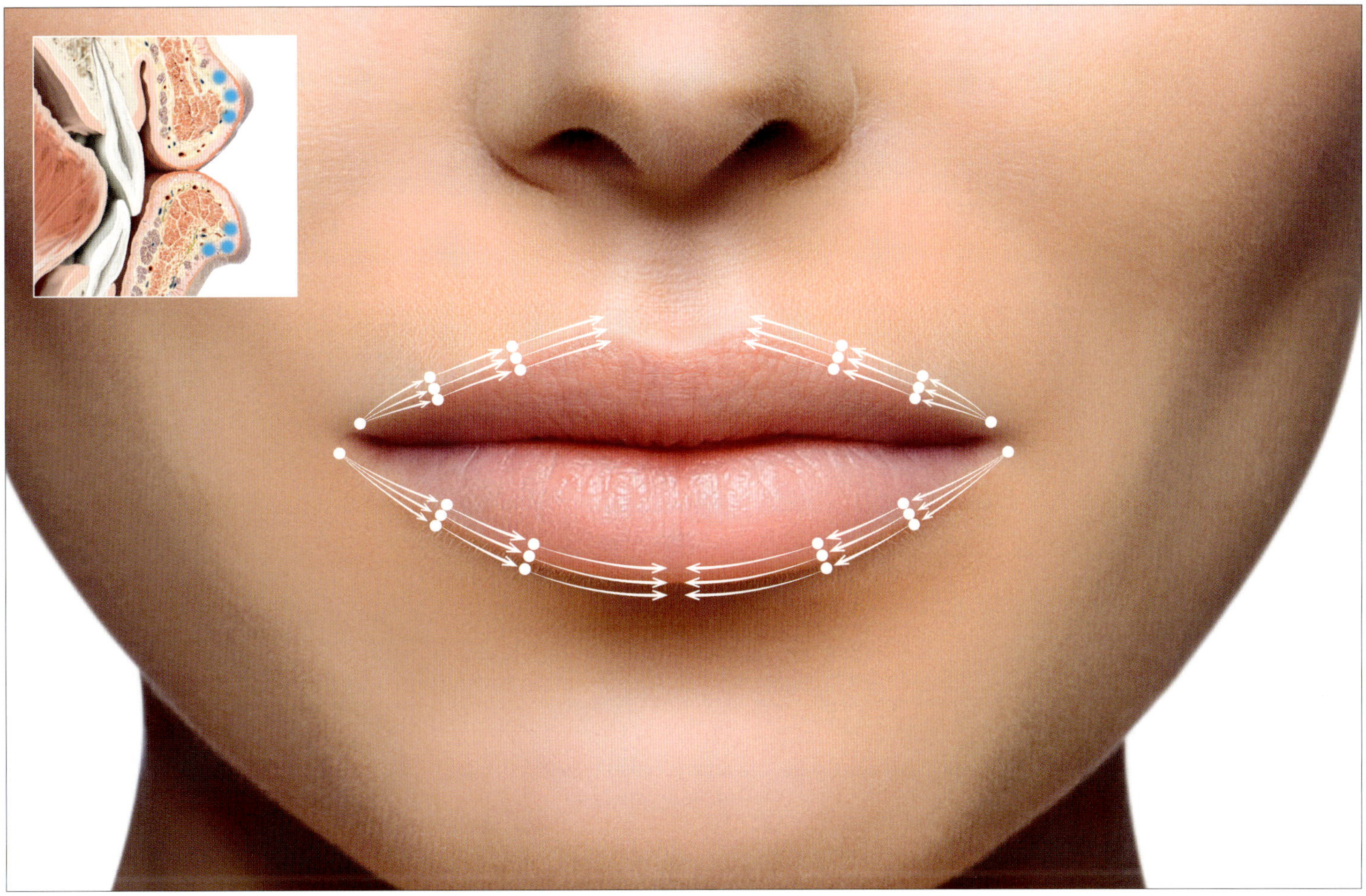

Technik 6 – Abb. 1 Injektionsschema zur Konturierung und Verstärkung (scharfe Nadel).

Variante 1: Injektion in die Rot-Weiß-Grenze – Konturierung und Kräftigung des Lippenrands

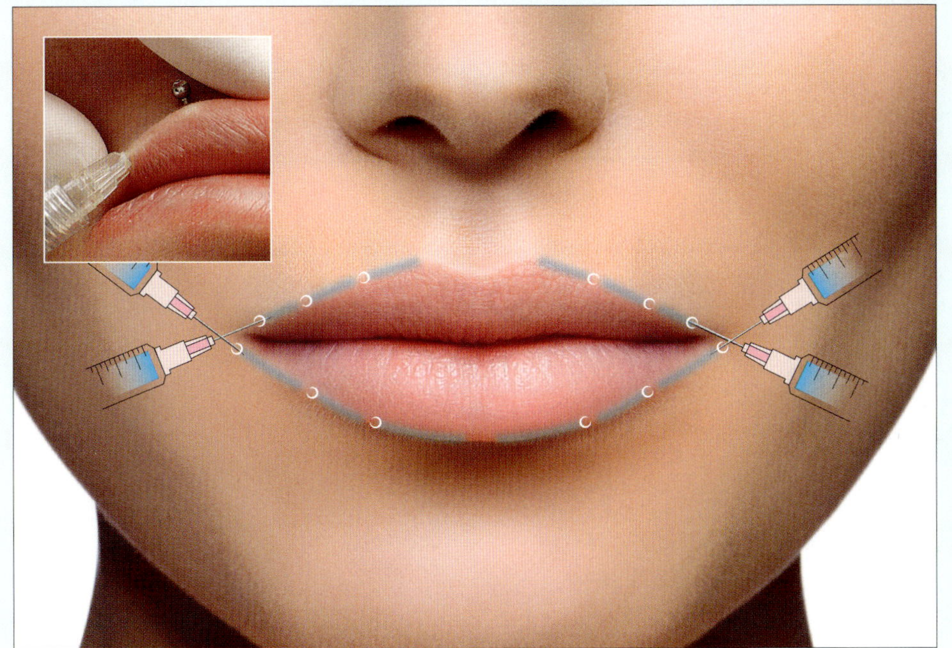

Technik 6 – Abb. 2 Die HA wird genau in die Rot-Weiß-Grenze gespritzt, was den Lippenrand kräftigt, die Konturierung definiert und den mimischen Fältchen vorbeugt. Bei der Injektion in die Rot-Weiß-Grenze der Kontur wird die Lippe leicht gespannt. Die Technik verwendet man besonders bei jungen Lippen und solchen mit geringem beginnendem Volumenverlust des Amorbogens zu betonen, wird der Nadelschliff in den Bereich versenkt, wo die Philtrumkante auf das Lippenrot stößt. Die Schicht ist subdermal. Das Material wird mittels der Punkttechnik abgegeben.

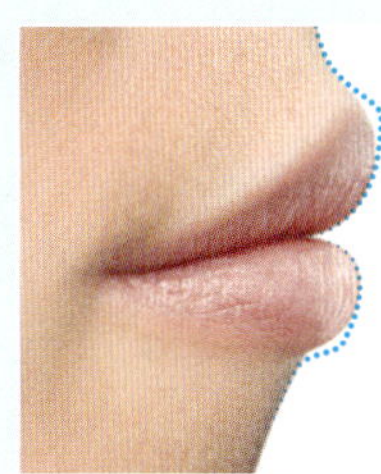

Variante 2: Injektion außerhalb des Lippenrots – Verstärkung der Lippenprominenz

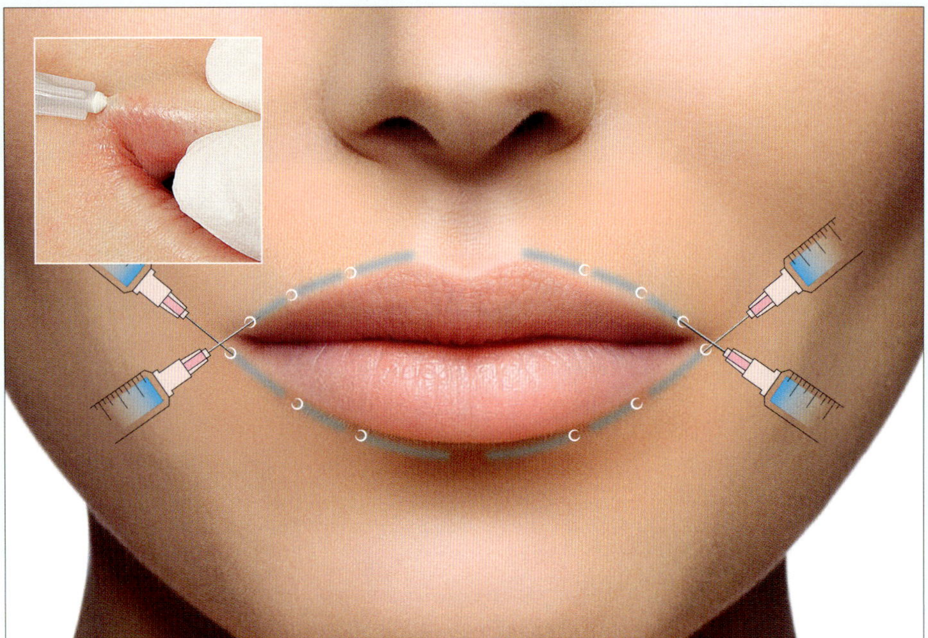

Technik 6 – Abb. 3 Die HA wird ober- bzw. unterhalb der Rot-Weiß-Grenze gespritzt. Dadurch wird die Lippe etwas nach oben konvex vergrößert, was die Lippe leicht aufwirft und weicher erscheinen lässt. Die Injektion erfolgt außerhalb des Lippenrots an der Lippenkontur. Hierbei ist es wichtig, nicht zu dicke Füllmaterialien einzusetzen, um zu verhindern, dass die Lippe aufspringt (Entenschnabel). Wenn die Lippe an der Kontur zwischen Daumen und Zeigefinger gehalten und leicht nach unten gerollt wird, ist es einfacher, das Material exakt zu platzieren.

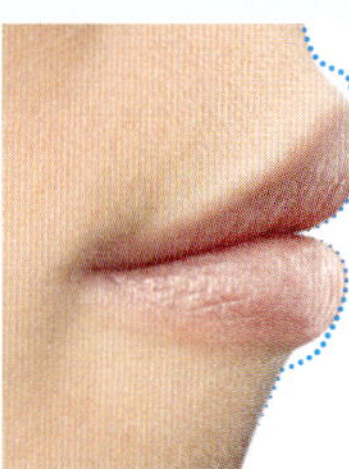

Variante 3: Injektion innerhalb des Lippenrots – Verstärkung von Lippenwölbung und -volumen

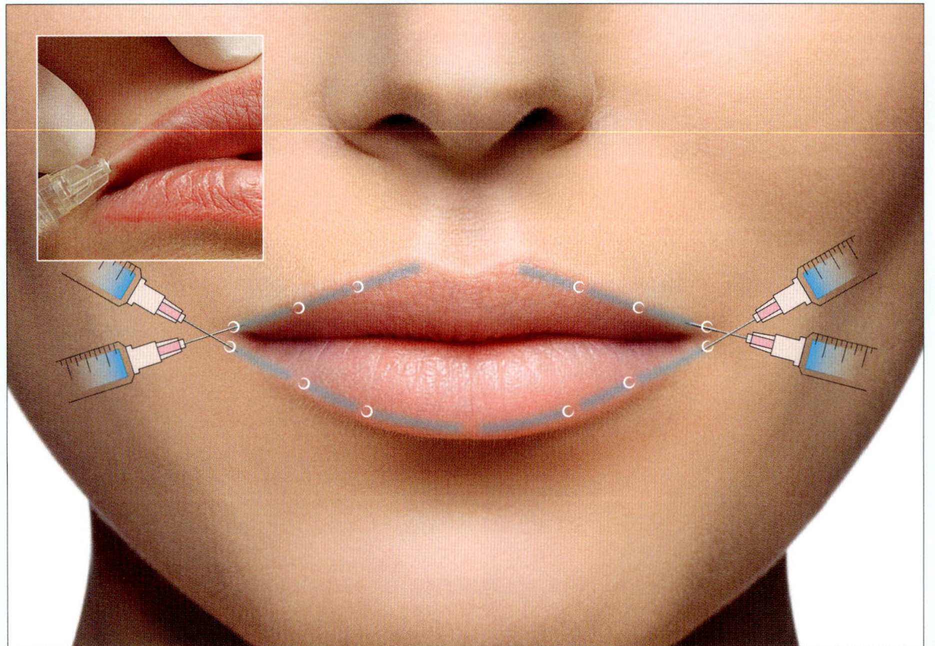

Technik 6 – Abb. 4 Das Material wird etwas innerhalb des Lippenrots gespritzt, was die Lippe leicht wölbt und dadurch anhebt, ohne einen sog. Entenschnabel zu verursachen. Die Injektion erfolgt unter- bzw. oberhalb der Lippenkontur. Diese Technik ist den anderen Techniken vorzuziehen, wenn die Lippe schon etwas atrophiert oder von Natur aus schmal ist oder nur wenig Volumenzunahme gewünscht wird. Durch Anheben der Nadel kann der Behandler die Schicht, in der das Material abgegeben wird, kontrollieren.

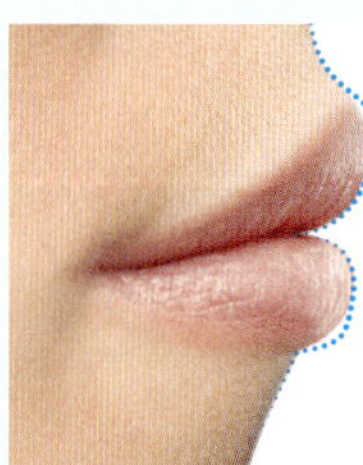

Wichtige Hinweise

- Beim älteren Patienten verkürzt sich der Bereich zwischen Unterlippe und Kinn, was durch eine Akzentuierung der Lippe bei Fillerplatzierungen in oder oberhalb der Kontur der Unterlippe verstärkt würde. Deshalb wird in diesem Fall bei der Unterlippe direkt in das Lippenrot injiziert. Das Lippenweiß der Oberlippe jedoch verlängert sich beim älteren Patienten, die Lippe flacht nach innen ab und verschmälert sich dadurch visuell, sodass oberhalb des Lippenrots injiziert wird, um die leicht abgeflachte Oberlippe etwas konvex nach oben zu wölben (Verner 2013).
- Da zwischen Lippenrot und Lippenweiß eine Art Kanal verläuft, kann es passieren, dass das abgegebene Material – gerade, wenn vom Mundwinkel aus begonnen wird – bis hoch zur Philtrumkante läuft.
- Ist zu viel Material in dem Lippenrandkanal gelangt, kann es zu einer leichten Weißfärbung der Kontur kommen. Dann sollte die Lippe sanft massiert werden, bis das Gewebe wieder seine ursprüngliche Farbe hat.
- Indem die Kontur während der Injektion zwischen Zeigefinger und Daumen genommen und fest zusammengedrückt (gesqeezed/gepincht) wird, kann das Material in den Konturkanal gezwungen werden. So wird auch das Ausweichen des Materials in unerwünschte Bereiche verhindert, was bei Septenschäden älterer oder vorbehandelter Lippen vorkommt.
- Es wird empfohlen, vernetzte härtere HA zu injizieren, wenn als Behandlungsziel eine klar definierte Kontur erreicht werden soll.

Mögliche Nebenwirkungen

Leichte Rötungen, selten Entzündungen, Hämatome, Schwellungen, Tyndall-Effekt (eine blaue Linie, die dann vorkommt, wenn zu großpartikuläres Material zu oberflächlich in die Kontur gespritzt wurde)

Unerwünschte Nebenwirkungen

Entzündungen, Überkorrekturen, Asymmetrien, Blanching-Effekt bei zu oberflächlicher Injektion, Nekrose, Tyndall-Effekt

Behandlungsprotokoll auf einen Blick

- Anamnese, Evaluation und Aufklärung
- Einverständniserklärung
- Fotodokumentation: Vorher-Bilder
- Analyse und Einzeichnen der zu behandelnden Areale
- Reinigen
- Gründliche Desinfektion
- Ggf. Lokalanästhesie (Lidocaincreme), Leitungsanästhesie
- Injektionstechnik: Lineartechnik, 2–3 Linien pro Quadranten
- Schicht: subdermal
- Material: Produkt der Klasse »S/M viskos«
- Volumen: 0,1 ml pro Quadranten, insgesamt max. 0,5 ml
- Nadel: scharfe Nadel 27–30G
- Keine Massage
- Evtl. Kühlung
- Heparinsalbe bei Hämatomen, Ibuprofen p-o, Arnika
- Fotodokumentation: Nachher-Bilder
- Empfehlungen für das Verhalten nach dem Eingriff
- Folgetermin zur Nachkontrolle nach 8–14 Tagen

9.2.3 TECHNIK 7
Konturierung (stumpfe Kanüle)

Mittels Injektion mit der stumpfen Kanüle kann die Lippenkontur mit einer wenig traumatisierenden Technik behandelt werden, d. h. die Technik ist weniger schmerzhaft für den Patienten und besonders bei Erstbehandlungen sehr beliebt. Das Risiko, Gefäße zu verletzen, ist wesentlich geringer als bei der Unterspritzung mit der scharfen Nadel, wodurch auch die Gefahr einer Nekrose geringer ist.

Da es nur eine Einstichstelle auf jeder Mundwinkelseite gibt, welche mit einer scharfen Nadel (Nokor-Nadel) vorgestochen wird, kommt es zu weitaus geringeren Verletzungen des Gewebes und zu weniger Hämatomen. Im Vergleich zu der Injektion mit der scharfen Nadel ist die mit Kanülentechnik unterspritzte Kontur im Ergebnis in der Form sehr viel weicher. Die Kanülentechnik sollte nicht eingesetzt werden, wenn die Kontur durch Vernarbungen oder extreme Faltenbildung stark vorgeschädigt ist.

Patientenauswahl

- Setzen leichter Akzente bei voller Lippe
- Präventive Verstärkung des Lippenrands
- Mehr Frische und Volumen, ohne die Lippenform zu verändern
- Bei unregelmäßigen oder mit radiären Fältchen durchzogenen oder asymmetrisch verformten Lippen: Korrektur von Lippenrand und Gewebestraffung
- Anmerkung: Auch ist der Selfie-Trend nicht zu unterschätzen. Es kommen immer mehr Menschen der Altersgruppe 18 bis 30 in die Praxen mit dem Wunsch, bei einem Selfie-Kuss-Mund keinerlei Fältchen oder Schatten auf dem Selfie-Bild zu haben. Hierfür eignet sich diese Kanülentechnik.

9

Injektionsschema und -planung (→ Technik 7 – Abb. 1, 2)

Der Eingriff erfolgt mit einer stumpfen Kanüle. Der Eintrittspunkt liegt außerhalb des Mundwinkels. Es wird mit der rechten Oberlippe begonnen. Danach folgen die linke Oberlippe, dann die rechte und linke Unterlippe.

Es wird ein Vorstich des Eintrittspunkts mit der scharfen Nokor-Nadel, ca. 1 mm neben dem Mundwinkel, gestochen. Vorher ist auszumessen, ob vom Eintrittspunkt aus alle gewünschten Bereiche des zu unterspritzenden Gebiets erreichen werden können. Die Linie vom Mundwinkel bis zur Amorbogen/Philtrumkante wird subkutan mit HA unterspritzt. Wichtig sind das leichte Vorstoßen und die Platzierung in der richtigen Schicht. Dabei werden geringe Mengen des Materials anterograd abgegeben, um den anästhetischen Effekt lidocainhaltiger Produkte zu nutzen. Danach erfolgt die Materialabgabe retrograd, dabei ist immer zu kontrollieren (Kolben und Lippenvolumen), ob das Material auf beiden Seiten gleichmäßig abgegeben wurde. Die Lippe kann auch gespannt werden, indem in den Mund hineingegriffen wird. Durch leichte Massage können eventuelle Unregelmäßigkeiten verteilt werden.

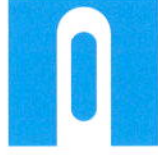

Technik: Lineartechnik, Eintrittspunkt ca. 5 mm lateral des Mundwinkels
Stichrichtung: entlang der Lippenkante bis zum Amorbogen
Schicht: subkutan
Material: Produkt der Klasse »S/M viskos«
Volumen: max. 0,2 ml in die Oberlippe, 0,3 ml in die Unterlippe, insgesamt 0,5 ml
Nadel: Kanüle 27–30G ca. 38–40 mm, scharfe Nokor-Nadel 25G
Anästhesie: Lidocainsalbe

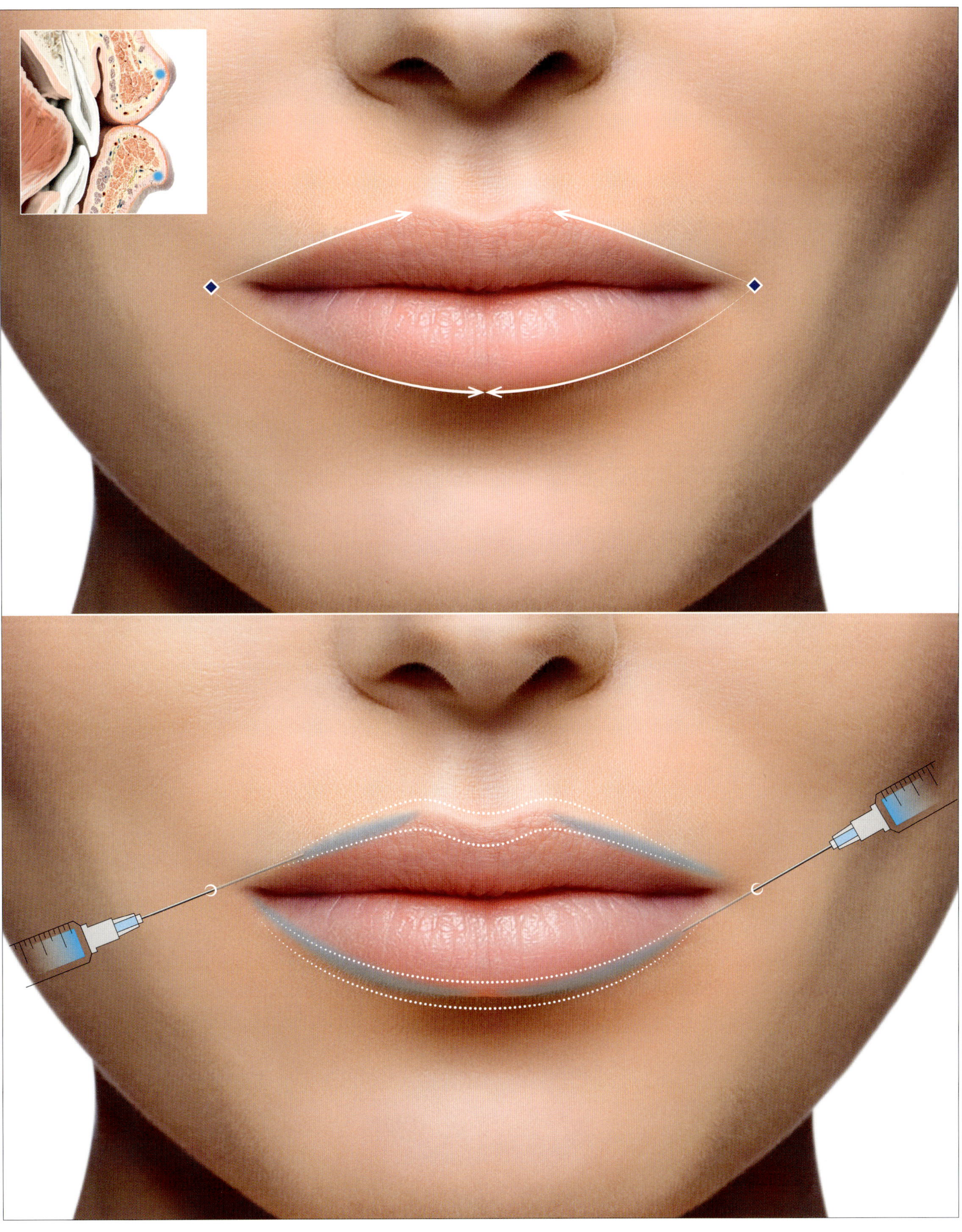

Technik 6 – Abb. 1, 2 Injektionsschema und -planung zur Konturierung (stumpfe Kanüle).

9

Behandlungspraxis (→ Technik 7 – Abb. 3–5)

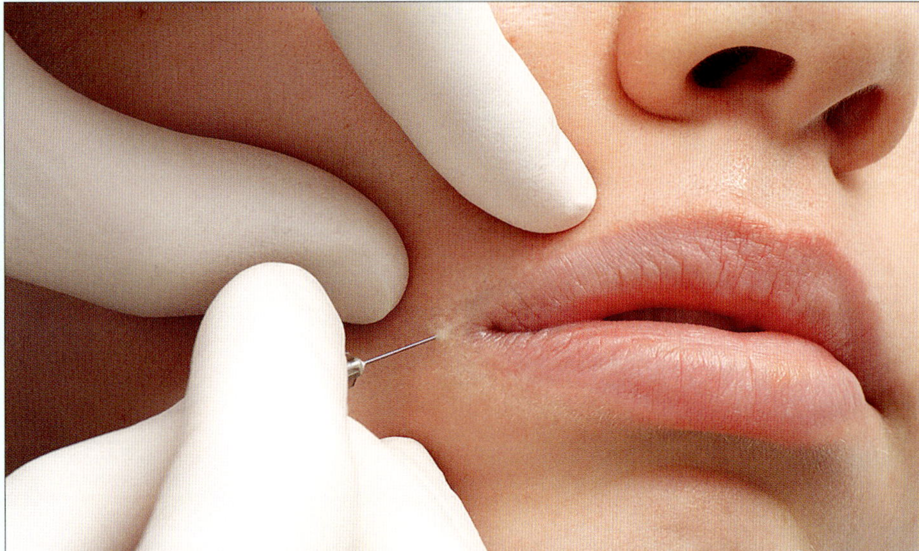

Technik 7 – Abb. 3 Vorstich in die Haut mittels scharfer Nokor-Nadel: Je größer das Loch ist, desto leichter gelingt es, mit der Kanüle zu injizieren. Deshalb wird empfohlen, die Nokor-Nadel immer etwas größer als die Kanüle zu nehmen.

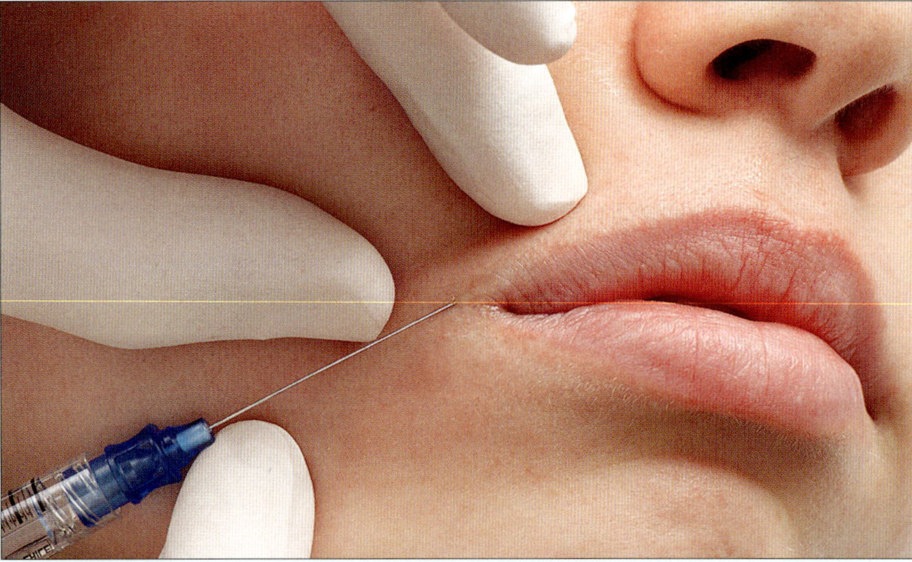

Technik 7 – Abb. 4 Das Einführen der stumpfen Kanüle wird durch leichtes Straffen der Haut erleichtert. Einstichwinkel: 15°, flach. Hautschicht: parallel zur Dermis, subkutan.

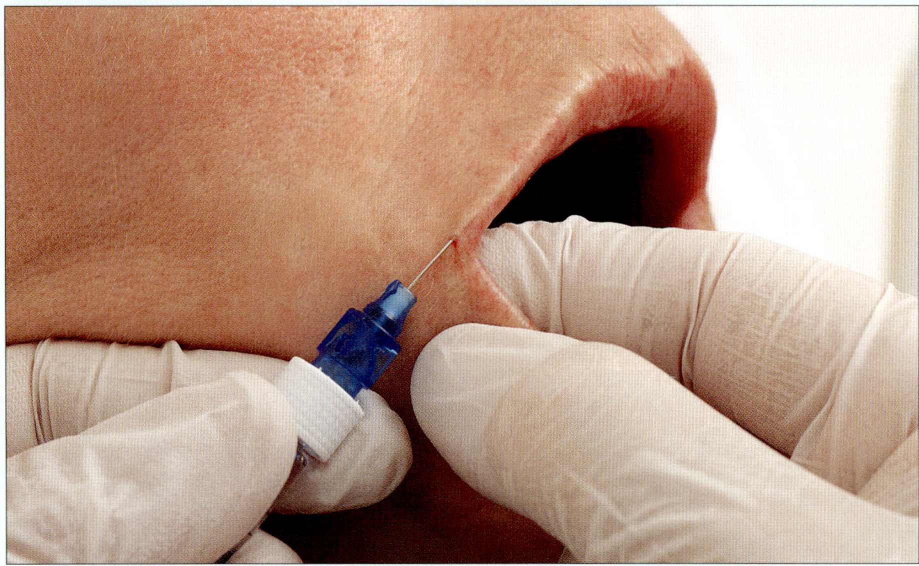

Technik 7 – Abb. 5 Sanftes Anheben der darüberliegenden Hautschicht zur Kontrolle, in welcher Schicht sich die Nadel befindet.

Wichtige Hinweise

- Nicht mit der Kanüle in Berührung kommen, weder mit der Hand noch mit der Haut oder den Haaren des Patienten: Infektionsgefahr! Die Kanüle sollte optimalerweise nach jeder Seite gewechselt werden. Durch leichtes Anheben der Kanüle wird sichtbar, wo sich der Nadelkopf befindet.
- Es ist nicht immer einfach, mit den Kanülen in das vorgestochene Loch zu gelangen. Lässt man den Patienten die Wangen aufblasen, so findet man das Loch leichter, da sich die Haut dehnt und das Loch dadurch größer wird.
- Die feinen 27- oder 30G-Nadeln sind je nach Hersteller sehr flexibel. Um das Material exakt in eine Kontur zu platzieren, hilft es, die Lippe zwischen Daumen und Zeigefinger zu halten und die Nadel in diesem Bereich einzuführen.

Mögliche Nebenwirkungen

Verletzungen der Gefäße und dadurch lokale Hämatome durch die Stichinzision mit der Nokor-Nadel, leichte Rötungen, selten Entzündungen, Hämatome, Schwellungen

Unerwünschte Nebenwirkungen

Überkorrekturen, Asymmetrien

Behandlungsprotokoll auf einen Blick

- Anamnese, Evaluation und Aufklärung
- Einverständniserklärung
- Fotodokumentation: Vorher-Bilder
- Analyse und Einzeichnen der zu behandelnden Areale
- Reinigen
- Gründliche Desinfektion
- Ggf. Lokalanästhesie (Lidocaincreme), Leitungsanästhesie
- Injektionstechnik: Lineartechnik,
- Schicht: subkutan
- Material: Produkt der Klasse »S/M viskos«
- Volumen: max. 0,2 ml pro Oberlippe, 0,3 ml pro Unterlippe, insgesamt 0,5 ml
- Nadel: Kanüle 27–30G, 38–40 mm, scharfe Nokor-Nadel 25G
- Massage möglich
- Evtl. Kühlung
- Heparinsalbe bei Hämatomen, Ibuprofen p-o, Arnika
- Fotodokumentation: Nachher-Bilder
- Empfehlungen für das Verhalten nach dem Eingriff
- Folgetermin zur Nachkontrolle nach 8–14 Tagen

9.2.4 TECHNIK 8

Konturierung/Formveränderung des Amorbogens (scharfe Nadel)

Der Amorbogen befindet sich zwischen den Spitzen des Lippenherzens der Oberlippe. Er gibt der Lippe ihren charaktervollen Ausdruck und kann mit dem Einsatz einer dünnen Nadel (27–30G) und eines stark viskosen kleinpartikullären Fillers in geringen Mengen exakt konturiert werden. Der Amorbogen wird meist in Kombination mit dem Philtrum unterspritzt, wodurch Letzteres betont und hervorgehoben wird. Das kann dazu führen, dass der Amorbogen dicker und/oder flacher wird, was die ursprüngliche Lippenform stark verändern kann.

Patientenauswahl

- Rekonstruktion bei abgeflachter oder veränderter Spitze des Lippenherzens durch Hautschäden (Herpes, aktinische Schäden oder Alterungsprozesse)
- Formveränderung in Richtung einer weicheren Gestaltung mit einem wenig viskosen Produkt bei sehr prominentem und scharf abgegrenztem Amorbogen

Injektionsschema und -planung (→ Technik 8 – Abb. 1, 2)

Die Injektion erfolgt mit der scharfen Nadel. Das Material wird an der Rot-Weiß-Grenze injiziert. Der Einstich erfolgt am höchsten Punkt der Amorbogenspitze subdermal, das Material wird bis an die tiefste Stelle des Amorbogens retrograd gespritzt bzw. in umgekehrter Richtung. Der zu unterspritzenden Lippenrand wird zwischen Daumen und Zeigefinger genommen, um einer Überkorrektur durch leichten Gegendruck auf das einfließende Material entgegenzuwirken und das Material exakt zu platzieren.

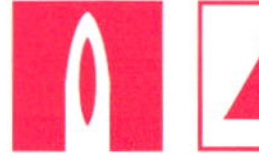

Technik: Lineartechnik

Stichrichtung: vom Philtrumhügel bis zur Amorbogenmitte oder umgekehrt von der Amorbogenmitte zur Philtrumkante

Schicht: subdermal

Material: Produkt der Klasse »S/M viskos«

Volumen: max. 0,1 ml pro Linie, insgesamt 0,2 ml

Nadel: scharfe Nadel 27–30G

Anästhesie: Lidocainsalbe, Anästhesieblock

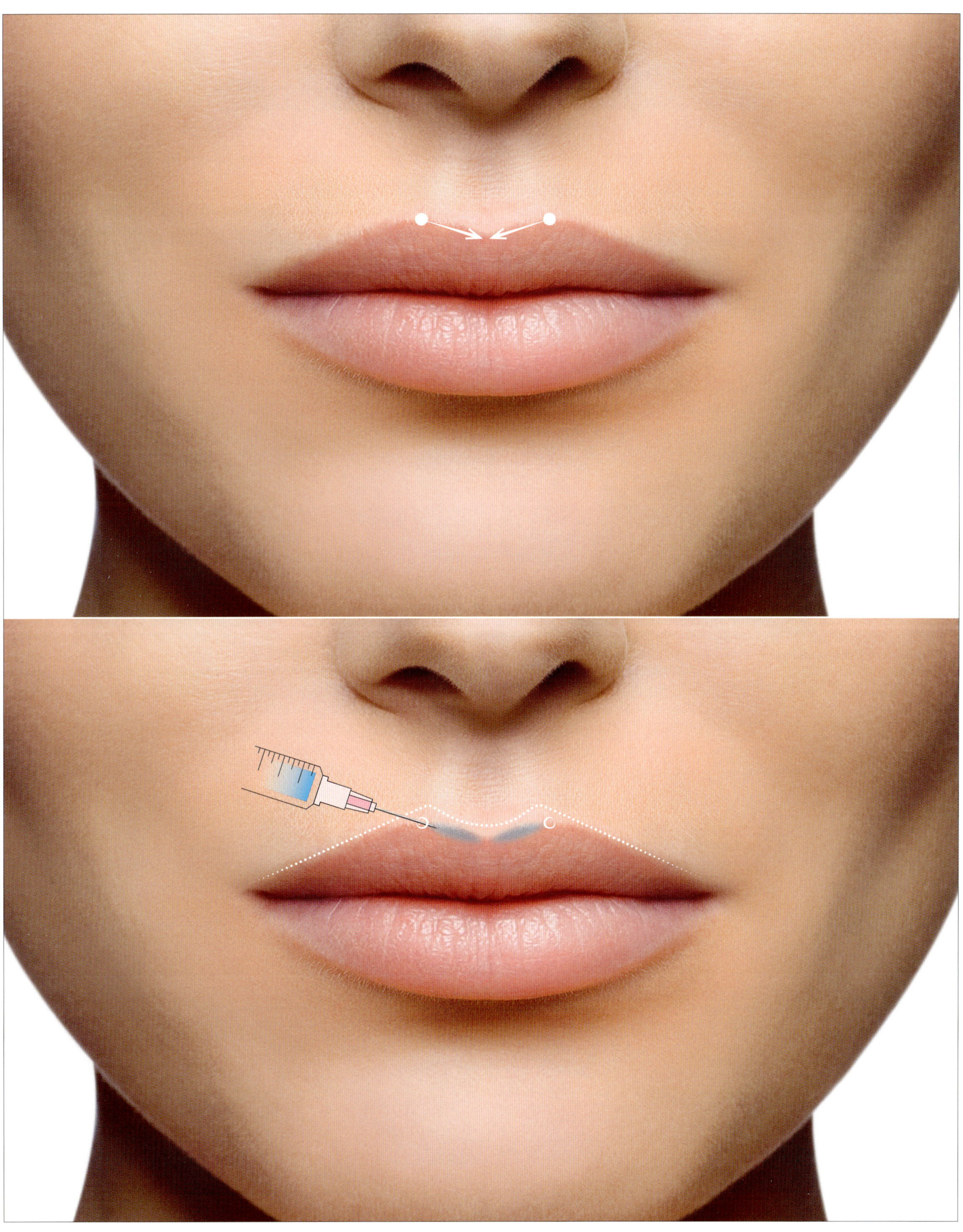

Technik 8 – Abb. 1, 2 Injektionsschema und -planung zur Konturierung/Formveränderung des Amorbogens (scharfe Nadel).

9

Behandlungspraxis (→ Technik 8 – Abb. 3–5)

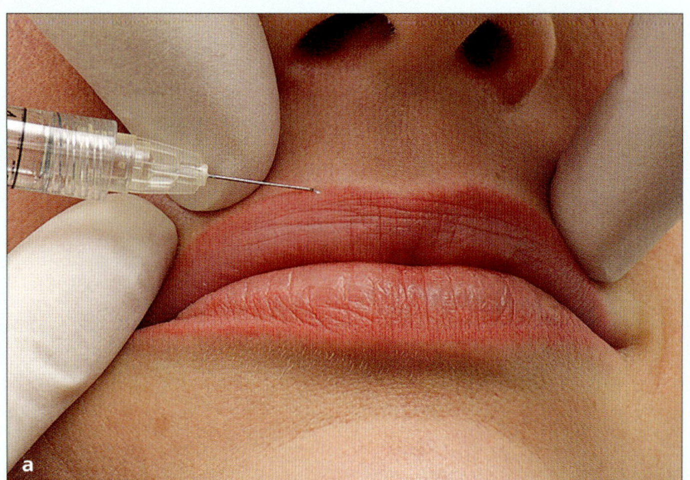

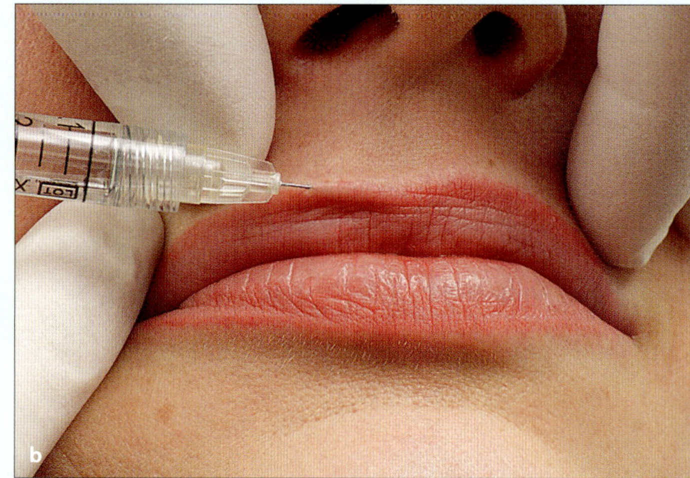

Technik 8 – Abb. 3 a+b Das Material wird an der Grenze vom Lippenrot zum Lippenweiß injiziert: Die Abgabe erfolgt linear retrograd, von der Spitze bis zum Zentrum des tiefsten Punkts des Amorbogens. Die Haut wird mit Daumen und Zeigefinger gespannt (a). Durch Anheben der Nadel kontrolliert der Behandler, in welcher Schicht sich die Nadel befindet (b).

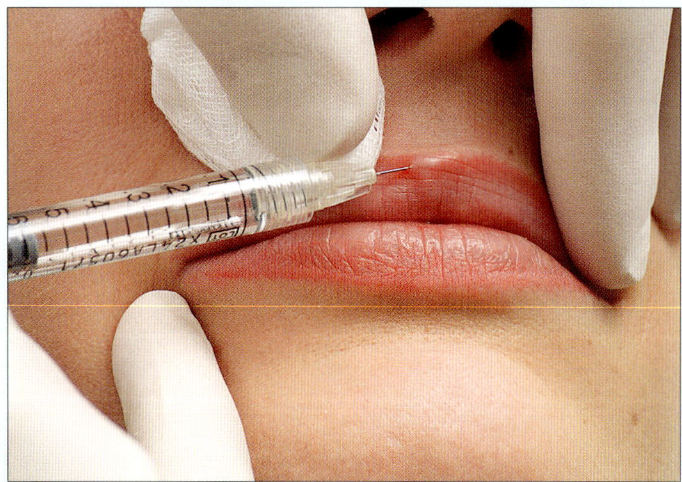

Technik 8 – Abb. 4 Es ist genauso möglich, vom tiefsten Punkt des Amorbogens nach kranial zu spritzen. Durch tropfenförmige Abgabe des Materials kann die Form der Amorbogenspitze sehr schön modelliert und betont werden.

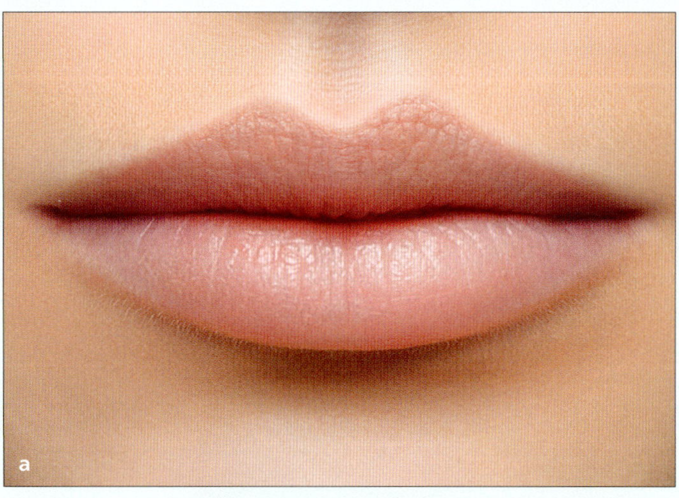

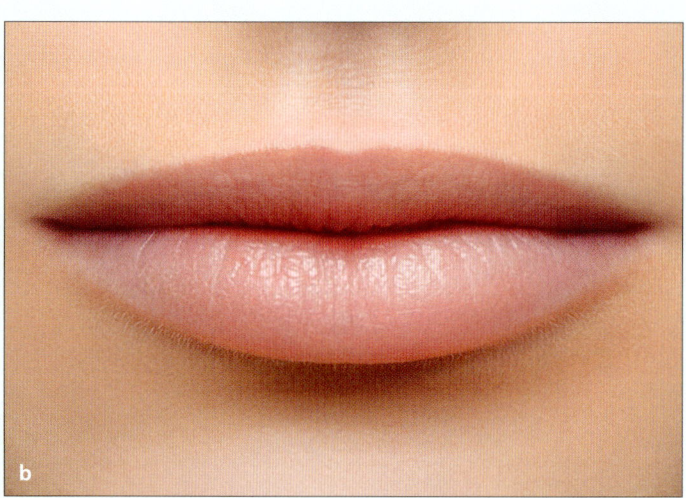

Technik 8 – Abb. 5 a+b Ausgeprägte (a) und flache (b) Amorbogenform. Es ist nur begrenzt möglich, die von der Natur vorgegebene Form des Amorbogens zu verändern.

Wichtige Hinweise

- Das Material sollte in geringen Mengen eingesetzt werden, da bei dieser Indikation schnell eine Überkorrektur auftreten kann.
- Es ist nicht sinnvoll, den Amorbogen zu unterspritzen, wenn von Natur aus keiner vorhanden ist. Das könnte die Lippe sehr verändern und unnatürlich wirken.

Mögliche Nebenwirkungen

Leichte Rötungen, selten Entzündungen, selten Hämatome, selten leichte Schwellungen.

Unerwünschte Nebenwirkungen

Überkorrekturen, Asymmetrien, Blanching-Effekt bei zu oberflächlicher Injektion, Nekrose

Behandlungsprotokoll auf einen Blick

- Anamnese, Evaluation und Aufklärung
- Einverständniserklärung
- Fotodokumentation: Vorher-Bilder
- Analyse und Einzeichnen der zu behandelnden Areale
- Reinigen
- Gründliche Desinfektion
- Ggf. Lokalanästhesie (Lidocaincreme), Leitungsanästhesie
- Injektionstechnik: Lineartechnik, 1 Linie pro Seite
- Schicht: subdermal
- Material: Produkt der Klasse »S/M viskos«
- Volumen: max. 0,1 ml pro Seite, insgesamt 0,2 ml
- Nadel: scharfe Nadel 27–30G
- Keine Massage
- Evtl. Kühlung
- Heparinsalbe bei Hämatomen, Ibuprofen p-o, Arnika
- Fotodokumentation: Nachher-Bilder
- Empfehlungen für das Verhalten nach dem Eingriff
- Folgetermin zur Nachkontrolle nach 8–14 Tagen

9.2.5 TECHNIK 9
Konturierung des Philtrums (scharfe Nadel)

Das Philtrum befindet sich zwischen Nase und Oberlippe und ist unterschiedlich stark ausgeprägt (s. Abb. 1.43, S. 28). Durch die Behandlung wird die Philtrumkante verstärkt, was der Oberlippe eine prominentere Form gibt.

Patientenauswahl

- Patienten, deren natürliche Philtrumkante aufgrund von Alterungsprozessen, Fettansammlung, Elastose, aktinischen Hautschädigungen oder Volumenverlust zurück- oder verloren gegangen ist
- Jüngere Lippe mit wenig ausgeprägter Konturierung des Philtrums

Injektionsschema und -planung (→ Technik 9 – Abb. 1, 2)

Die Philtrumkante setzt an der medialen Nasenlochbegrenzung lateral des Nasenbeins an und geht leicht nach außen verlaufend bis zum Oberlippenwulst. Wenn die Philtrumkante nicht mehr exakt zu sehen ist, ist es ratsam, die Lippe nach der Einteilung in Lippensegmente abzumessen (s. Kap.1.6.2, S. 29). Der Einstich erfolgt unter der Spitze des Amorbogens (soweit vorhanden) in die Grenze des Lippenrots zum Lippenweiß. Das Material wird vom Nasenausgang retrograd unter die Kante des Philtrums platziert.

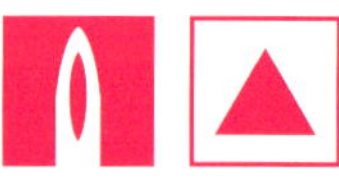

Technik: Lineartechnik
Stichrichtung: retrograd entlang der Philtrumkante
Schicht: subdermal
Material: Produkt der Klasse »M viskos«
Volumen: max. 0,05–0,1 ml pro Philtrumlinie, insgesamt 0,2 ml
Nadel: scharfe Nadel 27G
Anästhesie: Lidocainsalbe, Anästhesieblock

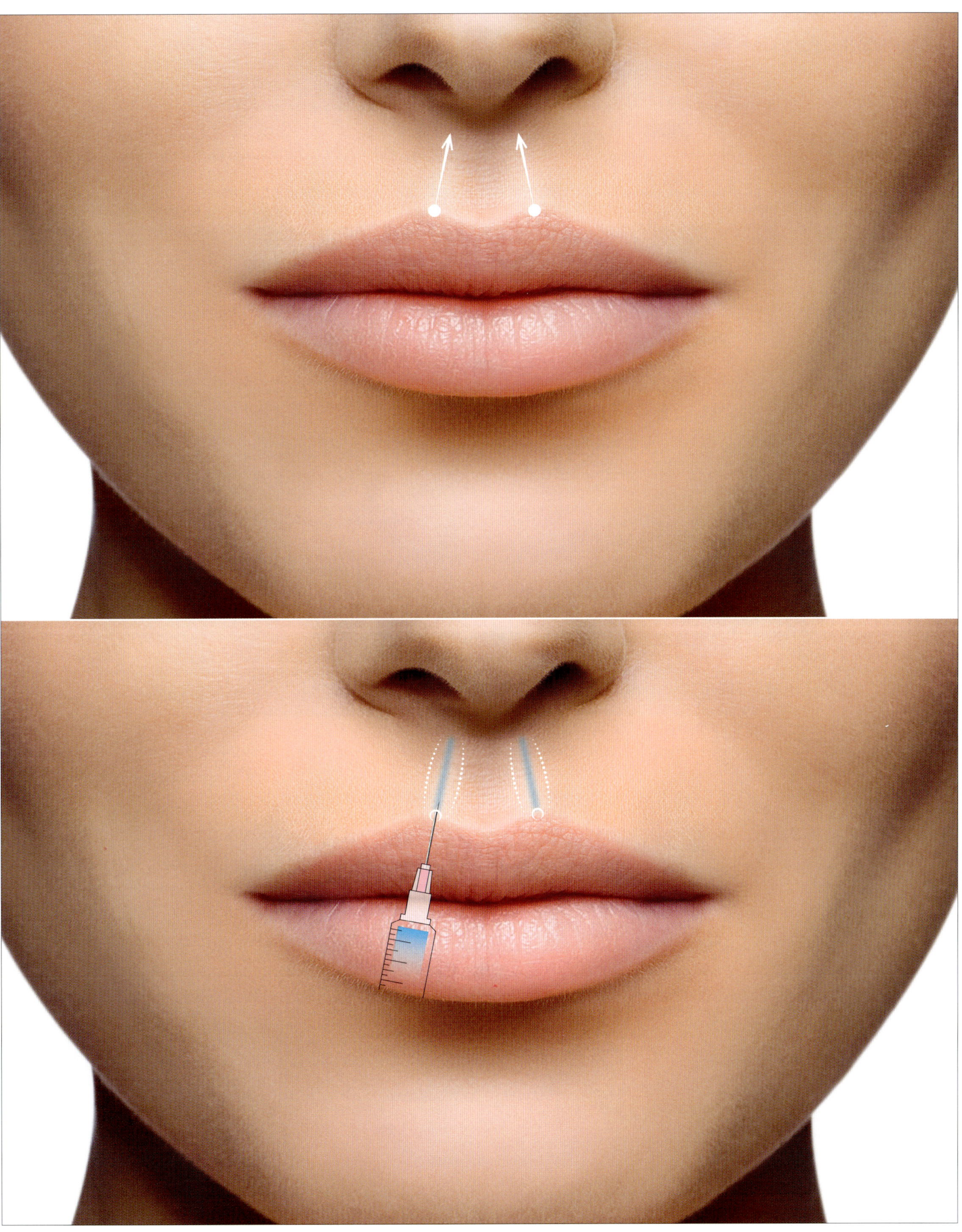

Technik 9 – Abb. 1, 2 Injektionsschema und -planung zur Konturierung des Philtrums (scharfe Nadel).

9

Behandlungspraxis (→ Technik 9 – Abb. 3–5)

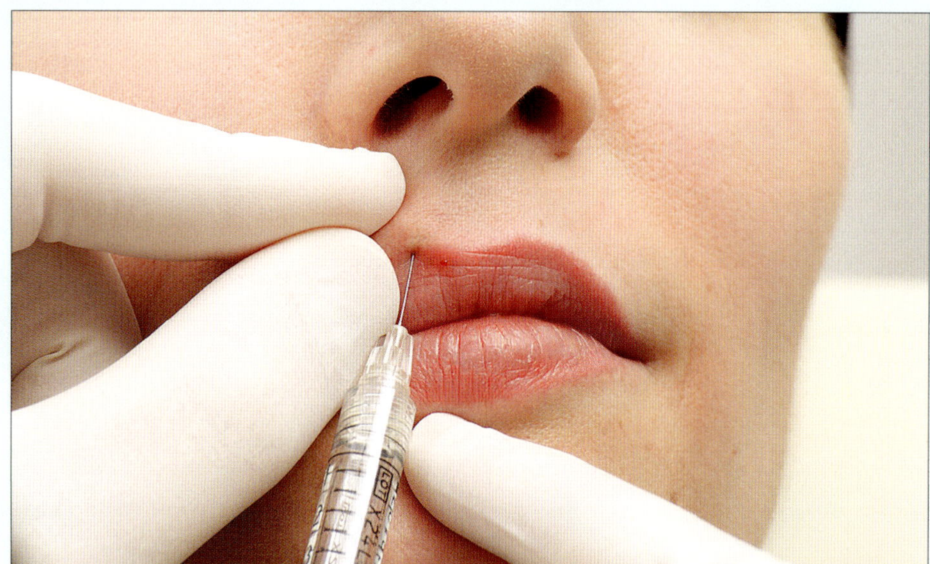

Technik 9 – Abb. 3 Der Einstich erfolgt von kaudal nach kranial subdermal. Durch Anheben der Nadel wird kontrolliert, in welcher Schicht sich die Nadel befindet. Die Materialabgabe erfolgt linear, retrograd unter optischer Kontrolle.

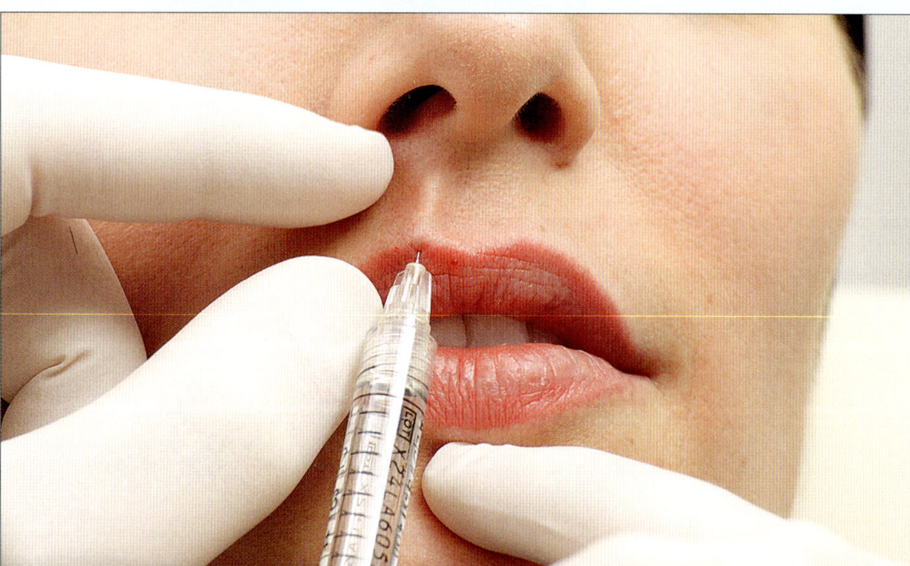

Technik 9 – Abb. 4 Die Nadel wird unter leichter Kompression des vertikalen Oberlippenwulstes nach kranial in Richtung Nasenloch geschoben.

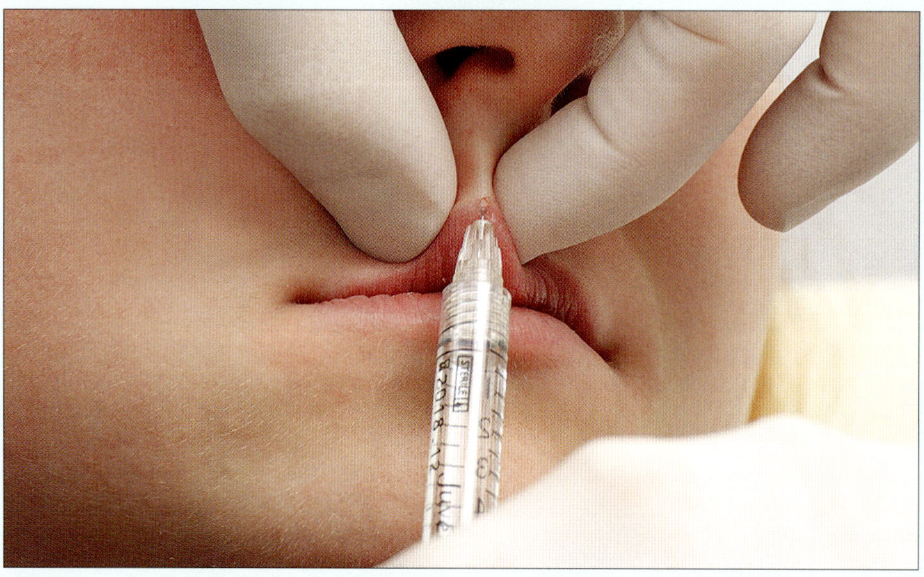

Technik 9 – Abb. 5 Das Philtrum wird palpatorisch durch den Druck des Daumens und des Zeigefingers der kontralateralen Hand konturiert. Wenn das Material sehr langsam unter Kompression abgegeben wird, ist es für den Patienten weniger schmerzhaft. Die Kompression ist besonders dann wichtig, wenn die ursprüngliche Form des Philtrums nicht mehr vorhanden oder abgeflacht ist.

Wichtige Hinweise

- Das Material sollte exakt in der richtigen Linie abgegeben werden, um die natürliche Form der Lippe zu respektieren.
- Es ist nicht sinnvoll, ein Philtrum zu modellieren, wenn von Natur aus nie ein Philtrum vorhanden war. Das könnte sehr unnatürlich wirken und es kann leicht zu unerwünschten Ergebnissen kommen, vor allem bei noch nicht sehr erfahrenen Behandlern.
- Es ist wichtig, weder zu tief zu injizieren, da der Effekt der Akzentuierung dann ausbleibt, noch zu oberflächlich, da dadurch kleine unschöne Wülste sichtbar bleiben.

Mögliche Nebenwirkungen

Leichte Rötungen, selten Entzündungen, Hämatome, Schwellungen

Unerwünschte Nebenwirkungen

Überkorrekturen, Asymmetrien, Blanching-Effekt bei zu oberflächlicher Injektion, Nekrose

Behandlungsprotokoll auf einen Blick

- Anamnese, Evaluation und Aufklärung
- Einverständniserklärung
- Fotodokumentation: Vorher-Bilder
- Analyse und Einzeichnen der zu behandelnden Areale
- Reinigen
- Gründliche Desinfektion
- Ggf. Lokalanästhesie (Lidocaincreme), Leitungsanästhesie
- Injektionstechnik: Lineartechnik, 1 Linie pro Philtrumkante
- Schicht: subdermal
- Material: Produkt der Klasse »M viskos«
- Volumen: max. 0,05–0,1 ml pro Philtrumlinie, insgesamt 0,2 ml
- Nadel: scharfe Nadel 27G
- Keine Massage
- Evtl. Kühlung
- Heparinsalbe bei Hämatomen, Ibuprofen p-o, Arnika
- Fotodokumentation: Nachher-Bilder
- Empfehlungen für das Verhalten nach dem Eingriff
- Folgetermin zur Nachkontrolle nach 8–14 Tagen

9.2.6 TECHNIK 10

Modellierung von Philtrum und Amorbogen (scharfe Nadel)

Hier wird das Philtrum in Kombination mit dem Amorbogen unterspritzt, um die Spitzen des Amorbogens leicht aufzuwerfen. Durch die Elevation der Philtrumspitze verstärkt man diese anatomisch wichtige Region. Die Technik eignet sich besonders, um einer etwas flachen, undefinierten Oberlippe eine definierte Form zu geben.

Patientenauswahl

- Bei wenig ausgeprägter Oberlippenform aufgrund von altersbedingten Veränderungen der Lippenform oder bei von Natur aus flacher Oberlippenkonturierung

Injektionsschema und -planung (→ Technik 10 – Abb. 1, 2)

9

Die Injektion erfolgt mit der scharfen Nadel. Das Material wird subdermal direkt sowohl in die Spitzen des Amorbogens als auch in das Philtrum platziert. Die Philtrumkante setzt an der medialen Nasenlochbegrenzung lateral des Nasenbeins an und geht leicht nach außen verlaufend bis zum Oberlippenwulst.

Technik: Lineartechnik

Stichrichtung: retrograd entlang der Lippenkantenspitze und linear entlang der Philtrumkante (betrifft nur die Oberlippe)

Schicht: subdermal

Material: Produkt der Klasse »S/M viskos«

Volumen: max. 0,1 ml pro Spitze, 0,1 ml pro Philtrumlinie, insgesamt ca. 0,4 ml

Nadel: scharfe Nadel 27–30G

Anästhesie: Lidocainsalbe, Anästhesieblock

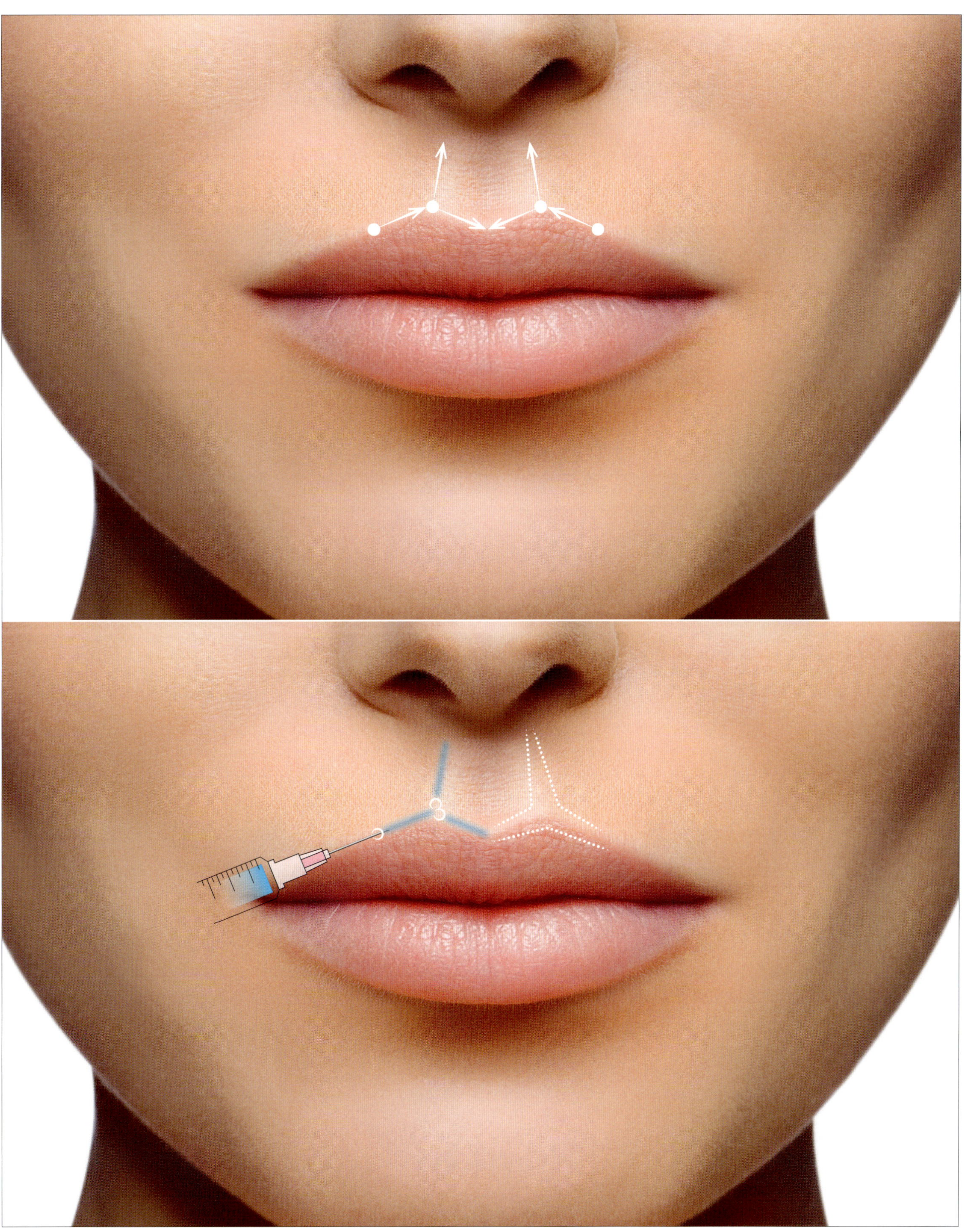

Technik 10 – Abb. 1, 2 Injektionsschema und -planung zur Modellierung von Philtrum und Amorbogen (scharfe Nadel).

9

Behandlungspraxis (→ Technik 10 – Abb. 3–5)

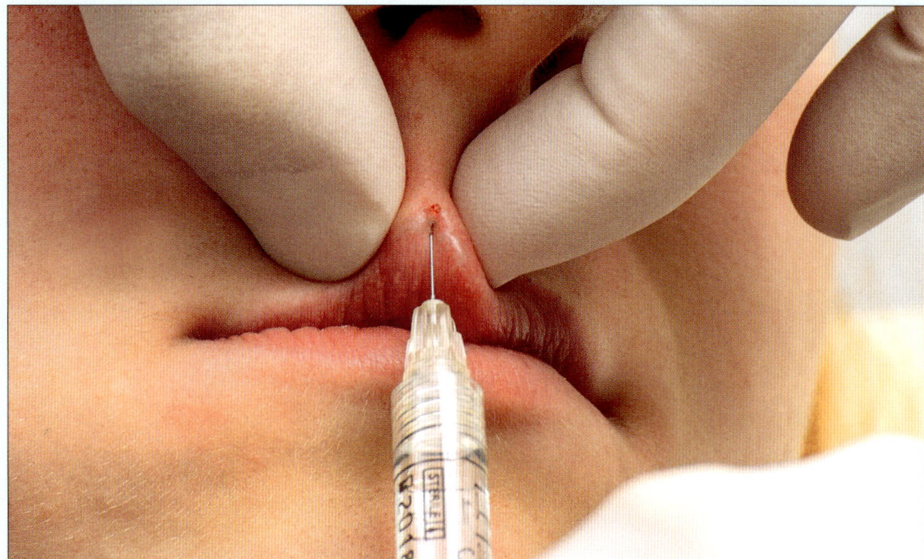

Technik 10 – Abb. 3 Es ist möglich, das Philtrum nur leicht anzudeuten, indem, vom Amorbogen ausgehend, die Philtrumgerade nur zu einem Drittel unterspritzt wird. Diese Technik empfehlen wir bei Patienten, die von Natur aus nie ein prominentes Philtrum hatten und bei denen das Behandlungsergebnis einer kompletten Philtrumunterspritzung den Mund verfremden würde.

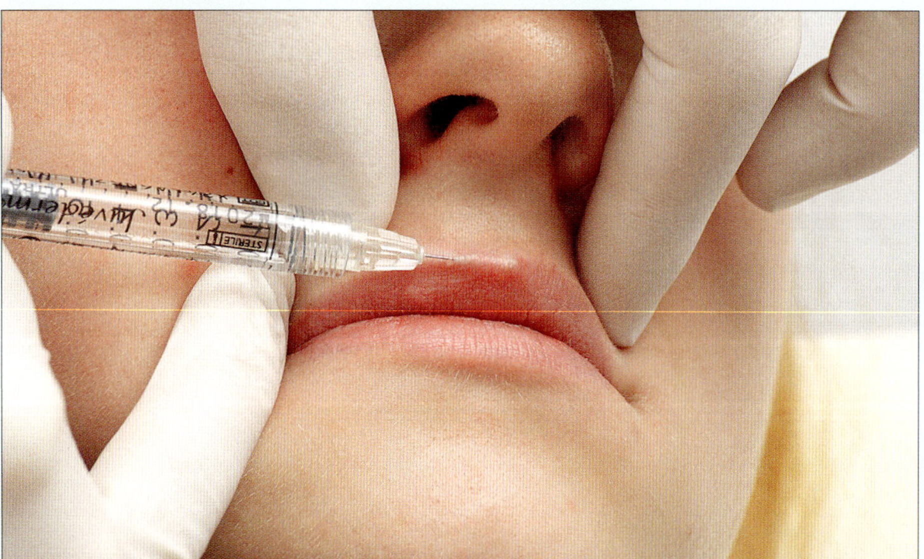

Technik 10 – Abb. 4 Zwischen Daumen und Zeigefinger der linken Hand (Rechtshänder) wird die Lippe gespannt und das Material wird subdermal vom höchsten Punkt des Amorbogens in Richtung seines tiefsten Punkt abgegeben.

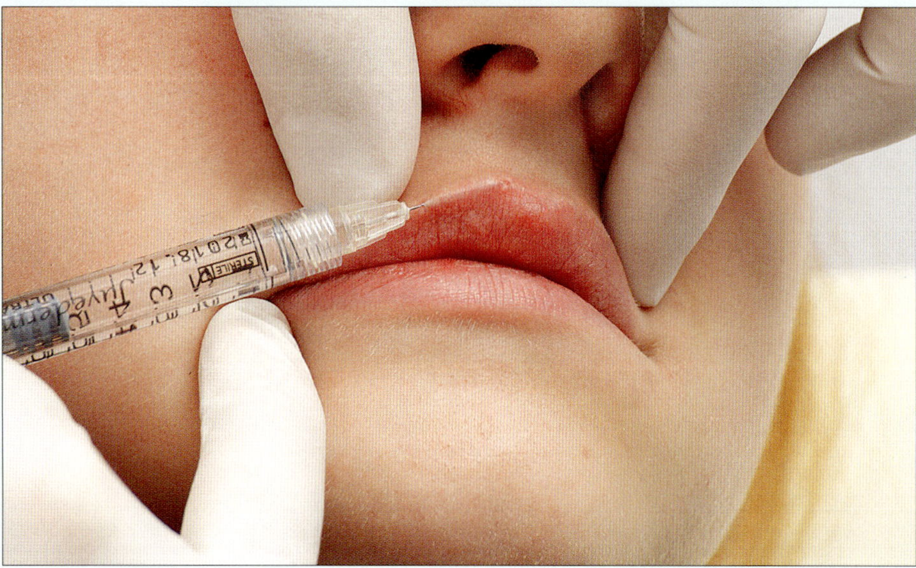

Technik 10 – Abb. 5 Zwischen Daumen und Zeigefinger der linken Hand (Rechtshänder) wird die Lippe gespannt und das Material subdermal 0,5 cm ab der Spitze des Amorbogens retrograd injiziert.

Wichtige Hinweise

- Das Material sollte exakt in der richtigen Linie abgegeben werden, um die natürliche Form der Lippe zu respektieren.
- Es ist nicht sinnvoll, ein Philtrum zu modellieren, wenn von Natur aus nie ein Philtrum vorhanden war. Das könnte sehr unnatürlich wirken und es kann leicht unerwünschten Ergebnissen kommen, vor allem bei noch nicht sehr erfahrenen Behandlern.

Mögliche Nebenwirkungen

Leichte Rötungen, selten Entzündungen, Hämatome, Schwellungen

Unerwünschte Nebenwirkungen

Überkorrekturen, Asymmetrien, Blanching-Effekt bei zu oberflächlicher Injektion, Nekrose

Behandlungsprotokoll auf einen Blick

- Anamnese, Evaluation und Aufklärung
- Einverständniserklärung
- Fotodokumentation: Vorher-Bilder
- Analyse und Einzeichnen der zu behandelnden Areale
- Reinigen
- Gründliche Desinfektion
- Ggf. Lokalanästhesie (Lidocaincreme), Leitungsanästhesie
- Injektionstechnik: Lineartechnik, 1 Linie pro Philtrumkante
- Schicht: subdermal
- Material: Produkt der Klasse »S/M viskos«
- Volumen: max. 0,1 ml pro Spitze, 0,1 ml pro Philtrumlinie, insgesamt ca. 0,4 ml
- Nadel: scharfe Nadel 27–30G
- Keine Massage
- Evtl. Kühlung
- Heparinsalbe bei Hämatomen, Ibuprofen p-o, Arnika
- Fotodokumentation: Nachher-Bilder
- Empfehlungen für das Verhalten nach dem Eingriff
- Folgetermin zur Nachkontrolle nach 8–14 Tagen

9

9.3 Periorale Falten

Häufig kommen Patienten fortgeschrittenen Alters in die Praxis, um nur die perioralen Zonen, die sich in der weißen Substanz der Lippe befinden, behandeln zu lassen. Der Alterungsprozess drückt sich hier am offensichtlichsten aus.

Zur Behandlung von perioralen Falten (Syn. radiäre Falten) stehen mehrere Vorgehensweisen zur Verfügung, die sich nur geringfügig voneinander unterscheiden: die klassische Lineartechnik/Fishbone-Technik, Dehnungs-, Kompressions-, Punkt- und Blanching-Technik. Das Behandlungsziel bei den hier vorgestellten Techniken und Varianten ist die Milderung oder die Beseitigung der perioralen Falten, welche z. B. durch Rauchen, extrinsische oder intrinsische Schäden und Alterungsprozesse, insbesondere Hormondefizite, entstehen. Auch wird empfohlen, die weiße Substanz der Lippe bei einer Lippenaugmentation mitzubehandeln, da sich diese danach harmonischer in das Gesicht einfügt. Je fortgeschrittener die Vertiefung der perioralen Falten ist, desto langwieriger und schwieriger ist die Behandlung – mit nicht immer zufriedenstellenden Resultaten.

9.3.1 TECHNIK 11
Linear- und Fishbone-Technik bei perioralen Falten (scharfe Nadel)

Behandlungsziel ist die Rehydratation der perioralen Region (Lippenweiß), wodurch diese wieder mehr Frische und jugendliche Vitalität erhält. Es werden Feuchtigkeitsdepots als Mikrotropfen gering oder unvernetzter HA injiziert. Die Technik wird mit der scharfen Nadel durchgeführt. Sie erlaubt die exakte Hydrierung der Lippe durch gezielte, flächendeckende HA-Gabe. Die dadurch initiierte Kollagenneogenese wird durch multiple kleine Gewebeverletzungen mit der scharfen Nadel bewirkt, was sich auf die allgemeine Regeneration der Haut positiv auswirkt.

Patientenauswahl

- Bei altersbedingter Trockenheit der Lippe aufgrund fehlender Talgdrüsen oder genetisch bedingter Faktoren, auch spielen ex- und intrinsische Faktoren eine große Rolle
- Jüngere Patienten, die eine Auffrischung und Verbesserung des Teints wünschen

 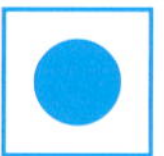

Technik: Linear- und Fishbone-Technik
Stichrichtung: von der Kontur in Richtung Nase bzw. Kinn und quer zum Faltenverlauf
Schicht: im Lippenweiß subdermal
Material: Produkt der Klasse »XS/S soft«
Volumen: abhängig von der Ausprägung der Falten, ca. 0,5 ml
Nadel: scharfe Nadel 27–30G
Anästhesie: Lidocainsalbe

Injektionsschema und -planung (→ Technik 11 – Abb. 1–4)

Die **Lineartechnik im Faltenverlauf** ist eine Standard-Basis-Technik, mit der die perioralen Fältchen direkt linear aufgefüllt werden: Es wird Falte für Falte oberhalb der Kontur bei der Oberlippe und unterhalb der Kontur bei der Unterlippe unterfüttert. Dabei wird leicht vernetzte HA eingesetzt, damit ein leichter Hebeeffekt entsteht. Durch starke mimische Mundbewegungen wird die HA schnell wieder weggedrückt. Das Material wird in das Lippenweiß oberhalb (Oberlippe) und unterhalb (Unterlippe) der Kontur platziert. Die scharfe Nadel wird bei der Oberlippe am lippennahen Teil der Falte eingesetzt, mit dem Nadelschliff nach unten, subdermal unter die Falte nach kranial geschoben. Die HA wird retrograd abgegeben. In der Unterlippe wird es als leichter empfunden, wenn von kaudal in Richtung Lippenkontur gespritzt wird. Die Technik kann – ebenso wie die periorale Punkttechnik (s. Technik 12, S. 172 ff.) – durch Anwendung der Dehnungs- oder Kompressionstechnik modifiziert bzw. ergänzt werden.

Die **Fishbone-Technik quer zum Faltenverlauf** verstärkt den Effekt der Unterspritzung im Faltenverlauf. Gering vernetzte HA wird mit einer 30G-Nadel zuerst linear dem Faltenverlauf folgend gespritzt. Im zweiten Schritt wird das Gewebe zwischen Daumen und Zeigefinger der kontralateralen Hand gestrafft und das Material wird sehr oberflächlich quer zur Falte unterspritzt. Dadurch wird der Druck, der durch die mimische Kompression entsteht, auf eine größere Fläche verteilt. Von welcher Seite injiziert wird, spielt keine Rolle. Die Materialabgabe ist sehr gering.

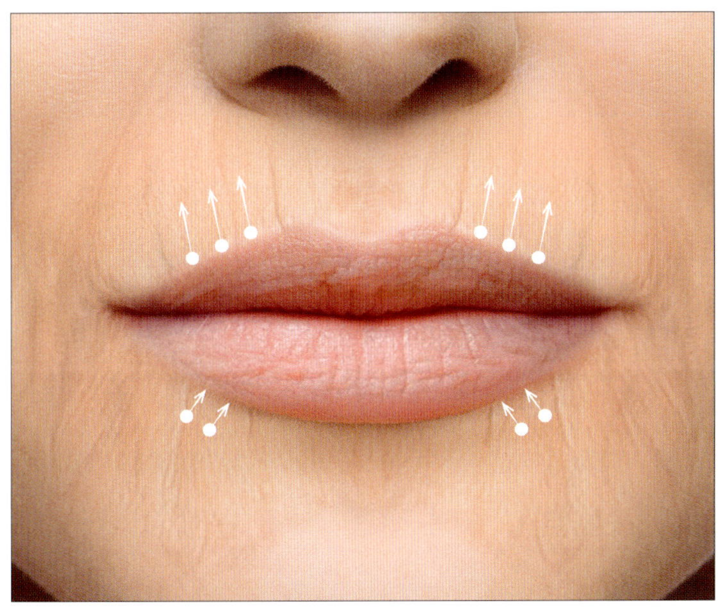

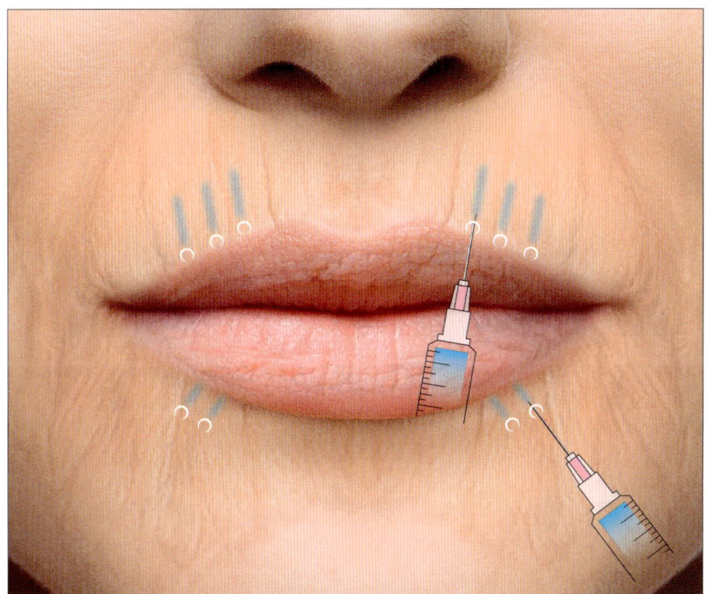

Technik 11 – Abb. 1, 2 Injektionsschema und planung zur **Variante 1: Lineartechnik bei perioralen Falten (scharfe Nadel).**

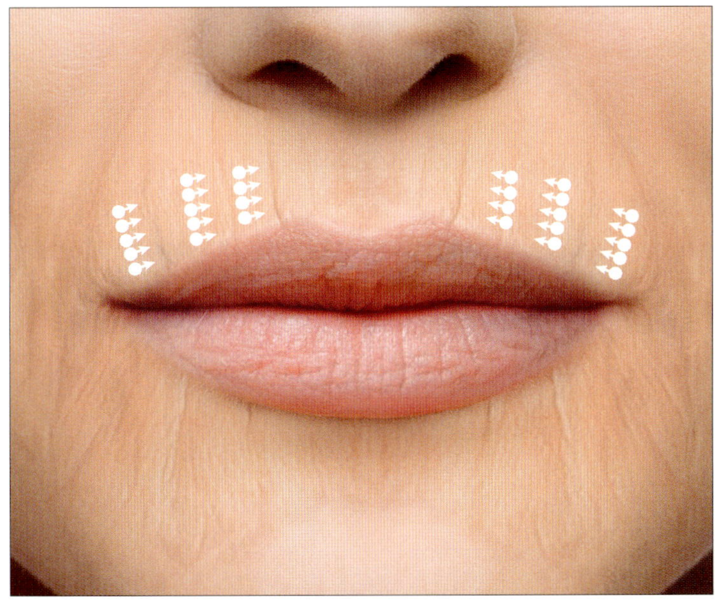

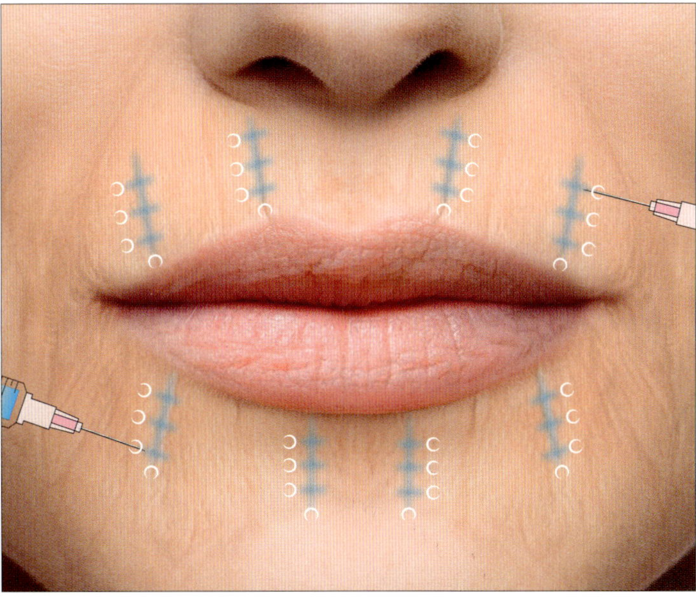

Technik 11 – Abb. 3, 4 Injektionsschema und -planung zur **Variante 2: Fishbone-Technik bei perioralen Falten (scharfe Nadel).**

9

Behandlungspraxis (→ Technik 11 – Abb. 5–7)

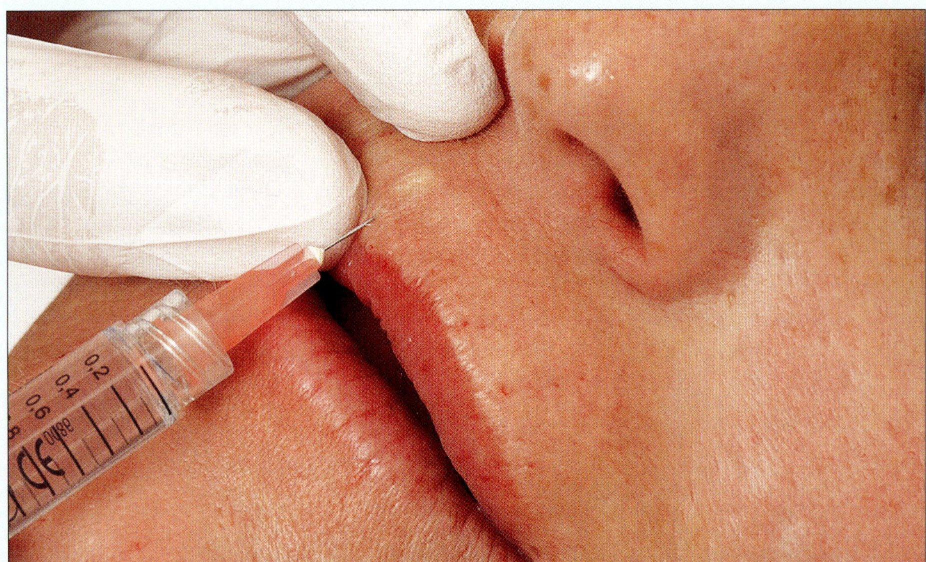

Technik 11 – Abb. 5

Variante 1 (Lineartechnik): Die HA wird so oberflächlich gespritzt, dass man die Nadel durch die Haut schimmern sieht. Das Material wird retrograd abgegeben. Wichtig ist, dass die Falte nicht überkorrigiert wird, sodass zu Beginn eine geringe Materialabgabe empfohlen wird. Das hier sichtbare abgegebene Material (weiß) kann nach der Injektion durch einen Gegendruck, der durch den Daumen erfolgt, eingeebnet werden.

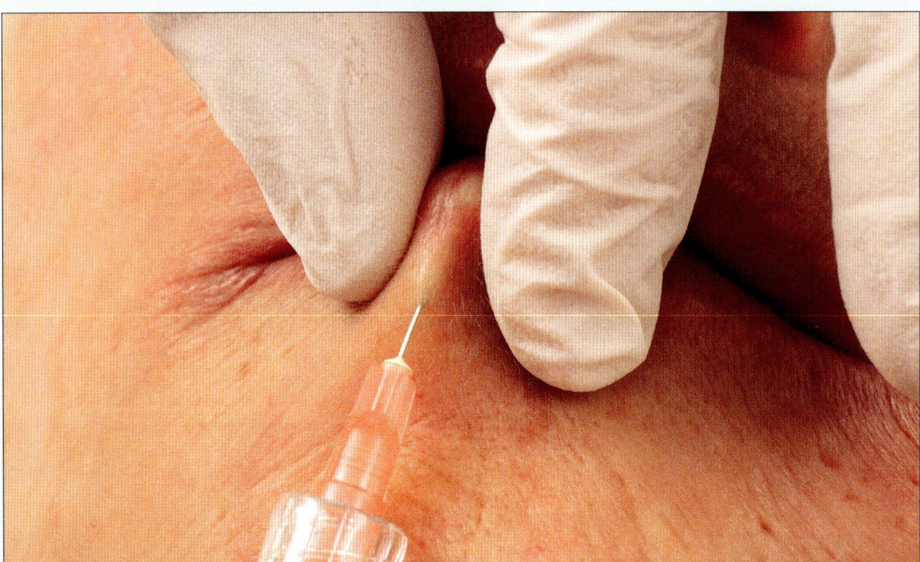

Technik 11 – Abb. 6

Variante 1 (Lineartechnik): Durch das sanfte Fixieren der Falte ist es technisch leichter, die periorale Lineartechnik gleichmäßig kontrolliert parallel zur Hautoberfläche durchzuführen.

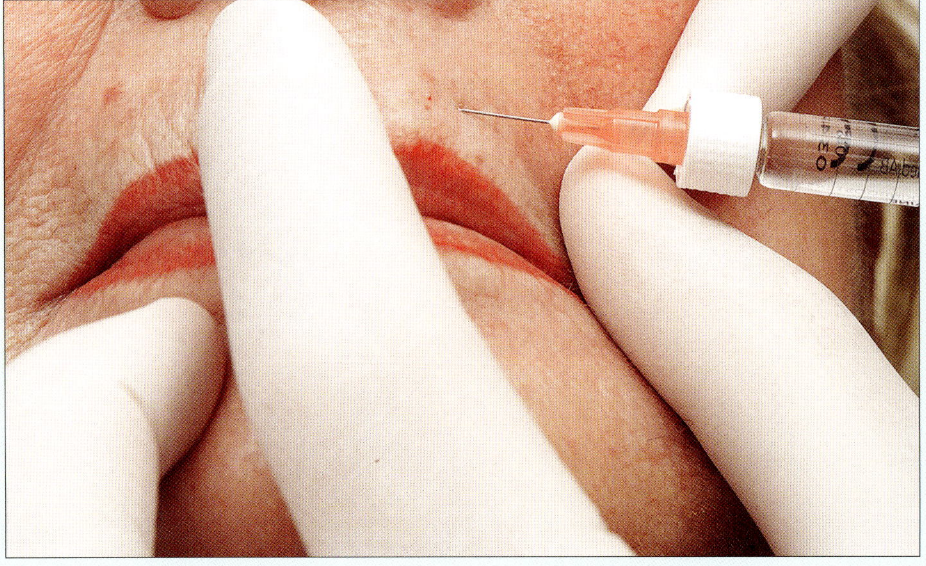

Technik 11 – Abb. 7

Variante 2 (Fishbone-Techik): Nachdem die Falte linear unterspritzt wurde (s. o.), wird ca. 1 mm neben und quer zur Falte eingestochen und die Nadel unter der Falte bis ca. 1 mm hinter die Falte geschoben. Das Material wird in geringsten Mengen retrograd abgegeben. Dies bewirkt einen leichten Gegendruck zum mimischen Kompressionsdruck.

Wichtige Hinweise

- Die Technik eignet sich besonders gut für eine oberflächliche Augmentation bei seborrhoischer Haut.
- Eine Überkorrektur sollte unbedingt vermieden werden, da dies leicht zu unerwünschten und sichtbaren Unebenheiten oder unschönen Streifen führt.
- Bei zu hohem Materialverbrauch und einer zu oberflächlichen Materialabgabe kann es zu einem bläulich durchschimmernden glasigen Erscheinungsbild kommen, dem sog. Tyndall-Effekt. Dieser Effekt kann bei allen oberflächlichen Injektionen als Komplikation auftreten.

Mögliche Nebenwirkungen

Leichte Rötungen, selten Entzündungen, selten Hämatome, leichte bis stärkere Schwellungen, Tyndall-Effekt, Blanching-Effekt

Unerwünschte Nebenwirkungen

Entzündungen, Überkorrekturen und dadurch Linien- oder Knotenbildungen, ungleichmäßige Materialabgabe, dadurch Asymmetrien, Nekrose

Behandlungsprotokoll auf einen Blick

- Anamnese, Evaluation und Aufklärung
- Einverständniserklärung
- Fotodokumentation: Vorher-Bilder
- Analyse und Einzeichnen der zu behandelnden Areale
- Reinigen
- Gründliche Desinfektion
- Ggf. Lokalanästhesie (Lidocaincreme), Leitungsanästhesie
- Injektionstechnik: Lineartechnik, 1 Linie pro Falte, Fishbone-Technik
- Schicht: im Lippenweiß subdermal
- Material: Produkt der Klasse »XS/S« soft
- Volumen: abhängig von der Ausprägung der Falten, ca. 0,5 ml
- Nadel: scharfe Nadel 27–30G
- Keine Massage
- Evtl. Kühlung
- Heparinsalbe bei Hämatomen, Ibuprofen p-o, Arnika
- Fotodokumentation: Nachher-Bilder
- Empfehlungen für das Verhalten nach dem Eingriff
- Folgetermin zur Nachkontrolle nach 8–14 Tagen

9.3.2 TECHNIK 12
Periorale Punkttechnik, Modifikation per Dehnung oder Kompression (scharfe Nadel)

Die periorale Punkttechnik ist ebenso wie die Lineartechnik zur Behandlung der radiären Falten in der Perioralregion (s. Technik 11, S. 168 ff.) eine klassische Grundlageninjektionstechnik, die es erlaubt, kleinste Depots in die effektiven Zonen (Sweet Spots) der Falten zu setzen. Die in die entspannte Haut gesetzte vertikale Injektion erzielt nach der Materialabgabe einen Hebeeffekt und glättet die Falte. Außerdem hat der Bolus einen reduzierenden Effekt auf die mimische Aktivität des Areals, sodass die positive Wirkung der Augmentation länger anhält.

Sowohl die Dehnungs- als auch die Kompressionstechnik modifizieren die Vorgehensweise bei linearen und punktuellen Injektionen in das Lippenweiß, um unerwünschte Nebenwirkungen zu vermeiden, denn dabei können im entspannten Zustand Unebenheiten bis hin zu wulstigen Überkorrekturen entstehen. Dies kann durch den erhöhten, durch Zug oder Druck auf das Gewebe entstandenen Gewebedruck verhindert werden.

Die Dehnungstechnik wird bei oberflächlichen radiären Falten zur Augmentation und die Kompressionstechnik bei tief ausgeprägte Falten empfohlen, um das Behandlungsergebnis der perioralen Punkt- und Lineartechnik nach Technik 11 zu optimieren.

Patientenauswahl

- Bei mimischen, perioralen oder Raucherfalten
- Bei leicht ausgeprägten Fältchen unterschiedlicher Genese (Dehnungstechnik)
- Bei tief ausgeprägten Falten unterschiedlichen Genese (Kompressionstechnik)

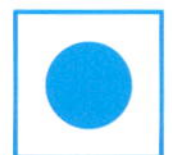

Technik: Punkt-, auch Lineartechnik, modifiziert durch Dehnungs- und Kompressionstechnik

Stichrichtung: punktuell: vertikale oder leicht laterale Injektion; linear: von der Kontur in Richtung Nase bzw. Kinn oder horizontal (Einstichwinkel 30°, bei Kompression 45–90°)

Schicht: im Lippenweiß subdermal, bei tiefen Falten intrakutan, subkutan, intramuskulär

Material: Produkt der Klasse »XS/S soft«

Volumen: abhängig von der Ausprägung der Falten, pro Falte ca. 0,03–0,05 ml

Nadel: scharfe Nadel 27–30G

Anästhesie: Lidocainsalbe

Injektionsschema und -planung (→ Technik 12 – Abb. 1–6)

Die **periorale Punkttechnik** hat als primäres Behandlungsziel den Scheitelpunkt der Falte. Durch die Injektion in den Scheitelpunkt erfolgt eine gezielte Weichteilaugmentation. Das Material wird so lange abgegeben, bis das Gewebe aufsteigt und die Falte im besten Fall ausgeglichen ist. Eine sehr gute Ausleuchtung und ein genaues Arbeiten sind wichtig, da im Lippenweiß der Oberlippe alle Unregelmäßigkeiten sichtbar werden. Die eingesetzte HA sollte sehr schwach vernetzt sein, um die eventuelle Entwicklung von quaddelartigen Wölbungen zu vermeiden. Sollte es doch unerwünschterweise zu sichtbaren Boli kommen, könnten sie durch Massage aufgelöst werden.

Bei der **Dehnungstechnik** wird zur Vorbereitung der Augmentation mittels zusätzlicher maximaler Dehnung der interstitielle Gewebedruck erhöht (Sattler & Sommer 2015). Die perioralen Fältchen werden mit einem Einstichwinkel von 30° direkt punktuell oder auch in kleinsten Linien unterfüttert. Das Gewebe wird während der Unterspritzung am besten von einer Assistenz stark gedehnt. Somit wird ein Gegendruck der Haut auf den injizierten Füllstoff gebildet. Dies beeinflusst die HA-Verteilung während der Injektion und verhindert eine wulstige Überkorrektur.

Bei der **Kompressionstechnik** wird zur Vorbereitung der Augmentation mittels zusätzlicher maximaler Kompression der interstitielle Gewebedruck verändert. Die freie Hand erfasst und komprimiert das Gewebe stark zwischen Daumen und Zeigefinger. Der Scheitelpunkt der Falte bildet das Augmentationsziel. Durch die Injektion in den Scheitelpunkt während der Kompression erfolgt eine gezielte Weichteilaugmentation. Die Punkttechnik ist hier eine vertikale Depottechnik, die es erlaubt, kleinste Depots in die effektivsten Punkte der Falte zu setzen, um diese durch Volumen zu augmentieren. Die Einstichtiefe variiert je nach Faltentiefe. Bei stark ausgeprägten Falten kann ein HA-Bolus als Depot intramuskulär injiziert werden, um der mimischen Kraft im Muskelgewebe entgegenzuwirken.

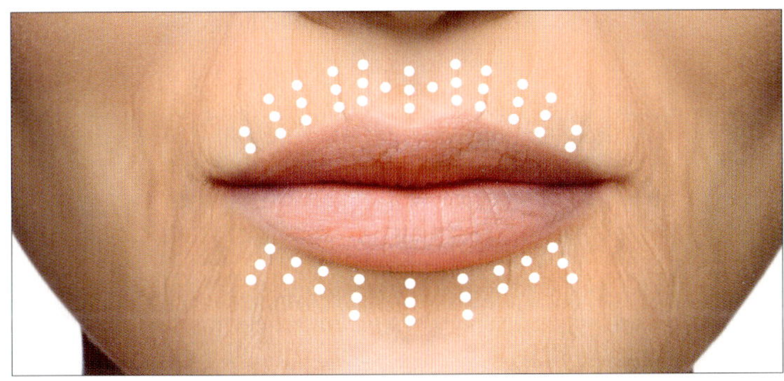
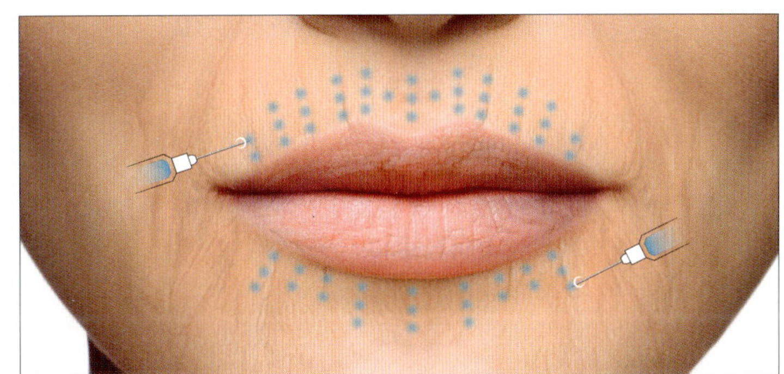

Technik 12 – Abb. 1, 2 Injektionsschema und -planung zur **Variante 1: Klassische periorale Punkttechnik (scharfe Nadel).**

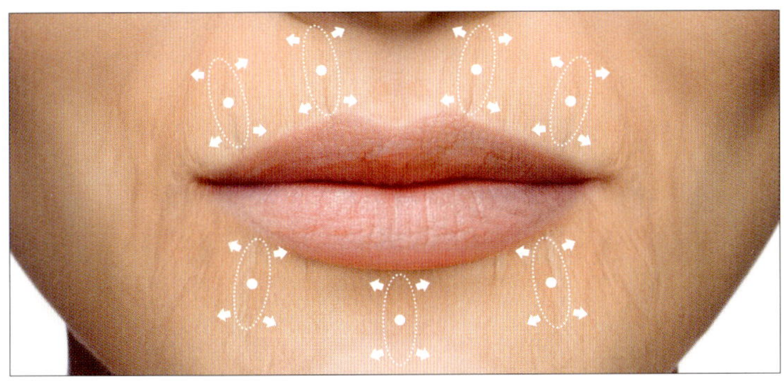
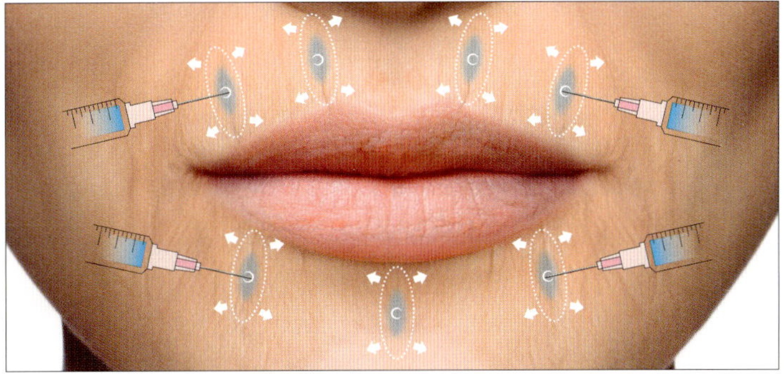

Technik 12 – Abb. 3, 4 Injektionsschema und -planung zur **Variante 2: Dehnungstechnik zur perioralen Unterspritzung (scharfe Nadel).**

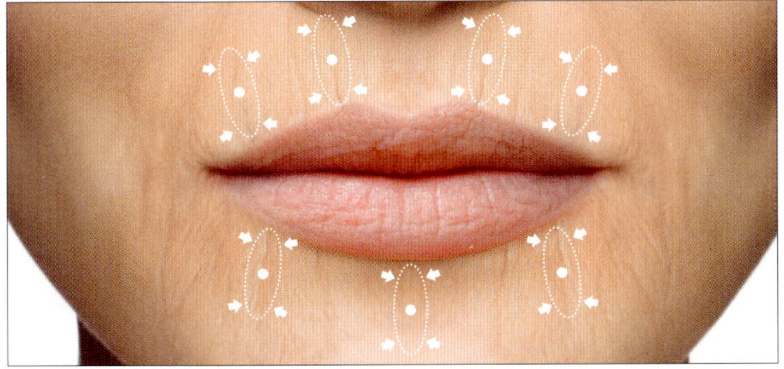
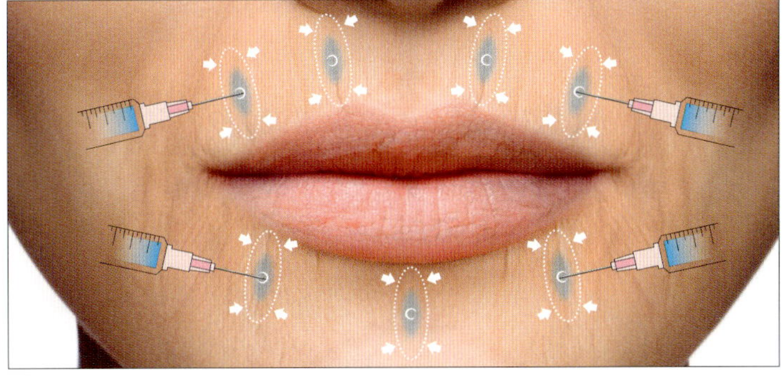

Technik 12 – Abb. 5, 6 Injektionsschema und -planung zur **Variante 3: Kompressionstechnik zur perioralen Unterspritzung (scharfe Nadel).**

9

Behandlungspraxis (→ Technik 12 – Abb. 7–12)

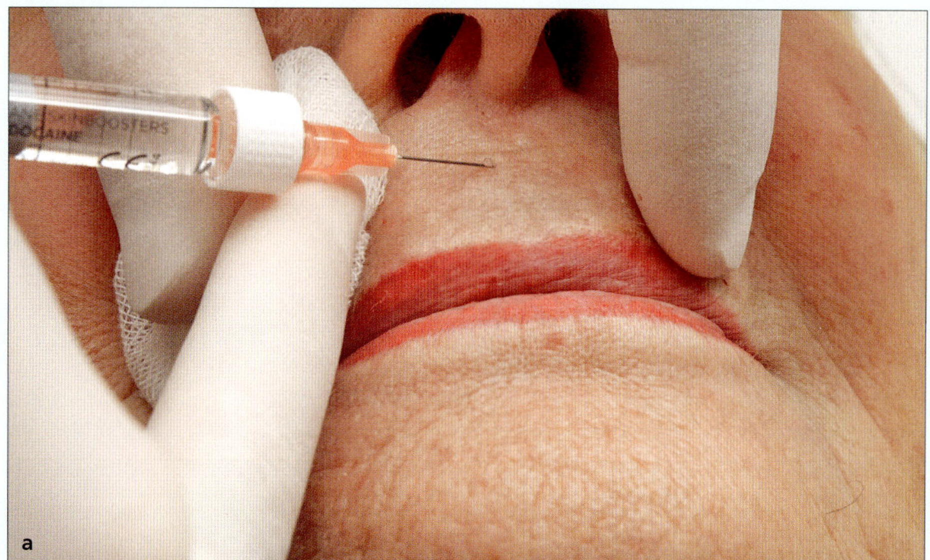

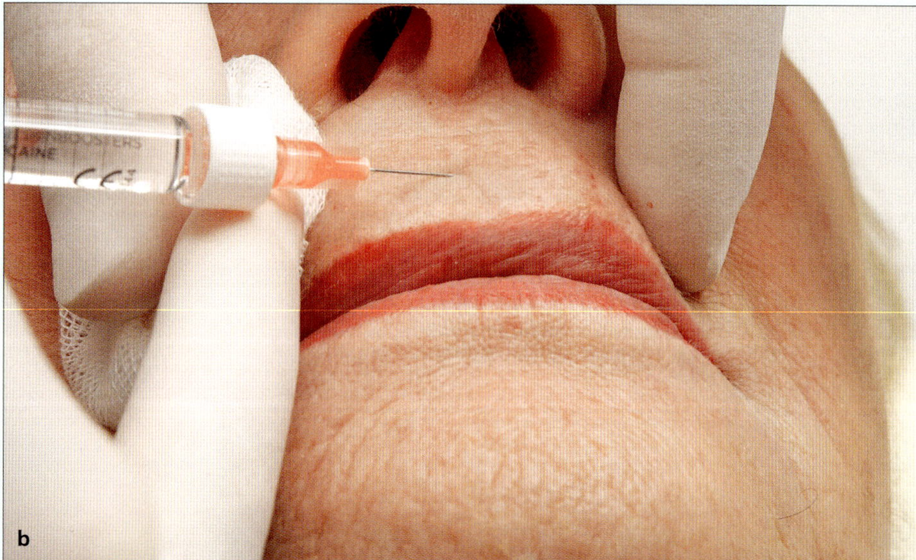

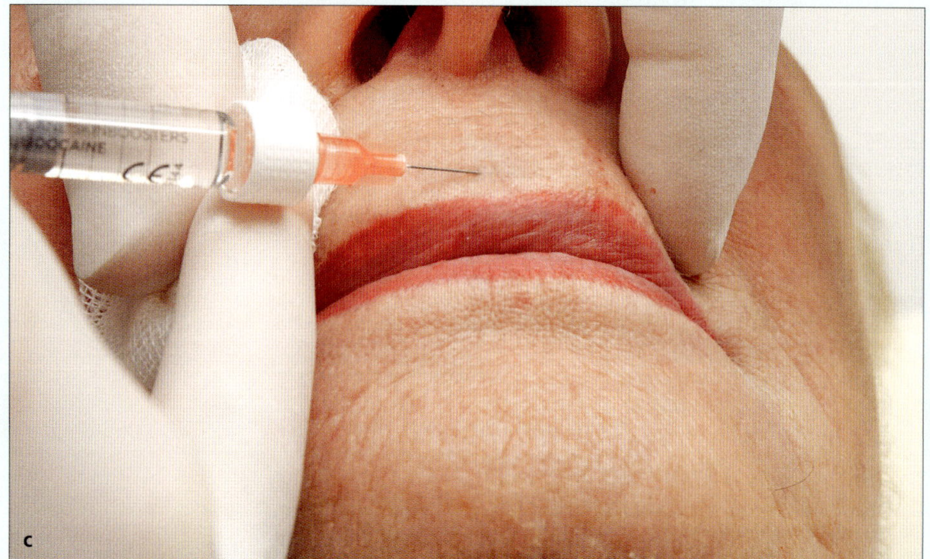

Technik 12 – Abb. 7 a–c

Variante 1 (Punkttechnik): Nach einer gründlichen Desinfektion wird die Haut leicht gespannt, und in kleinen schnellen Bewegungen wird eine stecknadelkopfgroße Menge Material punktuell in das Zentrum der Falte gesetzt. Eine Falte wird mit vielen kleinen Punkten entlang der Faltenlinie behandelt (a–c).

Punkttechnik

9

Behandlungspraxis (Fortsetzung)

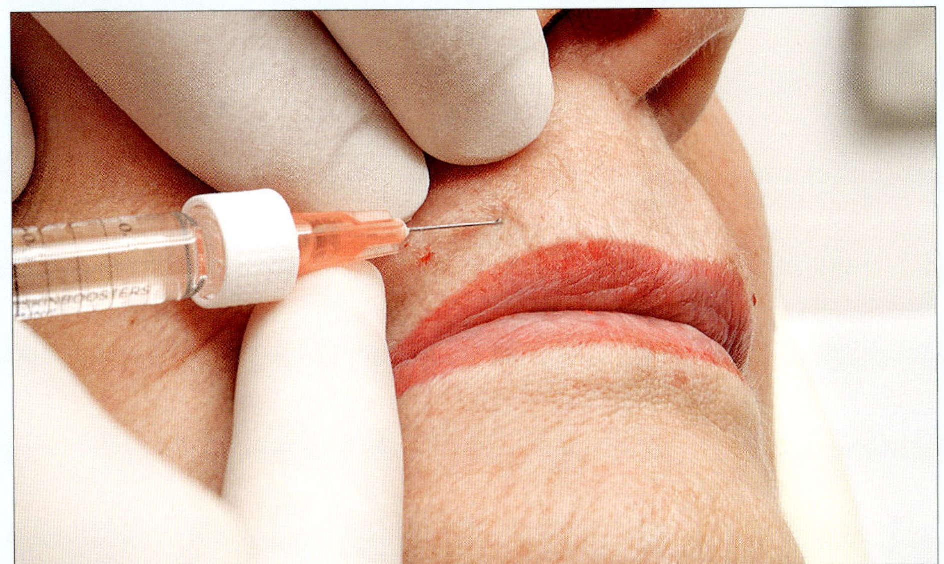

Technik 12 – Abb. 8

Variante 1 (Punkttechnik): Der Einstich erfolgt von vorne oder von leicht lateral direkt in das Zentrum der Falte.

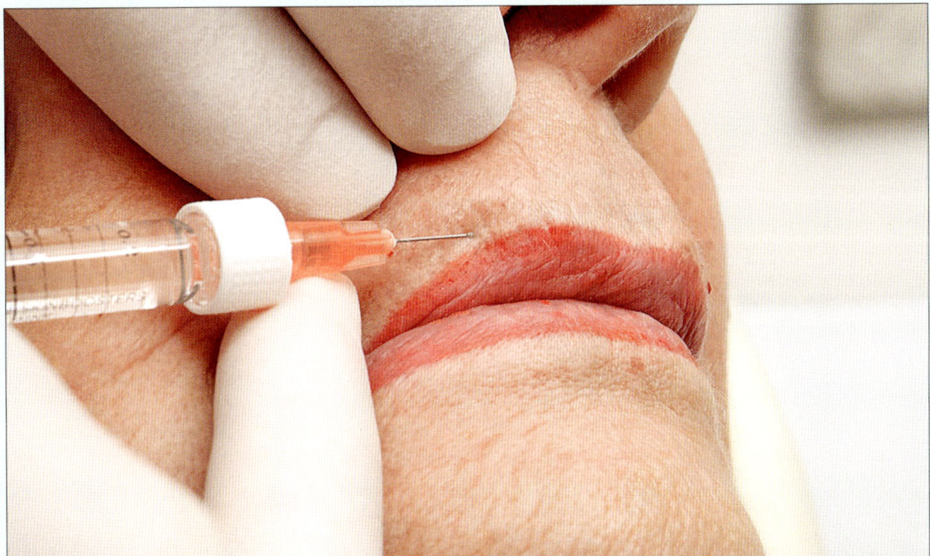

Technik 12 – Abb. 9

Variante 1 (Punkttechnik): Bei sehr kleinen perioralen Fältchen, die sich nahe an der Kontur befinden und somit extremen mimischen Bewegungen ausgesetzt sind, wird empfohlen, die abgegebene HA-Menge etwas zu erhöhen, um einen Widerstand gegen den mimischen Druck auf die Falte zu bilden.

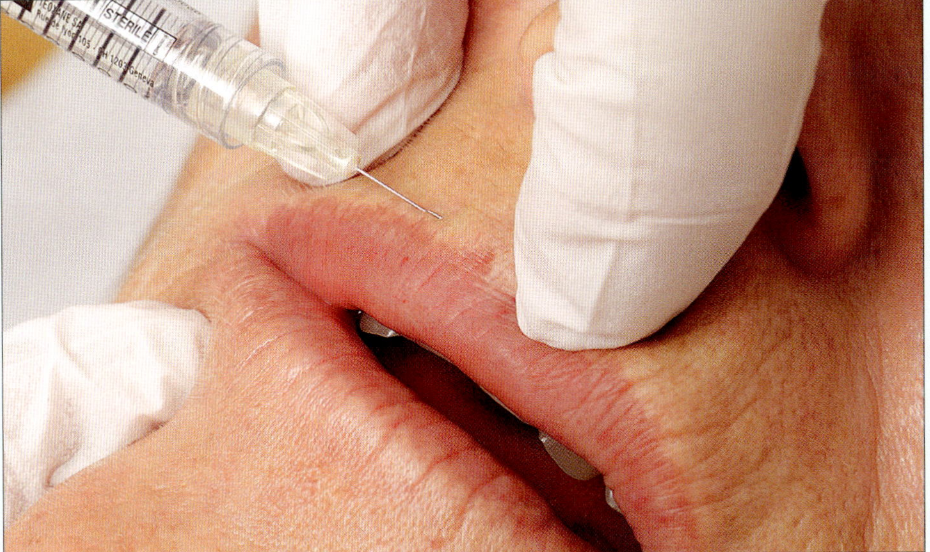

Technik 12 – Abb.10

Variante 2 (Dehnungstechnik): Vor der Gewebedehnung wird der Patient aufgefordert seine Lippen maximal zum Kussmund zu spitzen, sodass sich der Behandler orientieren kann, wo genau die Falten verlaufen. Unmittelbar danach wird die Haut maximal gedehnt. Sofern möglich, kann dies von einer Assistenz übernommen werden, damit der Behandler beide Hände frei hat. Der Behandler kann die Dehnung mit der kontralateralen Hand auch selbst ausführen. Die Dehnung muss stark sein, damit das Gewebe die Überkorrektur zurückhalten kann. Der Nadelschliff zeigt nach oben.

Dehnungstechnik

9

Behandlungspraxis (Fortsetzung)

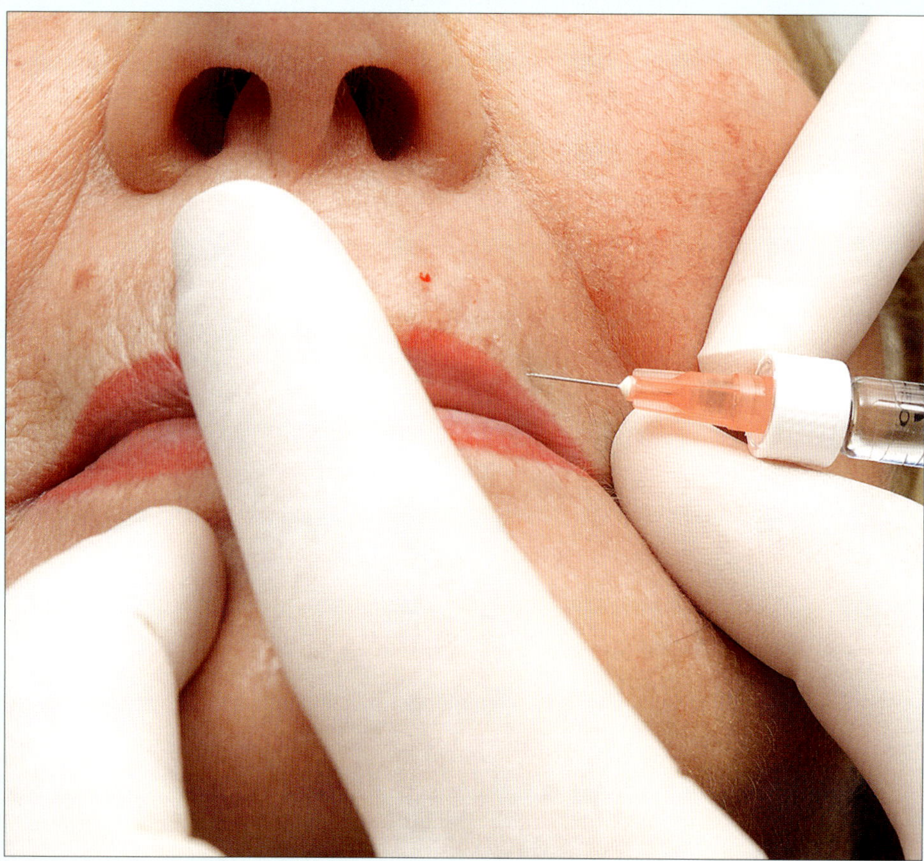

Technik 12 – Abb. 11

Variante 2 (Dehnungstechnik): Die HA wird oberflächlich gespritzt. Ein Punkt wird neben dem anderen entlang der ganzen Falte gesetzt (oder die Falte wird in ihrer Länge linear unterspritzt). Diese Behandlung muss 2–3-mal wiederholt werden, damit sich das Gewebe durch die Fibroblastenbildung regeneriert.

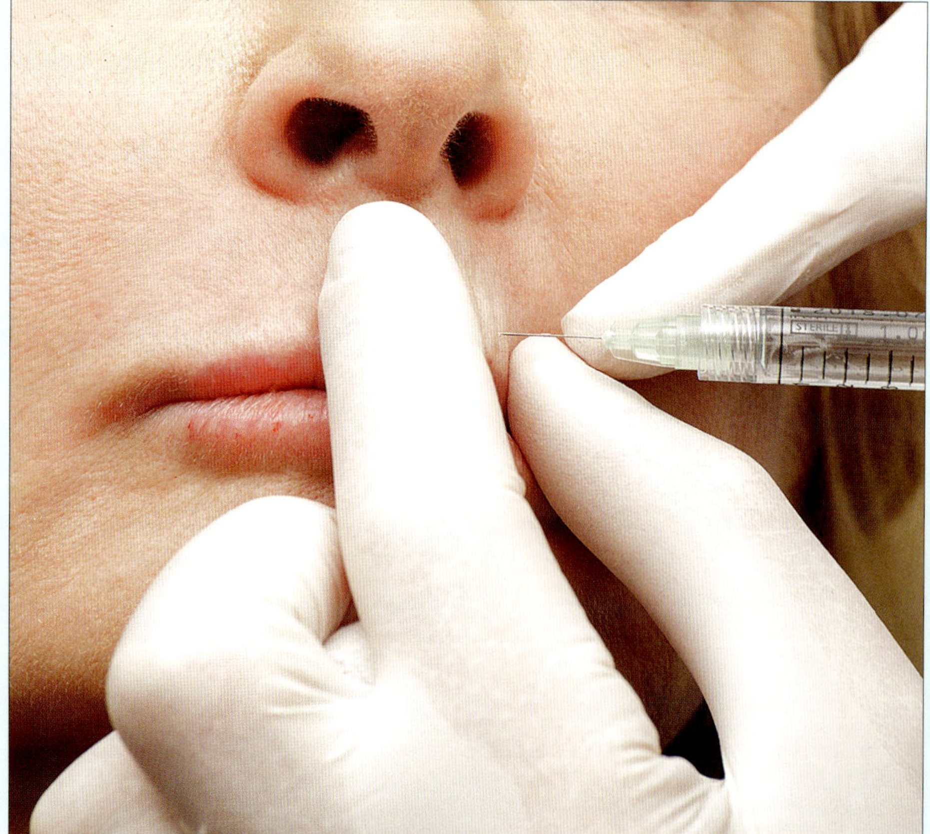

Technik 12 – Abb. 12

Variante 3 (Kompressionstechnik): Die Kompression muss stark sein, damit das Gewebe durch den Druck einer Überkorrektur entgegenwirken kann.

Kompressionstechnik

Wichtige Hinweise

- Bei zu hohem Materialeinsatz und bei einer zu oberflächlichen Materialabgabe kann es zu einem bläulich durchschimmernden glasigen Erscheinungsbild kommen, dem Tyndall-Effekt. Bei geringer vernetzten Materialien, wie in diesem Fall empfohlen, ist das Risiko, einen Tyndall-Effekt zu erzeugen, sehr gering.
- Hoher Materialeinsatz, oberflächliche Materialabgabe oder wenig ausgeprägte Falten im Sinne einer Überkorrektur können leicht zu einem wulstigen unregelmäßigen Erscheinungsbild führen.
- Nach der Behandlung können Schwellungen für ein bis fünf Tage prominent sein. Dies sollte im Vorfeld mit dem Patienten besprochen werden.

Mögliche Nebenwirkungen

Leichte Rötungen, selten Entzündungen, selten Hämatome, leichte bis stärkere Schwellungen, Tyndall-Effekt, Blanching-Effekt

Unerwünschte Nebenwirkungen

Entzündungen, Überkorrekturen und dadurch Linien- oder Knotenbildungen, ungleichmäßige Materialabgabe, dadurch Asymmetrien, Nekrose

Behandlungsprotokoll auf einen Blick

- Anamnese, Evaluation und Aufklärung
- Einverständniserklärung
- Fotodokumentation: Vorher-Bilder
- Analyse und Einzeichnen der zu behandelnden Areale
- Reinigen
- Gründliche Desinfektion
- Ggf. Lokalanästhesie (Lidocaincreme), Leitungsanästhesie
- Injektionstechnik: Punkt-, auch Lineartechnik, modifiziert durch Dehnungs- und Kompressionstechnik
- Schicht: im Lippenweiß subdermal, bei tiefen Falten intrakutan, subkutan, intramuskulär
- Material: Produkt der Klasse »XS/S soft«
- Volumen: abhängig von der Anzahl der Falten: pro Falte 0,03–0,05 ml
- Nadel: scharfe Nadel 27–30G
- Keine Massage
- Evtl. Kühlung
- Heparinsalbe bei Hämatomen, Ibuprofen p-o, Arnika
- Fotodokumentation: Nachher-Bilder
- Empfehlungen für das Verhalten nach dem Eingriff
- Folgetermin zur Nachkontrolle nach 8–14 Tagen

9.3.3 TECHNIK 13
Periorale Blanching-Technik (scharfe Nadel)

Die Blanching-Technik unterscheidet sich von der vorangegangenen perioralen Punkttechnik dadurch, dass mit extrem geringer Materialabgabe in die sehr oberflächliche Hautschicht injiziert wird, sodass es zur beabsichtigten Herbeiführung einer Erblassung (Blanching) der Haut kommt.

Patientenauswahl

- Bei persistierenden perioralen feinen und oberflächlichen Falten
- Bei altersbedingter Trockenheit der Lippe aufgrund fehlender Talgdrüsen oder genetisch bedingter Faktoren, auch spielen ex- und intrinsische Faktoren eine große Rolle

Injektionsschema und -planung (→ Technik 13 – Abb. 1, 2)

Durch diese minimalinvasive Technik gelingt es, die Falte mittels HA-Injektion in der obersten Hautschicht aufzubrechen. Die Injektion erfolgt mit scharfer Nadel und Punkttechnik entlang des Scheitelpunkts der Falte. Den Erfolg der Behandlung erkennt man dadurch, dass bei jedem Punkt eine „Abblassung" (Sattler & Sommer 2015) der Haut stattfindet. Ziel ist es, das Gewebe leicht anzuheben und die Kollagenneogenese durch die multiple kleine Gewebezerstörung zu aktivieren, was sich auf die Regeneration der Haut positiv auswirkt. Das Material wird intradermal quer oder senkrecht zur Falte injiziert. Die Einstichlänge beträgt 1–2 mm.

 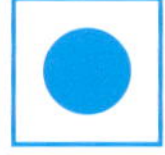

Technik: Punktuelle Blanching-Technik
Stichrichtung: längs oder quer zu Falte
Schicht: im Lippenweiß intradermal
Material: Produkt der Klasse »XS/S soft«
Volumen: 0,01–0,02 ml pro Punkt
Nadel: scharfe Nadel 27–33G
Anästhesie: Lidocainsalbe

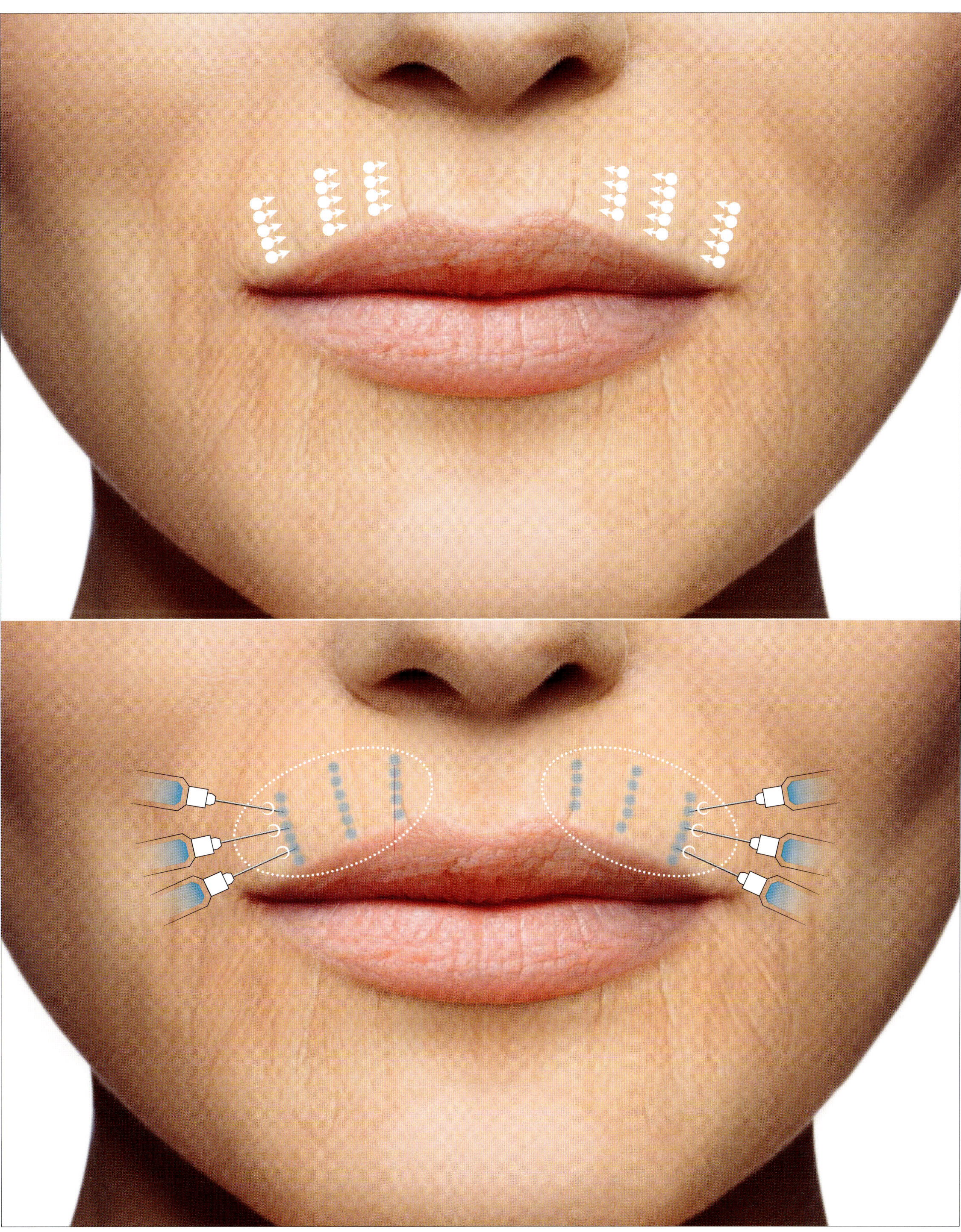

Technik 13 – Abb. 1, 2 Injektionsschema und -planung zur perioralen Blanching-Technik (scharfe Nadel).

9

Behandlungspraxis (→ Technik 13 – Abb. 3, 4)

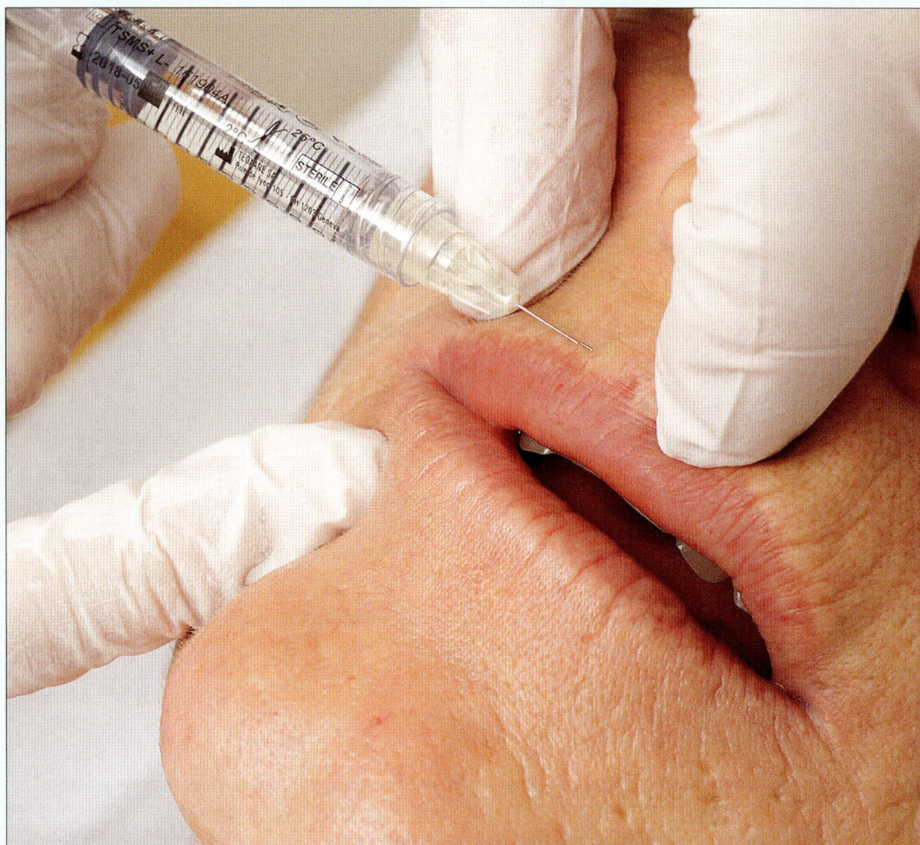

Technik 13 – Abb. 3 Die Haut wird leicht gedehnt, der Nadelschliff versenkt, sehr oberflächlich und parallel zur Haut 1 mm nach vorne eingestochen und das Material retrograd punktuell quer zur Falte abgegeben. Dabei wird die Nadel mit dem Nadelschliff nach oben sehr oberflächlich in die jeweils tiefste Stelle der Falte eingesetzt. So verfährt der Behandler entlang der ganzen Länge der Falte.

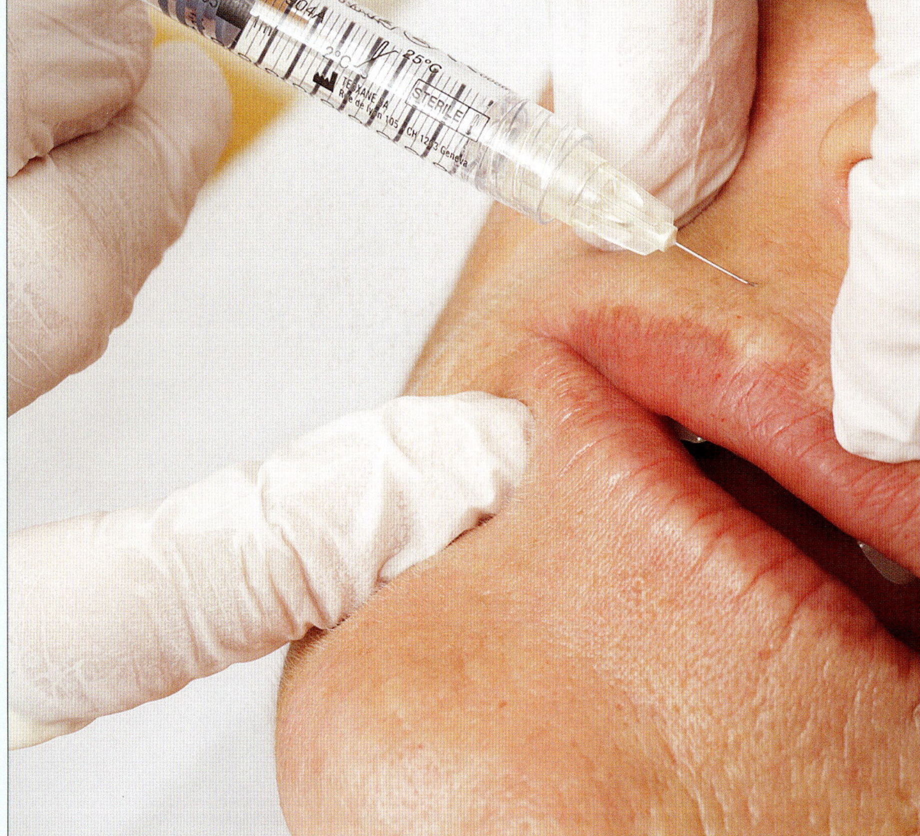

Technik 13 – Abb. 4 Der Vorgang wird in einem Abstand von 2–3 mm wiederholt. Pro Quadranten werden etwa 20–30 Injektionen in die Lippenweißregion abgegeben. Als Variante ist es möglich, linear entlang des Faltenverlaufs in die Falte zu injizieren.

Wichtige Hinweise

- Es ist nicht einfach, so geringe Mengen abzugeben, ohne Material beim Rückzug der Nadel zu vergeuden. Deshalb sollte langsam und genau gearbeitet werden. Wird doch etwas zu viel Material abgegeben, kann dies leicht auf der Haut einmassiert werden.
- Um die Falte auseinanderzuziehen, empfiehlt sich die Dehnungstechnik. Als Variante kann der Zeigefinger in den Mund hinter die Lippe geschoben und mit dem Daumen an der Lippe so gezogen werden, dass sich die Falte herauswölbt.
- Die Lineartechnik wird empfohlen, wenn die Falte schon etwas ausgeprägter, also bereits als definierte Linie zu erkennen ist. Die Punkttechnik wird bevorzugt, wenn die Haut aufgrund des Elastizitätsverlusts uneben ist, ohne dass bereits eindeutig Falten zu sehen sind.
- Bei bereits sehr prominenten Falten sollten 1–2 Folgebehandlungen durchgeführt werden.

Mögliche Nebenwirkungen

Leichte Rötungen, selten Entzündungen, selten Hämatome, leichte Schwellungen

Unerwünschte Nebenwirkungen

Entzündungen, Überkorrekturen bei leicht vernetzter HA möglich und dadurch Wulstbildungen, Nekrose

Behandlungsprotokoll auf einen Blick

- Anamnese, Evaluation und Aufklärung
- Einverständniserklärung
- Fotodokumentation: Vorher-Bilder
- Analyse und Einzeichnen der zu behandelnden Areale
- Reinigen
- Gründliche Desinfektion
- Ggf. Lokalanästhesie (Lidocaincreme), Leitungsanästhesie
- Injektionstechnik: punktuelle Blanching-Technik
- Schicht: im Lippenweiß intradermal
- Material: Produkt der Klasse »XS/S soft«
- Volumen: 0,01–0,02 ml pro Punkt
- Nadel: scharfe Nadel 27–33G
- Keine Massage erforderlich
- Evtl. Kühlung
- Heparinsalbe bei Hämatomen, Ibuprofen p-o, Arnika
- Fotodokumentation: Nachher-Bilder
- Empfehlungen für das Verhalten nach dem Eingriff
- Folgetermin zur Nachkontrolle nach 8–14 Tagen

9.3.4 TECHNIK 14
Fern-Pattern-Technik nach T. van Eijk (scharfe Nadel)

Diese Technik hat zum Ziel, den Sweet Spot (effektive Zone) der Falte durch eine direkte Inzision mit der Nadelspitze sehr oberflächlich zu verletzen (van Eijk 2007, van Eijk & Braun 2007). Das Langzeitergebnis ist auch bei hartnäckigen Falten erstaunlich gut, da die Kollagenneogenese durch die multiplen kleinen Verletzungen des Gewebes aktiviert wird, was sich auf die Regeneration der Haut positiv auswirkt.

Patientenauswahl

- Bei Raucherfältchen, mimischen Falten, perioralen bzw. radiären Fältchen und trockener perioraler Region, verursacht durch extrinsische oder/und intrinsische Faktoren, Alterungsprozesse und damit zusammenhängende Hormondefizite.

9

Injektionsschema und -planung (→ Technik 14 – Abb. 1, 2)

Bei der Behandlung werden die Falten gut ausgeleuchtet, damit der tiefste Punkt der Falte, der Scheitelpunkt, genau erkannt wird. Die Nadel wird mit dem Nadelschliff nach oben in den Scheitelpunkt gesetzt und die HA wird ca. 3 mm intradermal nach lateral in eine Richtung (z. B. nach rechts) gespritzt. Dieser Vorgang wiederholt sich entlang der Falte im Abstand von 3 mm. Dann wechselt der Behandler die Seite und wiederholt den Vorgang versetzt (s. Schema rechts) an der gleichen Falte entlang: Die Nadel wird im Scheitelpunkt der Falte zwischen zwei Einstichstellen angesetzt, sodass die Injektionen versetzt nach lateral in die entgegengesetzte Richtung (nach links) abgegeben werden.

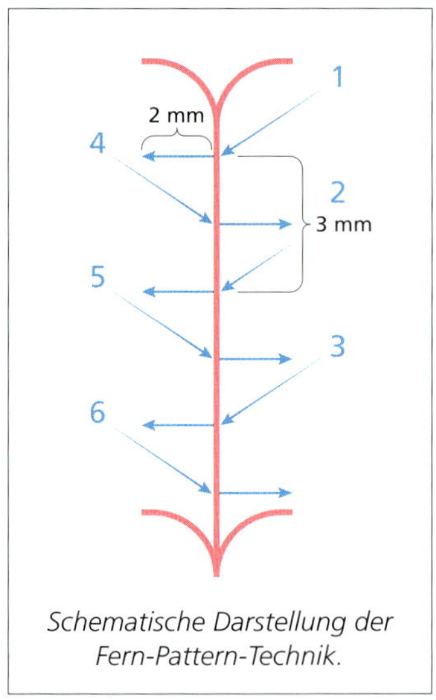

Schematische Darstellung der Fern-Pattern-Technik.

Technik: Kurze Lineartechnik
Stichrichtung: vom Faltenscheitelpunkt weg zur Peripherie hin
Schicht: im Lippenweiß subdermal
Material: Produkt der Klasse »S viskos«
Volumen: max. 0,02 ml pro Linie
Nadel: scharfe Nadel 27–30G
Anästhesie: Lidocainsalbe, ggf. Leitungsanästhesie

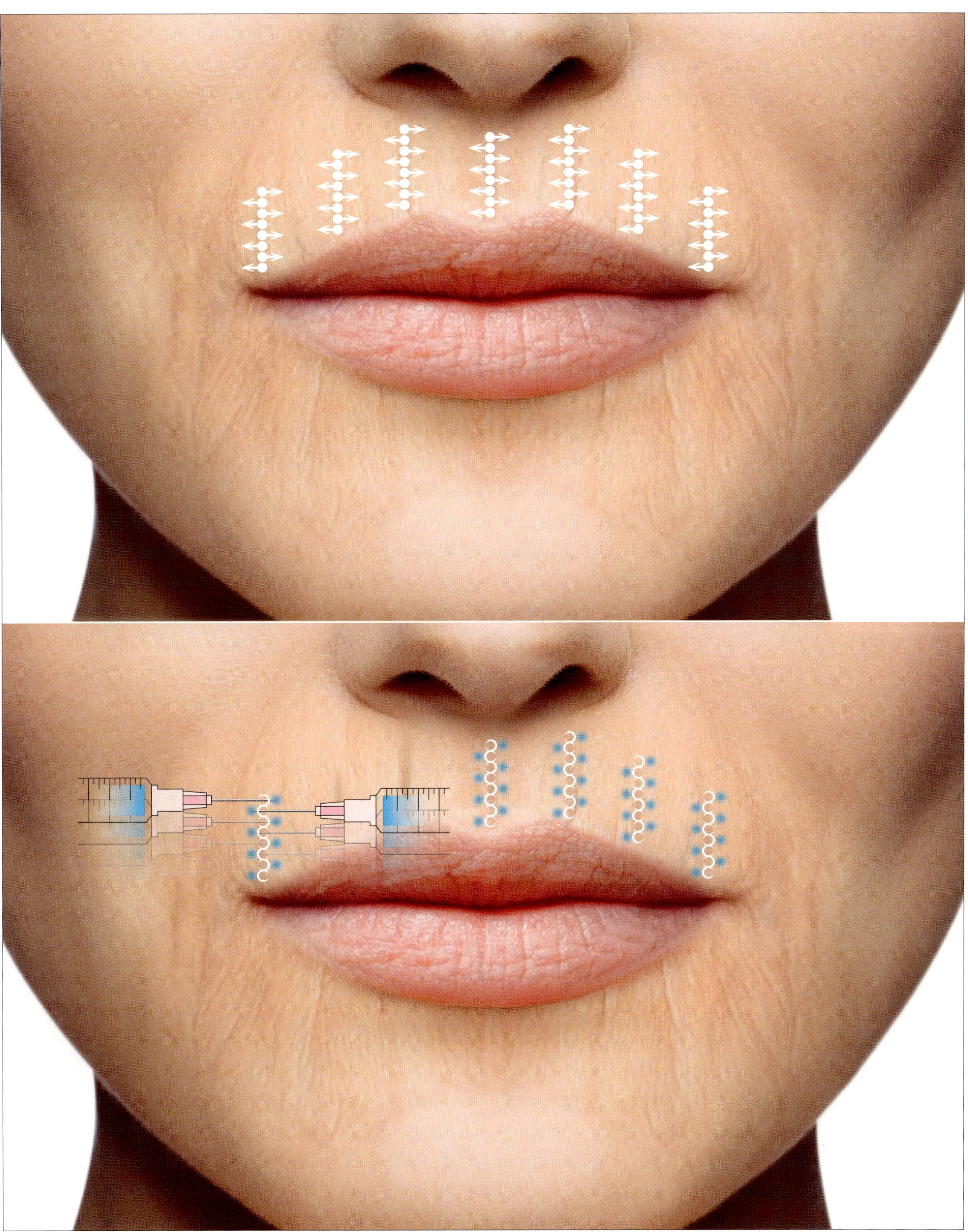

Technik 14 – Abb. 1, 2 Injektionsschema und -planung zur Fern-Pattern-Technik nach T. van Eijk (scharfe Nadel).

Behandlungspraxis (→ Technik 14 – Abb. 3–6)

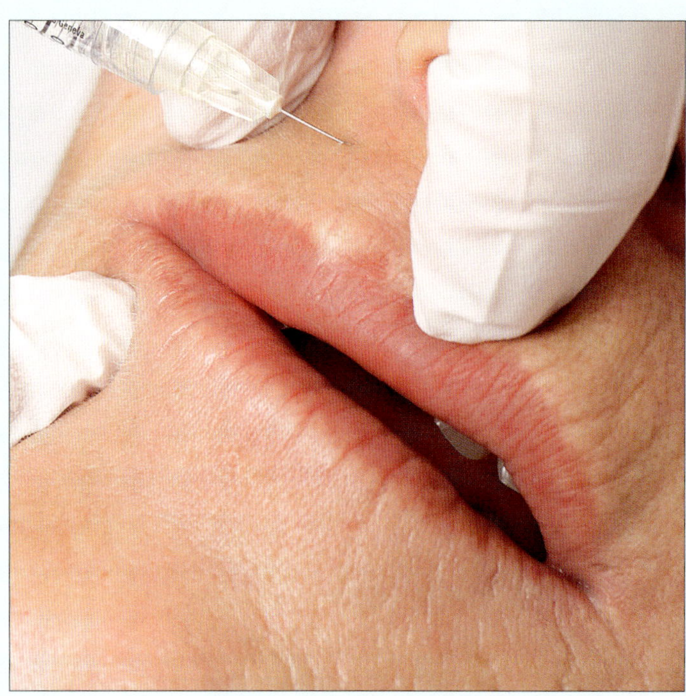

Technik 14 – Abb. 3 Zur Unterspritzung nach der Fern-Pattern-Technik werden Übung und ein gutes Auge benötigt. Der Abstand der Linien einer Seite sollte nicht mehr als 3 mm betragen

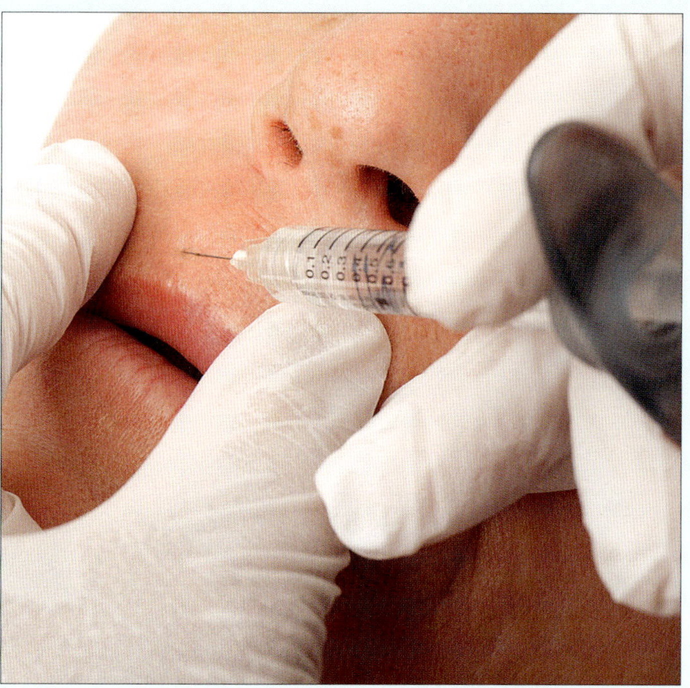

Technik 14 – Abb. 4 Ebenso wird von der anderen Seite aus, versetzt zwischen den schon gestochenen Punkten, im Abstand von 3 mm HA injiziert. Es bedarf einer gewissen Übung und Routine aufseiten des Behandlers, in regelmäßigen Abständen minimale Mengen abzugeben.

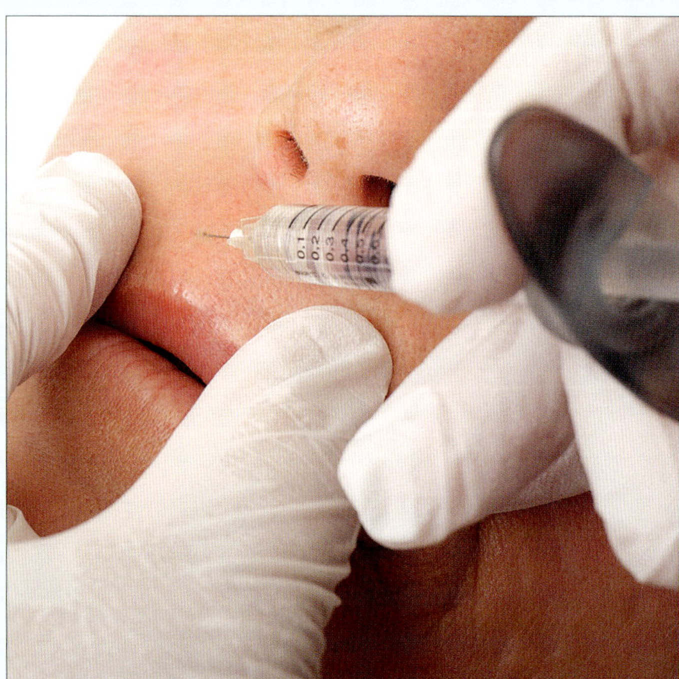

Technik 14 – Abb. 5 Beim Spannen der oberen Lippe zwischen Daumen und Zeigefinger ist darauf zu achten, dass das Gewebe nicht zu glattgezogen wird und das Faltenrelief noch zu sehen ist.

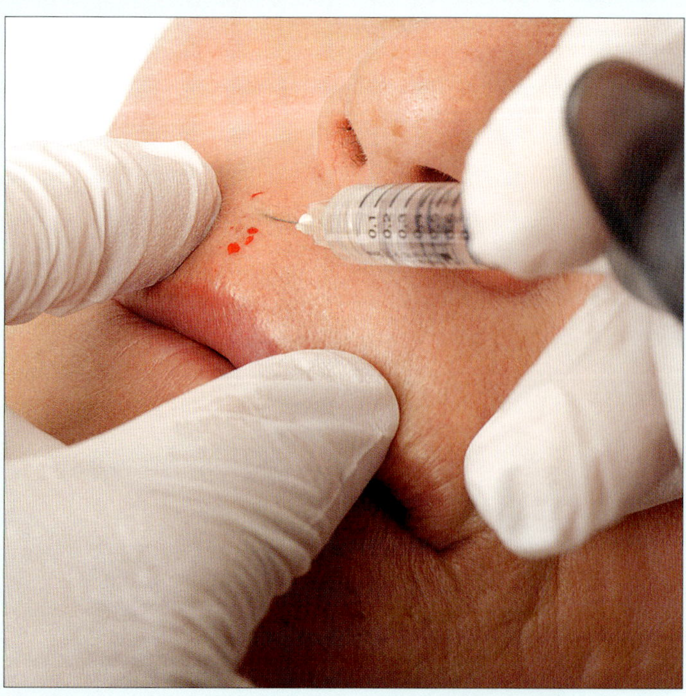

Technik 14 – Abb. 6 Da die Einstiche sehr fein sind, ist es oft schwierig, die vorherigen Einstichpunkte der kontralateralen Seiten zu sehen. Daher sollten die kleinen, durch vorherige Einstiche entstandenen Blutungen nicht immer gleich mit dem Tupfer entfernt, sondern als Markierungen stehen gelassen werden.

Wichtige Hinweise

- Eine Überkorrektur sollte unbedingt vermieden werden, da dies leicht zu unerwünschten, sichtbaren Unebenheiten führt. Wenn der Behandler während der Materialabgabe mit dem Daumen einen Gegendruck bildet und das Material zwingt, in der Gewebeebene zu bleiben, kann er eine würstchenartige Überkorrektur verhindern.
- Bei zu hohem Materialverbrauch und einer zu oberflächlichen Materialabgabe kann es zu einem bläulich durchschimmernden glasigen Erscheinungsbild, dem Tyndall-Effekt, kommen. Dieser kann bei allen oberflächlichen Injektionen auftreten.
- Wenn der Behandler die Haut locker zusammenschiebt, sieht er die Falte besser. Es ist dann aber schwieriger, exakt oberflächlich zu injizieren.

Mögliche Nebenwirkungen

Leichte Rötungen, selten Entzündungen, selten Hämatome, leichte bis stärkere Schwellungen, Blanching-Effekt

Unerwünschte Nebenwirkungen

Überkorrekturen und dadurch Linien- oder Knotenbildungen, Asymmetrien durch ungleichmäßige Materialabgabe, Nekrose

Behandlungsprotokoll auf einen Blick

- Anamnese, Evaluation und Aufklärung
- Einverständniserklärung
- Fotodokumentation: Vorher-Bilder
- Analyse und Einzeichnen der zu behandelnden Areale
- Reinigen
- Gründliche Desinfektion
- Ggf. Lokalanästhesie (Lidocaincreme), Leitungsanästhesie
- Injektionstechnik: kurze Lineartechnik, 1 Linie pro Falte
- Schicht: im Lippenweiß subdermal
- Material: Produkt der Klasse »S viskos«
- Volumen: abhängig von der Anzahl der Falten, pro Linie 0,02 ml
- Nadel: scharfe Nadel 27–30G
- Massage möglich
- Evtl. Kühlung
- Heparinsalbe bei Hämatomen, Ibuprofen p-o, Arnika
- Fotodokumentation: Nachher-Bilder
- Empfehlungen für das Verhalten nach dem Eingriff
- Folgetermin zur Nachkontrolle nach 8–14 Tagen

9.4 Lippenvolumen

Bei den in diesem Abschnitt vorgestellten Techniken geht es um das Füllen der Lippen in unterschiedlichen Graden mit unterschiedlichen Methoden.

9.4.1 TECHNIK 15
Minimaler Vier-Punkte-Volumenersatz (scharfe Nadel)

Es handelt sich um eine einfache Technik zur dezenten Auffrischung der Lippe durch minimale Volumengabe.

Patientenauswahl

- Bei leicht altersatrophierten oder etwas zu schmalen Lippen, die, ohne dass es direkt auffällt, etwas aufgefrischt werden sollen
- Patienten, die sich zum ersten Mal unterspritzen lassen und Angst vor einer zu starken Veränderung haben

Injektionsschema und -planung (→ Technik 15 – Abb. 1, 2)

Durch die Vier-Punkte-Technik wird die Lippe bei minimaler Volumengabe ganzheitlich aufgefrischt. Diese einfache Technik eignet sich auch, um Asymmetrien auszugleichen oder nach einer Augmentation mit der Kanüle noch leichte Akzente zu setzen. Die Injektion erfolgt mit der scharfen Nadel in vier Punkte, jeweils ein Punkt pro Lippenquadranten. Das Material wird in das Zentrum des ausgewählten Punkts injiziert. Dieser kann aber nach Bedarf variieren. In der Oberlippe orientiert man sich an den Spitzen des Amorbogens. Das Material wird, je nach Lippenform, 0,5–0,7 cm unterhalb der Amorbogenspitze platziert – jeweils dort, wo das Volumen fehlt.

 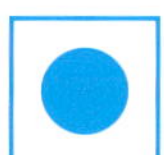

Technik: Punkttechnik
Stichrichtung: von vorne kommend in das Lippenrot
Schicht: 2–3 mm in das Lippenrot intramuskulär
Material: Produkt der Klasse »M soft «
Volumen: max. 0,05 ml pro Punkt, insgesamt 0,2 ml
Nadel: scharfe Nadel 27G
Anästhesie: Lidocainsalbe

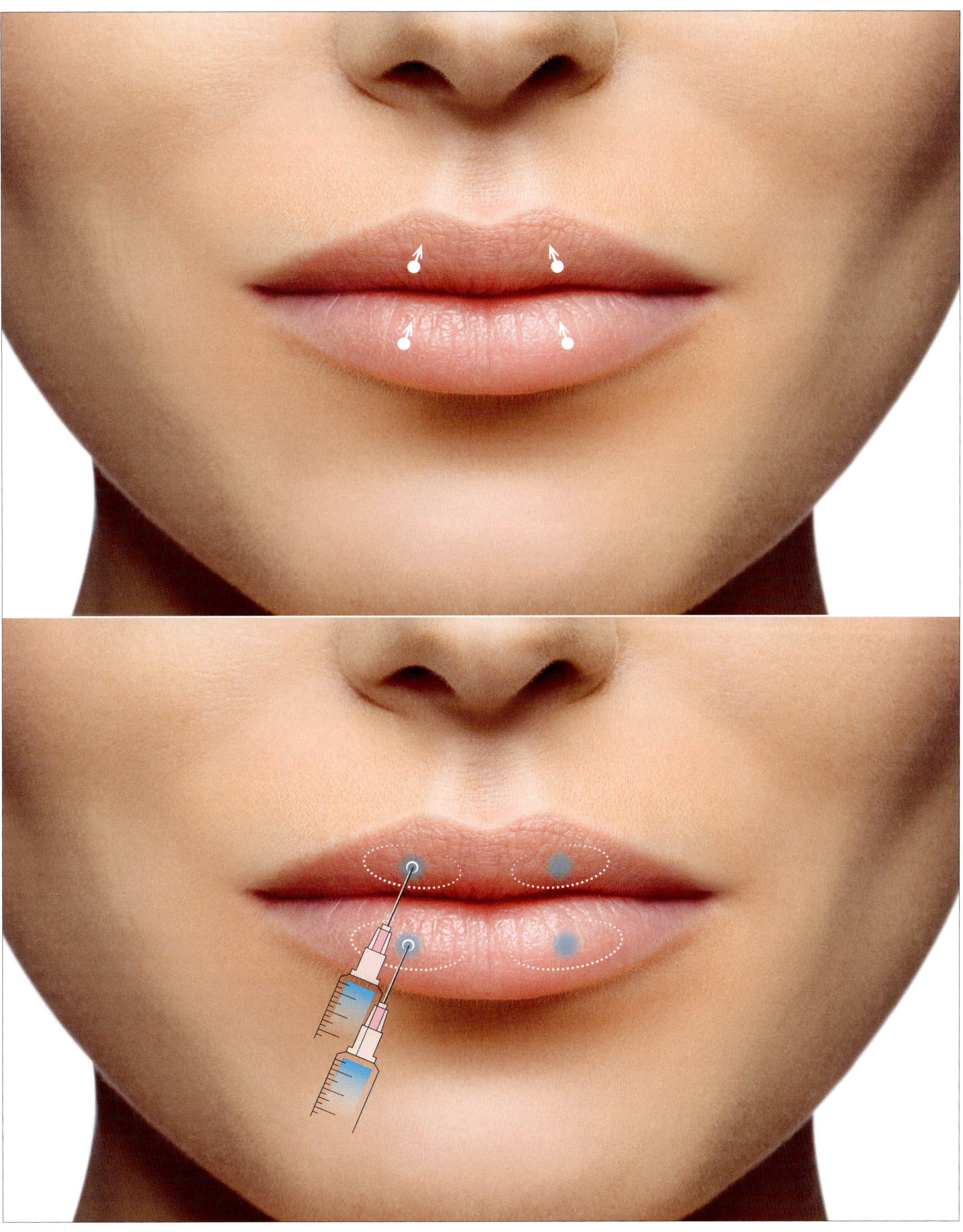

Technik 15 – Abb. 1, 2 Injektionsschema und -planung zum minimalen Vier-Punkte-Volumenersatz (scharfe Nadel).

Behandlungspraxis (→ Technik 15 – Abb. 3–6)

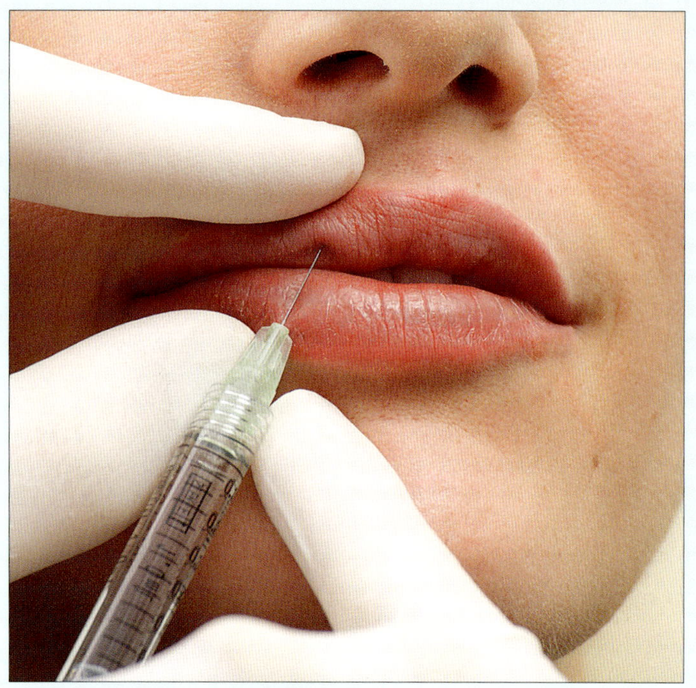

Technik 15 – Abb. 3 Die Lippe wird leicht nach oben gerollt, um das Zentrum zu treffen. Der Einstich erfolgt sehr langsam, da dies für den Patienten weniger schmerzhaft ist. Die Nadel wird ca. 2–3 mm tief versenkt. Es wird eine sehr geringe Menge an Material abgegeben.

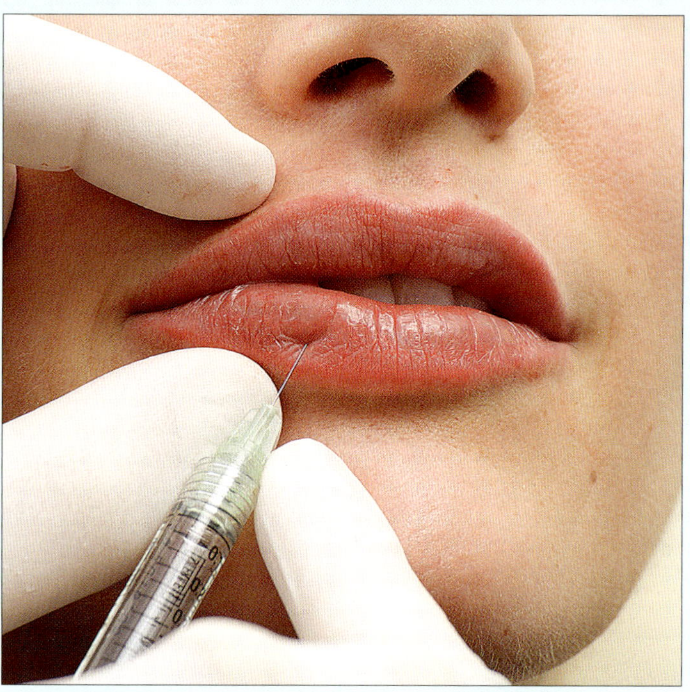

Technik 15 – Abb. 4 Die Unterlippe wird leicht nach außen gerollt. In die Unterlippe wird etwas mehr Material als in die Oberlippe abgegeben.

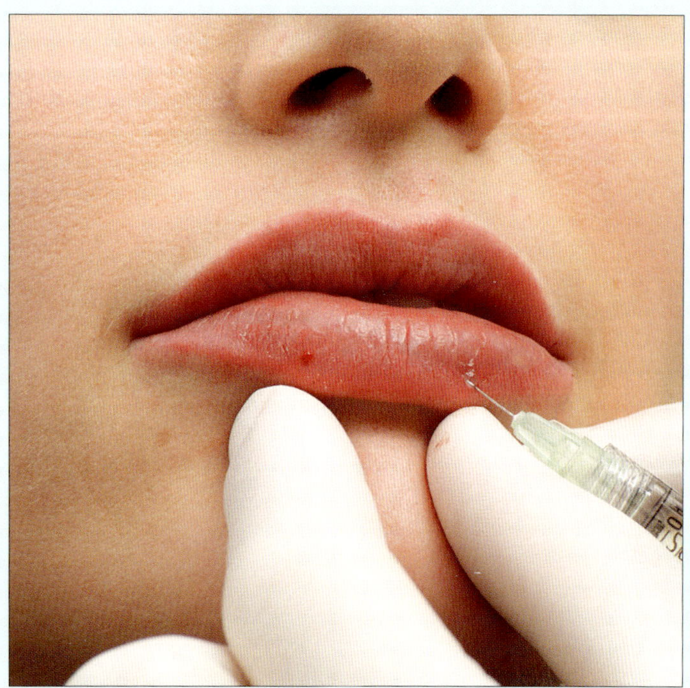

Technik 15 – Abb. 5 Es ist wichtig, das Material symmetrisch und in gleicher Menge auf jeder Seite abzugeben.

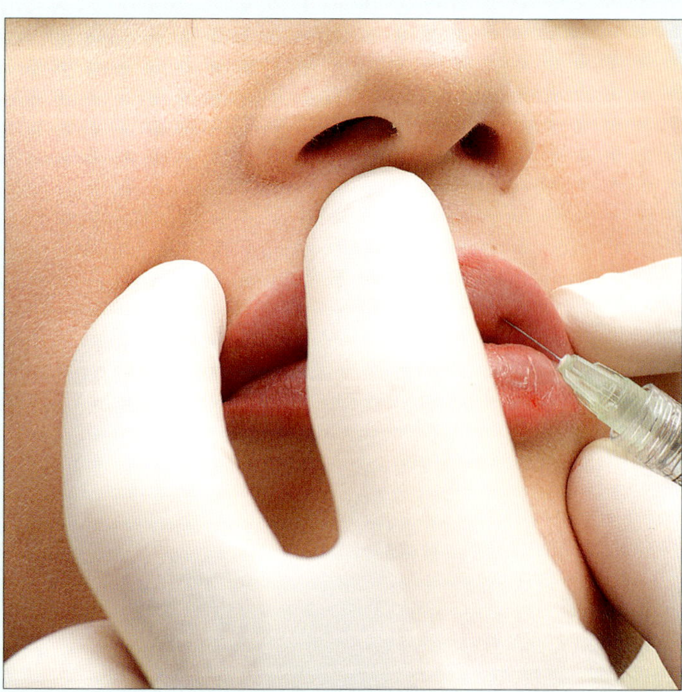

Technik 15 – Abb. 6 Je näher der Einstich an der Nass-Trocken-Grenze erfolgt, desto mehr wölbt sich die Lippe nach vorne. Doch das hat bei den kleinen Mengen keine großen Auswirkungen.

Wichtige Hinweise

- Es ist wichtig, immer auf die Spritze und die Menge des abgegebenen Volumens zu schauen und die Hautfarbe zu beobachten.
- Auch wenn es geringe Materialmengen sind, die bei dieser Technik abgegeben werden, kann es in den ersten 2–4 Tagen zu Schwellungen kommen, die ein anderes Ergebnis vortäuschen können.
- Es wird empfohlen, gering vernetzte HA einzusetzen. Sollten Knoten spürbar oder sichtbar werden, können diese besser wegmassiert werden.
- Das unmittelbare Resultat der Unterspritzung ist zu sehen, wenn der Patient direkt nach der Unterspritzung den Mund wie beim Lachen auseinanderzieht.

Mögliche Nebenwirkungen

Leichte Rötungen, selten Entzündungen, Hämatome, häufig Schwellungen

Unerwünschte Nebenwirkungen

Überkorrekturen und dadurch Knoten in der Lippe, sichtbare Knubbel aufgrund von zu oberflächlicher Spritzung, mit der Zunge spürbare Knoten bei Spritzung an der Schleimhautgrenze der Mundhöhle, Nekrose

Behandlungsprotokoll auf einen Blick

- Anamnese, Evaluation und Aufklärung
- Einverständniserklärung
- Fotodokumentation: Vorher-Bilder
- Analyse und Einzeichnen der zu behandelnden Areale
- Reinigen
- Gründliche Desinfektion
- Ggf. Lokalanästhesie (Lidocaincreme), Leitungsanästhesie
- Injektionstechnik: Punkttechnik, 1 Punkt pro Quadranten
- Schicht: 2–3 mm in das Lippenrot intramuskulär
- Material: Produkt der Klasse »M soft«
- Volumen: max. 0,05 ml pro Punkt, insgesamt 0,2 ml
- Nadel: scharfe Nadel 27G
- Evtl. Massage
- Evtl. Kühlung
- Heparinsalbe bei Hämatomen, Ibuprofen p-o, Arnika
- Fotodokumentation: Nachher-Bilder
- Empfehlungen für das Verhalten nach dem Eingriff
- Folgetermin zur Nachkontrolle nach 8–14 Tagen

9.4.2 TECHNIK 16
Dezenter Volumenersatz (scharfe Nadel)

Mit dieser einfachen Technik erreicht man einen dezenten Volumenersatz der Lippe, dessen Schwerpunkt sich auf den mittleren Teil der Lippe konzentriert.

Patientenauswahl

- Bei altersatrophierten Lippen
- Bei mangelndem Volumen des mittleren Lippenbereichs
- Bei Wunsch nach zusätzlicher leichter Vergrößerung der Lippen

Injektionsschema und -planung (→ Technik 16 – Abb. 1, 2)

Die Technik ist sehr einfach. Die Injektion erfolgt mit der scharfen Nadel in retrograder Lineartechnik. Das Material wird in das untere Drittel der Oberlippe und in die Mitte der Unterlippe in einer etwa 1–1,5 cm langen Linie injiziert. Die genaue Länge der Injektion ist abhängig von der Breite der Lippe und dem gewünschten Behandlungsergebnis. Die Länge des zu unterspritzenden Bereichs wird vorher markiert.

 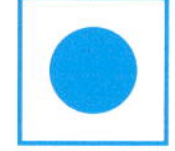

Technik: Lineartechnik
Stichrichtung: längs des Muskelkörpers
Schicht: subkutan
Material: Produkt der Klasse »S/M soft«
Volumen: max. 0,05–0,15 ml pro Linie, insgesamt < 0,3 ml
Nadel: scharfe Nadel 27G, 20 mm
Anästhesie: Lidocainsalbe

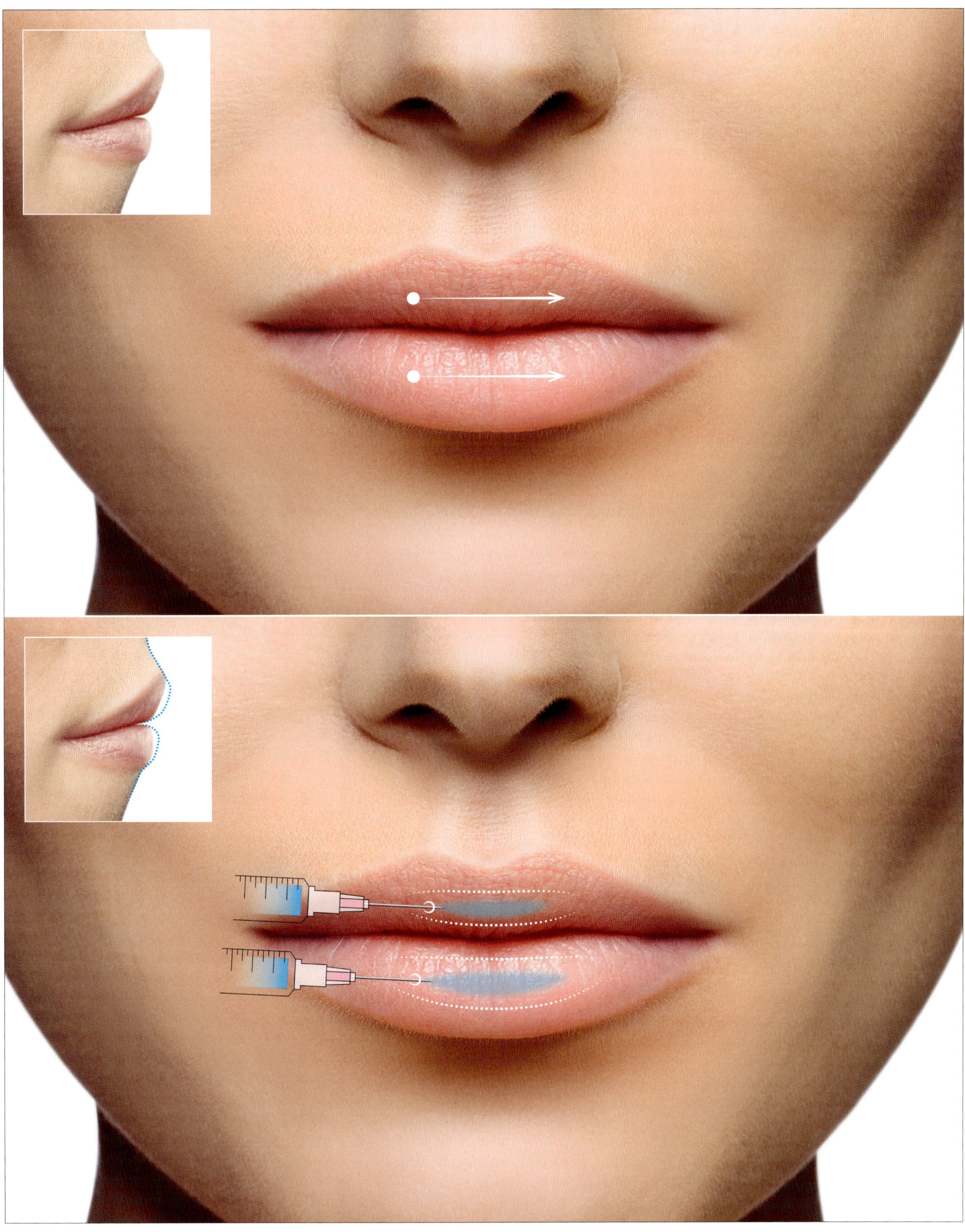

Technik 16 – Abb. 1, 2 Injektionsschema und -planung zum dezenten Volumenersatz (scharfe Nadel).

Behandlungspraxis (→ Technik 16 – Abb. 3–5)

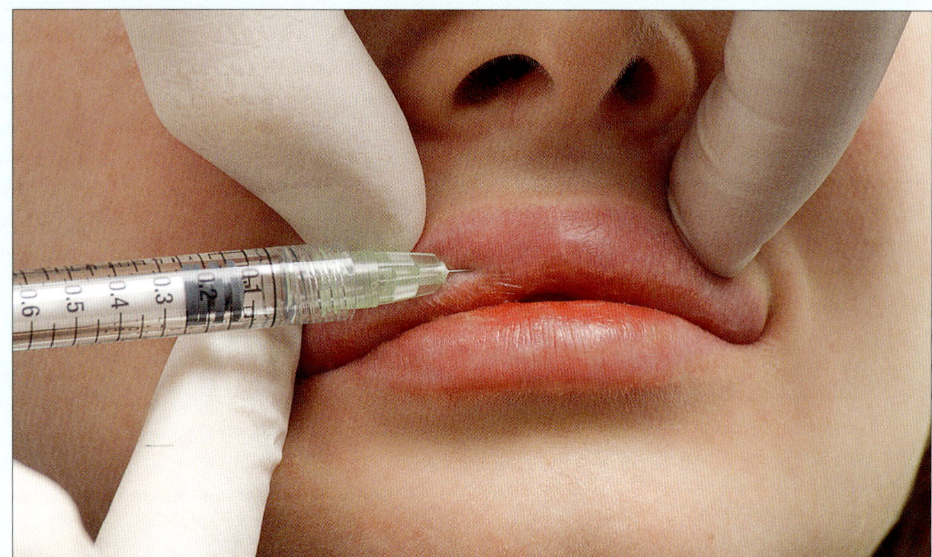

Technik 16 – Abb. 3 Die Lippe wird zwischen Zeigefinger und Daumen gedehnt und leicht gespannt. Es ist unbedingt auf Symmetrie und gleichmäßige Injektionsvolumina zu achten. Oberlippe: Je dichter an der Nass-Trocken-Grenze injiziert wird, desto mehr springt die Lippe nach vorne auf (s. Technik 22, S. 214 ff.).

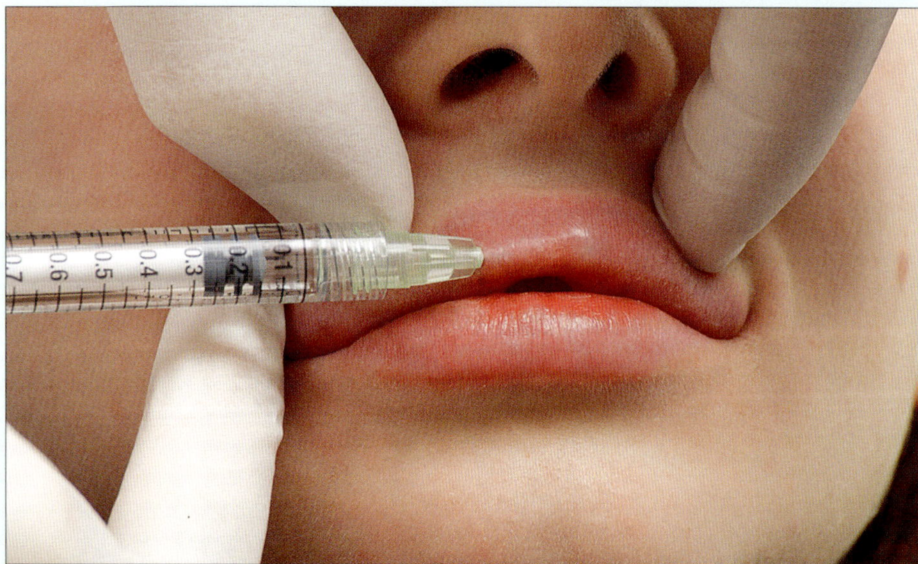

Technik 16 – Abb. 4 Durch Anheben der Nadelspitze wird sichtbar, an welcher Position in der Haut sie sich befindet.

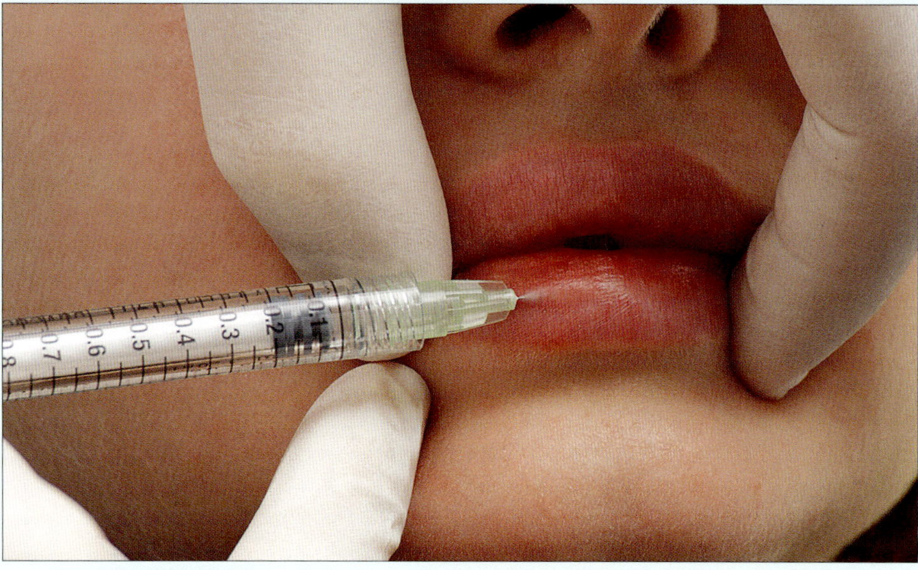

Technik 16 – Abb. 5 Bei der Materialabgabe ist darauf zu achten, dass sich das Material zum Ende des zu unterspritzenden Bereichs und zum Eintrittspunkt hin etwas verjüngt. Generell darf nicht am Austrittspunkt injiziert werden.

Wichtige Hinweise

- Nach den Proportionen des Schönheitscodes hat die untere Lippe immer etwas mehr Volumen als die obere Lippe. Sollte es von Natur aus so nicht gegeben sein, kann dies durch mehr Volumengabe ausgeglichen werden.
- Das unmittelbare Resultat der Unterspritzung ist zu sehen, wenn der Patient direkt nach der Unterspritzung den Mund wie beim Lachen auseinanderzieht. Dies dient auch der Kontrolle für eine gleichmäßige Injektion.

Mögliche Nebenwirkungen

Leichte Rötungen, selten Entzündungen, selten Hämatome, leichte bis stärkere Schwellungen

Unerwünschte Nebenwirkungen

Überkorrekturen und dadurch Veränderung der Lippenform oder Knotenbildungen, Asymmetrien durch ungleichmäßige Materialabgabe, Nekrose

Behandlungsprotokoll auf einen Blick

- Anamnese, Evaluation und Aufklärung
- Einverständniserklärung
- Fotodokumentation: Vorher-Bilder
- Analyse und Einzeichnen der zu behandelnden Areale
- Reinigen
- Gründliche Desinfektion
- Ggf. Lokalanästhesie (Lidocaincreme), Leitungsanästhesie
- Injektionstechnik: Lineartechnik, je 1 Linie pro Ober- und Unterlippe
- Schicht: im Lippenrot subkutan
- Material: Produkt der Klasse »S/M soft«
- Volumen: max. 0,3 ml insgesamt
- Nadel: scharfe Nadel 27G
- Keine Massage
- Evtl. Kühlung
- Heparinsalbe bei Hämatomen, Ibuprofen p-o, Arnika
- Fotodokumentation: Nachher-Bilder
- Empfehlungen für das Verhalten nach dem Eingriff
- Folgetermin zur Nachkontrolle nach 8–14 Tagen

9.4.3 TECHNIK 17

Dezente Lippenaugmentation (scharfe Nadel)

Die Technik wird angewandt, seit es Filler gibt, und eignet sich für eine milde Augmentation der Lippen. Sie ist einfach in der Anwendung, da das Material sehr genau platziert werden kann. Dabei ist eine gleichmäßige Materialabgabe ausschlaggebend für eine harmonische Lippenform.

Patientenauswahl

- Bei wenig ausgeprägten Lippen, kleinem Mund oder faltigen Lippen
- Bei Wunsch nach mehr Lippenvolumen

Injektionsschema und -planung (→ Technik 17 – Abb. 1, 2)

Jeder Lippenquadrant wird mit jeweils einer Linie gefüllt. Die HA-Dicke und Länge der Linien bestimmen die Lippenform. Aufgrund des großen Behandlungsspielraums ist eine genaue Planung der Materialabgabe erforderlich. Das Material wird in den markierten, ausgewählten Bereich injiziert. Hier ist die visuelle Kontrolle der Materialabgabe der Spritze durch den Blick auf den Kolben wichtig, da die Lippe schnell anschwillt. Die Technik bietet Variationsmöglichkeiten. Sie eignet sich auch, um Asymmetrien auszugleichen, was eine genaue Planung der Materialabgabe im Vorfeld der Behandlung voraussetzt. Die Wölbung der Lippe kann nach einer genauen Analyse durch die Seitenansicht perfektioniert werden, indem man den abflachenden Teil ausgleicht.

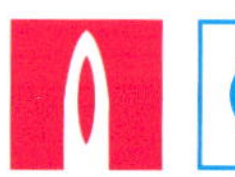

Technik: Lineartechnik
Stichrichtung: längs des Muskelkörpers
Schicht: im Lippenrot subkutan über dem Ringmuskel
Material: Produkt der Klasse »S/M soft«
Volumen: max. 0,05 ml pro Linie, insgesamt 0,4 ml
Nadel: scharfe Nadel 27G, 20 mm
Anästhesie: Lidocainsalbe, ggf. Leitungsanästhesie

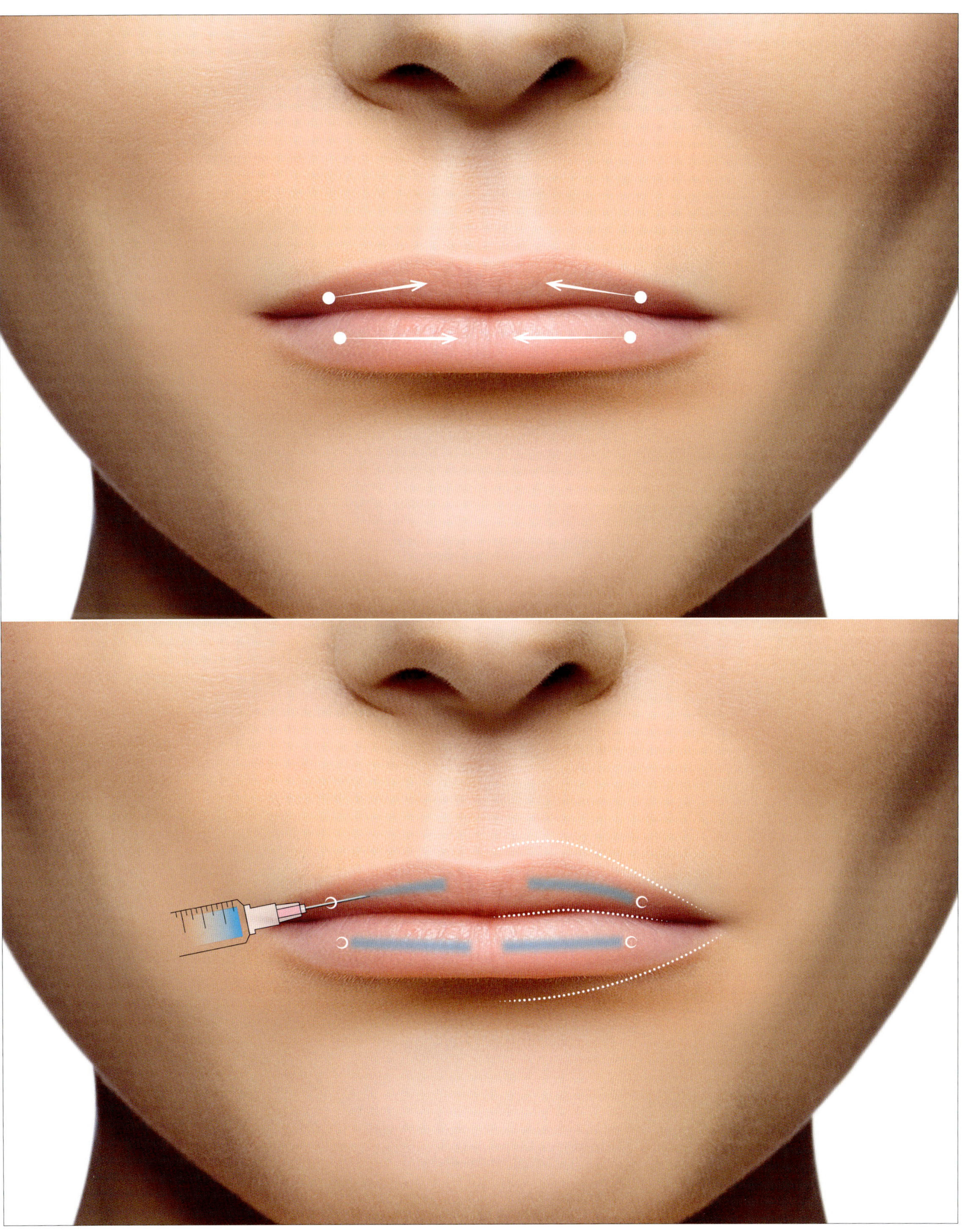

Technik 17 – Abb. 1, 2 Injektionsschema und -planung zur dezenten Lippenaugmentation (scharfe Nadel).

9

Behandlungspraxis (→ Technik 17 – Abb. 3–6)

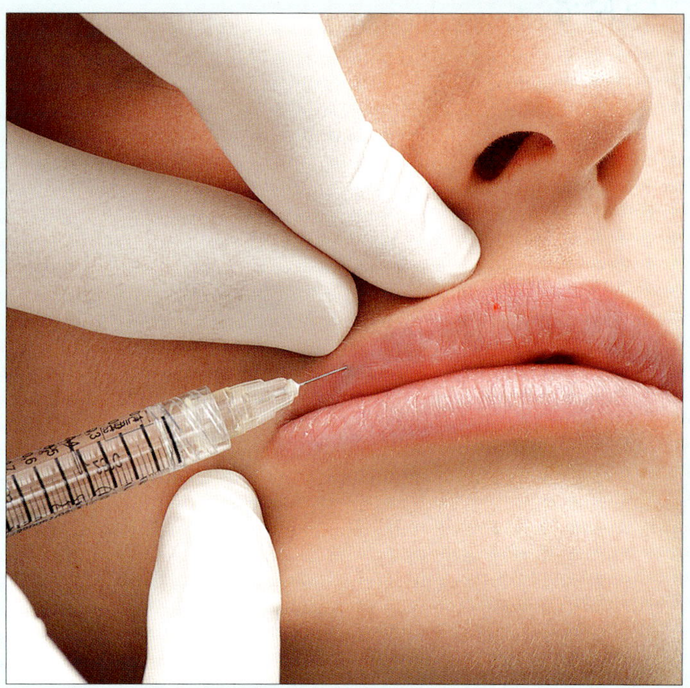

Technik 17 – Abb. 3 Die Lippe wird zwischen Daumen und Zeigefinger fixiert und leicht nach oben gerollt Der Einstich erfolgt in das Lippenrot subkutan, 1–2 mm tief. Retrograde Abgabe des Materials bei unbedingter Kontrolle der abgegebenen Menge.

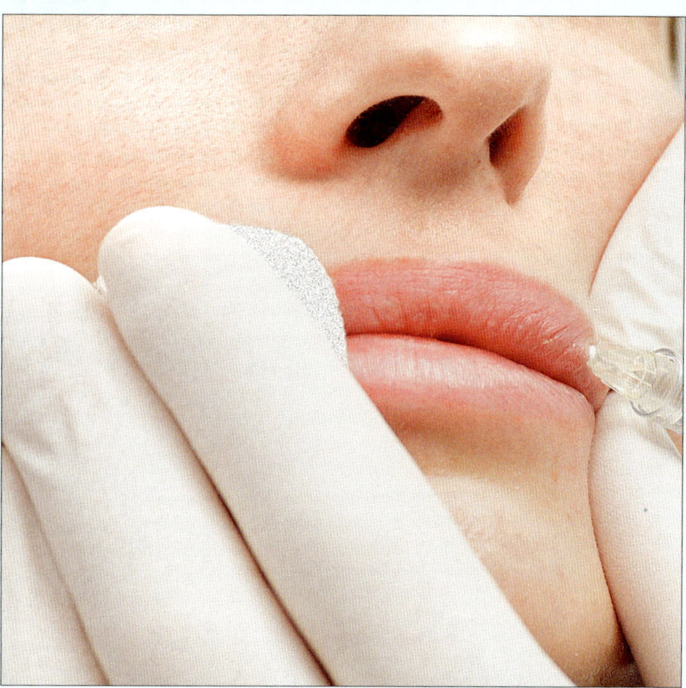

Technik 17 – Abb. 4 Da das Gewebe schnell anschwillt, sollte erst die Oberlippe komplett, dann die Unterlippe komplett gespritzt werden.

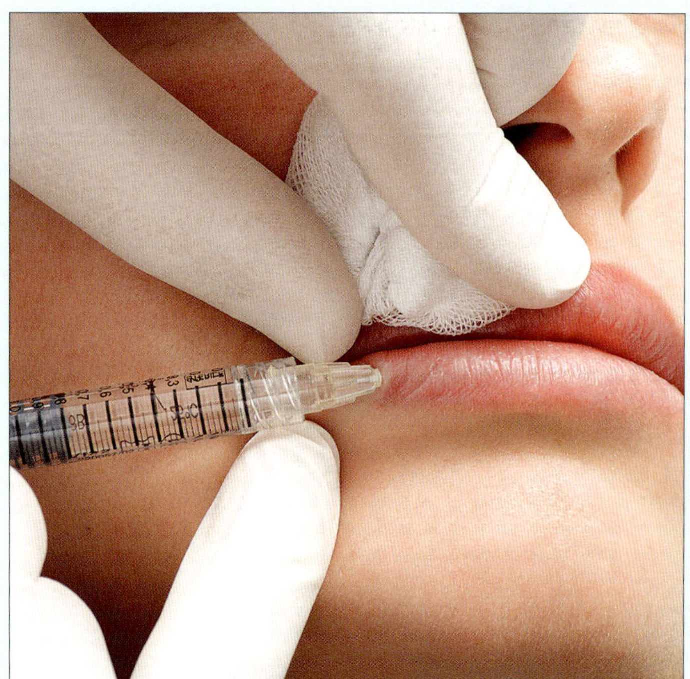

Technik 17 – Abb. 5 Die Nadel wird von lateral nach medial in die Tiefe des Lippenrots geführt. Dadurch wird die Form weicher, und Unregelmäßigkeiten werden vom darüberliegenden Gewebe besser abgedeckt, als wenn oberflächlicher unterspritzt wird.

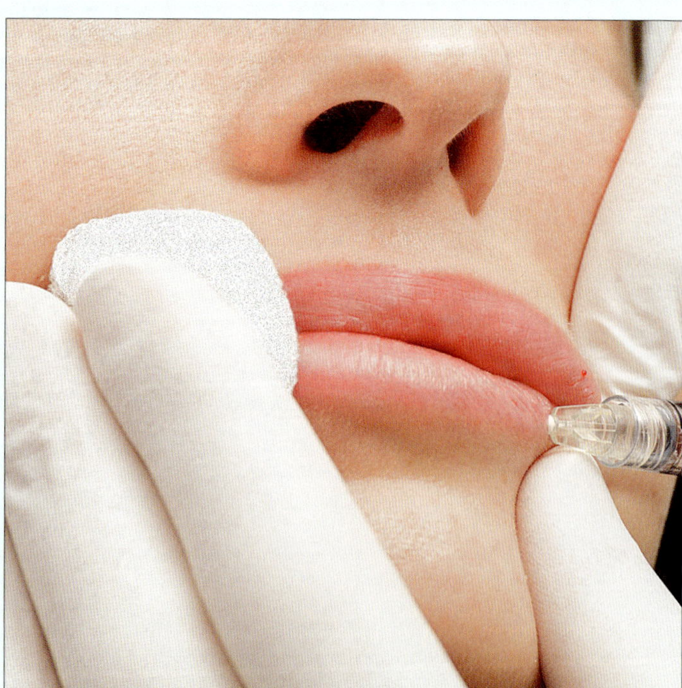

Technik 17 – Abb. 6 Um die Lippe im Zentrum etwas zu verstärken, erfolgt der Einstich jeweils im Lippenbergrücken (s. Abb. 1.44, S. 29).

Wichtige Hinweise

- Bei zu oberflächlicher Injektion zeichnen sich auf der Lippe Unebenheiten ab.
- Durch die Verletzung eines Gefäßes kann es zu einem Hämatom innerhalb der Lippe kommen und dadurch zu einer Ungleichmäßigkeit. Hier darf sich der Behandler nicht dazu verleiten lassen, die nicht geschwollene Seite nachzuspritzen. Eine gute Überprüfung, ob es sich bei der Schwellung um HA oder um ein Hämatom handelt, ist der „Cheese-Test" (s. S. 41).
- Die Technik ist für den Patienten schmerzhaft. Die Lippe sollte besonders bei empfindlichen Patienten gut anästhesiert werden.
- Das unmittelbare Resultat der Unterspritzung ist zu sehen, wenn der Patient direkt nach der Unterspritzung den Mund wie beim Lachen auseinanderzieht. Dies dient auch der Kontrolle für eine gleichmäßige Injektion.

Mögliche Nebenwirkungen

Leichte Rötungen, selten Entzündungen, Hämatome, leichte bis stärkere Schwellungen

Unerwünschte Nebenwirkungen

Überkorrekturen und dadurch Veränderung der Lippenform oder Knotenbildungen, Asymmetrien durch ungleichmäßige Materialabgabe, Nekrose

Behandlungsprotokoll auf einen Blick

- Anamnese, Evaluation und Aufklärung
- Einverständniserklärung
- Fotodokumentation: Vorher-Bilder
- Analyse und Einzeichnen der zu behandelnden Areale
- Reinigen
- Gründliche Desinfektion
- Ggf. Lokalanästhesie (Lidocaincreme), Leitungsanästhesie
- Injektionstechnik: Lineartechnik, je 2 Linien pro Ober- und Unterlippe
- Schicht: im Lippenrot subkutan über dem Ringmuskel
- Material: Produkt der Klasse »S/M soft«
- Volumen: max. 0,4 ml insgesamt
- Nadel: scharfe Nadel 27G
- Keine Massage
- Evtl. Kühlung
- Heparinsalbe bei Hämatomen, Ibuprofen p-o, Arnika
- Fotodokumentation: Nachher-Bilder
- Empfehlungen für das Verhalten nach dem Eingriff
- Folgetermin zur Nachkontrolle nach 8–14 Tagen

9.4.4 TECHNIK 18
Klassische Vergrößerung (scharfe Nadel)

Diese Technik ist eine klassische Basistechnik und zielt darauf ab, eine gleichmäßige – moderate oder auch starke – Volumisierung der Lippe zu erreichen, wodurch die Lippensubstanz des roten Lippenteils größer wird. Das Behandlungsergebnis hängt von der Menge und Dicke des verwendeten Fillers sowie der Anzahl und Länge der injizierten Fächerlinien ab. Bei Patienten mit von Natur aus schmalen Lippen oder bei älteren Patienten kann diese Technik zum sog. Entenschnabel führen.

Patientenauswahl

- Bei Wunsch nach generell mehr Volumen bis hin zu extrem starker Vergrößerung des Lippenvolumens
- Bei Asymmetrien und Wunsch nach Lippenformung
- Bei Wunsch nach Ausgleich eines altersbedingten defizitären Lippenvolumens

Injektionsschema und -planung (→ Technik 18 – Abb. 1–4)

Die Materialabgabe kann in feinen Linien erfolgen und eine leichte, moderate Augmentation erzeugen oder aber durch die Abgabe stärkerer Volumina in mehreren Linien eine starke aufpolsternde Augmentation des gesamten Lippenbereichs entstehen lassen. Die Lippe wird linear in Fächertechnik, von lateral ausgehend, unterspritzt. Der erste Einstich erfolgt von lateral in Richtung medial und ist Eintrittsstelle für die 2–3 Linien pro Quadranten. Die Materialabgabe muss, sofern als Indikation für die Behandlung nicht eine Asymmetrie vorliegt, auf beiden Seiten gleich sein. Das zu füllende Lippenareal wird markiert. Da die Wölbung der Lippe eine große Rolle bei der Vorgehensweise spielt, ist die Lippe von der Seite zu betrachten. Bei natürlicher Lippenwölbung sollte das Material flächendeckend über das obere Drittel der Lippe verteilt werden, bei flach abfallender Lippe sollte ein dickerer Strang in das Zentrum des abgeflachten Areals gesetzt werden, um die konvexe Form wiederherzustellen. Die Nadel sollte nach jedem Quadranten gewechselt werden, damit sie scharf ist und weniger Schmerzen verursacht. Auch empfiehlt sich eine entsprechende schmerzblockierende Anästhesie (s. Kap. 5, S. 78 ff.).

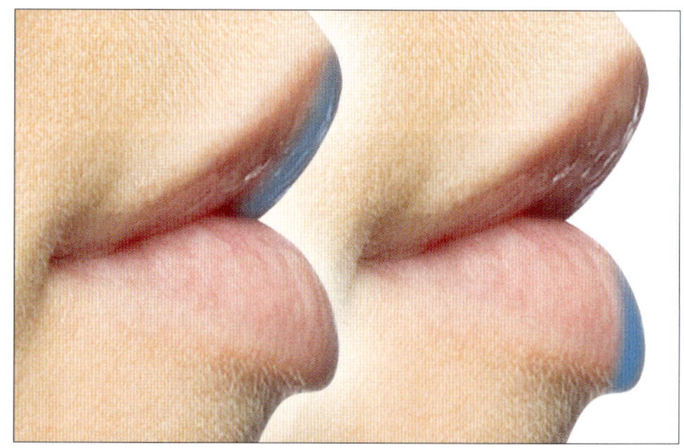

Zu vergrößernde Areale von Ober- und Unterlippe (blau).

 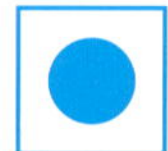

Technik: Fächertechnik

Stichrichtung: längs des Muskelkörpers

Schicht: im Lippenrot subkutan über dem Ringmuskel

Material: Produkt der Klasse »M/L soft«, je nach gewünschtem Ausmaß der Augmentation

Volumen: max. 0,08–0,1 ml pro Linie, insgesamt 1,0 ml

Nadel: scharfe Nadel 27G, 20 mm

Anästhesie: Lidocainsalbe, Leitungsanästhesie

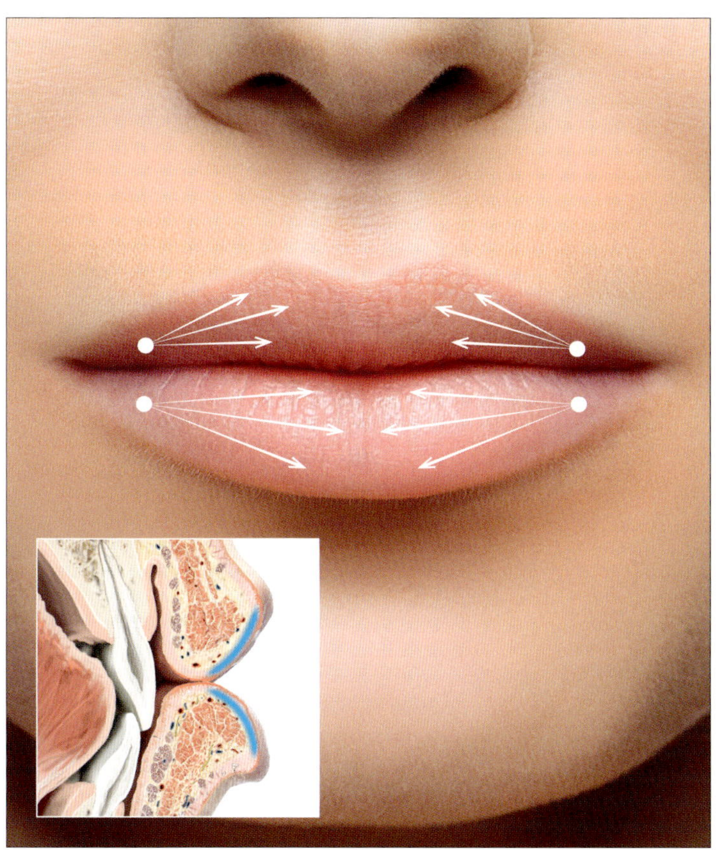

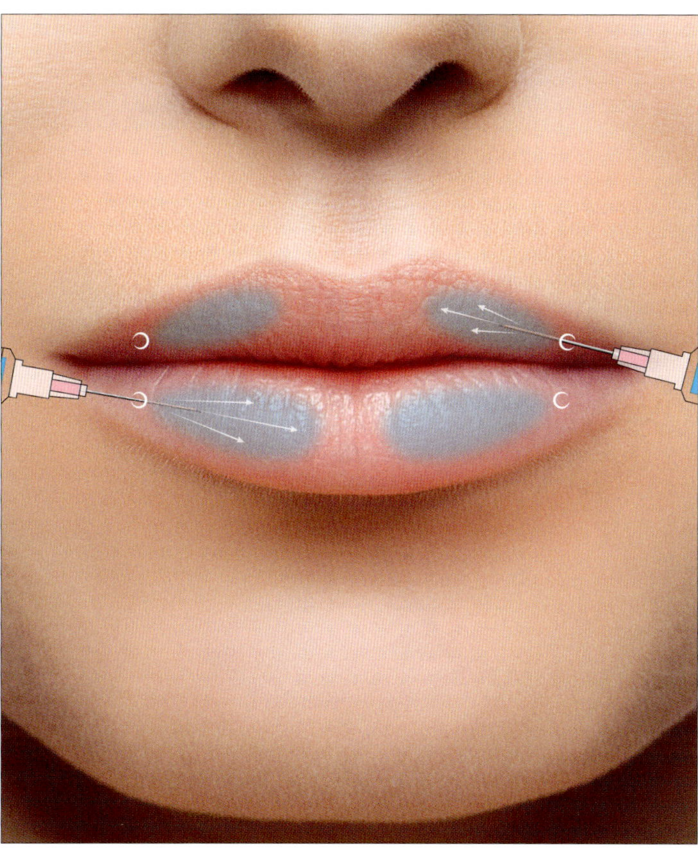

Technik 18 – Abb. 1, 2 Injektionsschema und -planung zur moderaten klassischen Vergrößerung des Lippenvolumens (scharfe Nadel).

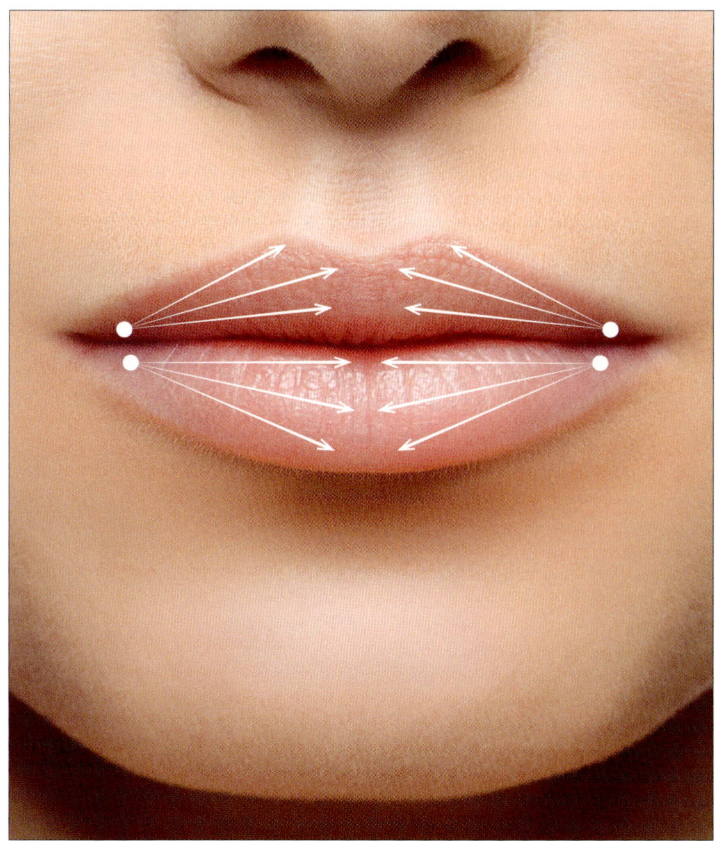

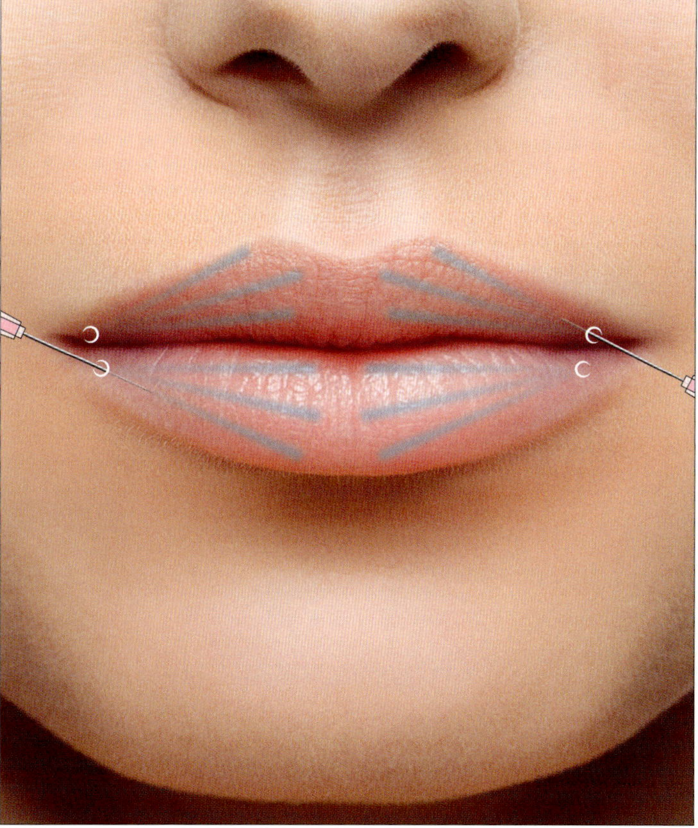

Technik 18 – Abb. 3, 4 Injektionsschema und -planung zur starken klassischen Vergrößerung des Lippenvolumens (scharfe Nadel).

9

Behandlungspraxis (→ Technik 18 – Abb. 5–7)

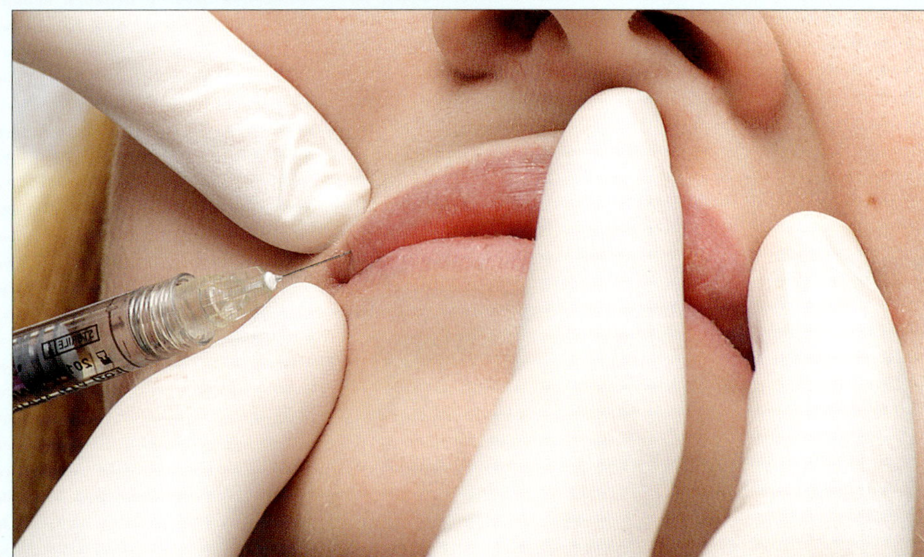

Technik 18 – Abb. 5 Durch sanften Druck mit dem Zeigefinger oberhalb der Lippe rollt sich diese leicht auf. So ist es einfacher, die zentrale Linie zu erreichen.

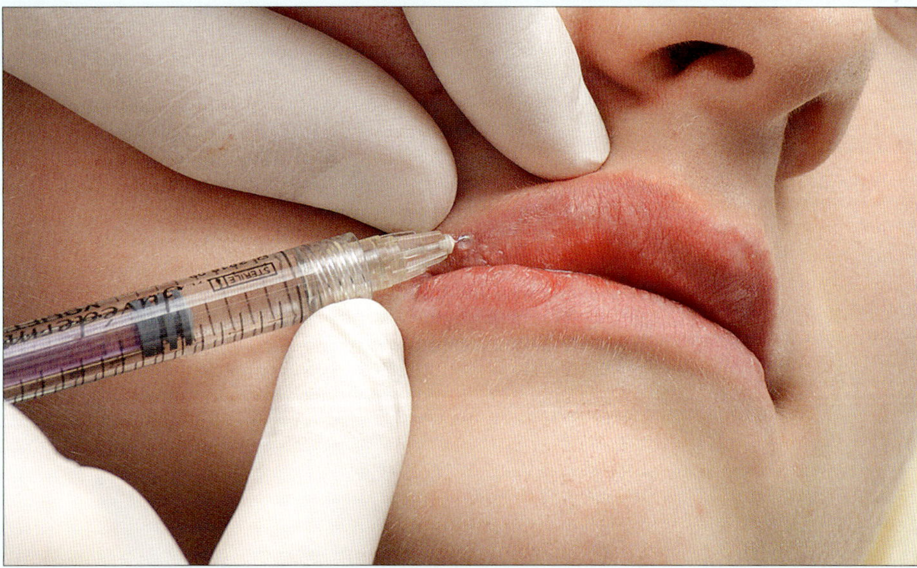

Technik 18 – Abb. 6 Die Lippe wird beim Einstich gespannt und die Nadel eingeführt. Um die Schicht zu prüfen, wird die Nadel leicht angehoben. Das Material wird langsam und gleichmäßig retrograd abgeben.

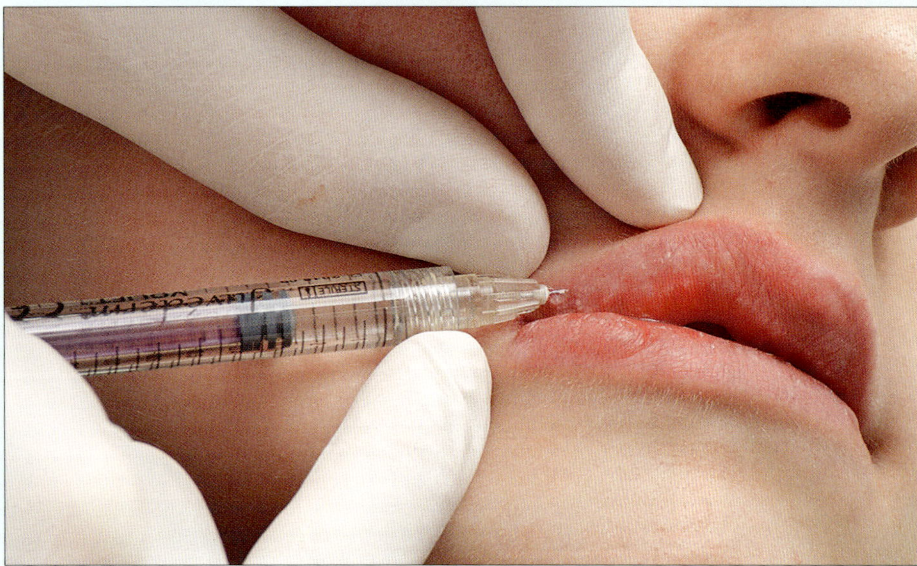

Technik 18 – Abb. 7 Die Lippe wird mit der scharfen Nadel linear in 2–3 Reihen (Fächertechnik) unterspritzt. Hierbei ist sehr darauf zu achten, dass die Materialabgabe auf beiden Seiten gleich ist. Empfohlen wird die Kontrolle auf der Spritzenskala, denn die Lippen schwellen schnell an und täuschen eine stärkere Volumenabgabe vor, als tatsächlich erfolgt ist.

Wichtige Hinweise

- Je nach Bedarf des Patienten müssen das Material und die Abgabemenge angepasst werden. Zu viel Materialabgabe kann schnell zu einem unnatürlichen Erscheinungsbild führen – dies besonders bei Patienten mit einem schmalen Lippen-Nasen-Abstand.
- Um die Entstehung eines sog. Entenschnabels zu verhindern, werden verschiedene Kombinationstechniken empfohlen – wie beispielsweise die Wiederherstellung des Lippenfundaments im weißen Anteil der Lippe, um die natürliche Verbreitungsfläche der Lippe zu vergrößern (Sattler & Sommer 2015).
- Die Traumatisierung der Lippe ist durch die mehrfache Injektion mit der scharfen Nadel beträchtlich und führt zu starken Schwellungen. Deshalb sollte das Gewebe nicht durch starke Massagen belastet werden.

Mögliche Nebenwirkungen

Leichte Rötungen, selten Entzündungen, selten Hämatome, leichte bis stärkere Schwellungen, Schmerzen (2–4 Tage nach der Behandlung)

Unerwünschte Nebenwirkungen

Überkorrekturen, Asymmetrien, Veränderung der Lippenform, Knotenbildungen, Blanching-Effekt bei zu oberflächlicher Unterspritzung, Nekrose

Behandlungsprotokoll auf einen Blick

- Anamnese, Evaluation und Aufklärung
- Einverständniserklärung
- Fotodokumentation: Vorher-Bilder
- Analyse und Einzeichnen der zu behandelnden Areale
- Reinigen
- Gründliche Desinfektion
- Ggf. Lokalanästhesie (Lidocaincreme), Leitungsanästhesie
- Injektionstechnik: Fächertechnik, je 2–3 Linien pro Ober- und Unterlippe
- Schicht: im Lippenrot subkutan über dem Ringmuskel
- Material: Produkt der Klasse »M/L soft«
- Volumen: max. 0,08–0,1 ml pro Linie, insgesamt 1,0 ml
- Nadel: scharfe Nadel 27G, 20 mm
- Keine Massage
- Evtl. Kühlung
- Heparinsalbe bei Hämatomen, Ibuprofen p-o, Arnika
- Fotodokumentation: Nachher-Bilder
- Empfehlungen für das Verhalten nach dem Eingriff
- Folgetermin zur Nachkontrolle nach 8–14 Tagen

9.4.5 TECHNIK 19
Moderate Augmentation (stumpfe Kanüle)

Es handelt sich um eine tiefe, horizontal mobilisierende Technik mit der Kanüle. Das Behandlungsziel ist ein gleichmäßiger, weicher Volumenaufbau innerhalb der Lippe. Der Einsatz der stumpfen Kanüle wird für ein besonders verletzungsarmes und weniger schmerzhaftes Vorgehen empfohlen. Diese Behandlung setzt eine exakte Planung voraus, die definiert, wieviel Material in welches Areal abgegeben wird. Schon die geringsten Abweichungen zwischen der rechten und der linken Lippenhälfte führen zu Asymmetrien.

Patientenauswahl

- Bei Volumendefizit
- Bei Wunsch nach Vergrößerung des Lippenvolumens

Injektionsschema und -planung (→ Technik 19 – Abb. 1, 2)

Dadurch, dass es nur einen Eintrittspunkt auf jeder Seite gibt, ist die Verletzung der Gefäße im Vergleich zum Einsatz der scharfen Nadel weniger wahrscheinlich. Der erste Einstich erfolgt als Vorstich mit der Nokor-Nadel (scharfe Nadel) an den Seiten der Mundwinkel, um einen Eintrittspunkt für die Kanüle zu schaffen. Anschließend wird mit der stumpfen Kanüle in die vorgestochene Öffnung gestoßen. Es ist manchmal schwierig, das Loch zu treffen, deshalb empfehlen wir, eine größere Nokor-Nadel (Gauge) als die Kanüle selber zu wählen. Die Stichrichtung der Kanüle führt an den Verankerungen des M. zygomaticus oberhalb des M. depressor anguli oris entlang. Sollte sich die Kanüle nicht in der richtigen Schicht befinden und einen Widerstand zu spüren sein, darf nicht forciert vorgegangen werden. In diesem Fall wird die Kanüle zurückgezogen und eine andere Schicht gesucht. Die Nadel muss sanft gleiten. Das Material wird unter Mobilisation jeweils bis zur Lippenmitte eingebracht. Dazu wird durch vorsichtiges Aufschachern der Lippenhaut (s. Abb. 8.30, S. 121) Platz geschaffen. Das Material wird in das Lippenrot über dem Ringmuskel platziert. Bei sehr ausgeprägten Lippentuberkerln sollten diese bei der Materialabgabe ausgespart werden. Hier stehen die Einschätzung des Behandlers und der Patientenwunsch in Vordergrund.

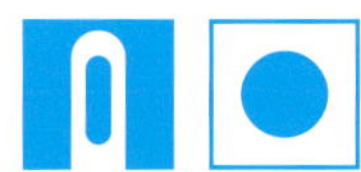

Technik: Lineartechnik

Stichrichtung: entlang des Lippenverlaufs vom Mundwinkel nach medial zur Lippenmitte hin

Schicht: im Lippenrot subkutan über dem Ringmuskel

Material: Produkt der Klasse »S/M soft«

Volumen: ca. 0,5–1,0 ml insgesamt

Nadel: stumpfe Kanüle 27G, 38 mm, Nokor-Nadel > 25G

Anästhesie: Lidocainsalbe

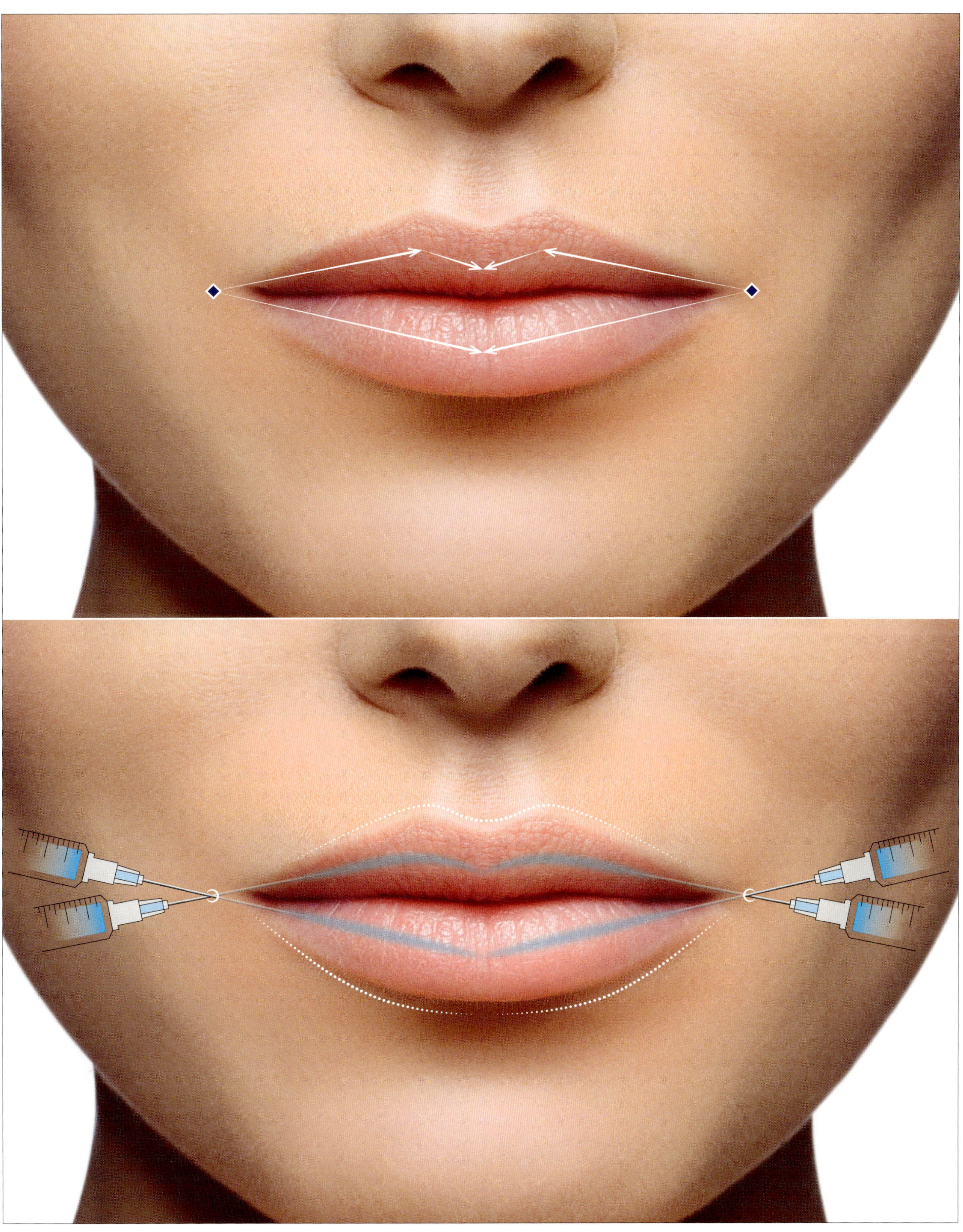

Technik 19 – Abb. 1, 2 Injektionsschema und -planung zur moderaten Augmentation (stumpfe Kanüle).

Behandlungspraxis (→ Technik 19 – Abb. 3–7)

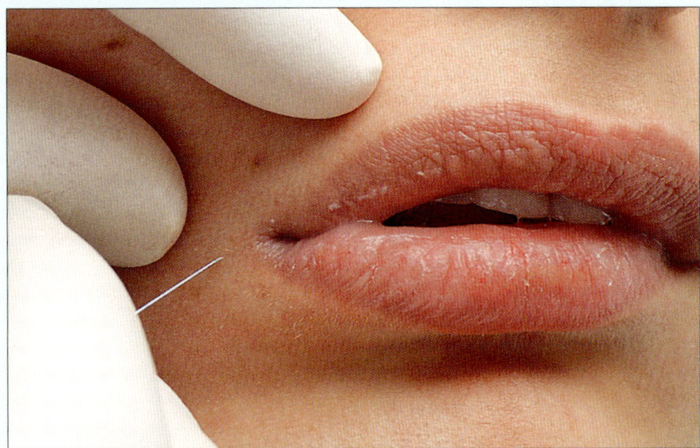

Technik 19 – Abb. 3 Um die Kanüle einzusetzen, wird die Haut zuerst mit einer Vorstechnadel (Nokor-Nadel) perforiert.

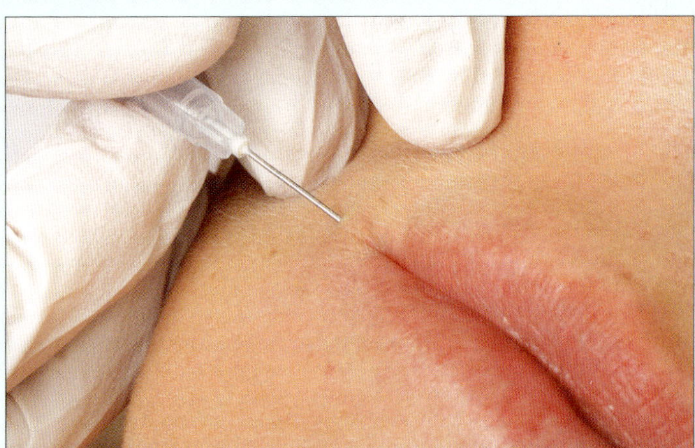

Technik 19 – Abb. 4 Der Einstichpunkt muss so gewählt sein, dass mit der Kanüle alle zu behandelnden Bereiche der jeweiligen Ober- und Unterlippenseite erreicht werden können. In den Eintrittspunkt wird der Nadelschliff 1–2 mm durch die Haut versenkt.

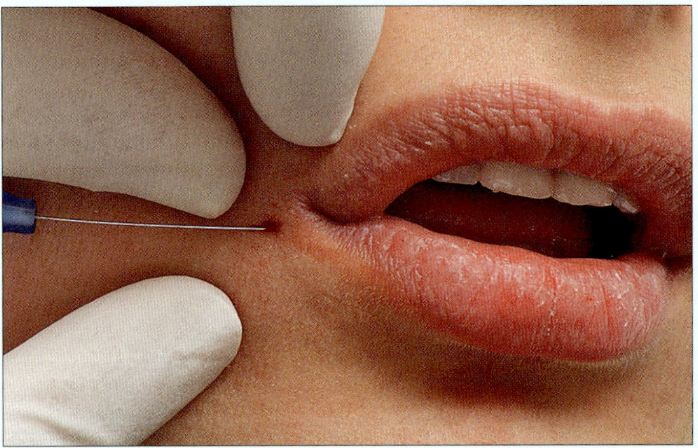

Technik 19 – Abb. 5 Die Kanüle wird in das vorgestochene Loch eingeführt und schafft sich sanft, ohne zu forcieren, eine Bahn subkutan durch das Gewebe. Dies erfolgt immer unter optischer und sensorischer Kontrolle. Bei der Unterlippe muss die Kanüle die Sehne des M. risorius passieren. Bei Schwergängigkeit sollte der Einstichwinkel oder die Tiefe der Hautschicht nochmals geändert werden.

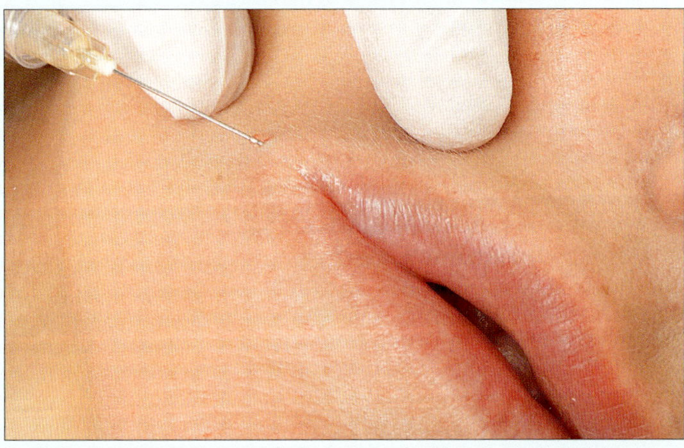

Technik 19 – Abb. 6 Bei Richtungswechsel, z. B. von der Unter- zur Oberlippe, sollte die Kanülenspitze ca. 1 mm im vorgestochenen Loch belassen werden, sodass das Loch sich nicht schließen kann und nicht nachgestochen werden muss. (Bei Schwierigkeiten, mit der Kanüle in die Unterlippe vorzustoßen, ist ein Nachstechen mit der Nokor-Nadel erforderlich. Die Stichrichtung der Nokor-Nadel verläuft in Richtung Unterlippe.)

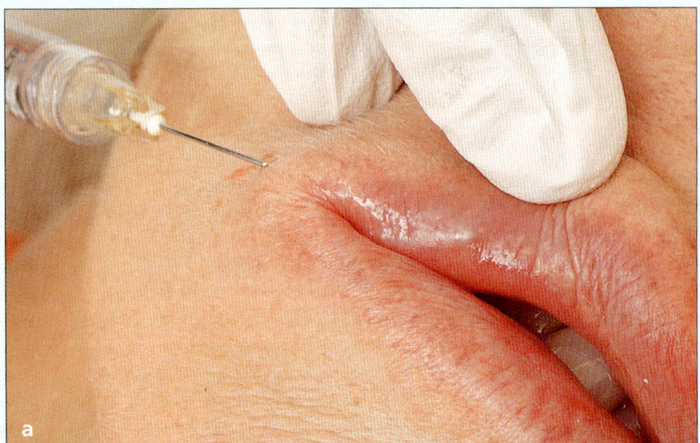

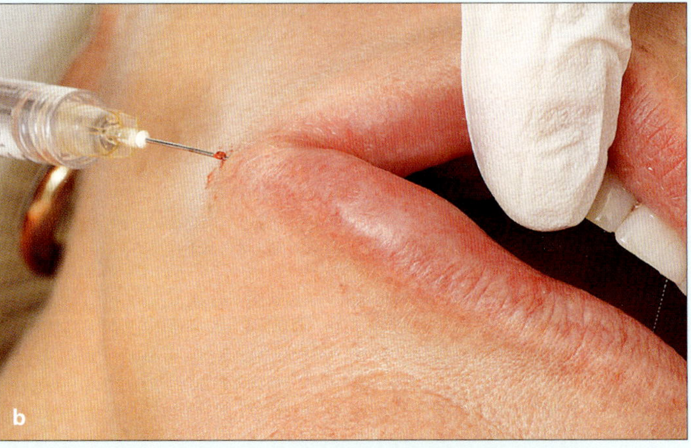

Technik 19 – Abb. 7 a+b Durch das Anheben der Kanüle wird sichtbar, wo sich die Kanülenspitze zur Materialabgabe befindet (a). An der Oberlippe endet diese ca. 1 cm vor dem Mundwinkel. Bei der Unterlippe (b) wird durch die deutliche Wölbung sichtbar, wo sich das abgegebene Material befindet.

Wichtige Hinweise

- Das Behandlungsergebnis hängt stark von der Symmetrie der in die Lippenquadranten abgegebenen Mengen ab. Das Volumen und die Platzierung des Materials sind hier ausschlaggebend.
- Das Material sollte sparsam injiziert werden, da eine Überkorrektur zu einem unnatürlichen Ergebnis führen kann.
- Durch sanfte Massage nach der Behandlung kann das Material gut verteilt werden.

Mögliche Nebenwirkungen

Selten Entzündungen, sehr selten Hämatome an der Einstichstelle der Nokor-Nadel, leichte Schwellungen

Unerwünschte Nebenwirkungen

Entzündungen, Überkorrekturen und dadurch Veränderung der Lippenform, Knotenbildungen, Asymmetrien durch ungleichmäßige Materialabgabe, selten Nekrose

Behandlungsprotokoll auf einen Blick

- Anamnese, Evaluation und Aufklärung
- Einverständniserklärung
- Fotodokumentation: Vorher-Bilder
- Analyse und Einzeichnen der zu behandelnden Areale
- Reinigen
- Gründliche Desinfektion
- Ggf. Lokalanästhesie (Lidocaincreme)
- Injektionstechnik: Lineartechnik, je 1 Linie pro Quadranten
- Schicht: im Lippenrot subkutan über dem Ringmuskel
- Material: Produkt der Klasse »S/M soft«
- Volumen: ca. 0,5–1,0 ml insgesamt
- Nadel: stumpfe Kanüle 27G, 38 mm, Nokor-Nadel > 25G
- Massage möglich
- Evtl. Kühlung
- Heparinsalbe bei Hämatomen, Ibuprofen p-o, Arnika
- Fotodokumentation: Nachher-Bilder
- Empfehlungen für das Verhalten nach dem Eingriff
- Folgetermin zur Nachkontrolle nach 8–14 Tagen

9.4.6 TECHNIK 20

Klassische bis starke Augmentation (stumpfe Kanüle)

Es handelt sich um eine tiefe, horizontal mobilisierende Technik mit der Kanüle zur Harmonisierung und Augmentation der Lippe. Diese Kanülentechnik ist wenig traumatisierend und gut geeignet, um die Lippe in unterschiedlichen Größen gleichmäßig aufzubauen.

Patientenauswahl

- Bei Wunsch nach größerem Lippenvolumen bis hin zu extrem starker Vergrößerung des Lippenvolumens
- Bei Asymmetrien und Wunsch nach Lippenformung und Ausgleich defizitärer Areale

Injektionsschema und -planung (→ Technik 20 – Abb. 1, 2)

Dadurch, dass es nur einen Eintrittspunkt auf jeder Seite gibt, ist die Verletzung der Gefäße im Vergleich zum Einsatz der scharfen Nadel weniger wahrscheinlich. Die Technik ist daher weniger nebenwirkungsträchtig als die Augmentation mit der scharfen Nadel, aber fordert vom Behandler Geschick und Übung. Der erste Einstich erfolgt als Vorstich mit der Nokor-Nadel (scharfe Nadel) etwas 5 mm außerhalb der Mundwinkel, um einen Eintrittspunkt für die Kanüle zu schaffen. Anschließend wird mit der stumpfen Kanüle in die vorgestochene Öffnung gestoßen. Es ist manchmal schwierig, das Loch zu treffen, deshalb empfehlen wir, eine größere Nokor-Nadel (Gauge) als die Kanüle selber zu wählen. Die Stichrichtung der Kanüle führt an den Verankerungen des M. zygomaticus oberhalb des M. depressor anguli oris entlang. Sollte sich die Kanüle nicht in der richtigen Schicht befinden und ein Widerstand zu spüren sein, darf nicht forciert vorgegangen werden. In diesem Fall wird die Kanüle zurückgezogen und eine andere Schicht gesucht. Die Nadel muss sanft gleiten. Das Material wird unter Mobilisation eingebracht. Wenn Einziehungen oder Unregelmäßigkeiten auftreten, sollte durch vorsichtiges Hin- und Herbewegen der Kanüle die Haut von ihrer Verankerung gelöst werden (Aufschachern). Das Material wird in das Lippenrot über dem Ringmuskel platziert. Unregelmäßigkeiten werden in die richtige Form massiert.

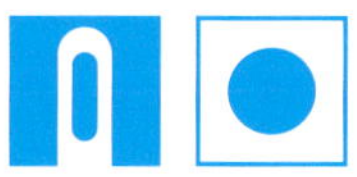

Technik: Fächertechnik

Stichrichtung: entlang des Lippenverlaufs vom Mundwinkel nach medial zur Lippenmitte hin

Schicht: im Lippenrot subkutan über dem Ringmuskel

Material: Produkt der Klasse »M/L soft«

Volumen: max. 0,3 ml pro Quadranten, insgesamt 1–1,2 ml

Nadel: Kanüle 27G, 40 mm, Nokor-Nadel > 25G

Anästhesie: Lidocainsalbe

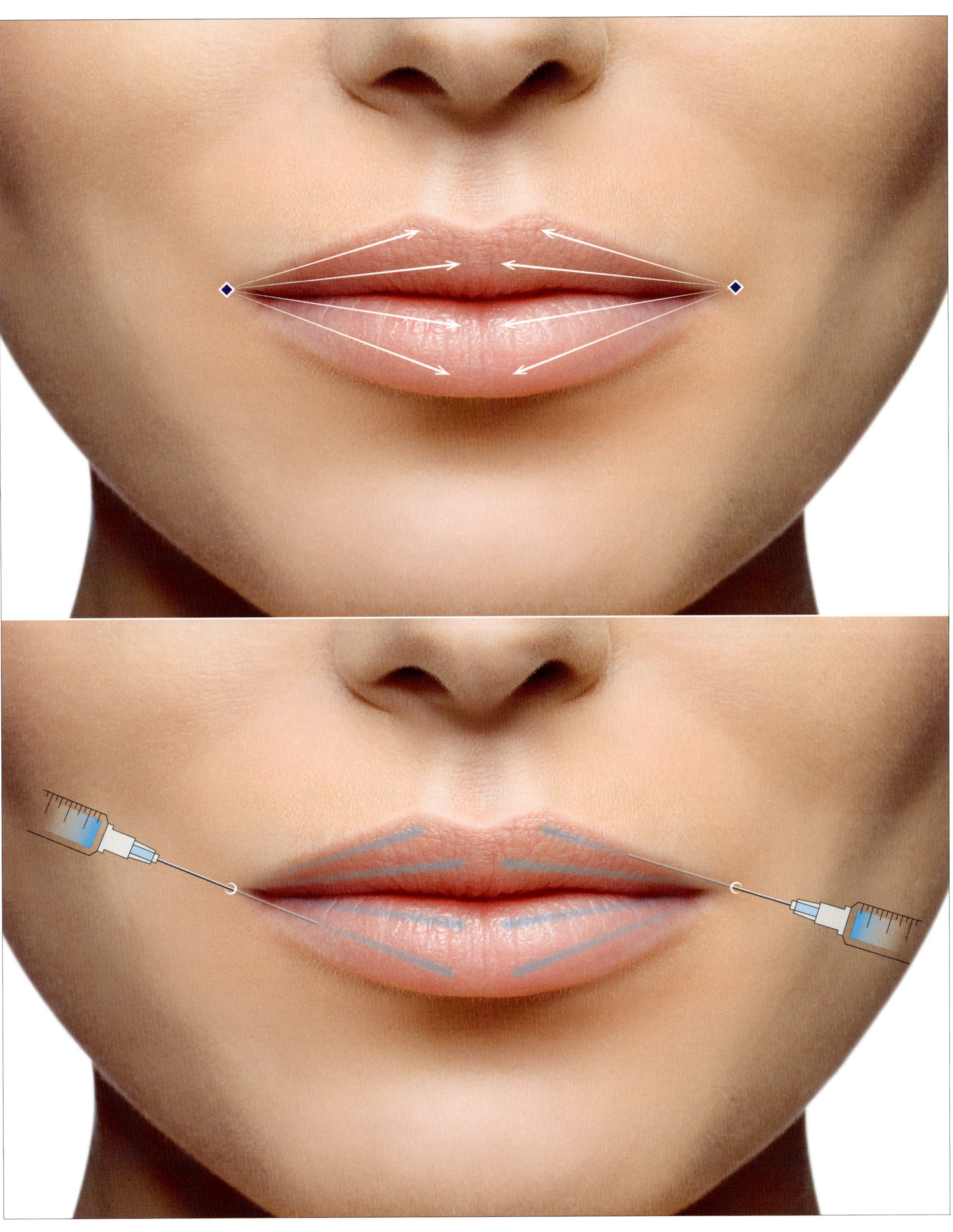

Technik 20 – Abb. 1, 2 Injektionsschema und -planung zur klassischen bis starken Augmentation (stumpfe Kanüle).

9

Behandlungspraxis (→ Technik 20 – Abb. 3–7)

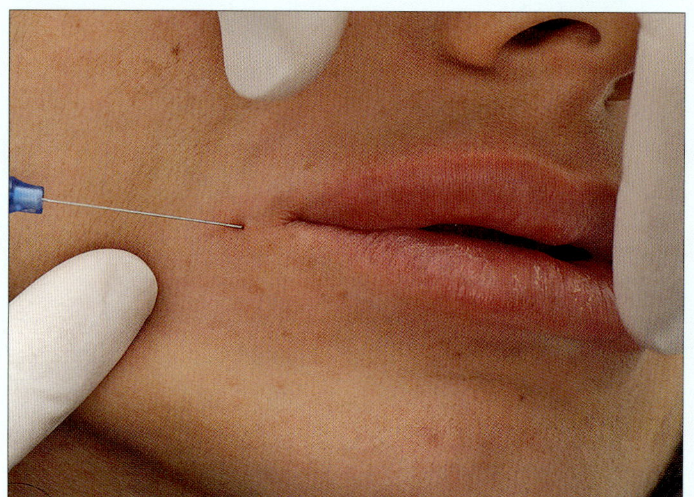

Technik 20 – Abb. 3 Der Vorstich mittels der Nokor-Nadel erfolgt nah am Mundwinkel, sodass mit dem Eintrittspunkt eine möglichst große Reichweite gewährleistet wird.

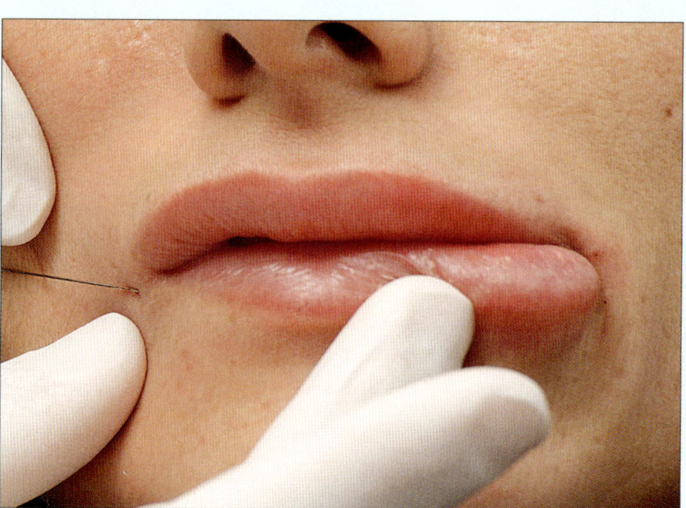

Technik 20 – Abb. 4 Die kontralaterale Hand spannt die Lippe und die Kanüle wird vorsichtig über das vorgestochene Loch in die Lippe geführt. Die Kanüle bewegt sich entlang der Lippenhaut.

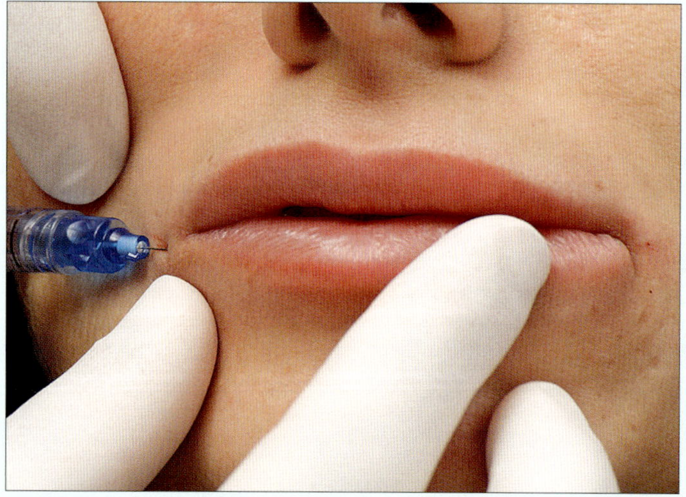

Technik 20 – Abb. 5 Wenn die Lippe während der Injektion gespannt wird, kann die Kanüle leichter kontrolliert geführt werden.

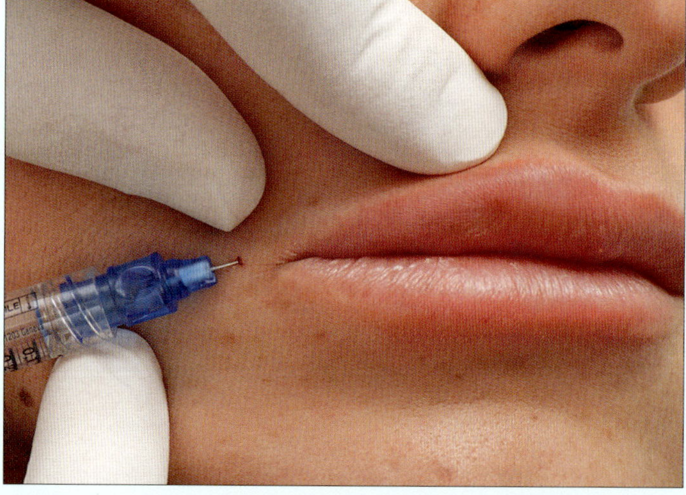

Technik 20 – Abb. 6 Die Kanülenspitze sollte nicht weiter als bis zum Philtrum vorstoßen. Um zu prüfen, wo sich das Ende der Kanüle bei der Infiltration jeweils befindet, wird die Kanüle leicht angehoben und gegen die Lippe gedrückt. Der Vorgang wird wiederholt, bis das gewünschte Volumen erreicht ist.

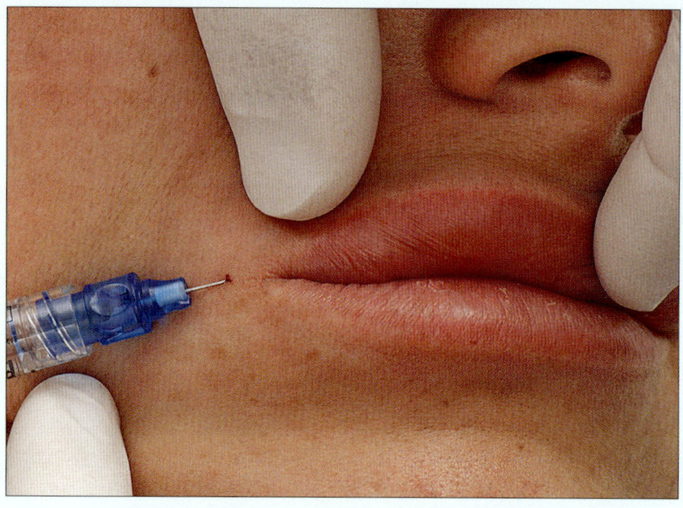

Technik 20 – Abb. 7 Der Vorgang wird an allen vier Quadranten durchgeführt. Dabei muss genau registriert werden, wie viel Material in den einzelnen Quadranten abgegeben wurde, da die Lippe schnell anschwillt und somit mehr Materialvolumen vortäuscht. Es darf in den letzten 5 mm vor dem Austrittspunkt kein Material mehr abgegeben werden, da sonst der Stichkanal offenbleibt.

Wichtige Hinweise

- Beim Vorschieben der Kanüle kann der Behandler anterograd kleine Mengen abgeben und eine Minute warten, bis die betäubende Wirkung des lidocainhaltigen Produkts einsetzt. So kann der Behandler entspannter arbeiten, da der Patient weniger Schmerzen empfindet.
- Durch sanfte Massage nach der Behandlung kann das Material gut verteilt werden.

Mögliche Nebenwirkungen

Leichte Rötungen, selten Entzündungen, selten Hämatome, leichte bis stärkere Schwellungen, 2–3 Tage Schmerzen in der Lippe

Unerwünschte Nebenwirkungen

Entzündungen, Überkorrekturen und dadurch Veränderung der Lippenform, Knotenbildungen, Asymmetrien durch ungleichmäßige Materialabgabe, Nekrose

Behandlungsprotokoll auf einen Blick

- Anamnese, Evaluation und Aufklärung
- Einverständniserklärung
- Fotodokumentation: Vorher-Bilder
- Analyse und Einzeichnen der zu behandelnden Areale
- Reinigen
- Gründliche Desinfektion
- Ggf. Lokalanästhesie (Lidocaincreme)
- Injektionstechnik: Fächertechnik, je 2–3 Linie pro Quadranten
- Schicht: im Lippenrot subkutan über dem Ringmuskel
- Material: Produkt der Klasse »M/L soft«
- Volumen: max. 0,3 ml pro Quadranten, insgesamt 1–1,2 ml
- Nadel: Kanüle 27G, 40 mm, Nokor-Nadel > 25G
- Massage möglich
- Evtl. Kühlung
- Heparinsalbe bei Hämatomen, Ibuprofen p-o, Arnika
- Fotodokumentation: Nachher-Bilder
- Empfehlungen für das Verhalten nach dem Eingriff
- Folgetermin zur Nachkontrolle nach 8–14 Tagen

9.4.7 TECHNIK 21

Extreme Augmentation – Bolus- und Fächertechnik (scharfe Nadel)

Der Aufbau der Lippe erfolgt durch extreme Volumengabe. Durch den Einsatz der scharfen Nadel ist mit Hämatomen und Schwellungen zu rechnen.

Patientenauswahl

- Bei Wunsch nach extremer Vergrößerung des Lippenvolumens

Injektionsschema und -planung (→ Technik 21 – Abb. 1, 2)

Die genaue Analyse mit der Markierung der zu behandelnden Zonen stellt die Voraussetzung für ein gutes Behandlungsergebnis dar. Die Kombination der Bolus- und Fächertechnik ermöglicht eine prominente Hervorhebung des mittleren Teils der Lippe. Der Volumenzuwachs ist abhängig von der Menge des abgegebenen Materials. Es wird empfohlen, mit vier Boli zu beginnen, besonders wenn es sich um einen kleinen schmalen Mund handelt. Die vier Boli, die in das Zentrum der Lippe gesetzt werden, bestimmen die Form. Je größer die Boli sind, desto schlauchbootartiger wird die Lippe. Hier gilt es, nach einer vollumfänglichen Analyse (s. Kap. 1.6, S. 27 ff.) die anatomischen Rahmenbedingungen zu respektieren, da es oft nicht möglich ist, eine Lippe extrem zu volumisieren, ohne einen Entenschnabel oder Mundwinkelfalten zu erzeugen. Auch kann die Begrenzung der Lippengewebestruktur ein Volumen nicht zulassen, sodass das Material in andere Bereiche abwandern und dort zu unschönen Verformungen führen könnte. Wir empfehlen, hier moderat vorzugehen und das Behandlungsziel in kleinen Schritten mit dem Patienten abzustimmen. Wenn die Boli platziert sind, kann der laterale Teil der Lippen angeglichen werden.

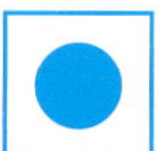

Technik: Bolus- und Fächertechnik

Stichrichtung: in das Lippenrot und quer zur Muskulatur

Schicht: intramuskulär

Material: Produkt der Klasse »M/L soft«

Volumen: abhängig vom Patientenwunsch, insgesamt 1,0 ml bis max. 1,5 ml

Nadel: scharfe Nadel 27–29G

Anästhesie: Lidocainsalbe, Leitungsanästhesie

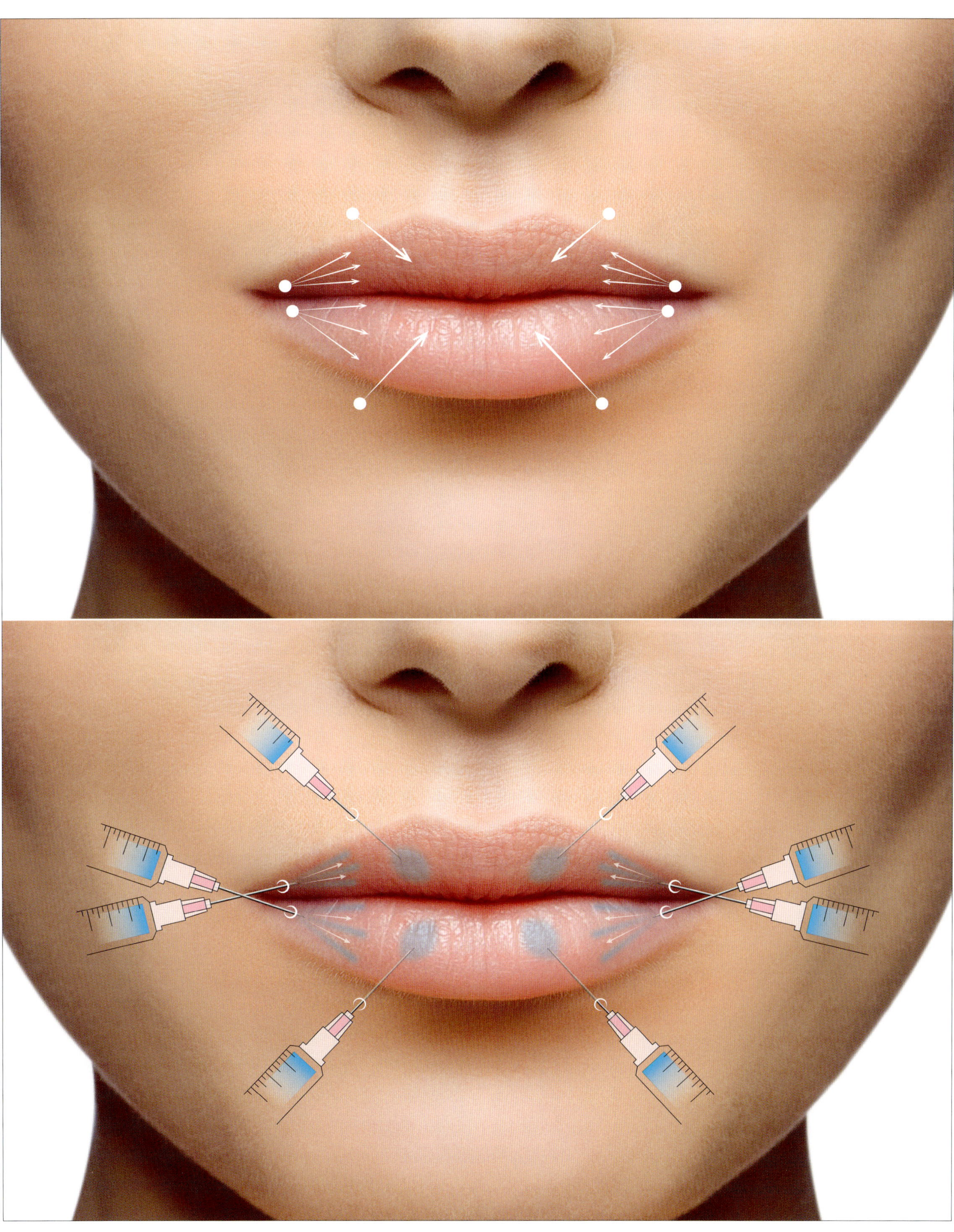

Technik 21 – Abb. 1, 2 Injektionsschema und -planung zur extremen Augmentation – Bolus- und Fächertechnik (scharfe Nadel).

Behandlungspraxis (→ Technik 21– Abb. 3–8)

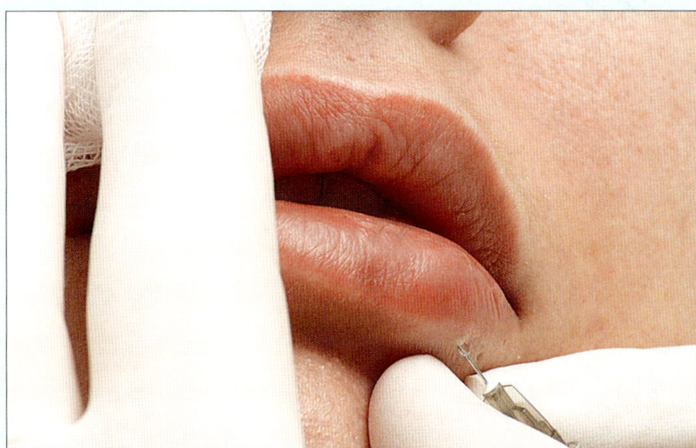

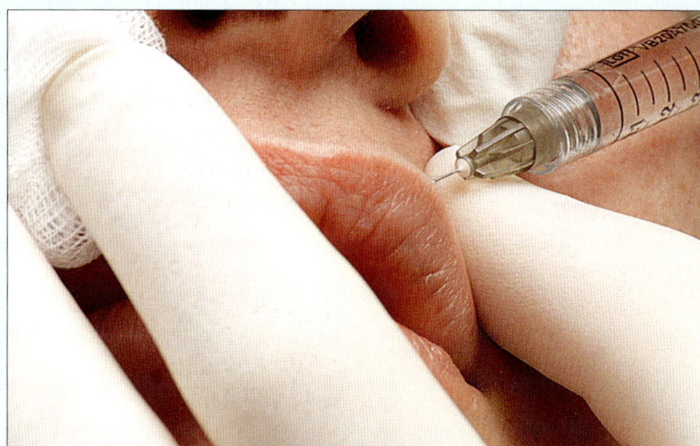

Technik 21 – Abb. 3, 4 Zunächst wird jeweils ein Bolus pro Quadranten gesetzt. Er wird durch das Lippenweiß injiziert: Die Nadelspitze muss im Zentrum des Zielgebiets sein. Dies kann vor der Materialabgabe mit dem Finger kontrolliert werden, indem von der Lippenhaut aus die Nadelspitze palpiert wird. Der Bolus wird nach der Materialabgabe gut sichtbar.

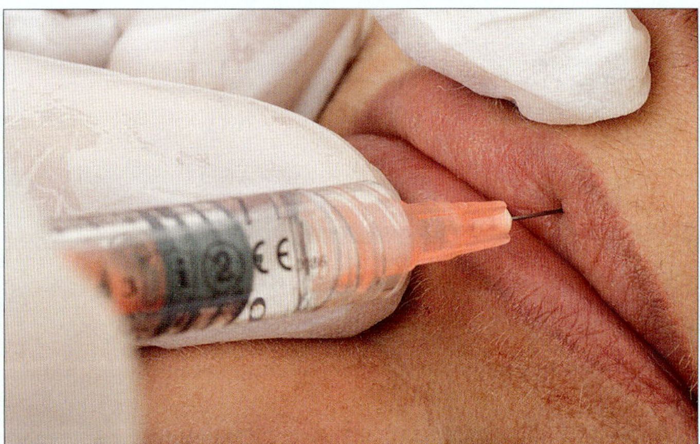

Technik 21 – Abb. 5 Es ist aber auch möglich, direkt von vorne in das Zentrum der Lippe zu injizieren, was für den Behandler einfacher, aber für den Patienten schmerzhafter ist.

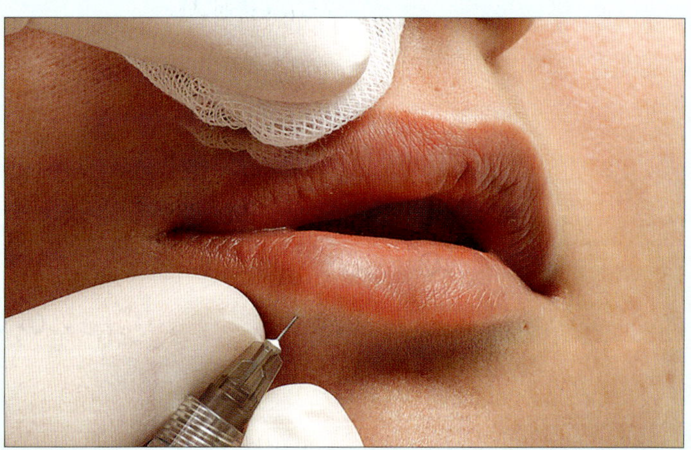

Technik 21 – Abb. 6 Um auch bei extremer Volumisierung der Lippe ein harmonisches Ergebnis zu erzielen, ist darauf zu achten, dass im Endergebnis die untere Lippe größer ist als die obere Lippe (s. Schönheitscode, S. 32 ff.).

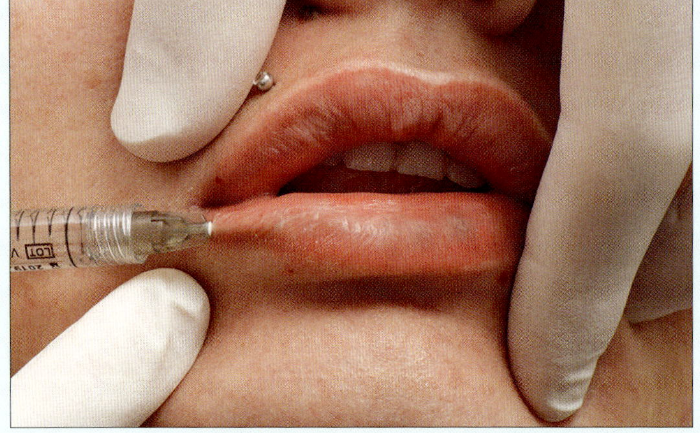

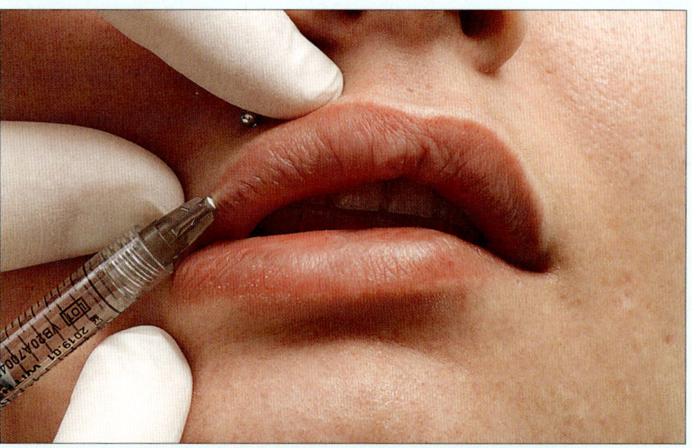

Technik 21 – Abb. 7, 8 Nachdem die vier Boli platziert sind, werden die seitlichen Ausläufer der Lippe angleichend gefüllt. Hierzu wird die Fächertechnik mit der scharfen Nadel eingesetzt. Je nach vorausgegangener Volumengabe in den Boli werden 2–4 Linien platziert. Die Materialabgabe liegt im Ermessen des Behandlers und in Absprache mit dem Patienten. Durch zu hohe Materialabgabe kann der Mund stark verbreitert werden, was ihn dann unnatürlich aussehen lässt.

Wichtige Hinweise

- Die Materialabgabe liegt im Ermessen des Behandlers und bedarf der Absprache mit dem Patienten.
- Durch zu hohe Materialabgabe kann der Mund stark verbreitert, verformt und als Entenschnabel aufgeworfen werden, was ihn dann unnatürlich aussehen lässt.

Mögliche Nebenwirkungen

Leichte Rötungen, selten Entzündungen, häufig Hämatome, stärkere Schwellungen, 2–3 Tage Schmerzen

Unerwünschte Nebenwirkungen

Entzündungen, Überkorrekturen und ungleichmäßige Materialabgabe und dadurch Veränderung der Lippenform, Knotenbildungen, Asymmetrien, Nekrose

Behandlungsprotokoll auf einen Blick

- Anamnese, Evaluation und Aufklärung
- Einverständniserklärung
- Fotodokumentation: Vorher-Bilder
- Analyse und Einzeichnen der zu behandelnden Areale
- Reinigen
- Gründliche Desinfektion
- Ggf. Lokalanästhesie (Lidocaincreme), Leitungsanästhesie
- Injektionstechnik: Bolus- und Fächertechnik
- Schicht: intramuskulär
- Material: Produkt der Klasse »M/L soft«
- Volumen: abhängig vom Patientenwunsch, insgesamt 1,0 ml bis max. 1,5 ml
- Nadel: scharfe Nadel 27–29G
- Keine Massage
- Evtl. Kühlung
- Heparinsalbe bei Hämatomen, Ibuprofen p-o, Arnika
- Fotodokumentation: Nachher-Bilder
- Empfehlungen für das Verhalten nach dem Eingriff
- Folgetermin zur Nachkontrolle nach 8–14 Tagen

9.4.8 TECHNIK 22

Augmentation von der Nass-Trocken-Grenze aus (scharfe Nadel)

Durch die Technik können Lippen mit Volumenmangel, d. h. schmale Lippen, etwas vergrößert werden. Bei extrem schmalen Lippen allerdings sind dem Einsatz dieser Technik Grenzen gesetzt. Das Resultat ist bei jungen, von Natur aus schmalen Lippen in der Regel besser als bei altersatrophierten und nach innen gestülpten Lippen.

Patientenauswahl

- Bei schmalen Lippen oder einem geringen sichtbaren Lippenrotanteil. Zu unterscheiden sind dabei nach innen gerichtete, altersatrophierte Lippen (s. Technik 23, S. 218 ff.) von solchen, die nur wenig Volumen aufweisen.

Injektionsschema und -planung (→ Technik 22 – Abb. 1, 2 a+b)

9

Es wird in jeweils drei Linien entlang der Nass-Trocken-Grenze in die Ober- und Unterlippe gespritzt. Wenn die Oberlippe auch in der Breite vergrößert werden soll, werden die beiden mundwinkelnahen Linien mit der gleichen Materialmenge injiziert wie die mediale Linie. Je länger die Linie zum Mundwinkel hingezogen wird, desto breiter wird der Mund. Wenn der Schwerpunkt der Volumisierung im medialen Bereich platziert werden soll, verjüngt man das Material zu den Seiten hin. Die Oberlippe „verzeiht" weniger als die Unterlippe, da ihre Kontur und Form für den Ausdruck prägend sind. Wird sie zu sehr verändert, wird das Erscheinungsbild der Mundregion verfremdet.

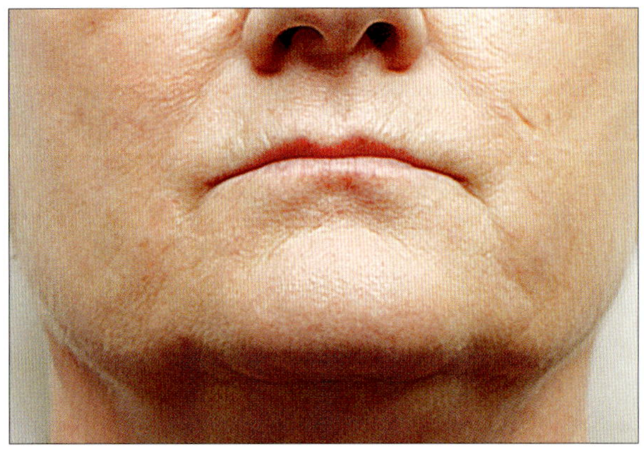

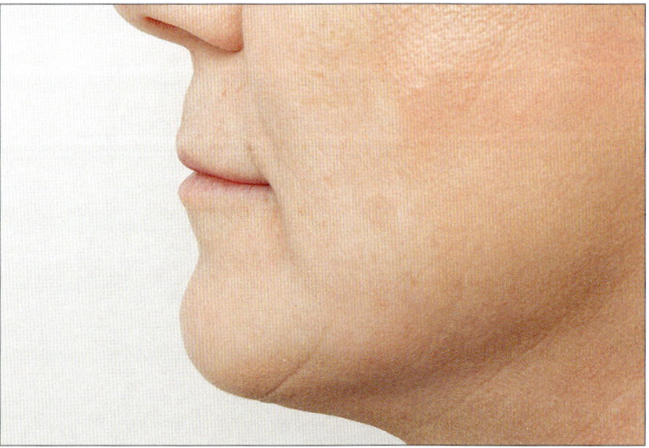

Altersatrophierte, durch Alterungsprozesse nach innen gerichtete Lippe (linkes Bild) und schmale Lippe einer jüngeren Patientin (rechtes Bild).

 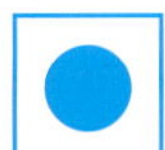

Technik: Lineartechnik
Stichrichtung: längs des Muskelkörpers entlang der Nass-Trocken-Grenze
Schicht: im Lippenrot subkutan über dem Ringmuskel
Material: Produkt der Klasse »M soft«
Volumen: max. 0,1 ml pro Linie, insgesamt 0,6 ml
Nadel: scharfe Nadel 27–29G, 20 mm
Anästhesie: ggf. Lidocainsalbe, ggf. Leitungsanästhesie

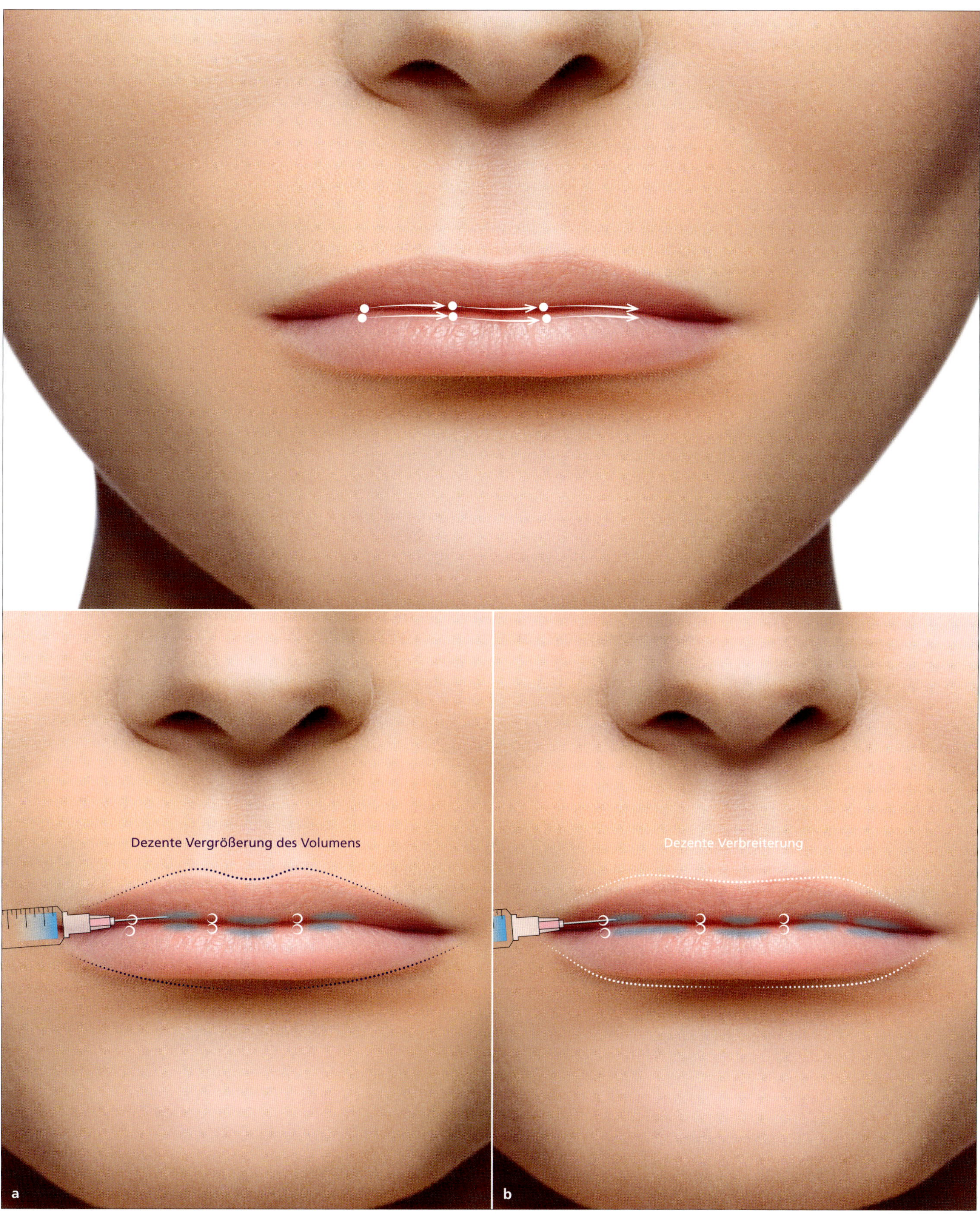

Technik 22 – Abb. 1, 2 a+b Injektionsschema und -planung zur Augmentation schmaler Lippen von der Nass-Trocken-Grenze aus (scharfe Nadel). Soll die Lippe im Zentrum aufgeworfen werden, um das Volumen zu vergrößern, wird das Material in der Nass-Trocken-Grenze des Zentrums platziert (a). Soll die Lippe in der gesamten Breite leicht aufgerollt werden, ist es wichtig, das Material über fast die gesamte Lippenlänge zu injizieren (b).

Behandlungspraxis (→ Technik 22 – Abb. 3, 4)

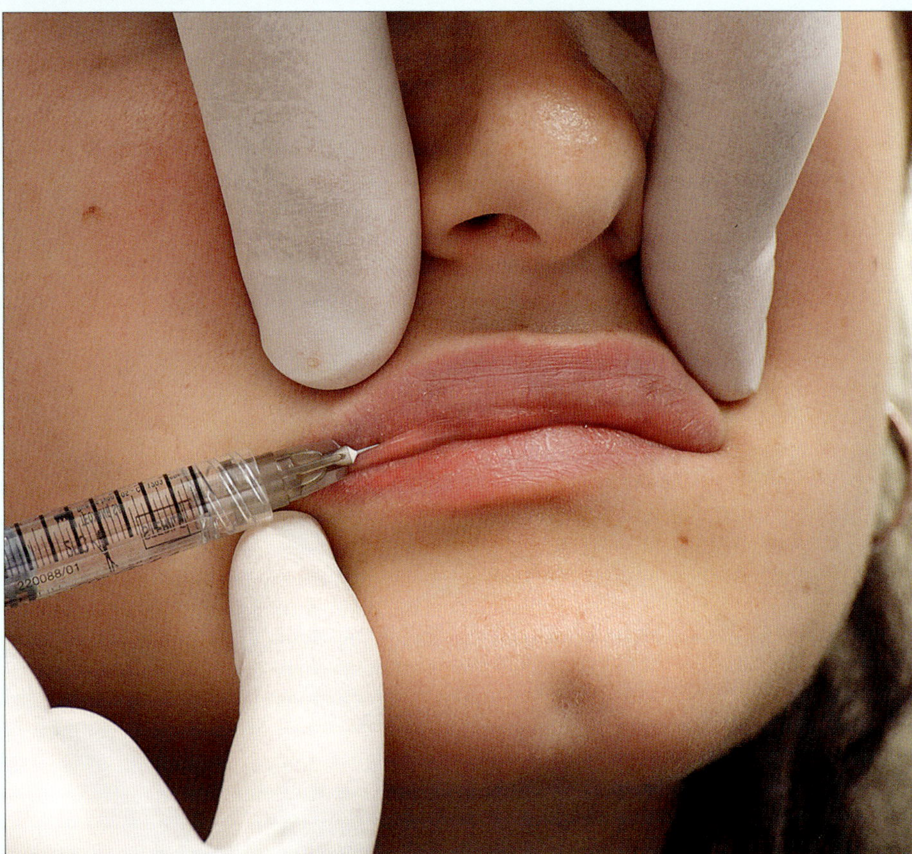

Technik 22 – Abb. 3 Je mehr Volumen in den hinteren Bereich der Schleimhaut eingebracht wird, desto stärker kommt die Lippe nach vorne. Das Material kann für den Patienten als Bolus, durch den der Hebeeffekt entsteht, von innen mit der Zunge spürbar sein. Die Lippe wird zwischen Daumen und Zeigefinger der freien Hand gespannt und leicht aufgerollt, bis die Nass-Trocken-Grenze sichtbar wird. Unter visueller Kontrolle der Materialabgabe wird die Lippe langsam linear unterspritzt.

9

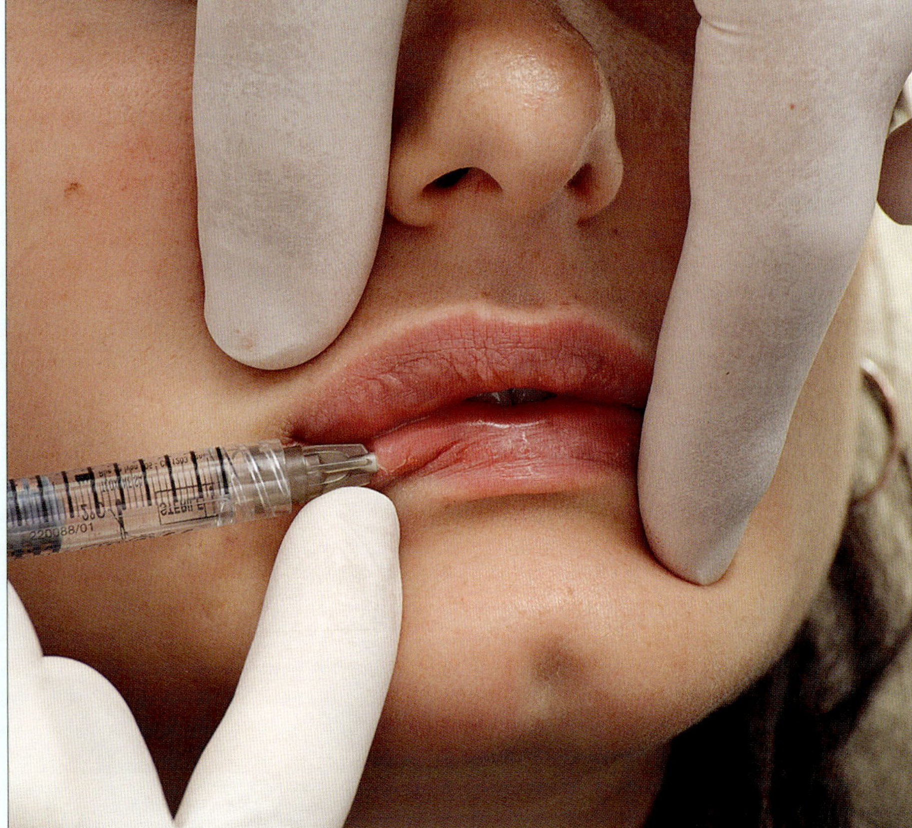

Technik 22 – Abb. 4 Die Lippe kann auch nach außen gestülpt und dann injiziert werden.

Wichtige Hinweise

- Der Patient sollte nach der Behandlung aufgefordert werden, die Lippen anzuspannen und zu lachen. Dadurch werden Ungleichmäßigkeiten sichtbar und können ausgeglichen werden.

Mögliche Nebenwirkungen

Selten Entzündungen, innere Hämatome, leichte bis stärkere Schwellungen

Unerwünschte Nebenwirkungen

Entzündungen, Überkorrekturen und ungleichmäßige Materialabgabe und dadurch Veränderung der Lippenform, Knotenbildungen, Asymmetrien

Behandlungsprotokoll auf einen Blick

- Anamnese, Evaluation und Aufklärung
- Einverständniserklärung
- Fotodokumentation: Vorher-Bilder
- Analyse und Einzeichnen der zu behandelnden Areale
- Reinigen
- Gründliche Desinfektion
- Ggf. Lokalanästhesie (Lidocaincreme), Leitungsanästhesie
- Injektionstechnik: Lineartechnik, je 3 Linien pro Ober- und Unterlippe
- Schicht: im Lippenrot subkutan über dem Ringmuskel
- Material: Produkt der Klasse »M soft«
- Volumen: max. 0,1 ml pro Linie, insgesamt 0,6 ml
- Nadel: scharfe Nadel 27–29G, 20 mm
- Ggf. Massage
- Evtl. Kühlung
- Heparinsalbe bei Hämatomen, Ibuprofen p-o, Arnika
- Fotodokumentation: Nachher-Bilder
- Empfehlungen für das Verhalten nach dem Eingriff
- Folgetermin zur Nachkontrolle nach 8–14 Tagen

9.4.9 TECHNIK 23

Augmentation von der Schleimhaut aus (scharfe Nadel)

Das Behandlungsziel ist, eine nach innen geklappte, schmale Lippe gezielt etwas nach vorne zu bringen. Im Unterschied zur Technik 22 wird das Material in die vor den Zähnen befindliche Schleimhaut injiziert und die Zähne werden als Stützpfeiler eingesetzt.

Patientenauswahl

- Bei schmalen, nach innen abgeflachten Lippen, wenig sichtbarem Lippenrot oder altersatrophierten Lippen
- Patienten mit einem Überbiss des Unterkiefers

Injektionsschema und -planung (→ Technik 23 – Abb. 1, 2)

Nachdem die Mukosa zuerst gründlich desinfiziert wurde, werden Boli direkt in die Schleimhaut nahe der Nass-Trocken-Grenze injiziert. Dadurch, dass das Material als Bolus in die Schleimhaut platziert wird und die Zähne einen festen Widerstand bilden, wird die Lippe etwas nach vorne geschoben und nach außen gedreht. Dies ist natürlich immer abhängig von der Zahnstellung, der Kiefersubstanz (s. Kap. 1.6.3, S. 36 ff.), dem natürlichen Lippenrotanteil und dem Alter. An der Oberlippe werden drei bis sieben Boli à ca. 0,02 ml gesetzt, je nach anatomischen Rahmenbedingungen. An der Unterlippe wird empfohlen, an drei Punkten zu injizieren, damit die Unterlippe etwas prominenter erscheint. Die Abgabe der Volumina pro Punkt beträgt hier 0,05 ml oder mehr. Dies ist abhängig von der Zahnstellung des Unterkiefers.

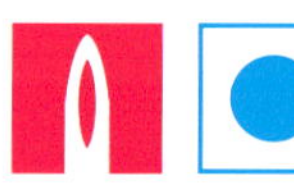

Technik: Bolustechnik

Stichrichtung: von vorne oder von der Seite

Schicht: Lippenrot-Schleimhaut-Grenze supramukosal

Material: Produkt der Klasse »M soft«

Volumen: ca. 0,2 ml in die Oberlippe und 0,3 ml in die Unterlippe, je nach Defizit

Nadel: scharfe Nadel 27G, 20 mm

Anästhesie: Lidocainsalbe, ggf. Leitungsanästhesie

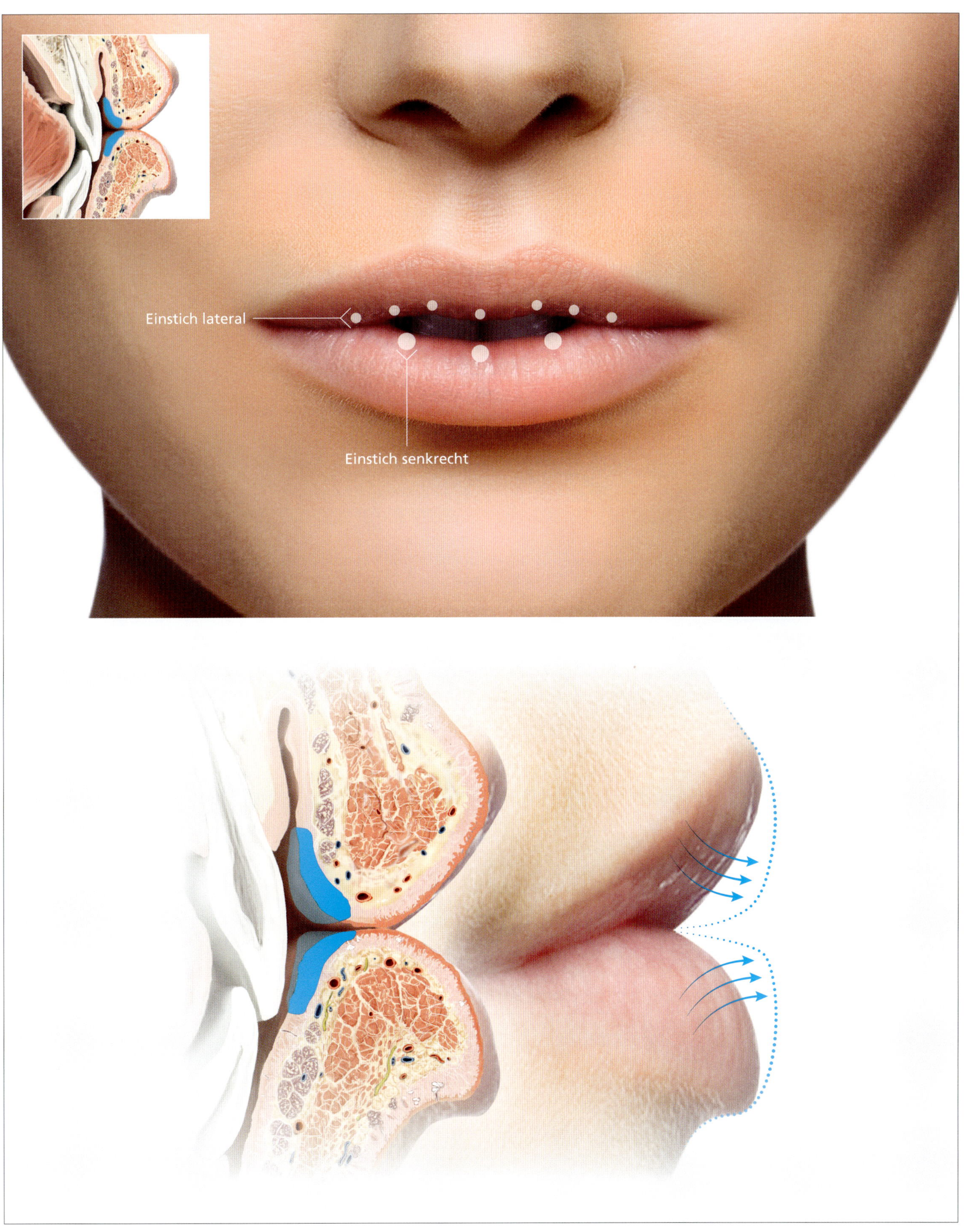

Technik 23 – Abb. 1, 2 Injektionsschema und -planung zur Augmentation schmaler Lippen von der Schleimhaut aus (scharfe Nadel).

9

Behandlungspraxis (→ Technik 23 – Abb. 3–5)

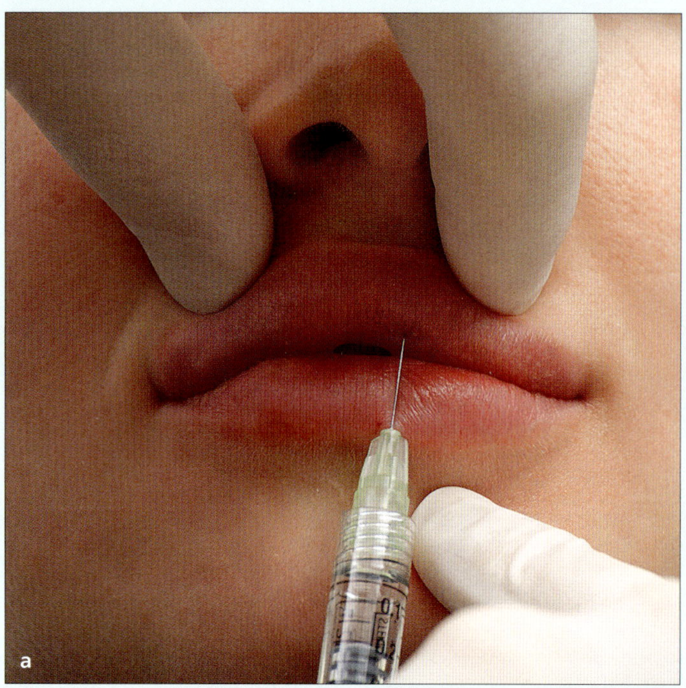

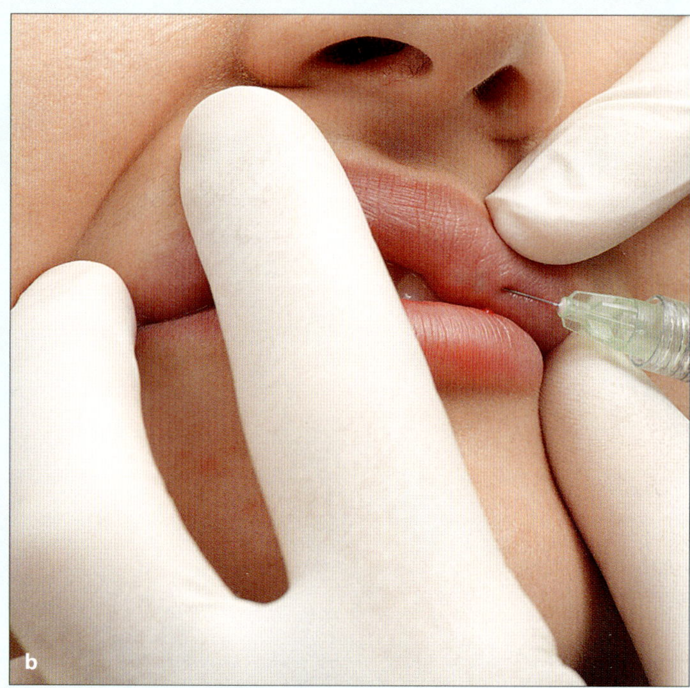

Technik 23 – Abb. 3 a+b Die Lippe wird mithilfe des Zeigefingers und des Daumens aufgerollt, bis die Schleimhaut sichtbar wird. Diese muss erneut desinfiziert werden. Dann wird ein Bolus von ca. 0,02 ml, je nach Bedarf, in die Schleimhaut der Oberlippe abgegeben. Die Nadel wird entweder senkrecht (a) in das Zentrum des Zielgebiets eingestochen oder von lateral (b) eingeführt, sodass sich der Nadelschliff nahe der Schleimhaut in der Mundhöhle befindet. Danach wird das Ergebnis beurteilt und ggf. nachkorrigiert. Das Vorgehen wird auf der anderen Seite mit genau der gleichen HA-Menge wiederholt.

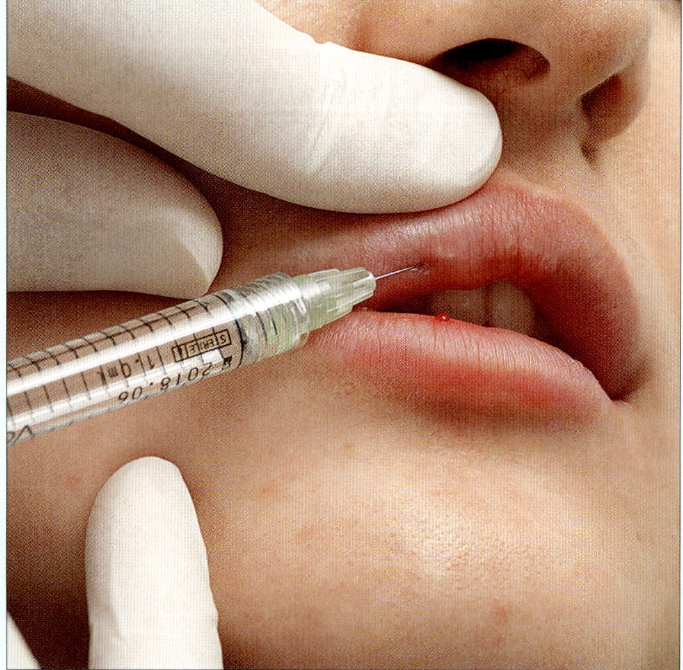

Technik 23 – Abb. 4 Das Bild zeigt den austretenden Bolus.

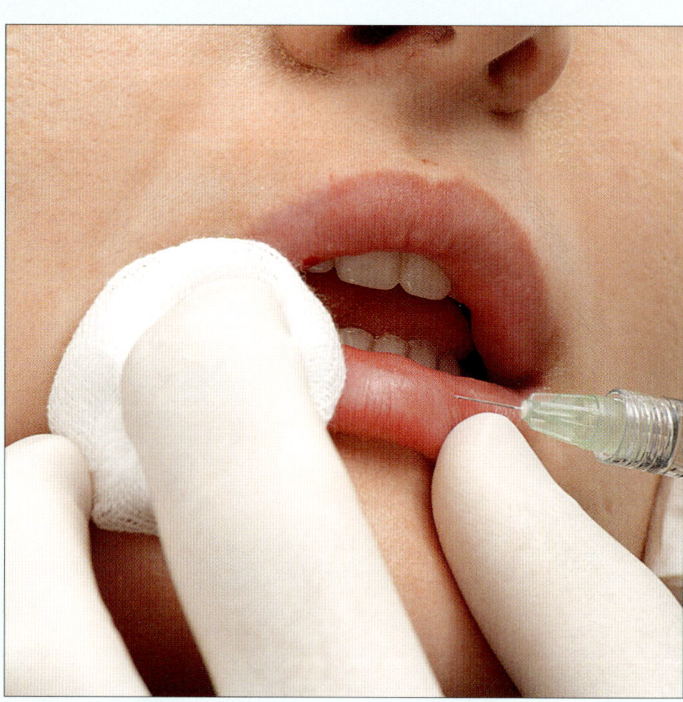

Technik 23 – Abb. 5 Injektion in die Schleimhaut der Unterlippe an drei Punkten mit Boli à ca. 0,05 ml, um die Prominenz der Unterlippe zu gewährleisten.

Wichtige Hinweise

- Um die Lippe gut aufrollen zu können, sollten die Handschuhe trocken sein.
- Die aufgerollte Lippe ist so festzuhalten, dass sie nicht zurückrutscht und damit verhindert wird, dass das Material an eine nicht gewünschte Stelle injiziert wird.

Mögliche Nebenwirkungen

Leichte Rötungen, selten Entzündungen, selten Hämatome, leichte bis stärkere Schwellungen

Unerwünschte Nebenwirkungen

Entzündungen, Überkorrekturen, Asymmetrien, Knotenbildungen, Nekrose

Behandlungsprotokoll auf einen Blick

- Anamnese, Evaluation und Aufklärung
- Einverständniserklärung
- Fotodokumentation: Vorher-Bilder
- Analyse und Einzeichnen der zu behandelnden Areale
- Reinigen
- Gründliche Desinfektion
- Lokalanästhesie (Lidocaincreme), ggf. Leitungsanästhesie
- Injektionstechnik: Bolustechnik
- Schicht: Lippenrot-Schleimhaut-Grenze supramukosal
- Material: Produkt der Klasse »M soft«
- Volumen: ca. 0,2 ml in die Oberlippe und 0,3 ml in die Unterlippe, je nach Defizit
- Nadel: scharfe Nadel 27G, 20 mm
- Keine Massage
- Evtl. Kühlung
- Heparinsalbe bei Hämatomen, Ibuprofen p-o, Arnika
- Fotodokumentation: Nachher-Bilder
- Empfehlungen für das Verhalten nach dem Eingriff
- Folgetermin zur Nachkontrolle nach 8–14 Tagen

9.4.10 TECHNIK 24
Volumisierung mit und ohne Tuberkelakzentierung (scharfe Nadel)

Diese Technik wird angewandt, seit es Filler gibt, und eignet sich zur Auffrischung der Lippen durch ihre milde Augmentation (s. a. Technik 17, S. 194 ff.). Sie ist einfach in der Anwendung, da das Material sehr genau platziert werden kann. Dabei ist eine gleichmäßige Materialabgabe ausschlaggebend für eine harmonische Lippenform.

Die Technik bietet Variationsmöglichkeiten. Sie eignet sich auch, um Asymmetrien auszugleichen, was eine genaue Planung der Materialabgabe im Vorfeld der Behandlung voraussetzt.

Patientenauswahl

- Bei wenig ausgeprägten Lippen, kleinem Mund oder faltigen Lippen
- Bei Wunsch nach mehr Lippenvolumen

Injektionsschema und -planung (→ Technik 24 – Abb. 1–4)

Das Material wird in den markierten, ausgewählten Bereich unter visueller Kontrolle der Materialabgabe durch den Blick auf den Spritzenkolben injiziert, da die Lippe schnell anschwillt. Zwei Varianten sind möglich.

Variante 1: Die Lippe wird ohne Berücksichtigung der Lippenform mit vier oder mehr Linien, abhängig von der Nadellänge, in ihrer Mitte voluminisiert, sodass eine undifferenzierte Vergrößerung des Mittelteils entsteht. Der Tuberkel wird nicht über Kreuz gefüllt. Die Mundspalte wird dadurch dezent begradigt. Die Methode eignet sich bei symmetrisch wohlgeformten Lippen, die lediglich eine Vergrößerung des Gesamtvolumens brauchen. Die Wölbung der Lippe kann nach einer exakten Analyse durch die Seitenansicht perfektioniert werden, indem man den abflachenden Teil ausgleicht. Bei einer abgeflachten Wölbung zum Lippenschluss hin wird das Material näher an die Nass-Trocken-Grenze platziert, um eine konvexe Form zu konstruieren.

Variante 2: Um besonders den Tuberkel zu betonen, wird die lineare Technik so angesetzt, dass sich die Linien, die parallel zum Amorbogen verlaufen, im mittleren Tuberkel überkreuzen. Dadurch wird der Berkeley-Hügel prominent vergrößert und verleiht der Lippe ihren charakteristischen Ausdruck. Das Material wird in das Lippenrot injiziert. Der mittlere Tuberkel der Oberlippe wird betont, indem das Material in der oberen Lippe beidseits, von lateral aus, in die Mitte der Lippe platziert wird. Dadurch erhält die Mundspalte eine M-Form.

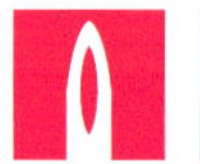 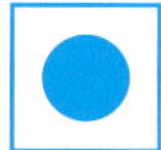

Technik: Lineartechnik
Stichrichtung: längs des Muskelkörpers
Schicht: im Lippenrot subkutan über dem Ringmuskel
Material: Produkt der Klasse »S/M soft«
Volumen: ca. 0,6 ml insgesamt
Nadel: scharfe Nadel 27G, 20 mm
Anästhesie: Lidocainsalbe

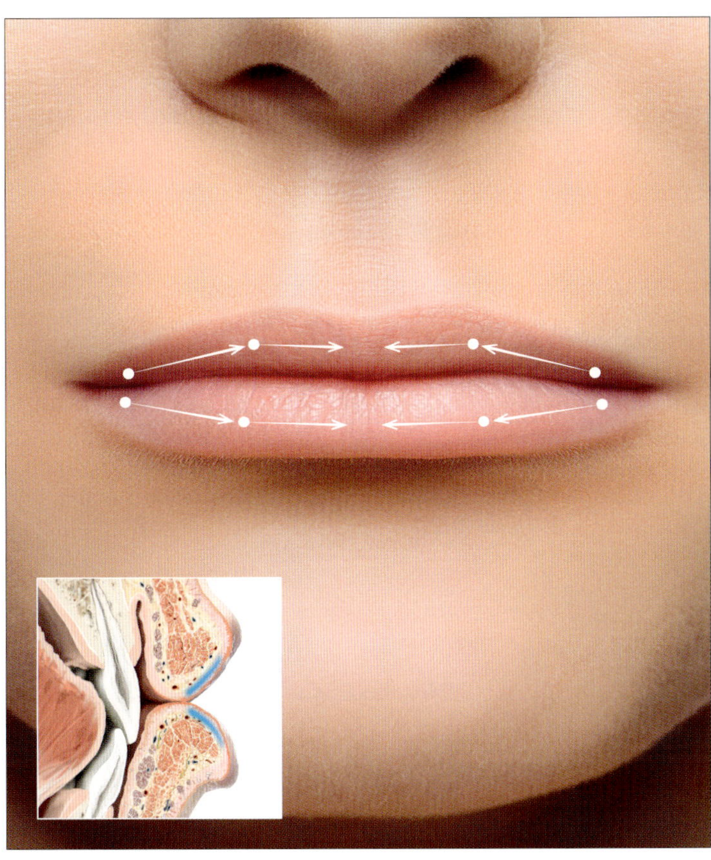

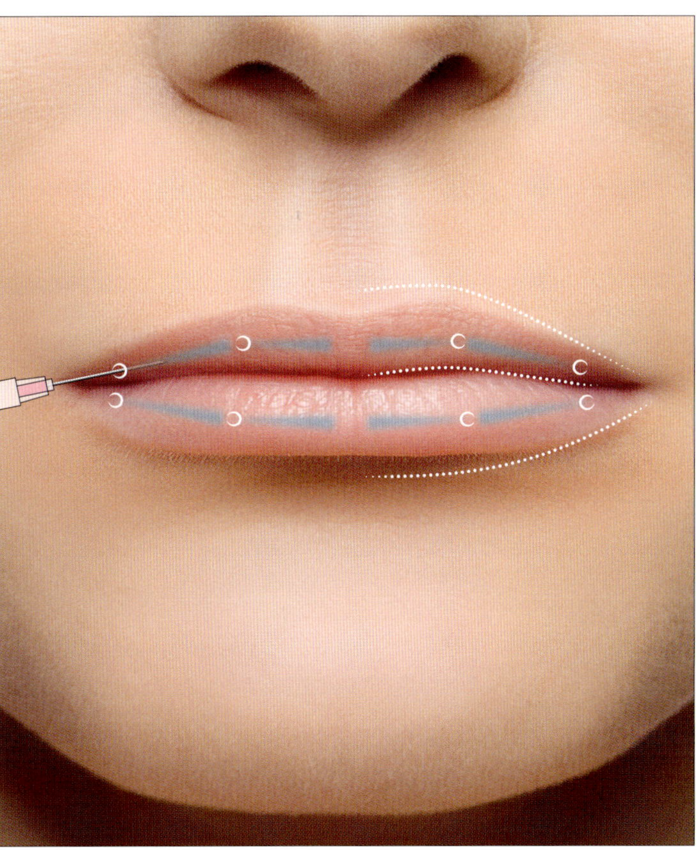

Technik 24 – Abb. 1, 2 Injektionsschema und -planung zur undifferenzierten Volumisierung des medialen Anteils der Lippe (scharfe Nadel).

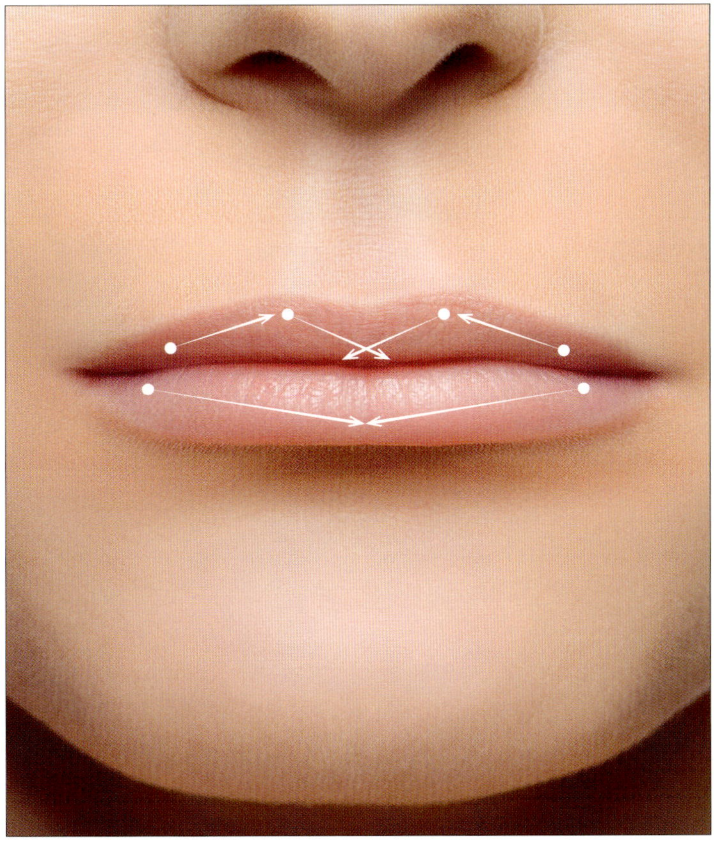

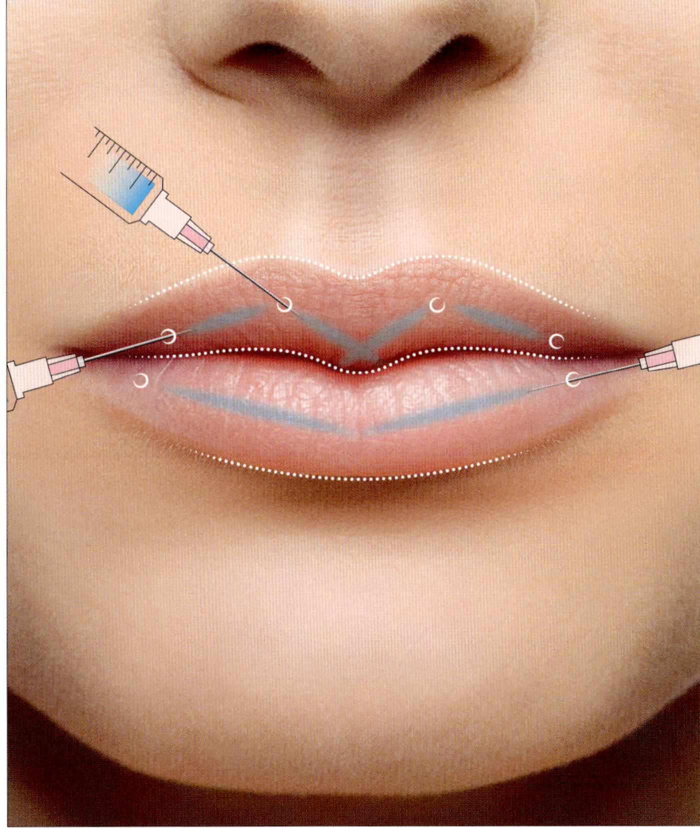

Technik 24 – Abb. 3, 4 Injektionsschema und -planung zur Volumisierung mit Tuberkelakzentierung (scharfe Nadel).

9

Behandlungspraxis (→ Technik 24 – Abb. 5–11)

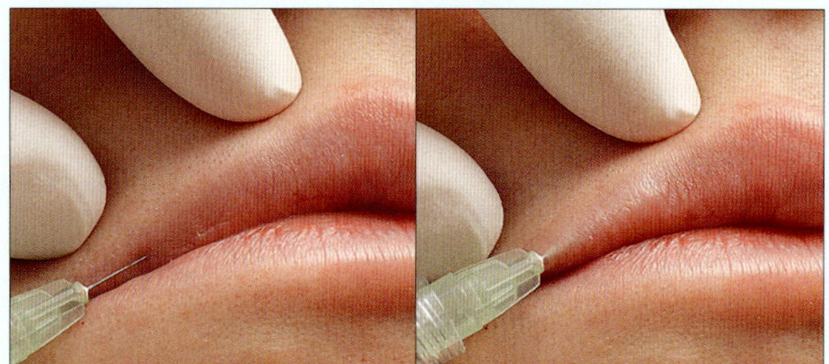

Technik 24 – Abb. 5 Mit der freien Hand wird ein leichter Druck mit Daumen und Zeigefinger auf das Lippenweiß oberhalb der Lippe gegeben, sodass sich die Lippe leicht aufrollt und spannt. Die Nadel wird ca. 2 cm weit eingeführt und das Material gleichmäßig retrograd, sich zum Ende hin verjüngend, abgegeben. In der leicht aufgerollten Lippe sollte die Nadel gut sichtbar sein.

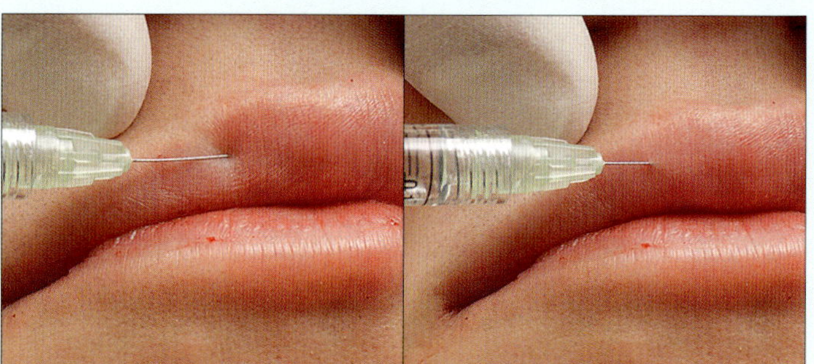

Technik 24 – Abb. 6 Um den Tuberkel zu betonen, wird die Lippe leicht nach oben außen gezogen und auf Höhe des Amorbogens in Richtung Zentrum des Tuberkels injiziert. Das Material wird retrograd abgegeben.

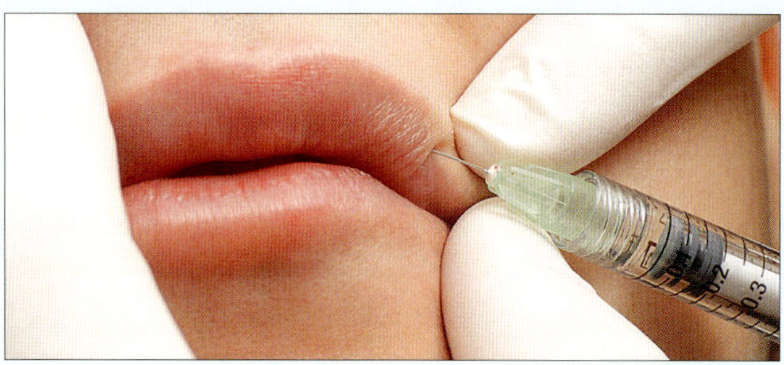

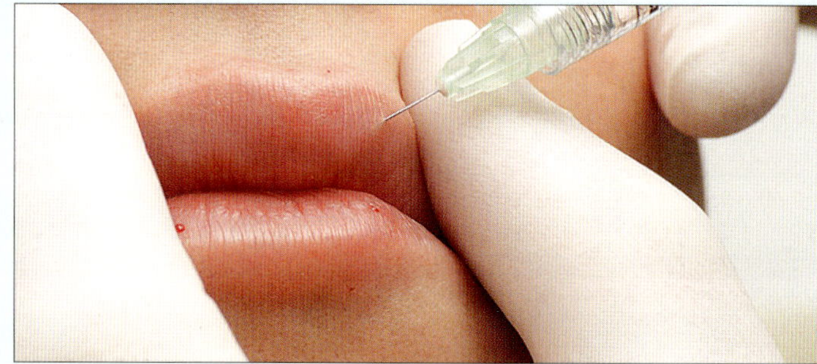

Technik 24 – Abb. 7, 8 Bei der Injektion auf der kontralateralen Seite ist darauf zu achten, dass genau die gleiche Menge an Material abgegeben wird. Daher soll die Lippe während der Materialabgabe nicht mehr gespannt werden, damit der Behandler anhand des nach außen sich hebenden Gewebes den symmetrischen Effekt der Materialabgabe kontrollieren kann.

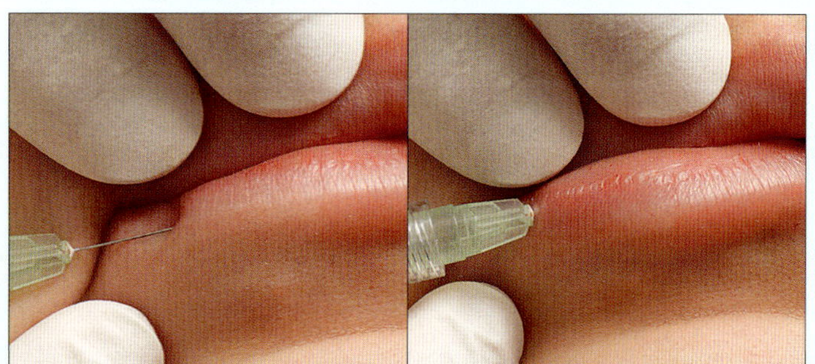

Technik 24 – Abb. 9 Die Unterlippe wird mit dem kleinen Finger der unterspritzenden Hand oder mit dem Daumen der freien Hand leicht nach außen gezogen und in drei Sequenzen linear retrograd gefüllt, wobei der mittlere Teil mit etwas mehr Volumen gefüllt wird als die beiden mundwinkelnahen Bereiche. Die gleichmäßige Abgabe des Materials muss durch Beobachtung des Spritzenkolbens kontrolliert werden.

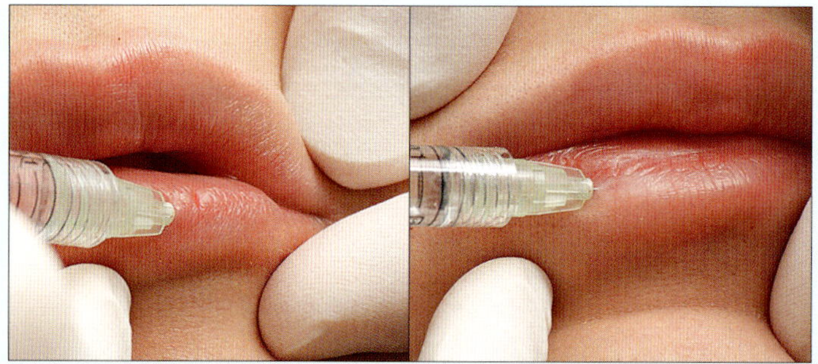

Technik 24 – Abb. 10 Der Behandler kann die Unterlippe komplett von einer Seite aus unterspritzen. Der Patient muss den Kopf nur etwas von rechts nach links drehen, wenn von der rechten Seite injiziert wird.

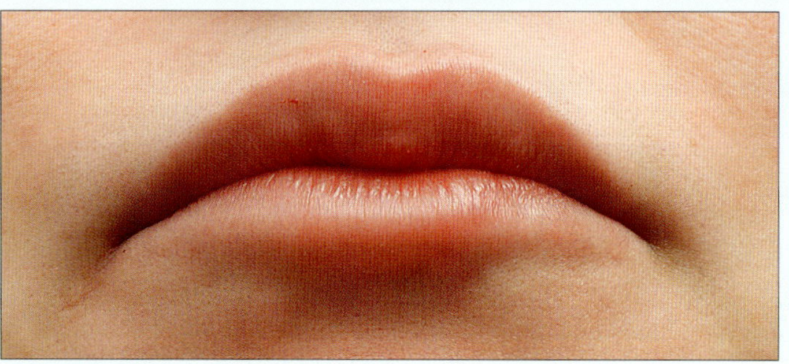

Technik 24 – Abb. 11 Abschließend ist die visuelle und auch palpatorische Kontrolle wichtig. Es dürfen keine Asymmetrien entstehen.

Wichtige Hinweise

- Die palpatorische Kontrolle ist wichtig. Es dürfen keine Klümpchen oder Ungleichmäßigkeiten zu fühlen sein.
- Wenn der Behandler die Lippe unmittelbar nach der Behandlung mit einer Wundsalbe eincremt und die Lippe sanft mit beiden Händen zwischen Daumen und Zeigefinger massiert, ist sehr gut zu spüren, ob das Material gleichmäßig verteilt ist. Auch lassen sich so kleine Unregelmäßigkeiten beheben.
- Das unmittelbare Resultat der Unterspritzung ist zu sehen, wenn der Patient direkt nach der Unterspritzung den Mund wie beim Lachen auseinanderzieht. Dies dient auch der Kontrolle für eine gleichmäßige Materialverteilung.

Mögliche Nebenwirkungen

Leichte Rötungen, selten Entzündungen, Hämatome, leichte bis stärkere Schwellungen

Unerwünschte Nebenwirkungen

Überkorrekturen und dadurch Veränderung der Lippenform oder Knotenbildungen, Asymmetrien durch ungleichmäßige Materialabgabe, Nekrose

Behandlungsprotokoll auf einen Blick

- Anamnese, Evaluation und Aufklärung
- Einverständniserklärung
- Fotodokumentation: Vorher-Bilder
- Analyse und Einzeichnen der zu behandelnden Areale
- Reinigen
- Gründliche Desinfektion
- Ggf. Lokalanästhesie (Lidocaincreme), Leitungsanästhesie
- Injektionstechnik: Lineartechnik, 4 Linien/Oberlippe, 3–4 Linien/Unterlippe
- Schicht: Lippenrot subkutan über dem Ringmuskel
- Material: Produkt der Klasse »S/M soft«
- Volumen: ca. 0,6 ml insgesamt
- Nadel: scharfe Nadel 27G, 20 mm
- Massage möglich
- Evtl. Kühlung
- Heparinsalbe bei Hämatomen, Ibuprofen p-o, Arnika
- Fotodokumentation: Nachher-Bilder
- Empfehlungen für das Verhalten nach dem Eingriff
- Folgetermin zur Nachkontrolle nach 8–14 Tagen

9.4.11 TECHNIK 25

Volumisierung – Bolustechnik (scharfe Nadel)

Mit der Technik wird eine Augmentation im tiefen Lippenbereich durch das Setzen von HA-Boli direkt in das Lippenrot erreicht. Eine exakte Analyse mit Definition des zu füllenden Areals geht der Behandlung voraus.

Patientenauswahl

- Bei Volumendefizit oder Wunsch nach starker Vergrößerung der Lippe
- Beautification
- Ausgleich von Asymmetrien

Injektionsschema und -planung (→ Technik 25 – Abb. 1, 2)

Per Injektion mit der scharfen Nadel werden Boli tief in das Lippenrot gesetzt. Das Material wird entweder von lateral nach medial eingebracht oder direkt von vorne nach dorsal. Die Einstichtiefe wird so gewählt, dass sich die Nadelspitze im Zentrum des geplanten Bolus im Lippenmuskel befindet. Wird der Bolus zu oberflächlich platziert, kann er bei der Lippenbewegung durch Sprechen oder Lachen sichtbar werden, was ein unerwünschtes Ergebnis darstellen würde. Die Kontrolle über die Materialabgabe erfolgt visuell. Die Hyaluronsäure sollte weich sein, d. h. einen moderaten Vernetzungs- und ein mittleren Kalibrierungsgrad aufweisen (Sattler & Sommer 2015).

 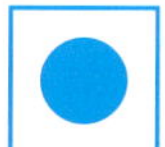

Technik: Bolustechnik
Stichrichtung: von der Seite oder von vorne kommend in den Muskelkörper
Schicht: Lippenrot, intramuskulär in den Ringmuskel
Material: Produkt der Klasse »M/L soft«
Volumen: max. 0,25 ml pro Bolus/Oberlippe, 0,3–0,5 ml pro Bolus/Unterlippe, insgesamt max. 1,5 ml
Nadel: scharfe Nadel 27G
Anästhesie: Lidocainsalbe, Leitungsanästhesie

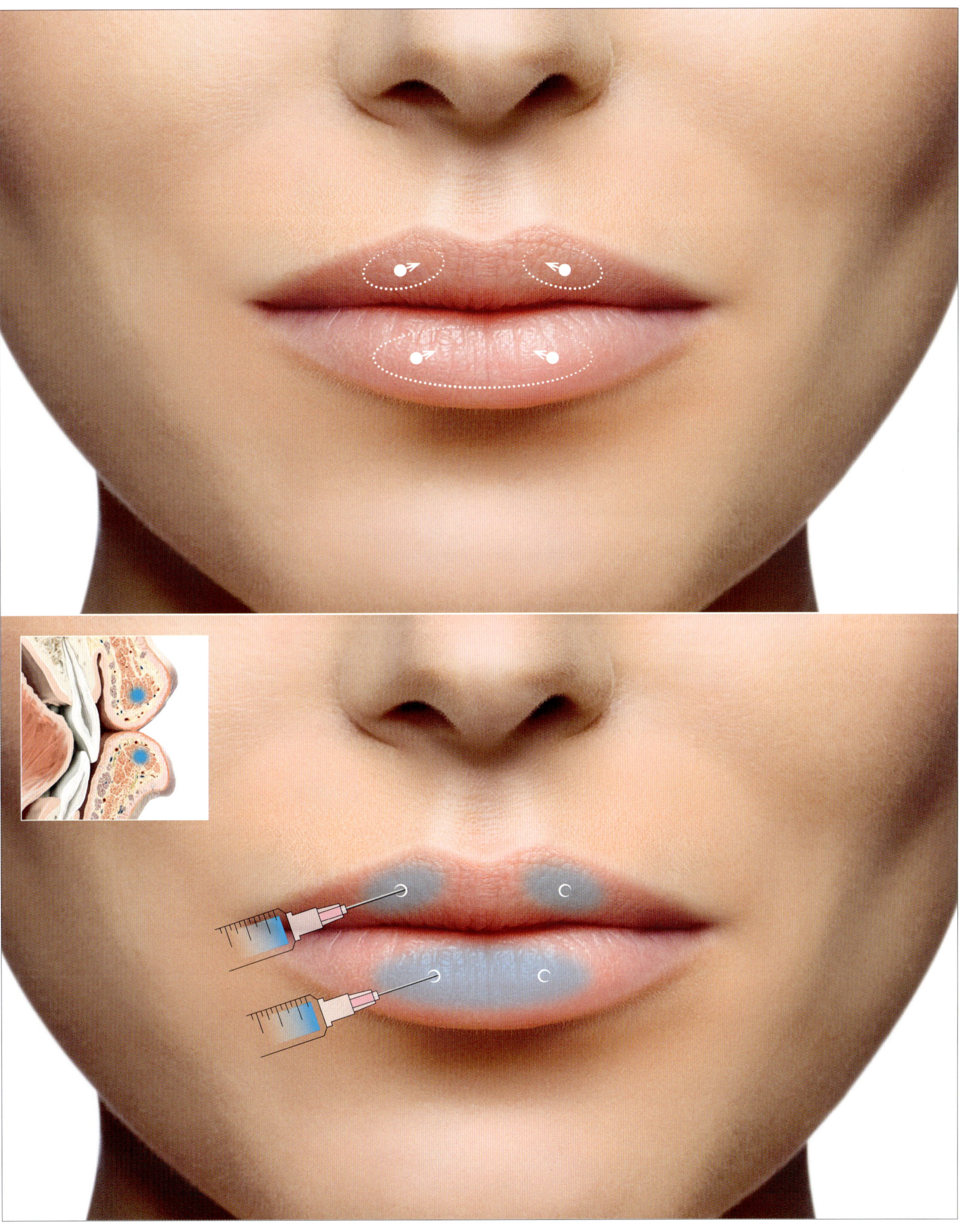

Technik 25 – Abb. 1, 2 Injektionsschema und -planung zur Volumisierung – Bolustechnik (scharfe Nadel).

Behandlungspraxis (→ Technik 25 – Abb. 3–6)

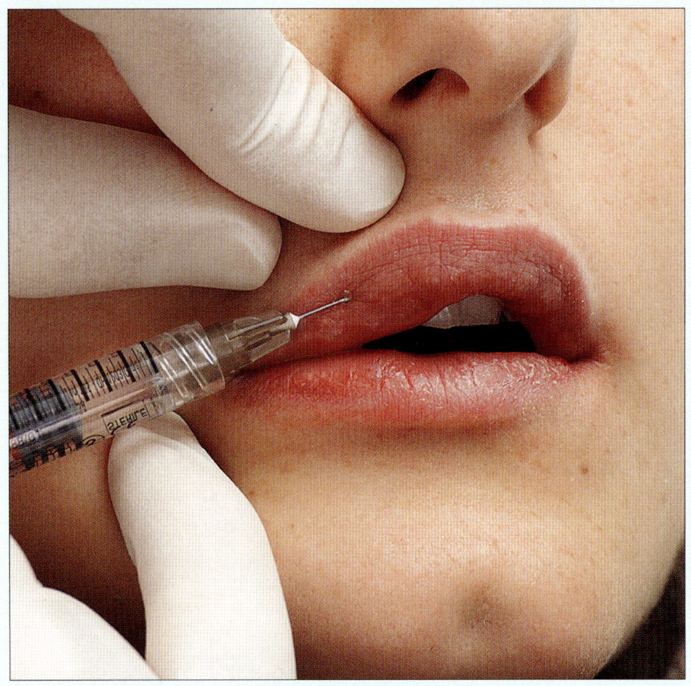

Technik 25 – Abb. 3 Das Material wird dort platziert, wo das Volumen fehlt. Die Richtung der Spritze ist hier von der Seite nach medial, was den Vorteil hat, dass das Depot auch etwas in die Breite gezogen werden kann. So kann gut gesehen werden, wo sich das Material befindet.

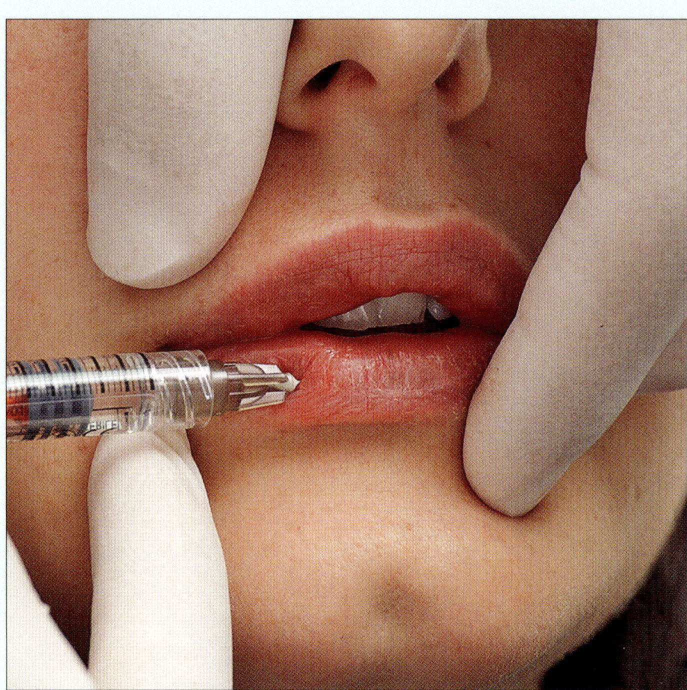

Technik 25 – Abb. 4 Das Material wird tief (3–5 mm, je nach Lippendicke) in den Muskel platziert. Die Lippenvergrößerung wird „weicher", weil bei dieser Tiefe genügend Gewebe über dem Bolus liegt.

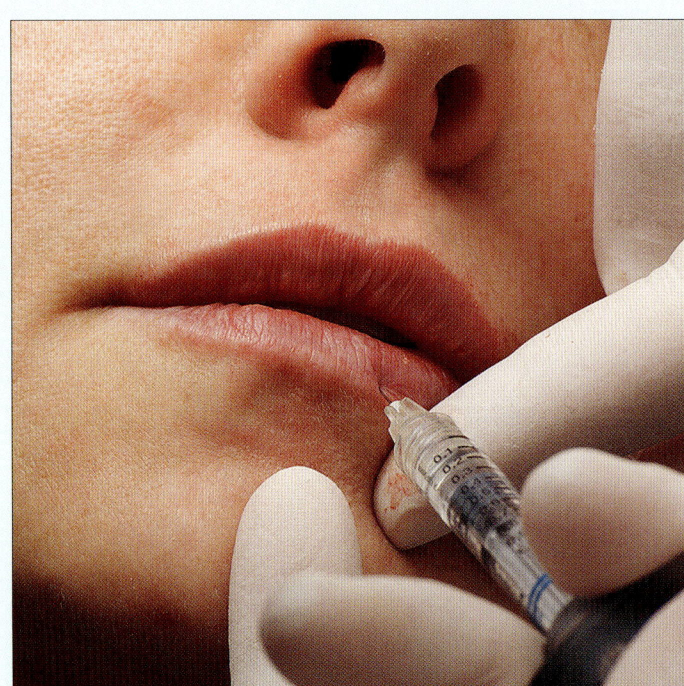

Technik 25 – Abb. 5 Oder aber das Material wird als Bolus direkt von vorne etwas oberflächlicher platziert, ist an einer Stelle fixiert und dadurch weniger auf die Gesamtfläche verteilt. Die Wölbung nach vorne wird dann größer.

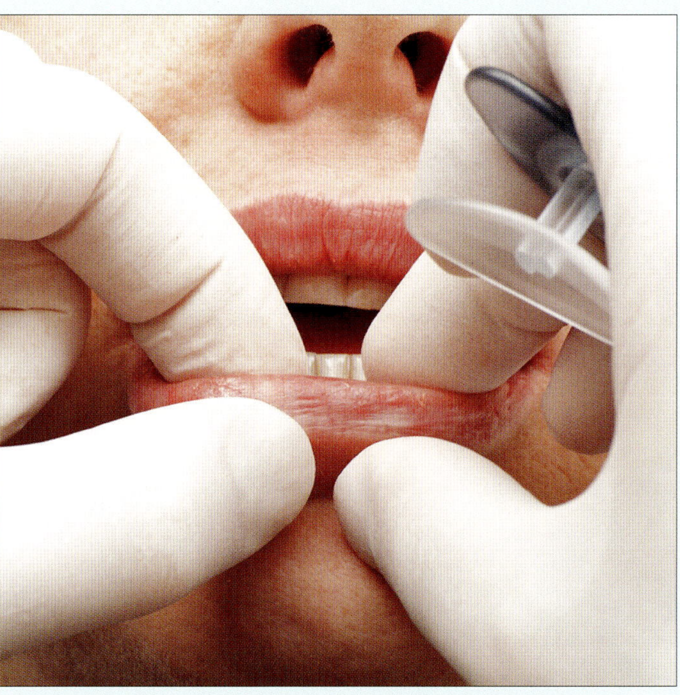

Technik 25 – Abb. 6 Bei der Bolustechnik wird eine anschließende Massage empfohlen, um eventuellen Ungleichmäßigkeiten vorzubeugen.

Wichtige Hinweise

- Wird zu viel Material als Bolus platziert, kann es in seltenen Fällen zu einer Kohäsion/Verklumpung der HA kommen. Daher sollten eher kleinere Depots oder Boli gesetzt werden.
- Es ist darauf zu achten, dass die Lippe (besonders bei einem kleinen Mund) nach der Behandlung nicht an den lateralen, mundwinkelnahen Enden zu flach abfällt. Sollte dies der Fall sein, wird empfohlen, auch hier noch kleinere angleichende Boli zu setzen.

Mögliche Nebenwirkungen

Leichte Rötungen, selten Entzündungen, häufig Hämatome, stärkere Schwellungen, kohäsive Verklumpung der Boli, bindegewebige Ummantelung und Verhärtung

Unerwünschte Nebenwirkungen

Entzündungen, Überkorrekturen und dadurch Veränderung der Lippenform oder Knotenbildungen, Asymmetrien durch ungleichmäßige Materialabgabe, Nekrose

Behandlungsprotokoll auf einen Blick

- Anamnese, Evaluation und Aufklärung
- Einverständniserklärung
- Fotodokumentation: Vorher-Bilder
- Analyse und Einzeichnen der zu behandelnden Areale
- Reinigen
- Gründliche Desinfektion
- Ggf. Lokalanästhesie (Lidocaincreme), Leitungsanästhesie
- Injektionstechnik: Bolustechnik, 2 Boli pro Ober- und Unterlippe
- Schicht: Lippenrot, intramuskulär in den Ringmuskel
- Material: Produkt der Klasse »M/L soft«
- Volumen: max. 0,25 ml pro Bolus/Oberlippe, 0,3–0,5 ml pro Bolus/Unterlippe, insgesamt max. < 1,5 ml
- Nadel: scharfe Nadel 27G
- Massage
- Evtl. Kühlung
- Heparinsalbe bei Hämatomen, Ibuprofen p-o, Arnika
- Fotodokumentation: Nachher-Bilder
- Empfehlungen für das Verhalten nach dem Eingriff
- Folgetermin zur Nachkontrolle nach 8–14 Tagen

9.4.12 TECHNIK 26

Volumisierung – Lippenweißtechnik (scharfe Nadel)

Durch gezielte Platzierung kleiner HA-Boli in das Lippenrot wird das Lippenvolumen vergrößert. Der Zugang erfolgt durch Einstich in das Lippenweiß. Die Technik ist weniger schmerzhaft als die klassische Injektion, bei der das Material direkt von vorne in das Lippenrot injiziert wird.

Patientenauswahl

- Bei Volumendefizit oder Wunsch nach leichter bis mittlerer Vergrößerung der Lippe
- Beautification durch gezielten Aufbau von Lippenarealen
- Ausgleich von Asymmetrien

Injektionsschema und -planung (→ Technik 26 – Abb. 1, 2)

Die zu füllenden Areale werden markiert. Der Einstich erfolgt mit der scharfen Nadel im Lippenweiß außerhalb der roten Lippe und wird, durch das Lippenweiß kommend, nach vorne in das Zentrum des Lippenrots eingeführt. Die Einstichstellen befinden sich etwa 0,5–1 cm ober- bzw. unterhalb der Lippenkontur. Das Material wird unter visueller Kontrolle abgegeben und, vom Lippenweiß oberhalb und unterhalb der Kontur beginnend, in das Zentrum der Lippe als Bolus injiziert. So ist eine gezielte punktuelle Augmentation möglich. Die Menge des abgegebenen Materials variiert je nach Bedarf. Im Allgemeinen wird in die vier zentralen Punkte der Lippe mehr Material injiziert als in die mundwinkelnahen Bereiche.

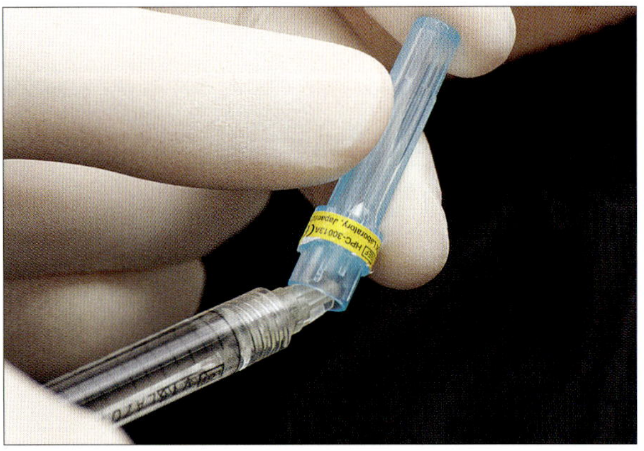

Um einen optimalen Einstichwinkel zu erreichen, wird die Nadel mit dem Nadelschliff etwa 40° nach oben gebogen. So gelangt die Nadel besser in das Zielgebiet.

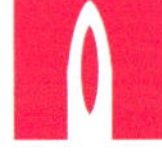 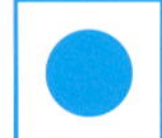

Technik: Bolustechnik

Stichrichtung: vom Lippenweiß aus zentral ins Lippenrot in den Muskel injizieren, UL: von ventral nach kranial, OL: von kranial nach kaudal

Schicht: Lippenrot, intramuskulär in den Ringmuskel

Material: Produkt der Klasse »S/M soft«

Volumen: max. 0,1 ml pro Bolus, ca. 0,5 ml insgesamt

Nadel: scharfe Nadel 27–29G, 20 mm

Anästhesie: Lidocainsalbe

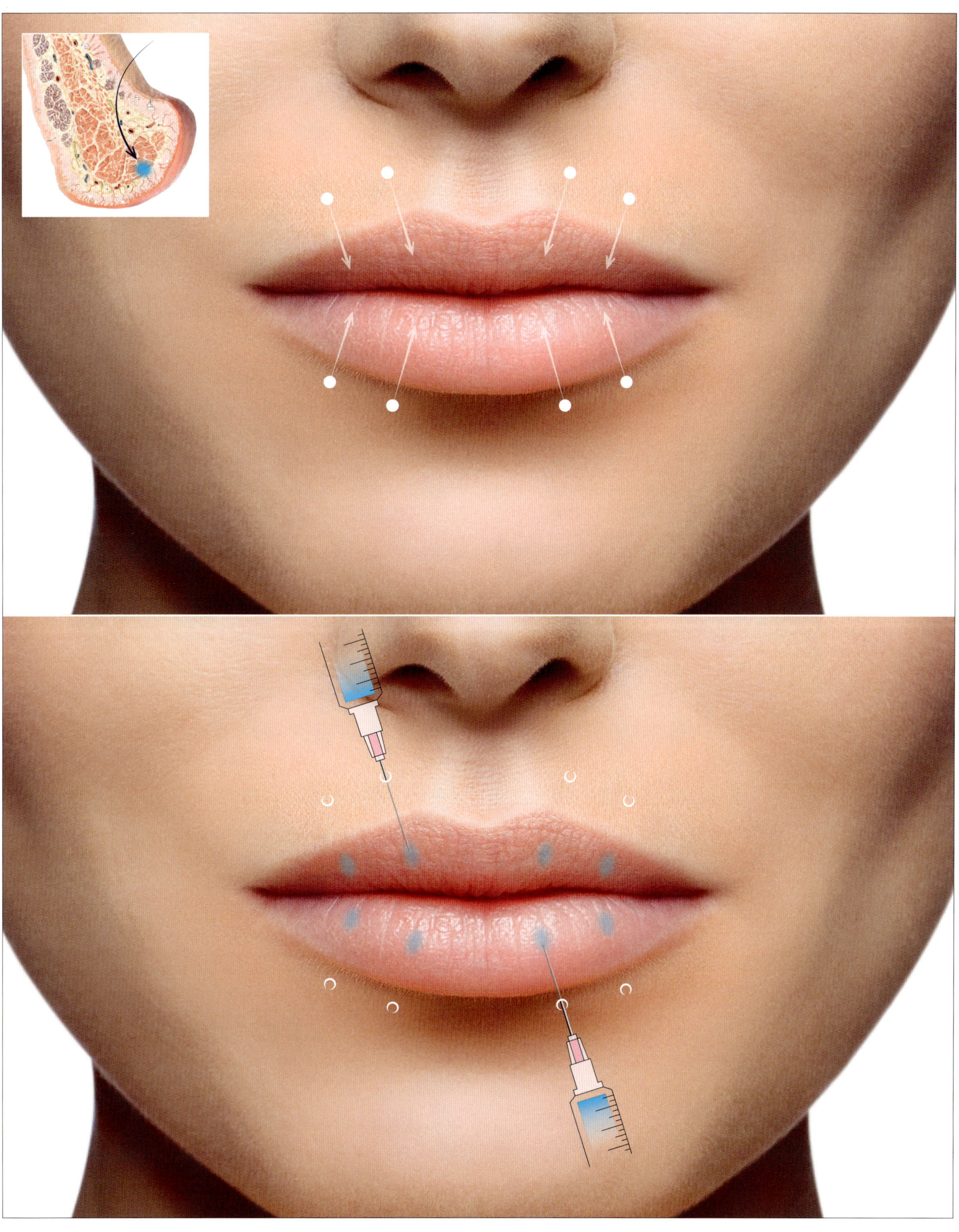

Technik 26 – Abb. 1, 2 Injektionsschema und -planung zur Volumisierung – Lippenweißtechnik (scharfe Nadel)

Behandlungspraxis (→ Technik 26 – Abb. 3–8)

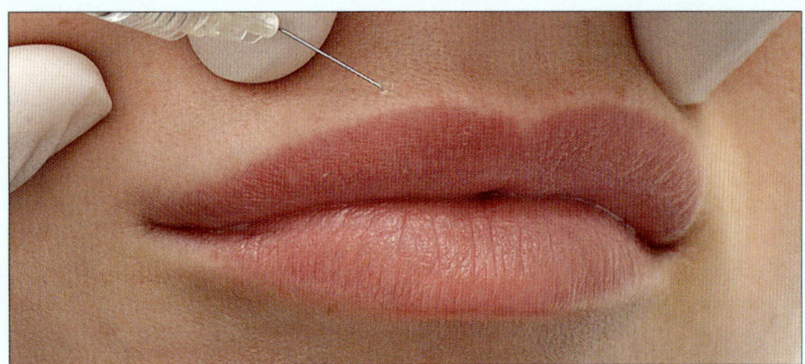

Technik 26 – Abb. 3 Die Lippe wird beim Einstechen leicht gespannt und in einem konkaven Bogen wird in das Zentrum des Lippenrots vorgedrungen.

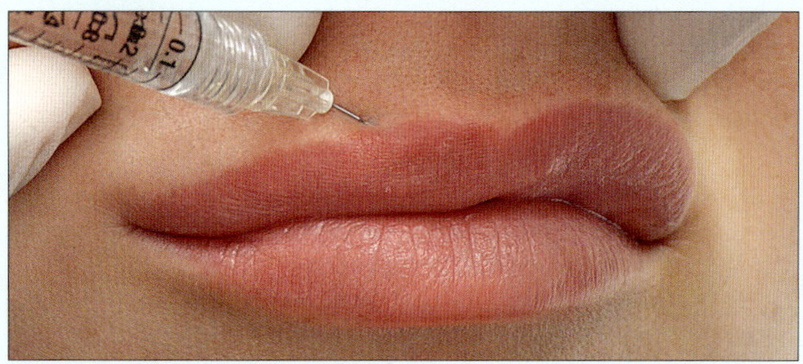

Technik 26 – Abb. 4 Die Materialabgabe erfolgt an einer Stelle als Bolus. Je größer der Bolus, desto prominenter wird die Lippe.

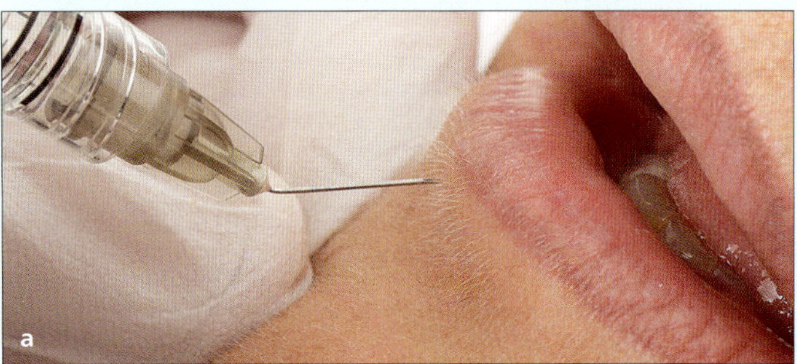

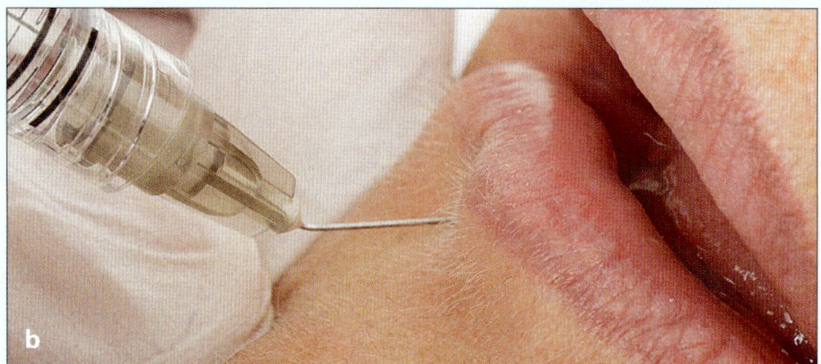

Technik 26 – Abb. 5 a+b Die Nadelspitze wird leicht mit dem Nadelschliff nach oben gebogen (a, hierzu wird die Kappenöffnung der Nadel eingesetzt, s. Video) und zeigt direkt in Zielrichtung (b, beachte den Einstichwinkel). Sie wird sehr langsam in die Haut eingebracht, was die Schmerzen minimiert. Während der Materialabgabe wird die Haut lockergelassen, damit der Behandler sieht, wo das Material hingeht. Eine gleichmäßige Materialabgabe wird durch die visuelle Kontrolle des Spritzenkolbens und des behandelten Areals ermöglicht.

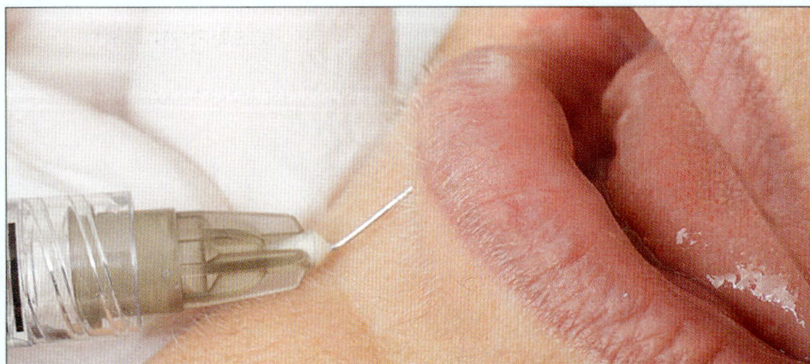

Technik 26 – Abb. 6 Um das Zentrum des Lippenmuskels von kaudal kommend zu erreichen, wird die Spritze nach unten gesenkt.

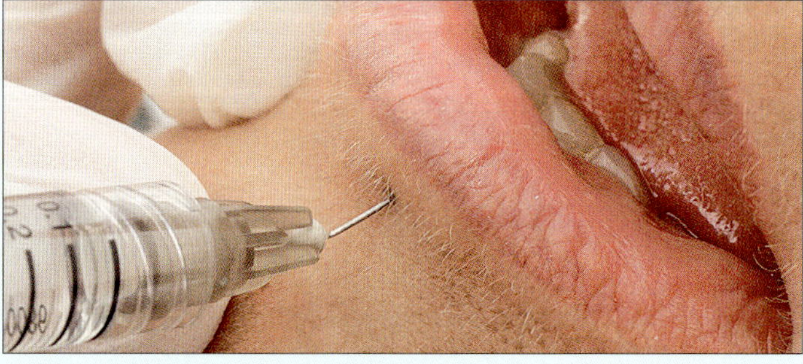

Technik 26 – Abb. 7 Während der Materialabgabe befindet sich die Nadel im Gewebe, ohne dass an diesem gezerrt wird: Die Lippe soll sich bei leicht geöffnetem Mund in entspanntem Zustand befinden, damit der Behandler die Augmentation der Lippe durch die Volumenabgabe kontrollieren kann. Sollte die Nadelspitze zu weit an die Mukosa der Mundhöhle geraten, würde der Patient den Bolus mit der Zunge spüren. Indem der Behandler mit der Fingerspitze prüft, wo sich die Nadelspitze vor Materialabgabe befindet, kann dies vermieden werden.

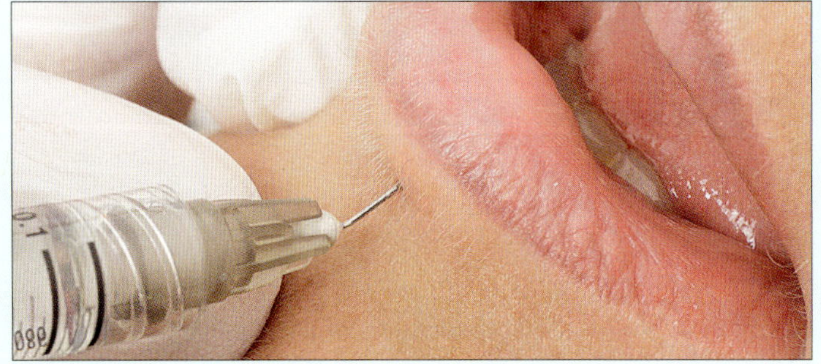

Technik 26 – Abb. 8 Das Material hat die Lippe erreicht und sie dezent angehoben. Dabei sollte die Nadelspitze sich etwa 3–5 mm unter der Haut befinden. Gelang die Nadelspitze zu nahe an die Hautoberfläche, kann sich das abgegebene Material zu sehr hervorheben, was zu einem unnatürlichen Ergebnis führt.

Wichtige Hinweise

- Das unmittelbare Behandlungsresultat ist zu sehen, wenn der Patient direkt nach der Unterspritzung den Mund wie beim Lachen auseinanderzieht. Dies dient auch der Kontrolle für eine gleichmäßige Injektion.
- Es wird empfohlen, eventuelle Unebenheiten flach zu massieren.

Mögliche Nebenwirkungen

Leichte Rötungen, selten Entzündungen, Hämatome, leichte bis stärkere Schwellungen

Unerwünschte Nebenwirkungen

Überkorrekturen und dadurch Veränderung der Lippenform oder Knotenbildungen, Asymmetrien durch ungleichmäßige Materialabgabe, Nekrose

Behandlungsprotokoll auf einen Blick

- Anamnese, Evaluation und Aufklärung
- Einverständniserklärung
- Fotodokumentation: Vorher-Bilder
- Analyse und Einzeichnen der zu behandelnden Areale
- Reinigen
- Gründliche Desinfektion
- Ggf. Lokalanästhesie (Lidocaincreme), Leitungsanästhesie
- Injektionstechnik: Bolustechnik, je 4 Boli pro Ober- und Unterlippe
- Schicht: Lippenrot intramuskulär in den Ringmuskel
- Material: Produkt der Klasse »S/M soft«
- Volumen: max. 0,1 ml pro Bolus, , ca. 0,5 ml insgesamt
- Nadel: scharfe Nadel 27–29G, 20 mm
- Ggf. Massage
- Evtl. Kühlung
- Heparinsalbe bei Hämatomen, Ibuprofen p-o, Arnika
- Fotodokumentation: Nachher-Bilder
- Empfehlungen für das Verhalten nach dem Eingriff
- Folgetermin zur Nachkontrolle nach 8–14 Tagen

9.4.13 TECHNIK 27

Extreme Volumisierung und Formung – Multi-Stich-Technik (scharfe Nadel)

Die Technik ermöglicht es, sowohl die Lippe sehr prominent zu vergrößern als auch Defizite und Asymmetrien einfach und punktgenau auszugleichen. Es besteht ein großer Spielraum hinsichtlich der Materialwahl und -menge sowie der Anzahl der zu injizierenden Linien, sodass der Patientenwunsch ausschlaggebend und sorgfältig abzuklären ist. Da das Material nicht zu oberflächlich injiziert wird, erhält die Lippe eine sehr weiche und harmonische Form.

Patientenauswahl

- Bei Volumendefizit oder Wunsch nach extremer Vergrößerung der Lippe
- Aktueller Beautification-Trend seit 2018

Injektionsschema und -planung (→ Technik 27 – Abb. 1–5)

Die Technik ist sehr vielseitig einzusetzen. Um die Lippe extrem zu vergrößern, wird die Injektion vorsichtig und langsam mit der scharfen Nadel vorgenommen. Der Einstich erfolgt an der Lippenkontur, Nadelschliff nach oben, nach vorne in das Lippenrot in Richtung Lippenspalt. Das Material wird anterograd in das Zentrum (im Ringmuskel) der Lippe und retrograd, sich bis zum Lippenrand hin verjüngend, abgegeben. Hier besteht viel Spielraum für technische Varianten. Je nach Platzierung des Materials kann Einfluss auf die Form der Lippe genommen werden.

 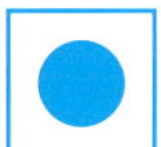

Technik: Lineartechnik
Stichrichtung: quer zum Muskelkörper
Schicht: Lippenrot, subkutan über dem Ringmuskel
Material: Produkt der Klasse »M soft«
Volumen: insgesamt max. 1,0–2,0 ml
Nadel: scharfe Nadel 27–29G
Anästhesie: Lidocainsalbe, Leitungsanästhesie

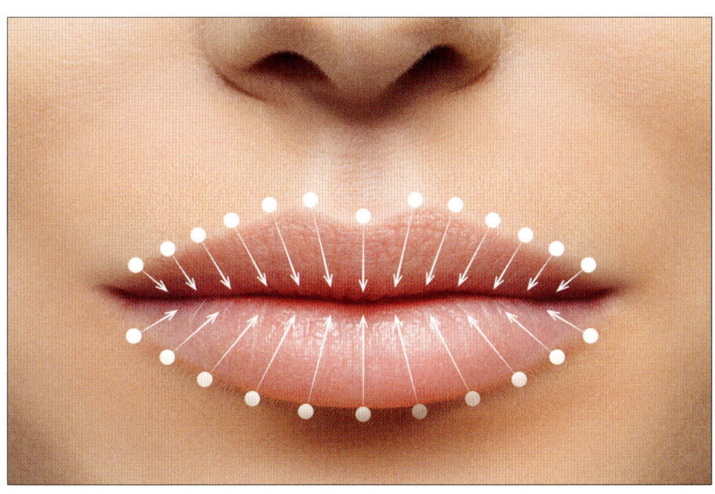

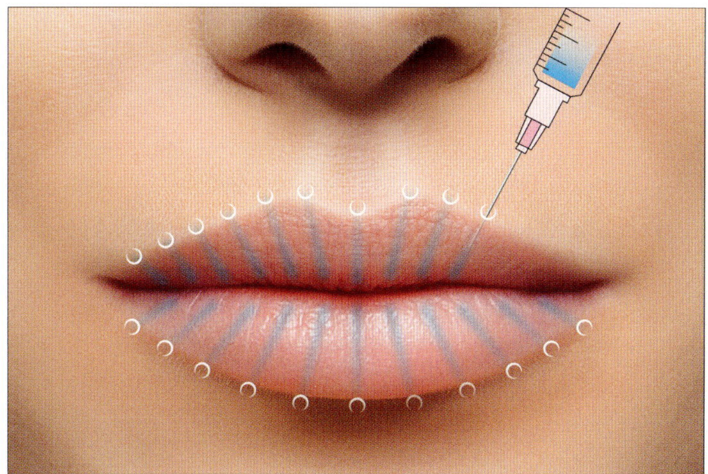

Technik 27 – Abb. 1, 2 Injektionsschema und -planung zur extremen Volumisierung und Formung – Multi-Stich-Technik (scharfe Nadel).

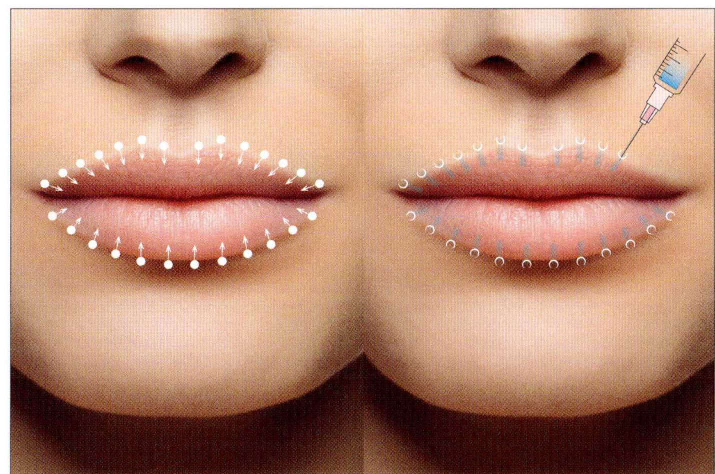

Technik 27 – Abb. 3 (Variante 1): Werden die Stiche enger nebeneinander platziert und die Stichlänge verkürzt, so wird das Volumen näher an den Lippenrand platziert und dadurch seine Wölbung betont.

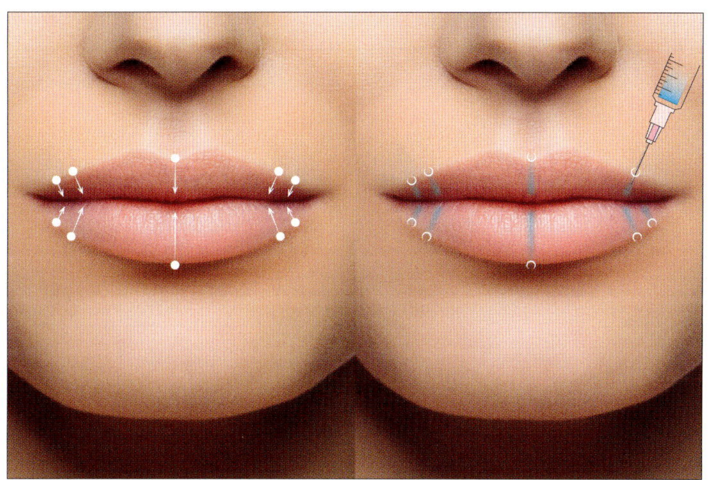

Technik 27 – Abb. 4 (Variante 2): Durch vermehrte, lateral injizierte Volumengabe und die Betonung des Tuberkels im Lippenzentrum ist es möglich, die „Schmetterlingsform" zu betonen, kleine Lippen zu verbreitern oder einen abgeflachten mundwinkelnahen Oberlippenbereich durch gezielte Volumengabe nach vorne zu bringen oder zu augmentieren.

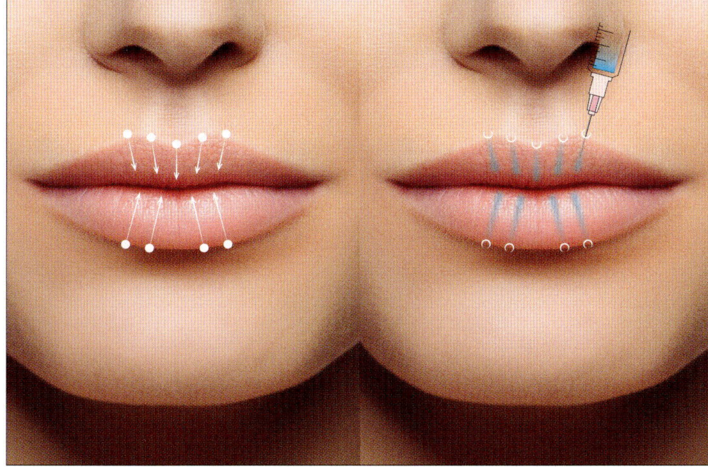

Technik 27 – Abb. 5 (Variante 3): Durch Materialabgabe ins Zentrum der Lippe kann gezielt der mediale Teil der Lippe herausgearbeitet und betont werden, wenn dieser zu schwach ausgeprägt ist oder nach hinten hinabfällt.

Behandlungspraxis (→ Technik 27 – Abb. 6, 7)

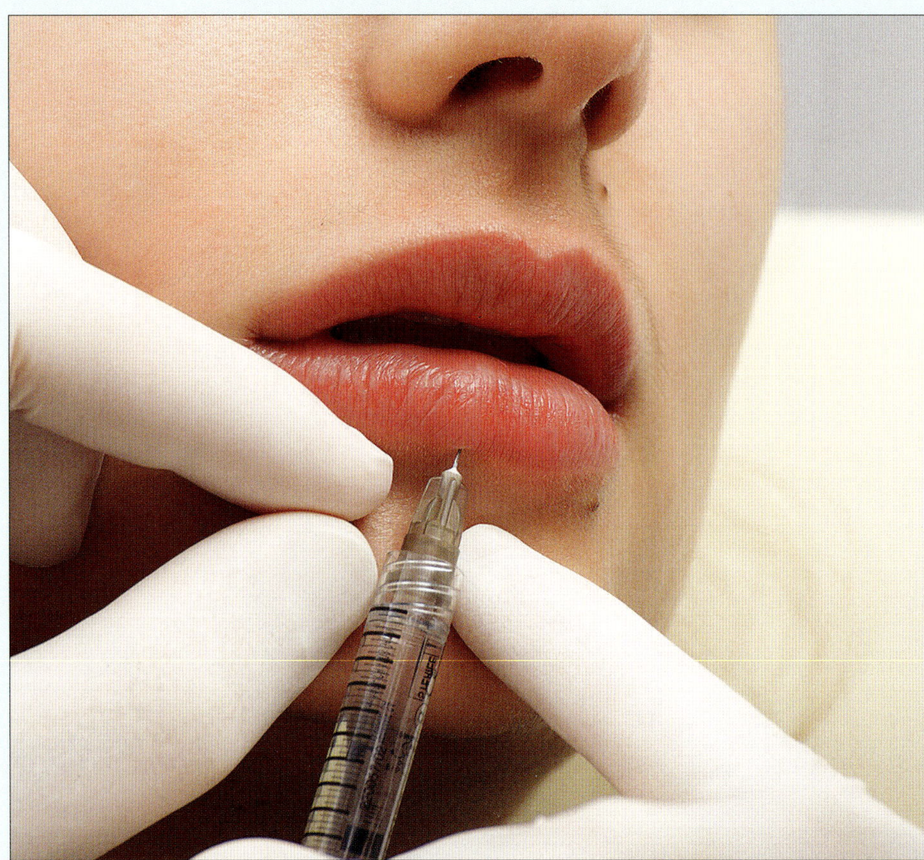

Technik 27 – Abb. 6 Die Lippe muss sehr entspannt und locker sein und die Nadel darf nicht an der Lippe zerren, sonst ist es nicht möglich zu sehen, wieviel Volumen abgegeben wird. Die Kontrolle der Volumenabgabe erfolgt visuell.

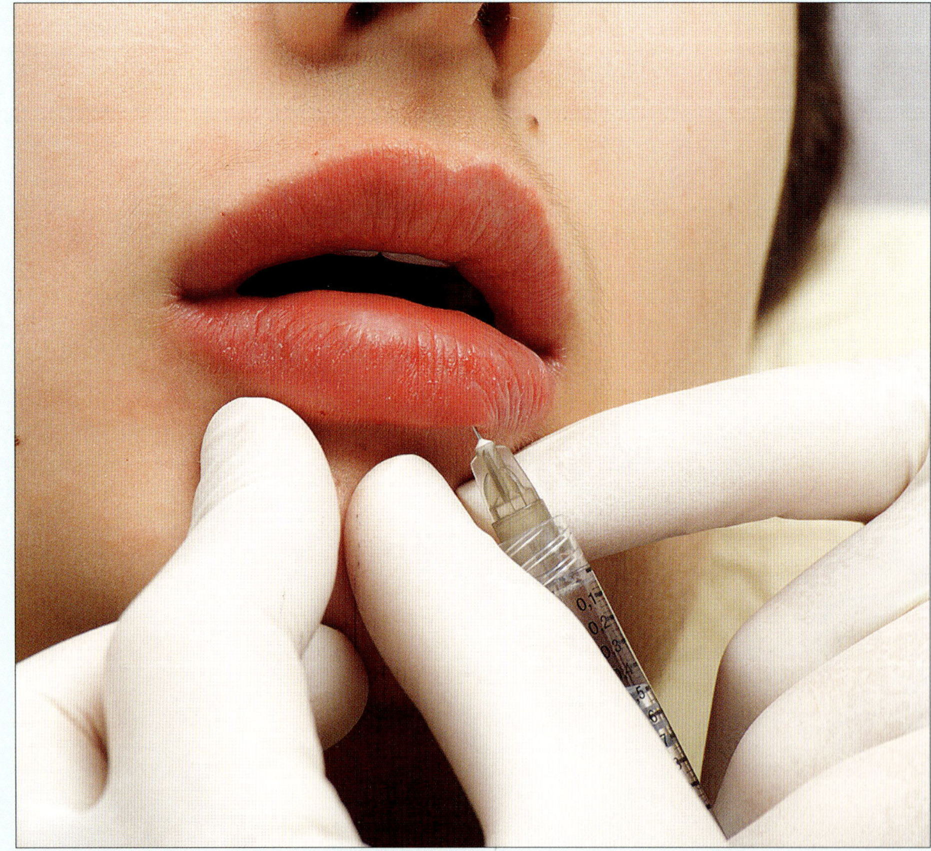

Technik 27 – Abb. 7 Wenn der Behandler sicher sein möchte, dass sich die Nadelspitze im gewünschten Areal befindet, kann er dies mit der Fingerspitze vorsichtig kontrollieren. Die Nadelspitze sollte nicht zu nahe an die Mundhöhlenschleimhaut gelangen, da sich sonst ein Bolus bilden kann, der für den Patienten als Störfaktor zu spüren ist und das Behandlungsresultat infrage stellt.

Wichtige Hinweise

- Bei der Vorbereitung ist genau zu definieren, wie viel Material abgegeben werden soll. Durch die Menge und durch die Verteilung des Materials nach lateral können die Dicke und Breite des Mundes beeinflusst werden.
- Die Technik ist stark traumatisierend und geht mit Schmerzen und Schwellungen der Lippe einher.
- Es empfiehlt sich ein zweizeitiges Vorgehen, um das Behandlungsergebnis zu optimieren.

Mögliche Nebenwirkungen

Leichte Rötungen, selten Entzündungen, Hämatome, leichte bis stärkere Schwellungen, 2–4 Tage Schmerzen nach der Behandlung

Unerwünschte Nebenwirkungen

Entzündungen, Überkorrekturen und dadurch Veränderung der Lippenform oder Knotenbildungen, Asymmetrien durch ungleichmäßige Materialabgabe, Nekrose

Behandlungsprotokoll auf einen Blick

- Anamnese, Evaluation und Aufklärung
- Einverständniserklärung
- Fotodokumentation: Vorher-Bilder
- Analyse und Einzeichnen der zu behandelnden Areale
- Reinigen
- Gründliche Desinfektion
- Ggf. Lokalanästhesie (Lidocaincreme), Leitungsanästhesie
- Injektionstechnik: Lineartechnik
- Schicht: Lippenrot, subkutan über dem Ringmuskel
- Material: Produkt der Klasse »M soft«
- Volumen: insgesamt max. 1,0–2,0 ml
- Nadel: scharfe Nadel 27–29G
- Keine Massage
- Evtl. Kühlung
- Heparinsalbe bei Hämatomen, Ibuprofen p-o, Arnika
- Fotodokumentation: Nachher-Bilder
- Empfehlungen für das Verhalten nach dem Eingriff
- Folgetermin zur Nachkontrolle nach 8–14 Tagen

9.4.14 TECHNIK 28

Volumisierung und Formung – „Lip Tenting Technique" nach T. van Eijk (scharfe Nadel)

Mit der „Lip Tenting Technique" kann eine konvexe Wölbung des oberen Lippenbereichs erreicht werden (van Eijk 2014, 2017). Die Form und das Volumen der Lippe werden während des Verfahrens kontrolliert, indem mit mehreren kleineren Injektionen mit der scharfen Nadel die weiße Rolle, d. h. das helle weichere Gewebe direkt über dem Lippenrot (s. Abb. 1.5, S. 5) sanft angehoben wird, um den Eckzahnbogen zu optimieren, ohne dass ein Entenschnabel entsteht. Die Technik verbessert die Form des Philtrums allein schon durch die Behandlung der Lippenwölbung, ohne dass direkt in das Philtrum injiziert wird.

Patientenauswahl

- Bei Volumendefizit oder Wunsch nach sanfter Vergrößerung des Lippenvolumens
- Ausgleich von Asymmetrien oder zur Formverbesserung
- Bei kleinen oder schmalen, seitlich auslaufenden Lippen, Abflachung nach innen aus Sicht des Profils

9

Injektionsschema und -planung (→ Technik 28 – Abb. 1, 2)

„Lip Tenting Technique" beinhaltet die Injektion mit der scharfen Nadel knapp außerhalb des Lippenrands. Der Einstich erfolgt in die weiße Rolle und die Nadel wird in Richtung der Lippenmitte geführt. Wenn die Nadel zurückgezogen wird, wird eine kleine Menge Hyaluronsäure injiziert, weniger als 0,03 ml/Stich), um innerhalb des muskulösen Teils der Lippe Volumen zu geben und um säulenartige Strukturen zu bilden, die die weiße Rolle hervorheben. Die weiße Rolle selbst darf nicht ausgefüllt werden, um eine Verdickung des Lippenrands zu vermeiden. Es ist wichtig, dass die Füllsubstanz ausreichend durch Lippengewebe abgedeckt wird, sprich nicht zu oberflächlich injiziert wird, um sichtbare Artefakte zu vermeiden. Dank der multiplen Injektionen ist das Risiko, dass große einzelne Gelvolumina zu tastbaren oder sogar sichtbaren Klumpen führen, minimal (Braun et al. 2010).

Die erste Injektion in der Oberlippe erfolgt direkt am Mundwinkel und wird alle 2–3 mm in medialer Richtung entlang der Oberlippe bis zum Philtrum wiederholt. Die erste Injektion in der Unterlippe wird 5–7 mm neben dem Mundwinkel platziert und weitere Injektionen werden in 2–3 mm Abstand bis knapp vor die Mitte der unteren Lippe appliziert. Dadurch, dass die Injektionen in der Lippenmitte schräg gesetzt werden, überschneiden sie sich, was zu einem größeren Volumen und zu einer Stabilisierung der Unterlippenmitte führt.

Die Technik ist blutig, traumatisierend und schmerzhaft für die Patienten, wenn keine Leitungsanästhesie gesetzt wird, da sie mit vielen Inzisionen mit der scharfen Nadel einhergeht. Sie erfordert Geschicklichkeit und Erfahrung, da nur geringe Mengen von Material sehr gleichmäßig verteilt abgegeben werden.

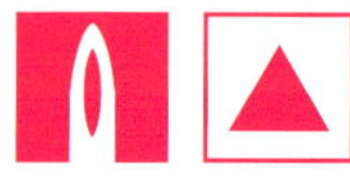

Technik: Lineartechnik

Stichrichtung: schräg entlang des Muskelkörpers

Schicht: Lippenrot, intramuskulär in den Ringmuskel

Material: Produkt der Klasse »S/M viskos«

Volumen: ca. 1,0–1,5 ml insgesamt

Nadel: Scharfe Nadel 27–30G

Anästhesie: Leitungsanästhesie mit Adrenalin

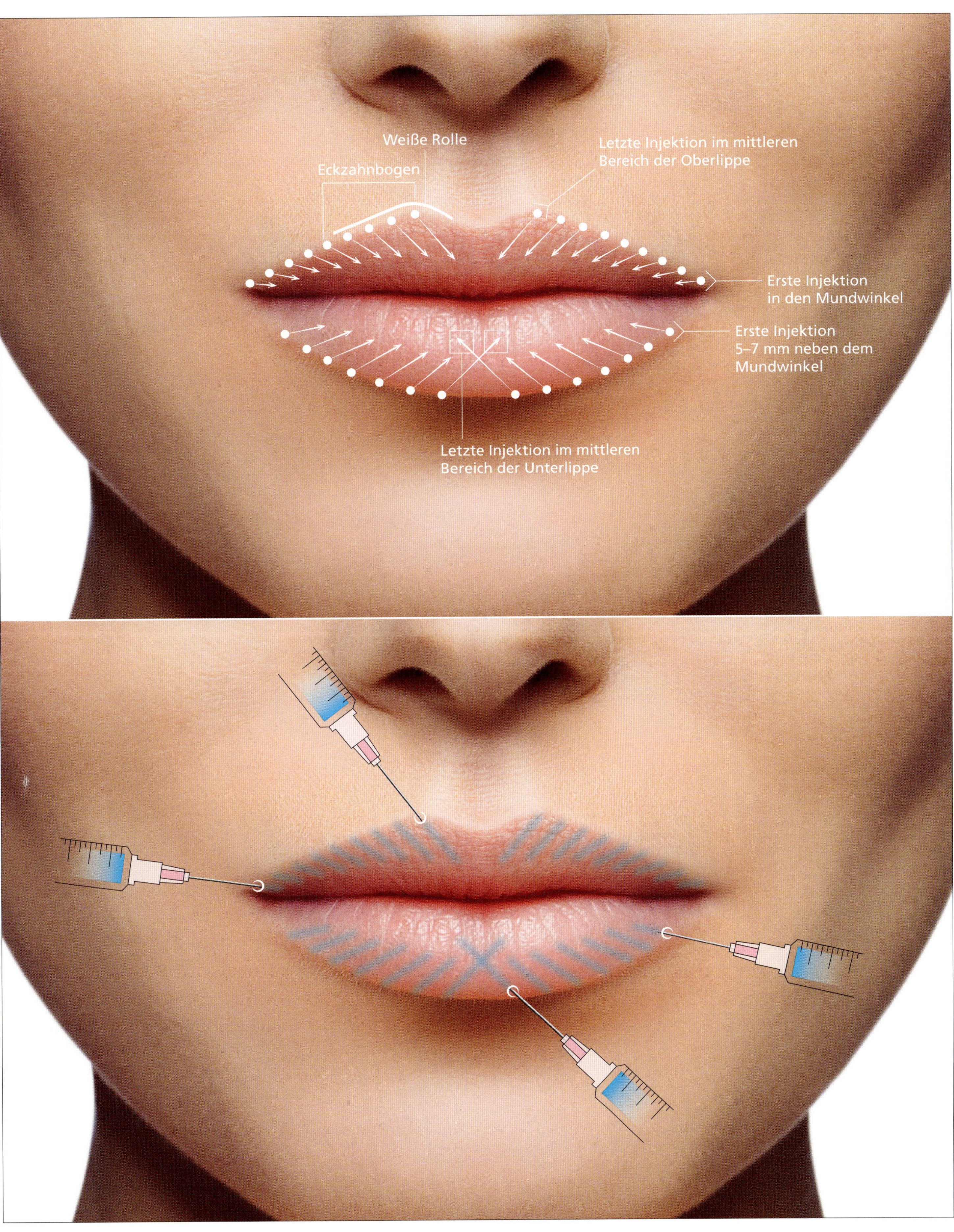

Technik 28 – Abb. 1, 2 Injektionsschema und -planung zur Volumisierung und Formung – „Lip Tenting Technique" nach T. van Eijk (scharfe Nadel).

9

Behandlungspraxis (→ Technik 28 – Abb. 3–6)

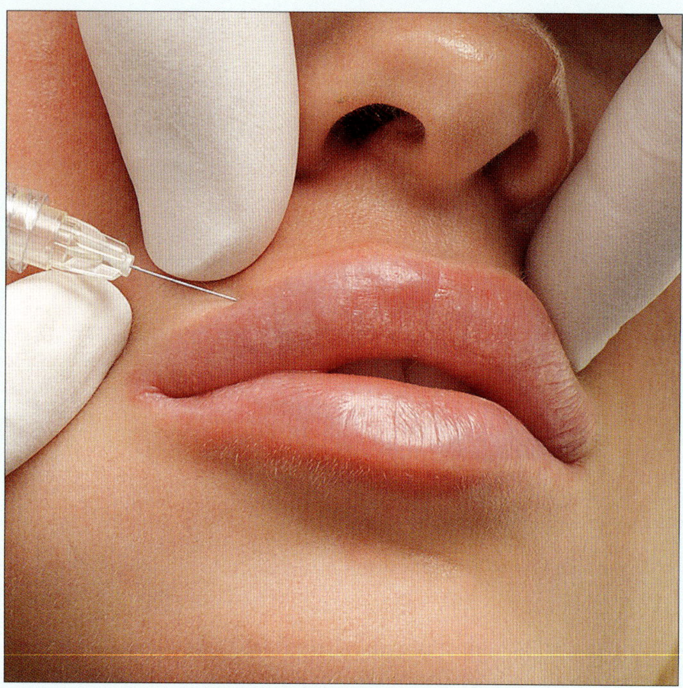

Technik 28 – Abb. 3 Die Lippe wird zwischen Daumen und Zeigefinger leicht gespannt. Der Einstich erfolgt in der weißen Rolle der Lippe am Mundwinkel. Die Nadel wird intramuskulär ca. 5 mm in Richtung Zentrum in das Lippengewebe geschoben. Durch leichtes Anheben der Nadelspitze sieht der Behandler, ob diese in der richtigen Tiefe ist. Das Material wird langsam unter gleichmäßigem Druck retrograd abgegeben.

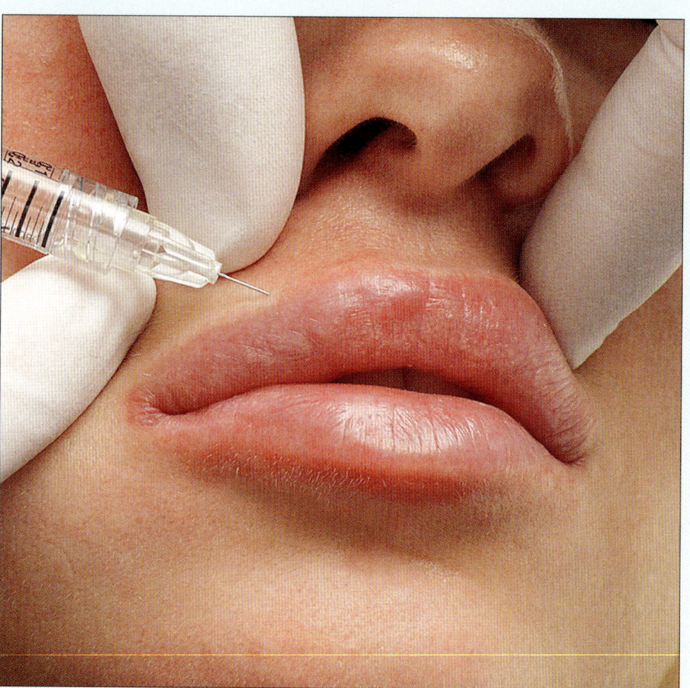

Technik 28 – Abb. 4 Vom Mundwinkel ausgehend werden weitere Injektionen in 2–3 mm-Abständen bis zur Lippenmitte gesetzt.

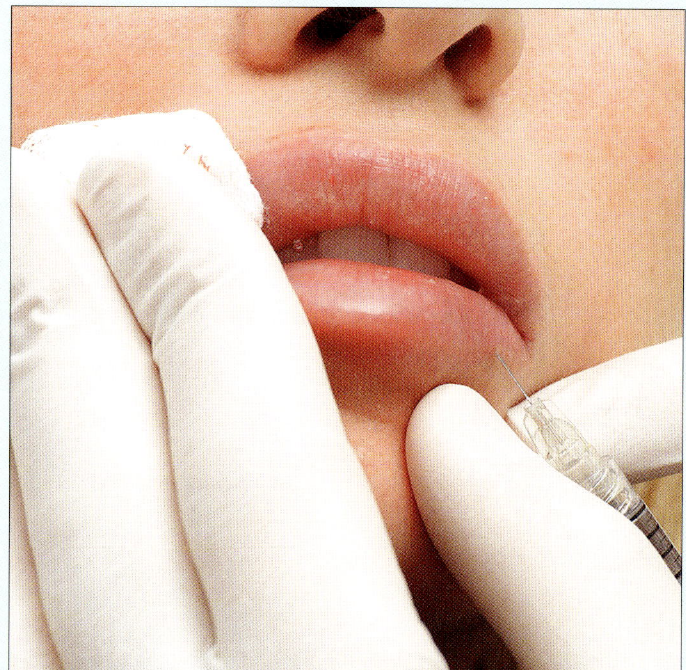

Technik 28 – Abb. 5 Um ein natürliches Ergebnis in der Unterlippe zu erzielen, wird empfohlen, etwa 5 mm vom Mundwinkel entfernt keine Einstiche zu setzen. Es wird am mundwinkelnahen Teil der Unterlippe begonnen und in Richtung medial injiziert.

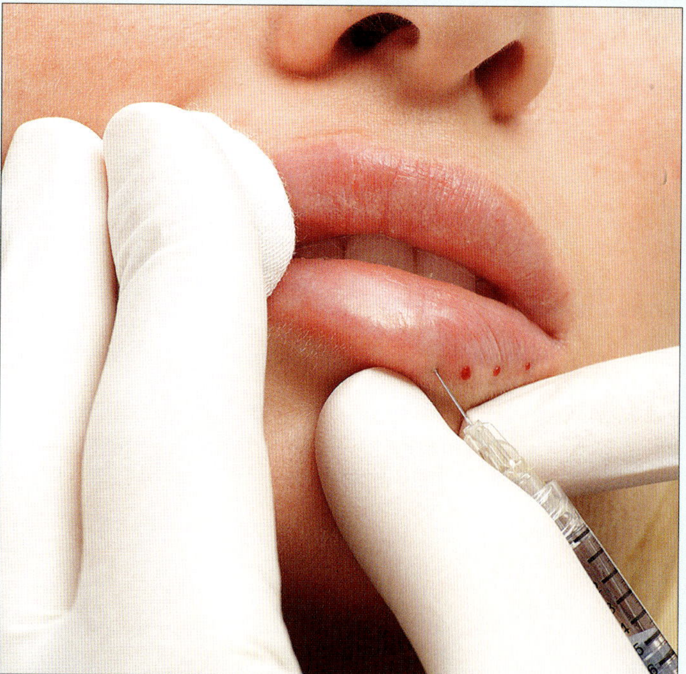

Technik 28 – Abb. 6 Dabei wird die Unterlippe leicht nach außen gerollt und gespannt. In der Mitte überkreuzen sich die Injektionslinien, sodass durch dieses Volumen eine leichte Vergrößerung der Unterlippenmitte entsteht.

Wichtige Hinweise

- Bei einer asymmetrischen Lippenform kann die Nadel an der Stelle der Asymmetrie senkrecht eingeführt werden. Dann wird eine winzige Menge Material injiziert, um die Asymmetrie zu beheben.
- Es ist möglich, die Symmetrie der Oberlippe mit der „Lip Tenting Technique" wiederherzustellen, indem etwas mehr Füllstoff vertikal in den entsprechenden Oberlippenquadranten eingespritzt wird.
- Wenn der Patient einen markanteren Amorbogen wünscht, wird eine Injektion senkrecht von der weißen Rolle am Amorbogen zum Nass-Trocken-Rand vorgenommen und das Material retrograd injiziert.
- Die Technik ist stark traumatisierend und geht mit Schmerzen und Schwellungen der Lippe einher. Es ist daher wichtig, dass der Patient vor der Behandlung nicht mit blutverdünnenden Medikamenten behandelt wurde.
- Der Behandler sollte die Nadel öfters wechseln, da diese sehr schnell stumpf wird und größere Einstichschmerzen verursacht.
- Es empfiehlt sich ein zweizeitiges Vorgehen, um das Behandlungsergebnis zu optimieren.

Mögliche Nebenwirkungen

Häufig Schmerzen, Rötungen, stärkere Einblutung, Hämatome, leichte bis stärkere Schwellungen, selten Entzündungen

Unerwünschte Nebenwirkungen

Überkorrekturen und dadurch Veränderung der Lippenform oder Knotenbildungen, Asymmetrien durch ungleichmäßige Materialabgabe, Nekrose

Behandlungsprotokoll auf einen Blick

- Anamnese, Evaluation und Aufklärung
- Einverständniserklärung
- Fotodokumentation: Vorher-Bilder
- Analyse und Einzeichnen der zu behandelnden Areale
- Reinigen
- Gründliche Desinfektion
- Leitungsanästhesie mit Adrenalin
- Injektionstechnik: Lineartechnik
- Schicht: Lippenrot, intramuskulär in den Ringmuskel
- Material: Produkt der Klasse »S/M viskos«
- Volumen: ca. 1,0–1,5 ml insgesamt
- Nadel: scharfe Nadel 27–30G
- Keine Massage
- Evtl. Kühlung
- Heparinsalbe bei Hämatomen, Ibuprofen p-o, Arnika
- Fotodokumentation: Nachher-Bilder
- Empfehlungen für das Verhalten nach dem Eingriff
- Folgetermin zur Nachkontrolle nach 8–14 Tagen

9.5 Periorales Volumen

Der Volumenverlust der Fettkompartimente in der perioralen Region drückt sich durch Schatten aus, die sich beim Spitzen der Lippen während des Sprechens, Essens, Pfeifens bilden. Im ersten Stadium sind diese Schatten nur mimisch erkennbar. Im fortgeschrittenen Stadium drückt sich der Volumenverlust mimikunabhängig als tiefe Falten, orale Kommissuren und Marionettenfalten aus, verstärkt durch Sagging des laxen Wangengewebes. Die Techniken dieses Abschnitts behandeln Schatten und Unebenheiten durch Volumenmangel und Mimik im perioralen Bereich.

9.5.1 TECHNIK 29

Volumisierung – Kinn-Lippen-Furche (scharfe Nadel)

Mit der Behandlung der Kinn-Lippen-Furche soll der Schatten zwischen Lippe und Kinn gefüllt und dadurch das Kinn visuell verlängert werden, sodass das Gesicht jugendlicher wirkt. Zur Behandlung des Areals werden zwei Herangehensweisen empfohlen: die Bolus- und die Depottechnik.

Patientenauswahl

- Bei Volumenverlust oder alters- bzw. genetisch bedingter Verkürzung des Abstands zwischen Lippe und Kinn
- Bei Abstandsverkürzung, bedingt durch zu starke Anspannung des M. mentalis, Knochenrückbildung, Zahnfehlstellung, Zahnabrieb durch Zähneknirschen

 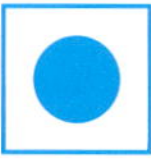 

Technik: Bolustechnik (1), Depottechnik (2)

Stichrichtung: direkt von vorn (1), horizontal (2)

Schicht: supraperiostal (1), subkutan (2)

Material: Produkt der Klasse »M/L viskos« (1), Produkt der Klasse »M/L viskos« bei tiefen Schatten, weich bei oberflächlicheren kleineren Schatten (2)

Volumen: max. 0,5 ml

Nadel: scharfe Nadel 25G

Anästhesie: Lidocainsalbe

Injektionsschema und -planung (→ Technik 29 – Abb. 1–4)

Die **Bolustechnik** eignet sich für große Schatten oder Vertiefungen. Das Material wird in den tiefsten Schatten zwischen Lippe und Kinn platziert. Oft reicht es aus, einen großen Bolus in das Schattenzentrum zu setzen. Die Nadel wird direkt von vorne nach zentral in die Schattenmitte geführt, bis die Nadel das Periost berührt. Danach wird die Nadel 1–2 mm zurückgezogen und das Material so lange abgegeben, bis sich das Gewebe anhebt und sich der Schatten verringert.

Bei größeren HA-Mengen sollten diese verteilt injiziert werden. Ist beispielsweise das zu behandelnde Areal so groß, dass nach der Abgabe eines Bolus von ca. 0,5 ml nur ein kaum sichtbares Ergebnis wahrzunehmen ist, sollte das zusätzliche Material auf 2–3 weitere kleinere Boli verteilt werden (s. Abb. 1, 2), da sich die HA kohäsiv verhalten und in seltenen Fällen verkapseln kann. Die Verteilung des Materials auf mehrere kleinere Boli schränkt dieses Risiko stark ein.

Die **Depottechnik** unterscheidet sich von der Bolustechnik dadurch, dass mehrere kleine Boli übereinander oder nebeneinander in den Schatten der Kinnfurche platziert werden und so ein Depot bilden. Die Technik wird vorzugsweise bei einer ausgeprägten Vertiefung der Furche angewandt, um zu vermeiden, dass sich das Material, wenn es in zu großer Menge an eine Stelle platziert wird, bindegewebig verkapselt. Das zu behandelnde Areal wird markiert und das Material abgegeben, bis das Gewebe nach vorne kommt und der Schatten kleiner wird. Die Spritze kommt von der Seite und der Einstich erfolgt parallel zur Lippe in horizontaler Stichrichtung. Das Material wird subkutan injiziert und nicht auf das Periost gesetzt.

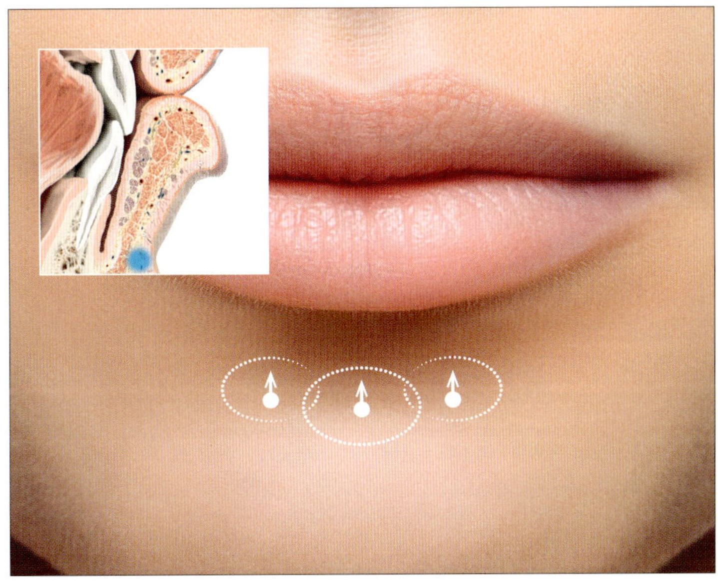

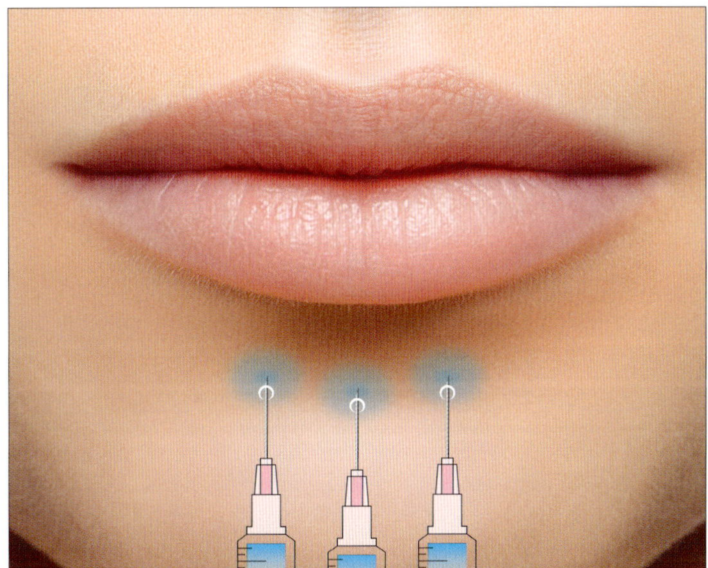

Technik 29 – Abb. 1, 2 Injektionsschema und -planung zur **Variante 1: Volumisierung der Kinn-Lippen-Furche durch Einsatz der Bolustechnik (scharfe Nadel).**

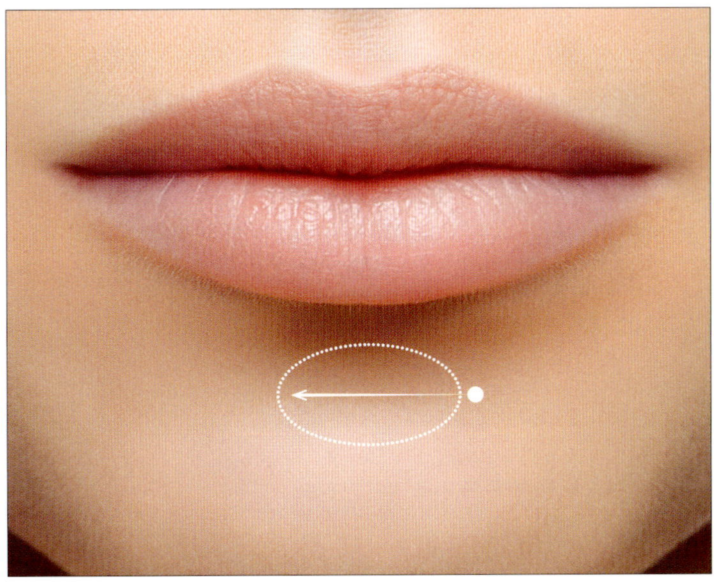

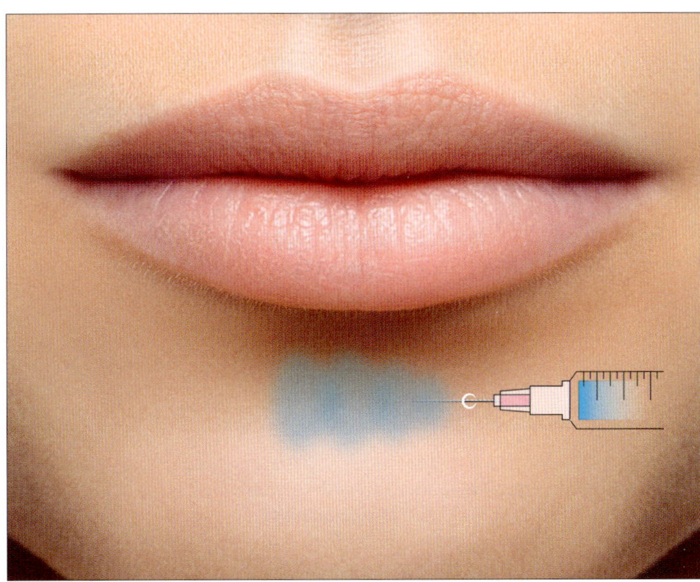

Technik 29 – Abb. 3, 4 Injektionsschema und -planung zur **Variante 2: Volumisierung der Kinn-Lippen-Furche durch Einsatz der Depottechnik (scharfe Nadel).**

Behandlungspraxis (→ Technik 29 – Abb. 5, 6)

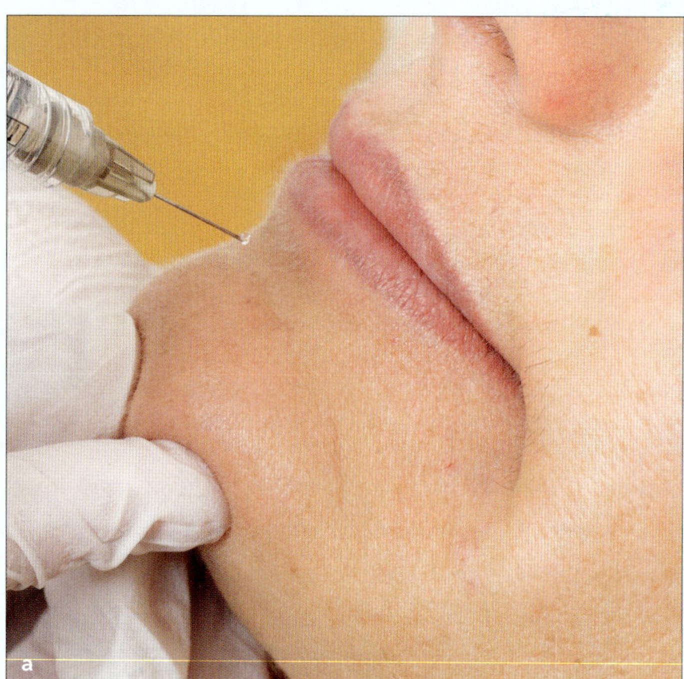

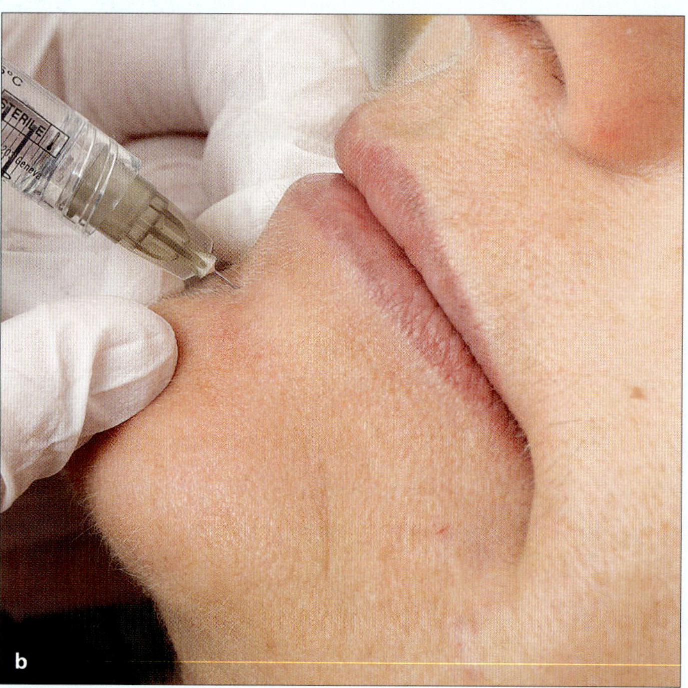

Technik 29 – Abb. 5 a+b (Variante 1, Bolustechnik): Die unterspritzende Hand wird mithilfe des kleinen Fingers am Kinn abgestützt (a). Eine ruhige Hand ist notwendig, weil die Nadel das Periost berührt. Je ruhiger die Hand, desto weniger Schmerzen verspürt der Patienten. Nachdem die Nadel das Periost berührt hat, wird diese ca. 1–2 mm zurückgezogen und das Material wird mit 1–3 Boli direkt von vorne senkrecht in das Zentrum des Schattens auf das Periost platziert. Der Knochen fungiert als Stützpfeiler. Mit der Materialplatzierung bewegt sich das Gewebe nach vorne, sodass die Kinnfalte bereits kaum noch zu sehen ist (b).

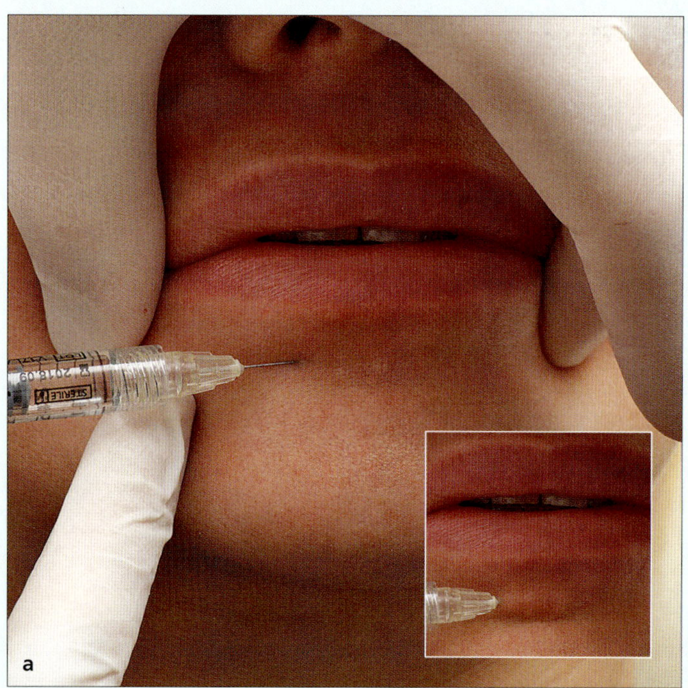

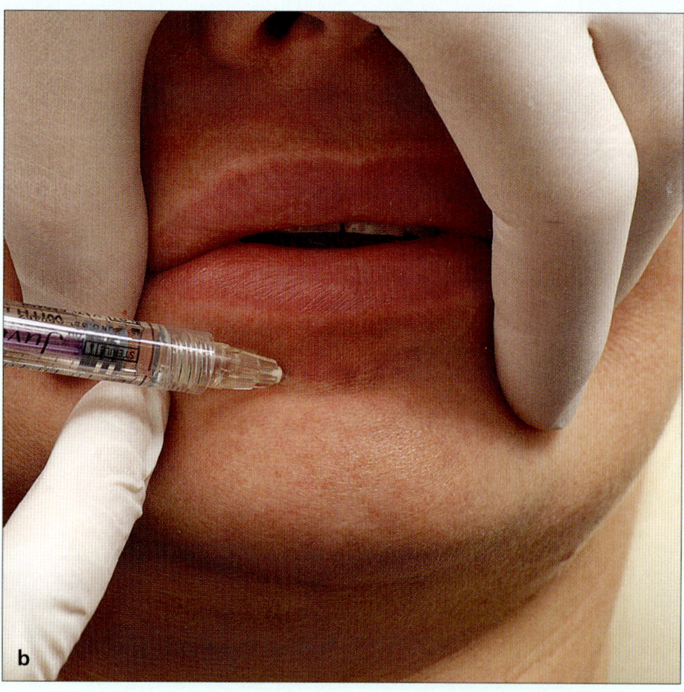

Technik 29 – Abb. 6 a+b (Variante 2, Depottechnik): Nach Markierung des Schattenareals wird die Haut leicht gespannt. Der Einstich erfolgt am äußersten Rand des Areals (a). Die Nadel wird bis zum Ende des markierten Areals durchgeschoben und das Material retrograd abgegeben. Prüfen der Hautschicht durch leichtes Anheben der Nadel (kleines Bild). Die Haut wölbt sich subkutan weich um die Nadel. Das Material wird so lange abgegeben, bis der Schatten verschwindet und das Gewebe nach vorne kommt (b). Das meiste Volumen wird in den größten Schattenbereich platziert.

Wichtige Hinweise

- Wegen der Gefahr, Material in ein Gefäß zu injizieren, wird empfohlen, vorher zu aspirieren.
- Die Behandlung der Kinn-Lippen-Furche wird häufig in Kombination mit der Applikation von Botulinum-Neurotoxin in den M. mentalis durchgeführt. Dadurch wird das Kinn entspannt und dem Pflastersteinkinn (auch: Erdbeerkinn) entgegengewirkt, das die Entstehung der Kinn-Furche begünstigt.
- Die Region kann auch subkutan mit der Kanüle behandelt werden.

Mögliche Nebenwirkungen

Leichte Rötungen, selten Entzündungen, selten Hämatome, leichte Schwellungen, bis zu 2 Tagen nach der Behandlung leichte Schmerzen

Unerwünschte Nebenwirkungen

Entzündungen, Überkorrekturen oder Knotenbildungen, Asymmetrien durch ungleichmäßige Materialabgabe, Nekrose

Behandlungsprotokoll auf einen Blick

- Anamnese, Evaluation und Aufklärung
- Einverständniserklärung
- Fotodokumentation: Vorher-Bilder
- Analyse und Einzeichnen der zu behandelnden Areale
- Reinigen
- Gründliche Desinfektion
- Ggf. Lokalanästhesie (Lidocaincreme)
- Injektionstechnik: Bolustechnik (Variante 1) oder Depottechnik (Variante 2)
- Schicht: supraperiostal bzw. subkutan
- Material: Produkt der Klasse »M/L viskos« oder »M/L soft«
- Volumen: max. 0,5 ml insgesamt
- Nadel: scharfe Nadel 25G
- Keine Massage
- Evtl. Kühlung
- Heparinsalbe bei Hämatomen, Ibuprofen p-o, Arnika
- Fotodokumentation: Nachher-Bilder
- Empfehlungen für das Verhalten nach dem Eingriff
- Folgetermin zur Nachkontrolle nach 8–14 Tagen

9.5.2 TECHNIK 30
Augmentation – Kinnregion (scharfe Nadel)

Die Augmentation des Kinns kann das Gesamtbild der Mundregion harmonisierend beeinflussen.

Patientenauswahl

- Bei zu gering ausgeprägtem oder abfallendem Kinn

Injektionsschema und -planung (→ Technik 30 – Abb. 1, 2)

Nach genauer Analyse von vorne und von der Seite (s. Kap. 1.6, S. 27 ff.) werden die Stellen markiert, wo die HA-Boli platziert werden sollen. Die Einstiche erfolgen senkrecht von vorne mit der scharfen Nadel. Das Material wird langsam abgegeben, bis das Gewebe entgegenkommt und das Defizit ausgeglichen ist. Es sollte weniger stark vernetztes Material verwendet und nicht zu viel Material an einer Stelle platziert werden, da sich dieses im schlimmsten Fall bindegewebig verkapseln kann. Deshalb wird auch hier empfohlen, im Bedarfsfall größerer Mengen auf mehrere Boli oder Behandlungen zu verteilen.

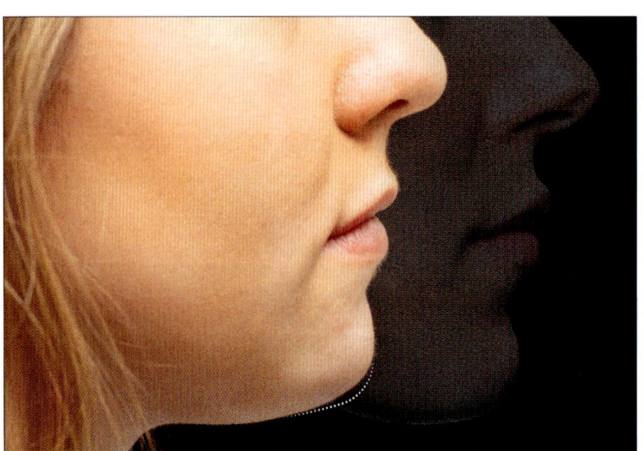

Um die Harmonie der Mundregion herzustellen, wird in diesem Fall angestrebt, das leicht fliehende Kinn zu augmentieren.

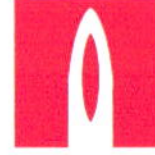 

Technik: Bolustechnik
Stichrichtung: mittig in das zentrale Areal des Kinns
Schicht: intramuskulär, supraperiostal
Material: Produkt der Klasse »M/L viskos«
Volumen: stark abhängig von der Indikation und individuell zu kalkulieren, im Allgemeinen 0,1– < 0,2 ml pro Bolus
Nadel: scharfe Nadel 25G
Anästhesie: Lidocainsalbe

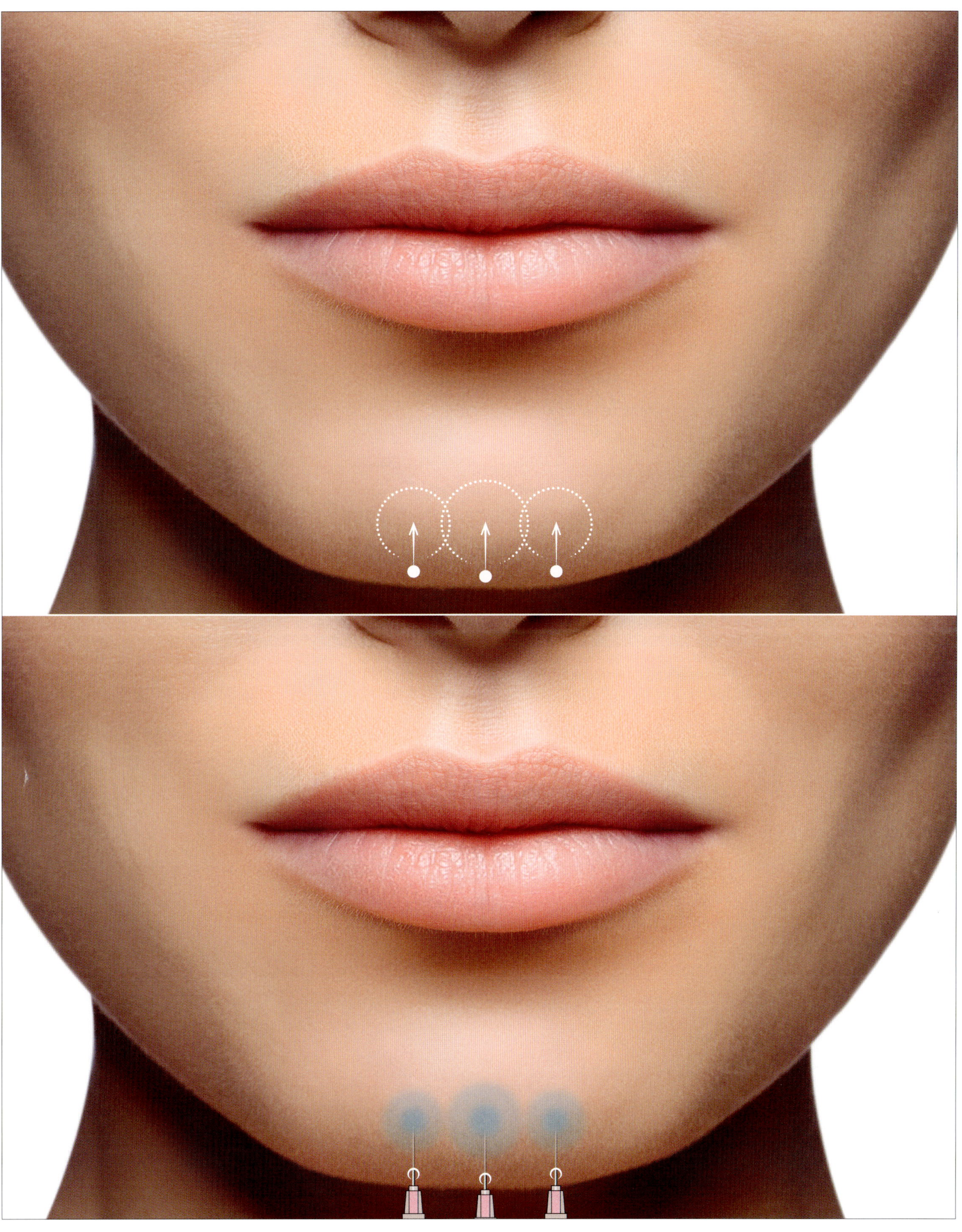

Technik 30 – Abb. 1, 2 Injektionsschema und -planung zur Augmentation – Kinnregion (scharfe Nadel).

Behandlungspraxis (→ Technik 30 – Abb. 3)

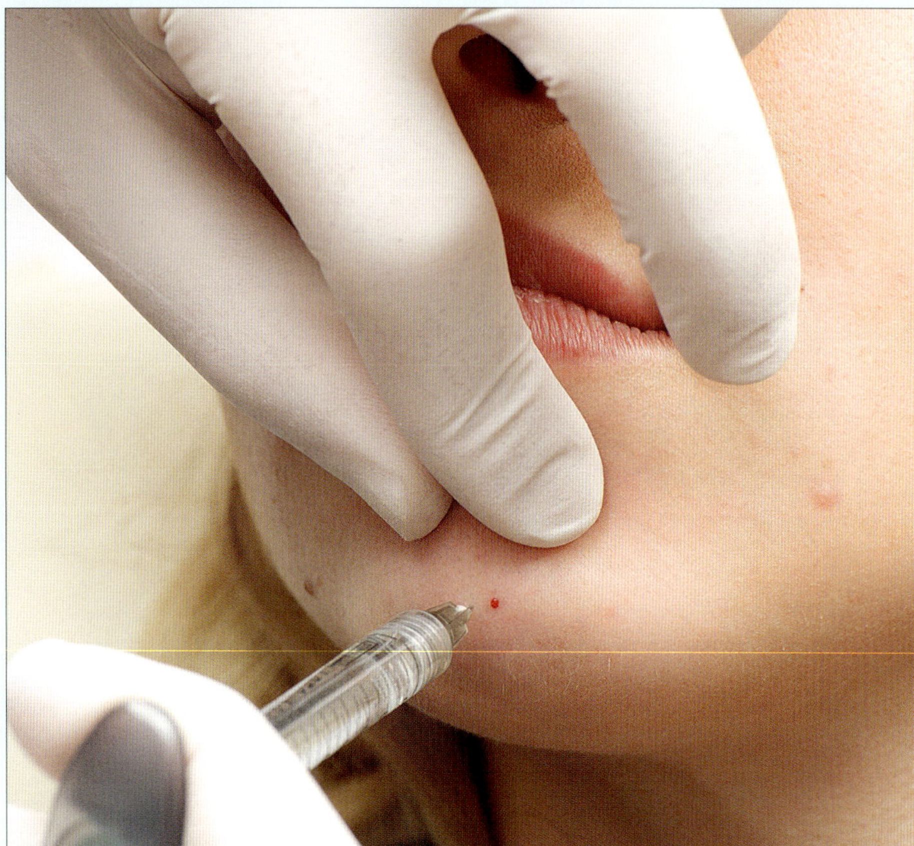

Technik 30 – Abb. 3 Der Einstich erfolgt, unterstützt durch die Kompression des Gewebes, direkt in den Muskel. Das Periost dient als Stütze. Es ist zu kontrollieren, dass sich die Nadelspitze im Zielgebiet befindet. Es ist wichtig, dass nach jeder Bolusabgabe das Kinn von der Seite betrachtet wird, um die noch fehlenden Volumina zu erkennen, was beim bloßen Blick von vorne nicht immer möglich ist.

Wichtige Hinweise

- Es wird empfohlen zu aspirieren, um eine intravasale Injektion zu vermeiden.
- Knochenkontakt ist durchaus positiv, um zu vermeiden, dass in den Austrittspunkt des N. mentalis injiziert wird.

Mögliche Nebenwirkungen

Leichte Rötungen, selten Entzündungen, selten Hämatome, leichte Schwellung

Unerwünschte Nebenwirkungen

Entzündungen, übermäßige Materialabgabe und dadurch Veränderung des Kinns oder Knotenbildungen, Nekrose

Behandlungsprotokoll auf einen Blick

- Anamnese, Evaluation und Aufklärung
- Einverständniserklärung
- Fotodokumentation: Vorher-Bilder
- Analyse und Einzeichnen der zu behandelnden Areale
- Reinigen
- Gründliche Desinfektion
- Ggf. Lokalanästhesie (Lidocaincreme)
- Injektionstechnik: Bolustechnik
- Schicht: intramuskulär, supraperiostal
- Material: Produkt der Klasse »M/L viskos«
- Volumen: stark abhängig von der Indikation und individuell zu kalkulieren, im Allgemeinen 0,1–< 0,2 ml pro Bolus
- Nadel: scharfe Nadel 25G
- Keine Massage
- Evtl. Kühlung
- Heparinsalbe bei Hämatomen, Ibuprofen p-o, Arnika
- Fotodokumentation: Nachher-Bilder
- Empfehlungen für das Verhalten nach dem Eingriff
- Folgetermin zur Nachkontrolle nach 8–14 Tagen

9.5.3 TECHNIK 31
Volumisierung – Vertikale Injektionstechnik (scharfe Nadel)

Die Injektionstechnik soll Faltenbildungen bzw. Hautvertiefungen und Schatten ausgleichen, die durch die Anspannung der Muskulatur beim Essen oder beim Mundspitzen zu einem Kussmund entstehen (s. Abb. unten).

Patientenauswahl

- Bei altersbedingtem Volumenverlust der perioralen Fettkompartimente oder genetisch bedingtem Volumenmangel

Injektionsschema und -planung (→ Technik 31 – Abb. 1, 2)

Die Injektion erfolgt im angespannten Zustand mit der scharfen Nadel direkt in das Zentrum der entstandenen Vertiefung in den Muskel. Das Material wird solange abgegeben, bis das Gewebe nach oben kommt und die Hauteinziehung verschwindet. Die Menge der Materialabgabe korreliert mit der Größe des Hauteinzugs. Doch sollte darauf geachtet werden, dass das Material auf mehrere kleine Boli verteilt wird, da die Gefahr einer bindegewebigen Verkapselung bei zu großer Materialabgabe besteht. Nach Materialabgabe wird die Bewegung des Muskels etwas blockiert und das Areal unter der sichtbaren Vertiefung gefüllt. Die Menge des abgegebenen Materials kann stark variieren und ist abhängig von der Tiefe des Hauteinzugs.

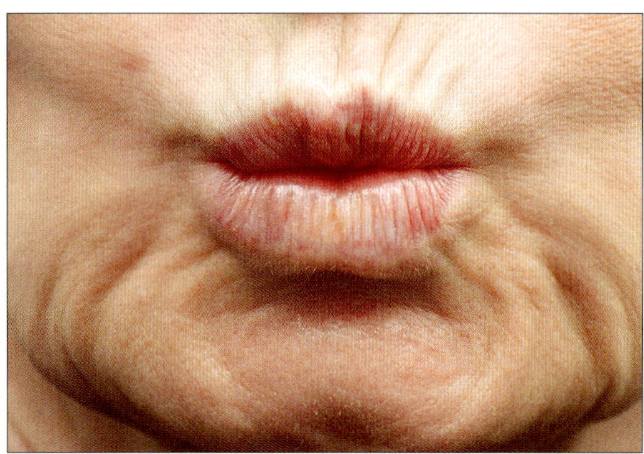

Im nicht angespannten Zustand sind die Falten selten zu sehen. Mit einem Kussmund oder nach oben gezogenem Kinn werden die Hautvertiefungen sofort sichtbar.

 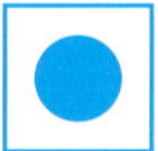 

Technik: Bolustechnik
Stichrichtung: in den Muskelkörper
Schicht: intramuskulär
Material: Produkt der Klasse »M/L soft« bei kleinen Vertiefungen, »M/L viskos« bei größeren Vertiefungen
Volumen: abhängig von der Tiefe des Hauteinzugs: 0,5–1,0 ml
Nadel: scharfe Nadel 25G
Anästhesie: Lidocainsalbe

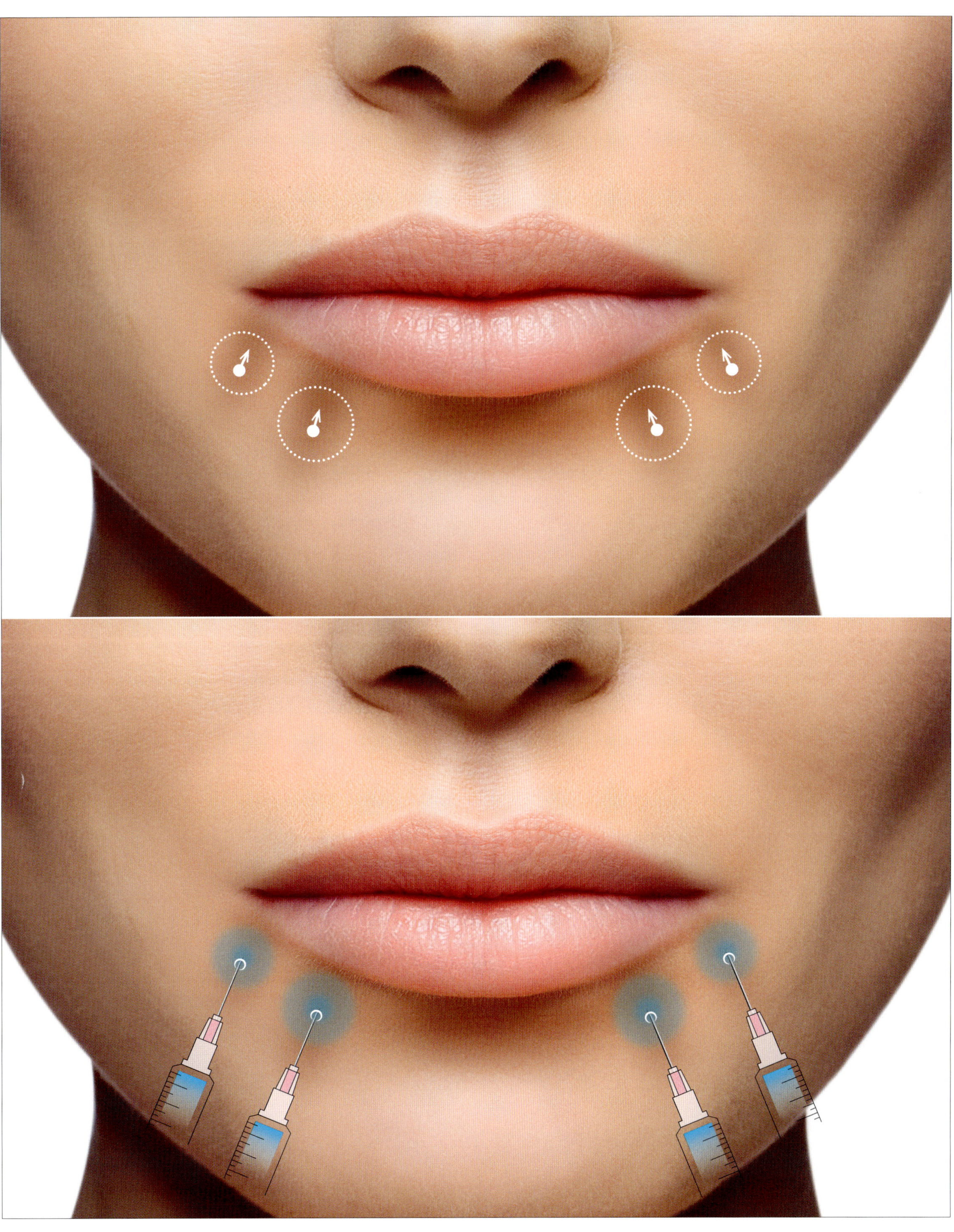

Technik 31 – Abb. 1, 2 Injektionsschema und -planung zur Volumisierung – Vertikale Injektionstechnik (scharfe Nadel).

Behandlungspraxis (→ Technik 31 – Abb. 3, 4)

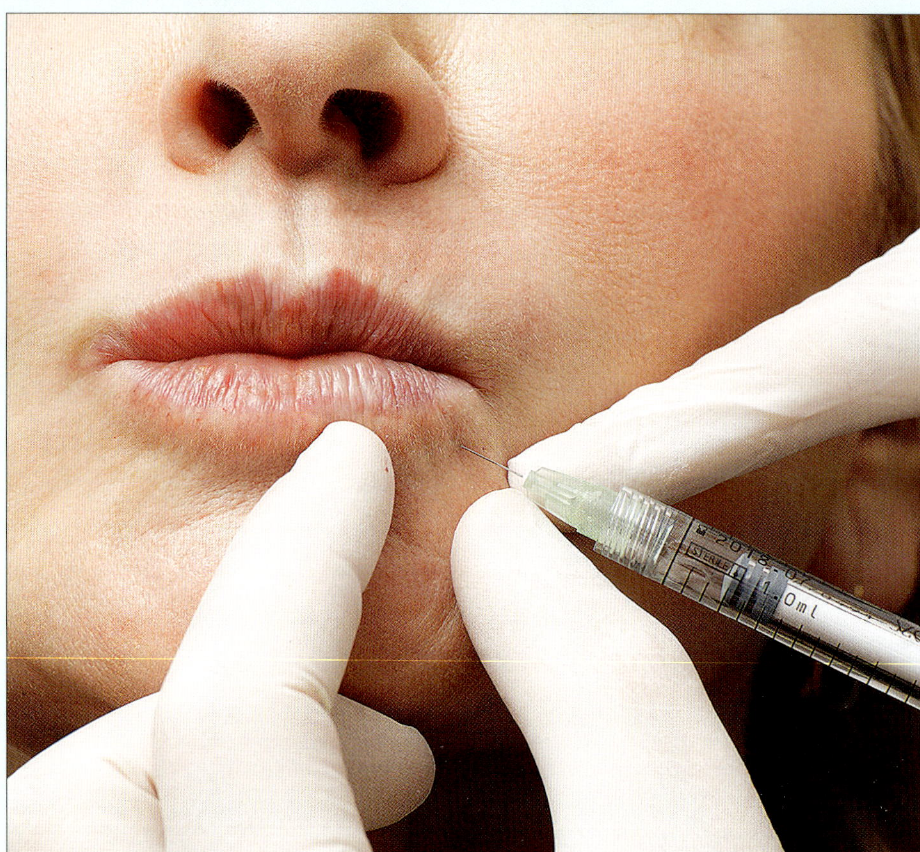

Technik 31 – Abb. 3 Das Vorgehen ist unkompliziert. Nach Aspiration zur Vermeidung einer intravasalen Injektion wird bei angespanntem Mund sehr langsam direkt in das Zentrum der Vertiefung injiziert. Auf der anderen Seite (im Bild links) ist die Injektion bereits erfolgt und zeigt, dass das unterspritzte Areal deutlich angehoben ist.

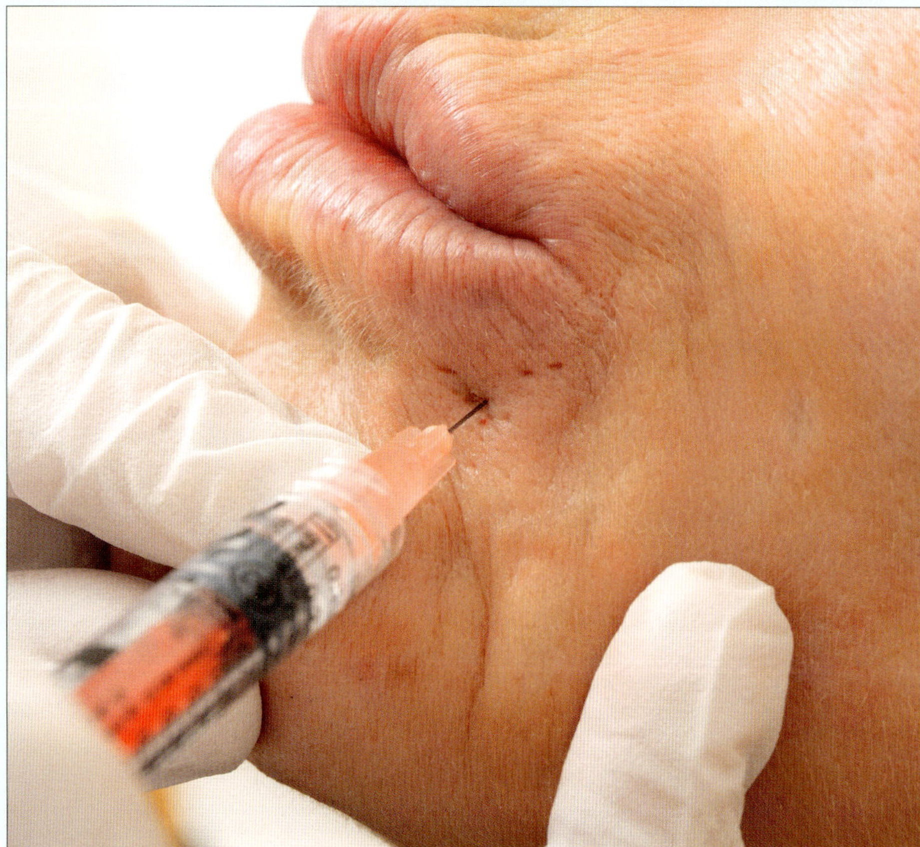

Technik 31 – Abb. 4 Die Nadel wird 3 mm tief in das Zentrum des Schattens injiziert, während die Patientin die Anspannung zum Kussmund hält. Das Material wird solange abgegeben, bis der Schatten verschwindet. Das kann bei solch ausgeprägten Schatten, wie hier dargestellt, bis zu 0,2 ml Material benötigen.

Wichtige Hinweise

- Wegen der Gefahr, Material in ein Gefäß zu injizieren, wird vorherige Aspiration empfohlen.
- Wegen der Gefahr einer bindegewebigen Verkapselung bei zu großer Materialabgabe sollte das Material auf mehrere kleine Boli verteilt abgegeben werden.

Mögliche Nebenwirkungen

Leichte Rötungen, selten Entzündungen, selten Hämatome, leichte Schwellungen

Unerwünschte Nebenwirkungen

Entzündungen, Überkorrekturen und dadurch Knotenbildungen, Asymmetrien durch ungleichmäßige Materialabgabe

Behandlungsprotokoll auf einen Blick

- Anamnese, Evaluation und Aufklärung
- Einverständniserklärung
- Fotodokumentation: Vorher-Bilder
- Analyse und Einzeichnen der zu behandelnden Areale
- Reinigen
- Gründliche Desinfektion
- Ggf. Lokalanästhesie (Lidocaincreme)
- Injektionstechnik: Bolustechnik
- Schicht: intramuskulär
- Material: Produkt der Klasse »M/L« soft bei kleinen Vertiefungen, »M/L viskos« bei größeren Vertiefungen
- Volumen: abhängig von der Tiefe des Hauteinzugs: 0,5–1,0 ml
- Nadel: scharfe Nadel 25G
- Keine Massage
- Evtl. Kühlung
- Heparinsalbe bei Hämatomen, Ibuprofen p-o, Arnika
- Fotodokumentation: Nachher-Bilder
- Empfehlungen für das Verhalten nach dem Eingriff
- Folgetermin zur Nachkontrolle nach 8–14 Tagen

9.5.4 TECHNIK 32

Volumisierung – Leichte Marionettenfalten I (scharfe Nadel)

Diese wie auch die nachfolgende Technik 33 zielen auf eine dezente symmetrische Füllung der beginnenden Marionettenfalten und die Verstärkung der Mundwinkel ab. Durch eine Verstärkung der Mundwinkel und Reduktion der Mundwinkelfalten wirkt der Mund etwas jugendlicher und freundlicher.

Patientenauswahl

- Bei Marionetten- und Mundwinkelfalten, abgeflachtem Mundwinkel, leicht herabhängendem Mundwinkel

Injektionsschema und -planung (→ Technik 32 – Abb. 1, 2)

Eine Kombination von Unterspritzungen in vier Linien mildert die Marionettenfalten und stabilisiert den Mundwinkel. Mit zwei die Mundwinkelkontur begrenzenden Linien von 1 cm Länge wird der Winkel stabilisiert. Mit den zwei von kaudal kommenden Linien wird durch die Stützkraft der Absenkung des Mundwinkels vorgebeugt.

Die erste Linie verläuft im mundwinkelnahen Teil der Oberlippenkontur. Die zweite Linie verläuft im mundwinkelnahen Teil der Unterlippenkontur. Die dritte Linie (2 cm lang) verläuft unterhalb des Mundwinkels und senkrecht zum Lippenrand. Die vierte Linie (2 cm lang) verläuft in einem leichten spitzen Winkel neben der dritten Linie zum Lippenrand.

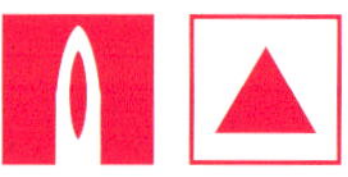

Technik: Lineartechnik
Stichrichtung: längs und quer zur Lippenkontur am Mundwinkel
Schicht: subkutan
Material: Produkt der Klasse »M viskos«
Volumen: 0,05 ml pro Linie, insgesamt ca. 0,4 ml
Nadel: scharfe Nadel 27G
Anästhesie: Lidocainsalbe

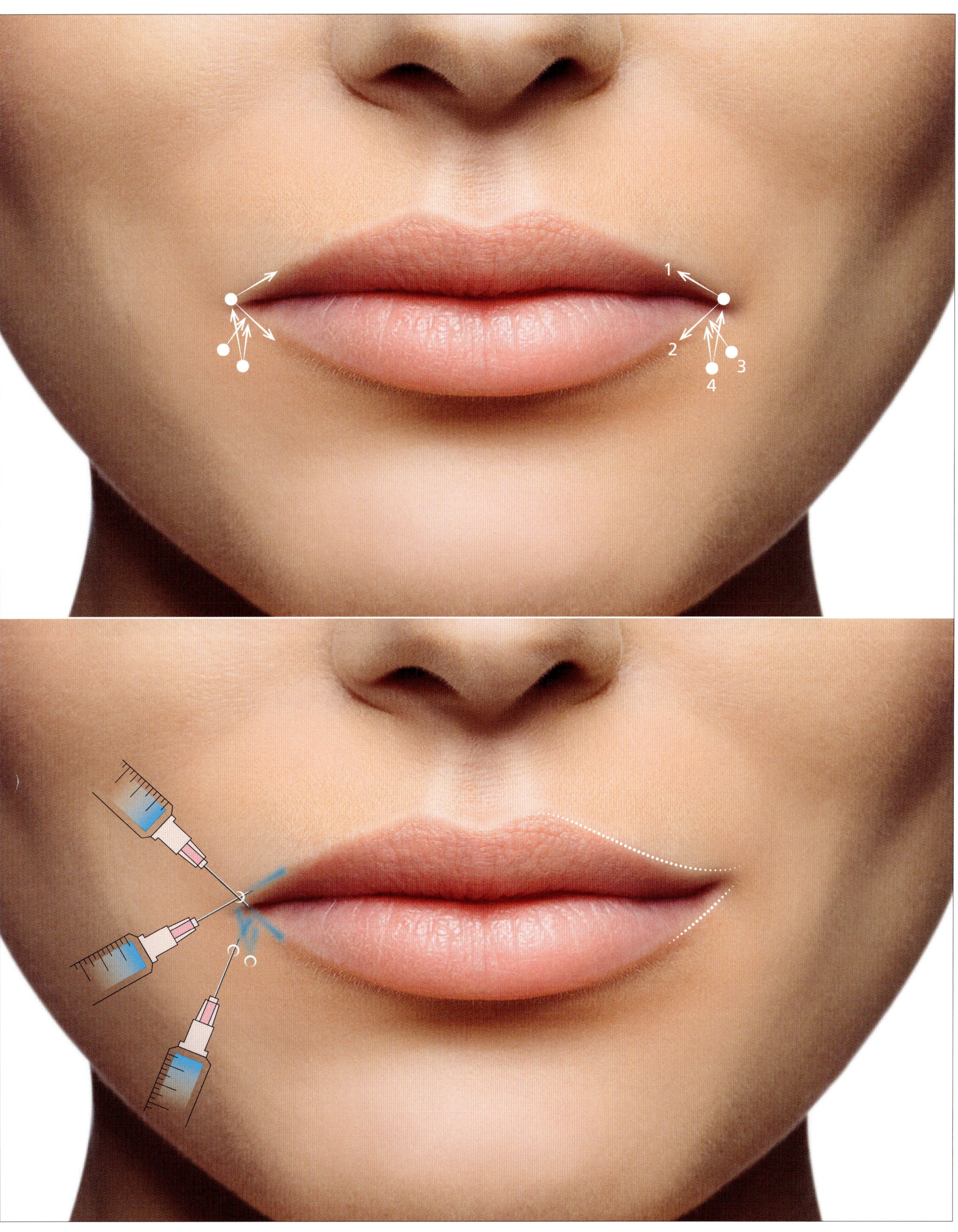

Technik 32 – Abb. 1, 2 Injektionsschema und -planung zur Volumisierung von leichten Marionettenfalten durch Einsatz der Lineartechnik (scharfe Nadel).

Behandlungspraxis (→ Technik 32 – Abb. 3–7)

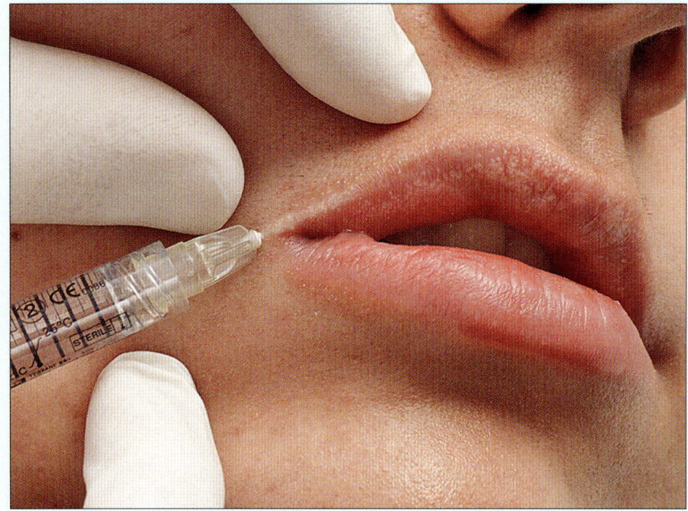

Technik 32 – Abb. 3 Mit der Verstärkung der Lippenkontur wird vom Mundwinkel aus an der Oberlippe begonnen.

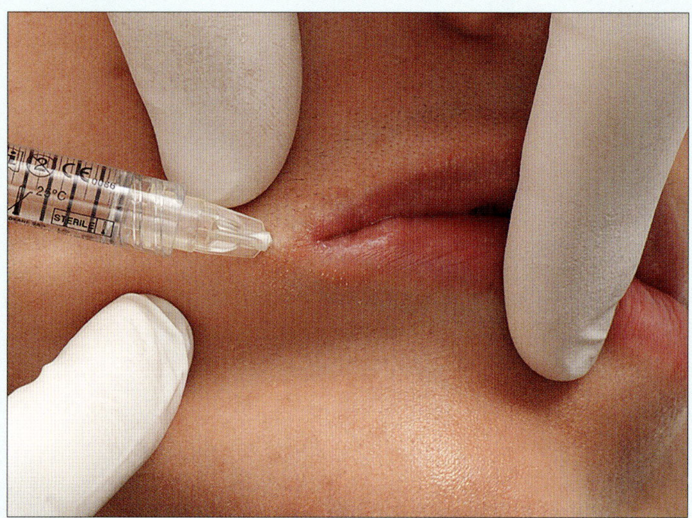

Technik 32 – Abb. 4 Derselbe Vorgang wird an der Unterlippenkommissur wiederholt.

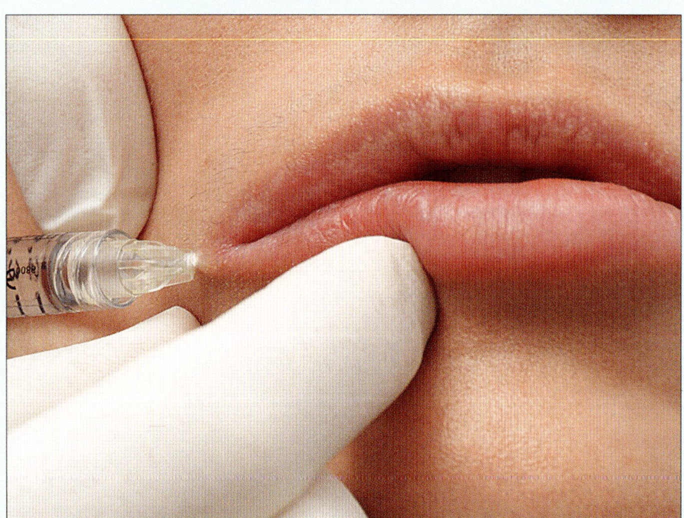

Technik 32 – Abb. 5 Ober- und Unterlippenkontur können auch im Mundwinkel von einem Einstichloch aus linear unterspritzt werden.

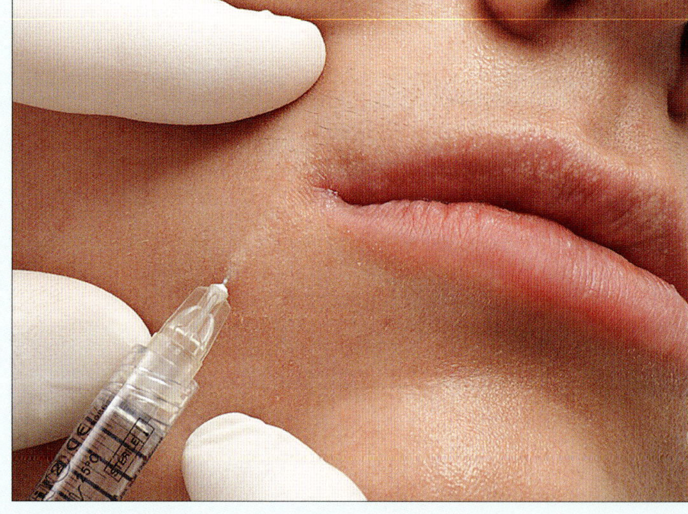

Technik 32 – Abb. 6 Der Mundwinkel wird verstärkt, indem von kaudal kommend die **Fächertechnik** angewandt wird. Die Injektionen erfolgen in Richtung medial unterhalb des Mundwinkels in 2–3 Linien an den lateralen Mundwinkel.

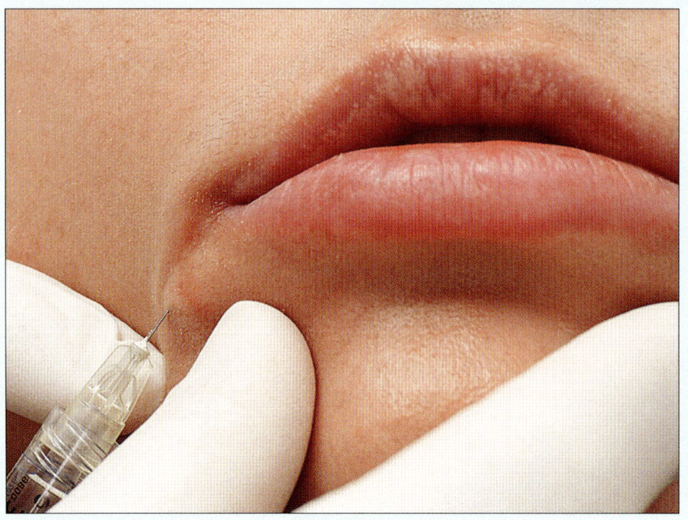

Technik 32 – Abb. 7 Sollte sich das abgegebene Material durch die Haut durchdrücken und zu einer unregelmäßigen Hautoberfläche führen, kann das Areal mit dem Daumen durch Kompression flach gehalten werden.

Wichtige Hinweise

- Wegen der Gefahr, Material in ein Gefäß zu injizieren, wird vorherige Aspiration empfohlen.
- Die Mundwinkel sollten vor der Behandlung keine Risse oder Entzündungen zeigen, da dies zu schwer heilenden Komplikationen führen könnte.
- Die Behandlung der Mundwinkel muss in der Regel, je nach Ausprägung, ein- bis zweimal wiederholt werden. Häufig bietet sich eine Kombination mit dem Aufbau der Marionettenfalten an.

Mögliche Nebenwirkungen

Leichte Rötungen, selten Entzündungen, selten Hämatome, selten leichte Schwellungen

Unerwünschte Nebenwirkungen

Entzündungen, Überkorrekturen und dadurch Veränderung der Lippenform oder Knotenbildungen, Asymmetrien durch ungleichmäßige Materialabgabe, Nekrose

Behandlungsprotokoll auf einen Blick

- Anamnese, Evaluation und Aufklärung
- Einverständniserklärung
- Fotodokumentation: Vorher-Bilder
- Analyse und Einzeichnen der zu behandelnden Areale
- Reinigen
- Gründliche Desinfektion
- Ggf. Lokalanästhesie (Lidocaincreme), Leitungsanästhesie
- Injektionstechnik: Lineartechnik
- Schicht: subkutan
- Material: Produkt der Klasse »M viskos«
- Volumen: 0,05 ml pro Linie, insgesamt ca. 0,4 ml
- Nadel: scharfe Nadel 27G
- Keine Massage
- Evtl. Kühlung
- Heparinsalbe bei Hämatomen, Ibuprofen p-o, Arnika
- Fotodokumentation: Nachher-Bilder
- Empfehlungen für das Verhalten nach dem Eingriff
- Folgetermin zur Nachkontrolle nach 8–14 Tagen

9.5.5 TECHNIK 33

Volumisierung – Leichte Marionettenfalten II (scharfe Nadel)

Diese Technik will ebenfalls eine dezente symmetrische Füllung der beginnenden Marionettenfalten und die Verstärkung der Mundwinkel erreichen, um dem Mund eine jugendlichere und freundlichere Ausstrahlung zu geben.

Patientenauswahl

- Bei Marionetten- und Mundwinkelfalten, abgeflachtem Mundwinkel, leicht herabhängendem Mundwinkel

Injektionsschema und -planung (→ Technik 33 – Abb. 1, 2)

Eine Alternative zur Technik 32 bei leichten beginnenden Marionettenfalten ist die direkte Injektion des Materials in das Zentrum des Schattens bzw. der Hautvertiefung mit der Bolustechnik. Das zu behandelnde Areal wird markiert. Um zielgenau zu applizieren und Überkorrekturen zu vermeiden, empfiehlt sich die Bolusabgabe unter Kompressionstechnik. Hierzu wird das Gewebe des zu behandelnden Areals zwischen Daumen und Zeigefinger genommen und es wird langsam ein Bolus von etwa 0,05–0,1 ml in das Zentrum abgegeben. Durch die Kompression werden die umliegenden Gefäße abgedrückt, was die Nekrosegefahr einschränkt und verhindert, dass das Material nach intraoral ausweicht.

Technik: Bolustechnik

Stichrichtung: von vorne nach ventral

Schicht: subkutan, intramuskulär (je nach Gewebedicke)

Material: Produkt der Klasse »M viskos«

Volumen: 0,05–0,1 ml pro Bolus, ca. 0,2 ml insgesamt

Nadel: scharfe Nadel 25–27G

Anästhesie: Lidocainsalbe

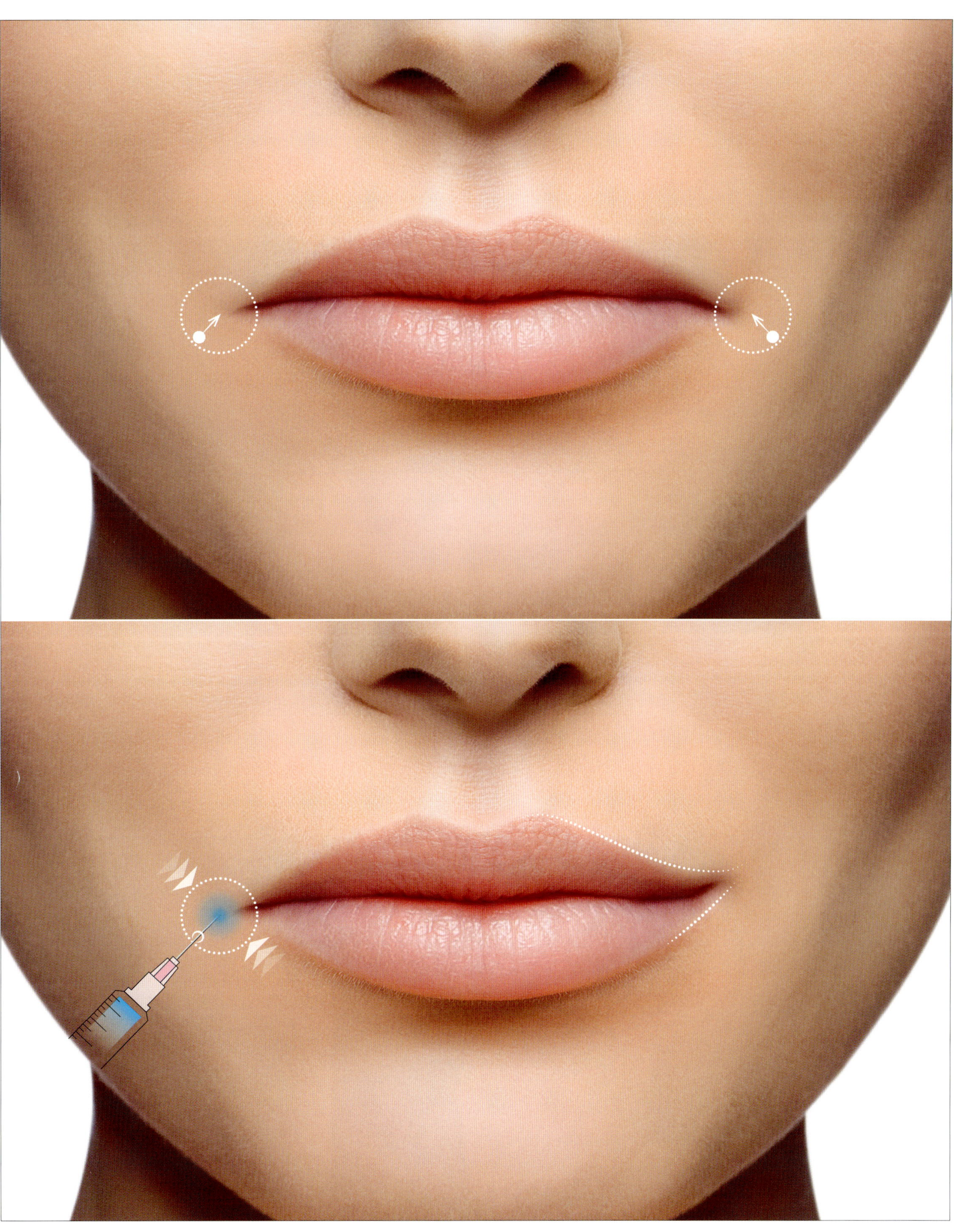

Technik 33 – Abb. 1, 2 Injektionsschema und -planung zur Volumisierung von leichten Marionettenfalten durch Einsatz der Bolustechnik (scharfe Nadel).

9

Behandlungspraxis (→ Technik 33 – Abb. 3, 4)

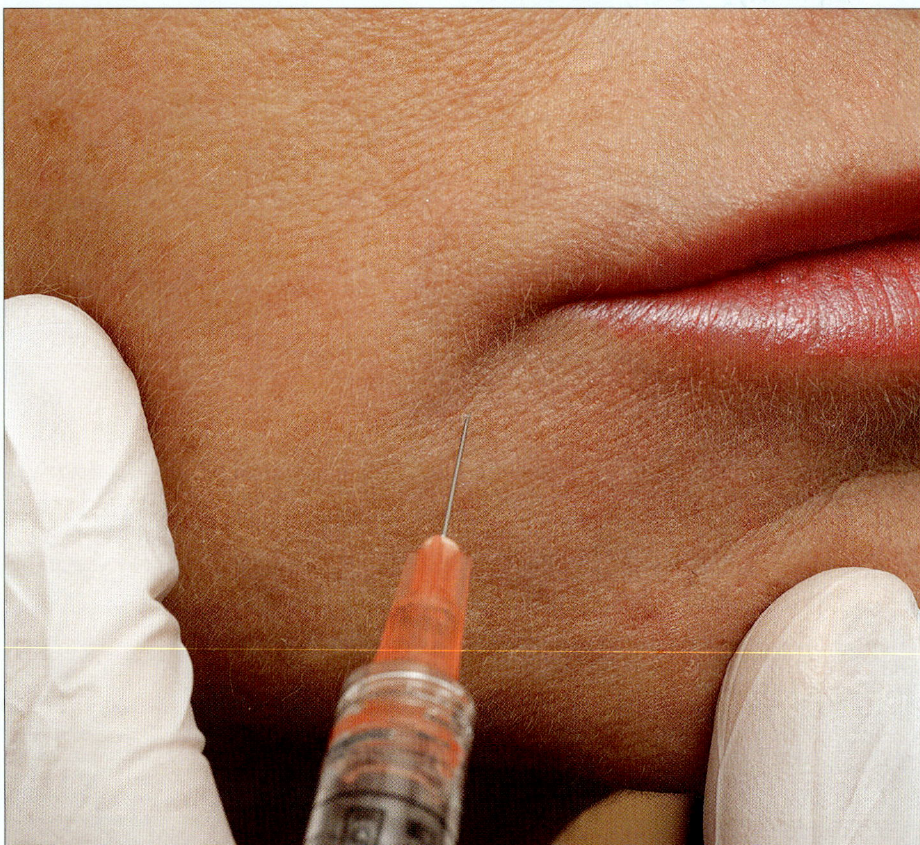

Technik 33 – Abb. 3 Der Bolus wird direkt in das Zentrum des Schattenareals abgegeben. Es wird so lange Material injiziert, bis das Gewebe sich anhebt und der Schatten verschwindet.

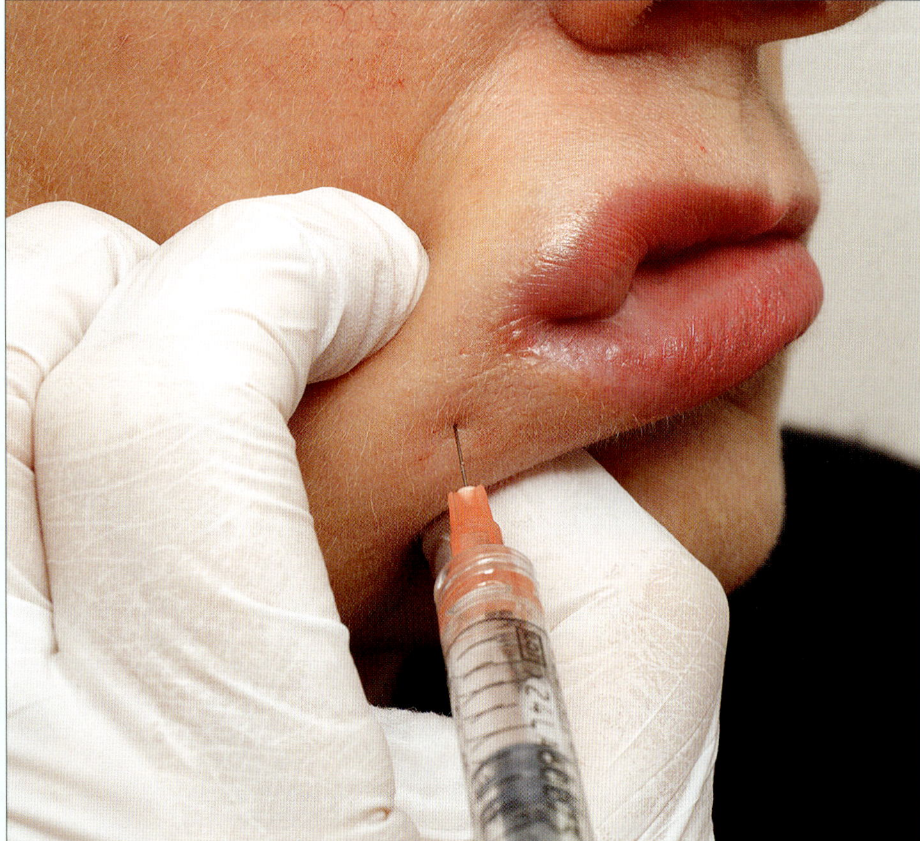

Technik 33 – Abb. 4 Als Variante wird das Gewebe zwischen Daumen und Zeigefinger so fixiert, dass es konvex nach vorne kommt. Durch den mit dieser Haltung ausgeübten Druck wird das Material in das Zielgebiet gezwungen. Dieses Vorgehen wird empfohlen, wenn im Gewebe Septenschädigungen vorliegen, die die Platzierung des Materials an eine bestimmte Stelle erschweren. Die Nadel wird 1–3 mm in das Gewebe versenkt und das Material wird langsam abgegeben.

Wichtige Hinweise

- Wegen der Gefahr, Material in ein Gefäß zu injizieren, wird vorherige Aspiration empfohlen.
- Die Mundwinkel sollten vor der Behandlung keine Risse oder Entzündungen zeigen, da dies zu schwer heilenden Komplikationen führen könnte.
- Die Behandlung der Mundwinkel muss in der Regel, je nach Ausprägung, ein- bis zweimal wiederholt werden. Häufig bietet sich eine Kombination mit dem Aufbau der Marionettenfalten an.
- Unterschiedlich vernetzte, übereinandergelegte HA-Filler können das Ergebnis noch verbessern.

Mögliche Nebenwirkungen

Leichte Rötungen, selten Entzündungen, selten Hämatome, selten leichte Schwellungen

Unerwünschte Nebenwirkungen

Entzündungen, Überkorrekturen und dadurch Veränderung der Lippenform oder Knotenbildungen, Asymmetrien durch ungleichmäßige Materialabgabe, Nekrose

Behandlungsprotokoll auf einen Blick

- Anamnese, Evaluation und Aufklärung
- Einverständniserklärung
- Fotodokumentation: Vorher-Bilder
- Analyse und Einzeichnen der zu behandelnden Areale
- Reinigen
- Gründliche Desinfektion
- Ggf. Lokalanästhesie (Lidocaincreme), Leitungsanästhesie
- Injektionstechnik: Bolustechnik
- Schicht: subkutan, intramuskulär
- Material: Produkt der Klasse »M viskos«
- Volumen: 0,05–0,1 ml pro Bolus, ca. 0,2 ml insgesamt
- Nadel: scharfe Nadel 25–27G
- Keine Massage
- Evtl. Kühlung
- Heparinsalbe bei Hämatomen, Ibuprofen p-o, Arnika
- Fotodokumentation: Nachher-Bilder
- Empfehlungen für das Verhalten nach dem Eingriff
- Folgetermin zur Nachkontrolle nach 8–14 Tagen

9.5.6 TECHNIK 34

Augmentation – Marionettenfalten (scharfe Nadel)

Das Behandlungsziel ist die harmonische Korrektur der Marionettenfalten. Es wird eine dezente symmetrische Verstärkung des Areals der oralen Kommissur durch Auffüllen des Bereichs zwischen Mundwinkel und mentalem Ende (Ende des M. mentalis) durchgeführt. Es gibt vier unterschiedliche Vorgehensweisen zur Behandlung der Marionettenfalten, die auch mit der Kanülentechnik (s. Technik 35, S. 266 ff.) appliziert werden können.

Patientenauswahl

- Bei altersbedingtem Volumenverlust oder Verdünnung des Mundwinkels
- Patienten mit durch den Gesichtstypus bedingten herabhängenden Mundwinkeln und Schatten
- Bei genetisch bedingtem hypertrophem Ausläufer der Nasolabialfalte

Injektionsschema und -planung (→ Technik 34 – Abb. 1–8)

9

Durch den Volumenersatz in der weißen Substanz der unteren Lippe wird diese Region gekräftigt und unterstützt somit die Mundwinkel. Zudem verliert die Mundwinkelregion die Schatten um den Mund, was verjüngend wirkt. Es handelt sich dabei um eine sanfte Unterfütterung der Marionettenfalten mit der Fächertechnik, wodurch eine Mobilisation der anhaftenden Muskulatur bewirkt wird.

 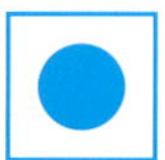 

Technik: Fächertechnik, Criss-Cross-Technik
Stichrichtung: s. Technik 34, Abb. 1–8
Schicht: subdermal, subkutan
Material: Produkt der Klasse »M viskos« oder »M soft«, je nach Indikation
Volumen: 0,05–0,1 ml pro Linie
Nadel: scharfe Nadel 27G
Anästhesie: Lidocainsalbe

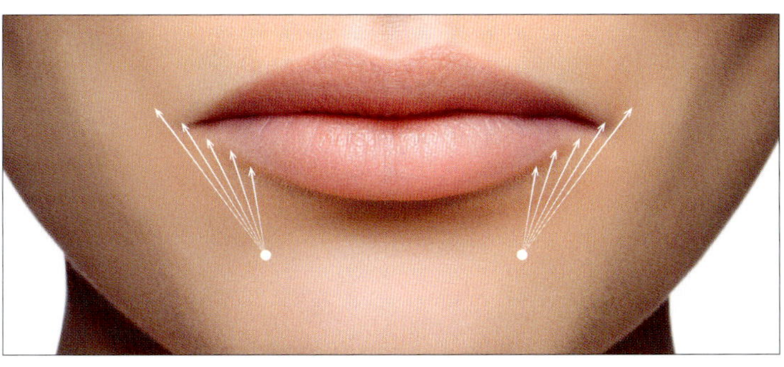

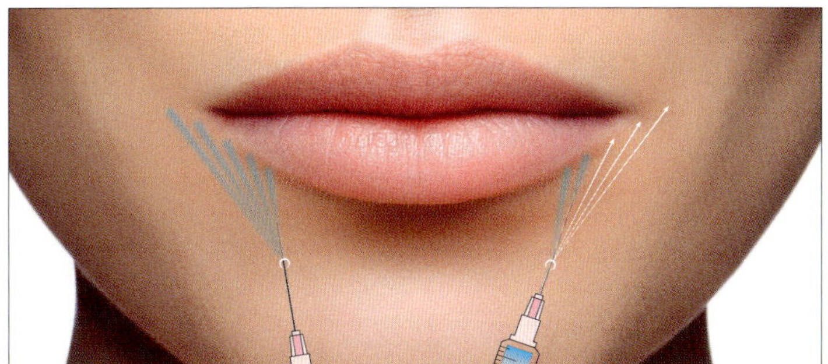

Technik 34 – Abb. 1, 2 Injektionsschema und -planung zur **Variante 1: Augmentation – Marionettenfalten (scharfe Nadel).** Der einzige Einstichpunkt pro Seite befindet sich jeweils an der Spitze des Fächers, von dem aus das Material fächerförmig in die Zielgebiete injiziert wird. Durch die Stichrichtung kranialwärts kann mehr Volumen an den Mundwinkel und an die Lippenkante platziert werden. Dadurch wird der stützende Effekt begünstigt. Das Material wird mit der Lineartechnik zum Mund hin und in Richtung Mundwinkel injiziert.

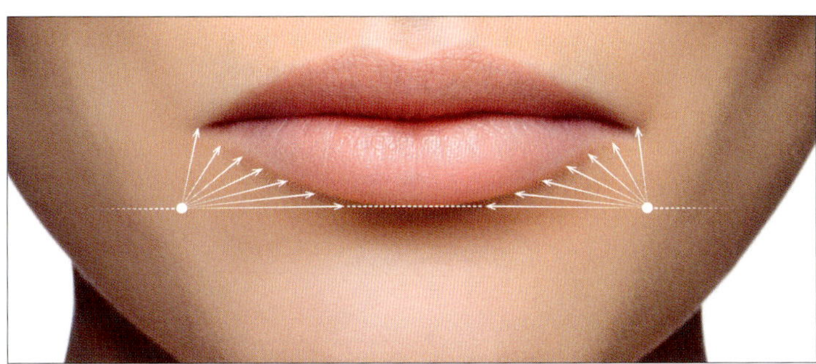

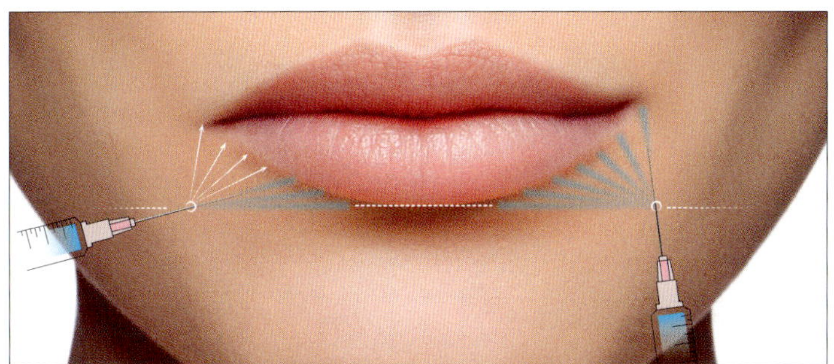

Technik 34 – Abb. 3, 4 Injektionsschema und -planung zur **Variante 2: Augmentation – Marionettenfalten (scharfe Nadel).** Wenn seitlich unterhalb der Lippe Volumen fehlt, wird der Einstichpunkt auf der gedachten Linie des tiefsten Punkts der Unterlippe (--) markiert und von dort aus in mehreren Linien bis hin zum Lippenrand injiziert. Durch die vielen nebeneinander verlaufenden Linien ist es dem Behandler möglich, die Materialplatzierung sehr genau zu definieren und auch feinste Asymmetrien auszugleichen.

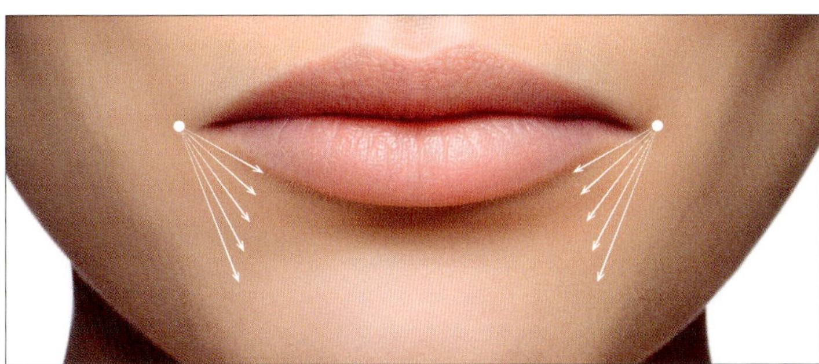

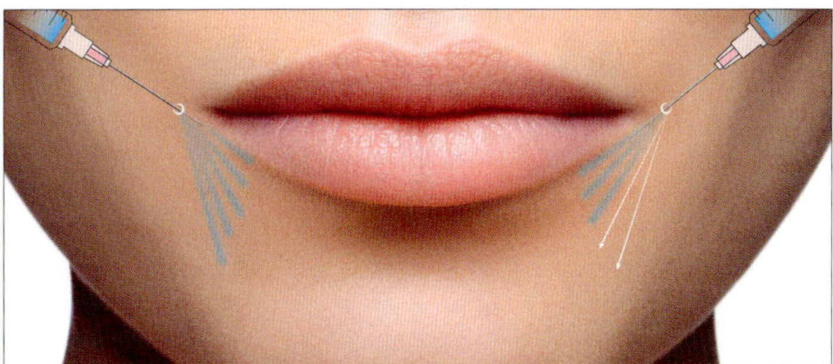

Technik 34 – Abb. 5, 6 Injektionsschema und -planung zur **Variante 3: Augmentation – Marionettenfalten (scharfe Nadel).** Hier liegt der Einstichpunkt direkt im Mundwinkel. Dieses Vorgehen wird bevorzugt eingesetzt, wenn die Lippenkonturen in die Behandlung integriert werden. Es wird nur ein Einstichpunkt pro Seite benötigt und von dort aus werden mehrere Linien, in Fächertechnik, in Richtung Kinnmitte injiziert.

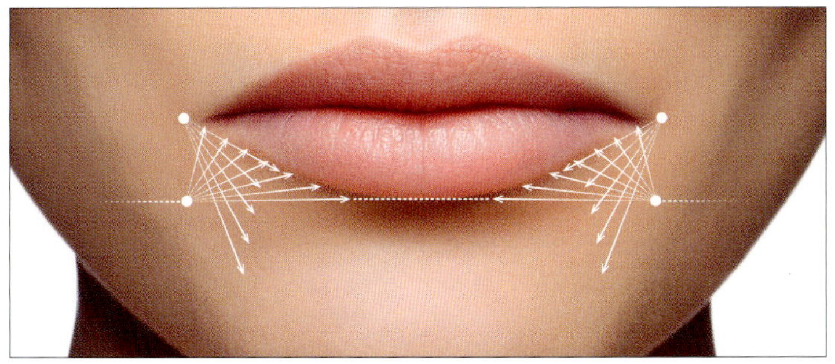

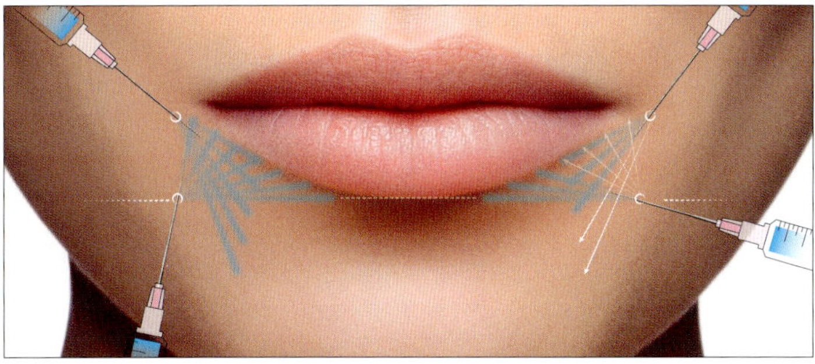

Technik 34 – Abb. 7, 8 Injektionsschema und -planung zur **Variante 4: Augmentation – Marionettenfalten (scharfe Nadel).** Bei extrem starken Marionettenfalten empfiehlt sich die Sandwichtechnik. Sie kombiniert das Auffüllen der verlorengegangenen Fettkompartimente mit der Abstützung der Mundwinkel. Erst wird das Volumen mit der Fächertechnik tief subkutan in Richtung Kinnmitte gefüllt, darüberliegend wird mit einem zweiten Fächer (Criss-Cross-Technik) oberflächlich subkutan in Richtung Unterlippenkontur injiziert. Das Vorgehen bewirkt eine Stabilisierung des Areals, welches auch mimischen Falten entgegenwirkt.

Behandlungspraxis (→ Technik 34 – Abb. 9–12)

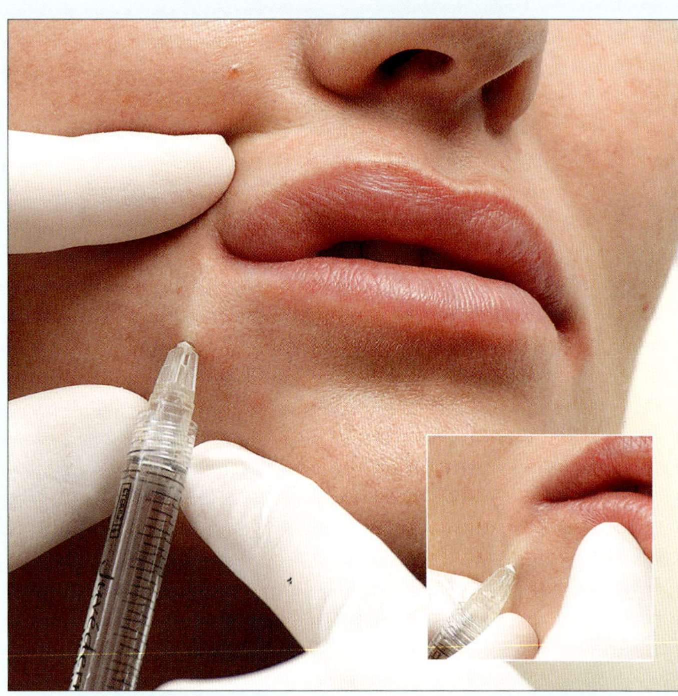

Technik 34 – Abb. 9 (Variante 1): Von kaudal kommend wird der Mundwinkel verstärkt. Von einem Einstichpunkt 1 cm unterhalb des Mundwinkels aus werden in Fächertechnik mehrere Linien an den Mundwinkel und in Richtung medial an den Lippenrand injiziert. Je nach eingesetzter Nadellänge kann das Areal großflächiger oder kleinflächiger behandelt werden.

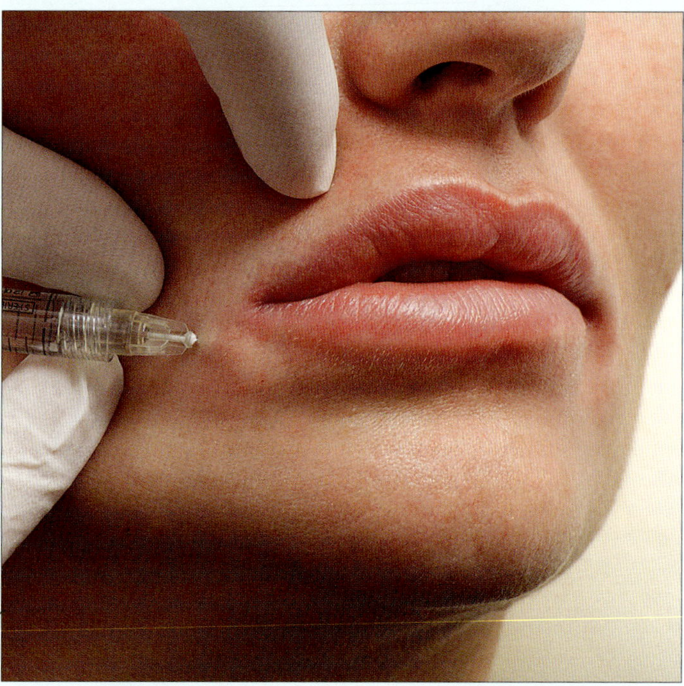

Technik 34 – Abb. 10 (Variante 2): Von lateral kommend wird das Material unterhalb der Lippenkontur in mehreren Linien von einem Einstichpunkt aus in Fächertechnik injiziert. Wenn sich das Material, wie dargestellt, etwas unregelmäßig hervorwölbt, wird empfohlen, mit dem Zeigefinger in die Mundhöhle zu greifen und das Material zwischen Daumen und Zeigefinger zu drücken, bis die Unregelmäßigkeiten verschwunden sind.

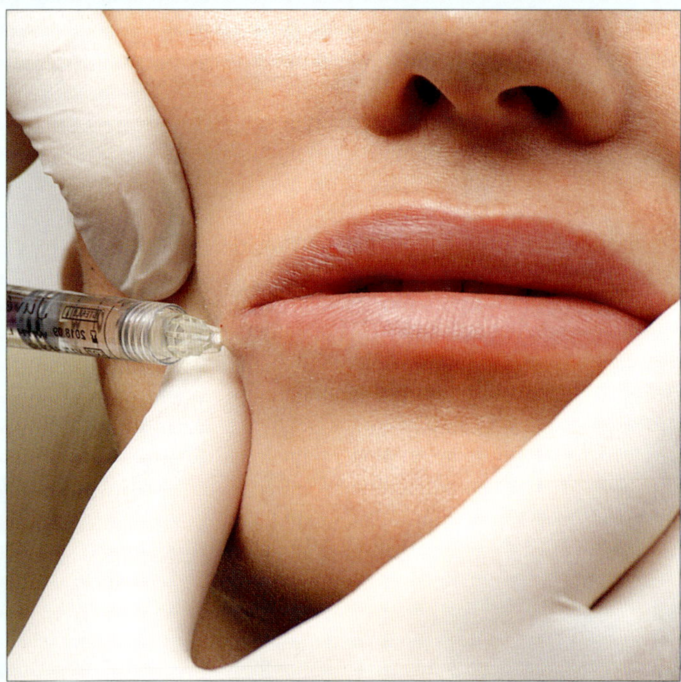

Technik 34 – Abb. 11 (Variante 3): Die Kommissur lässt sich einfacher behandeln, wenn die gesamte Unterlippenregion gespannt wird.

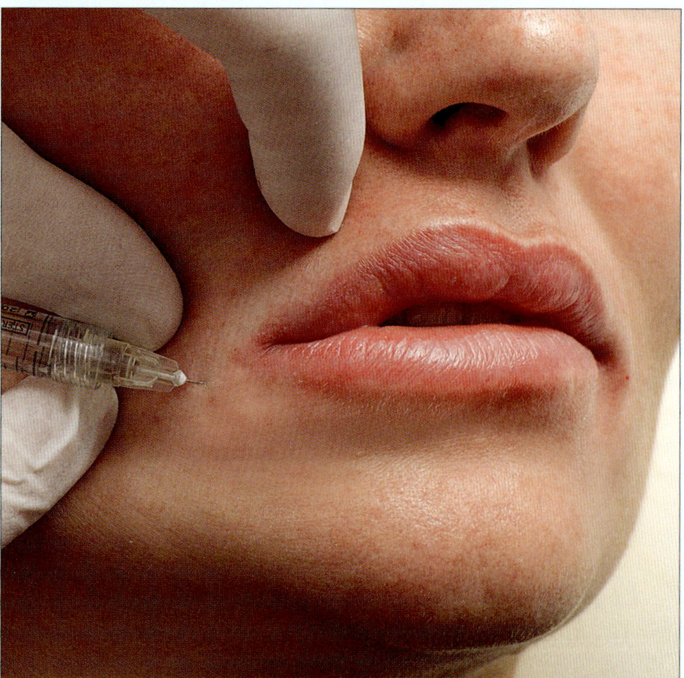

Technik 34 – Abb. 12 (Variante 4): Werden die Schichten übereinandergelegt, kann es zu leichten Unebenheiten kommen. Diese lassen sich in der Regel durch Massage korrigieren.

Wichtige Hinweise

- Die Behandlung der Mundwinkel muss in der Regel, je nach Ausprägung, 1–2-mal wiederholt werden. Deshalb ist hier eine Kombination mit dem Aufbau der Marionettenfalten sehr nützlich, da diese dann das Gewebe zusätzlich stützen.

Mögliche Nebenwirkungen

Leichte Rötungen, selten Entzündungen, häufig Hämatome, leichte Schwellungen

Unerwünschte Nebenwirkungen

Entzündungen, Überkorrekturen, Knotenbildungen, Asymmetrien durch ungleichmäßige Materialabgabe, Nekrose

Behandlungsprotokoll auf einen Blick

- Anamnese, Evaluation und Aufklärung
- Einverständniserklärung
- Fotodokumentation: Vorher-Bilder
- Analyse und Einzeichnen der zu behandelnden Areale
- Reinigen
- Gründliche Desinfektion
- Ggf. Lokalanästhesie (Lidocaincreme)
- Injektionstechnik: Fächertechnik, Criss-Cross-Technik
- Schicht: subdermal, subkutan, je nach Tiefe und Falten der Schatten
- Material: Produkt der Klasse »M viskos« oder »M soft«, je nach Indikation
- Volumen: 0,05–0,1 ml pro Linie
- Nadel: scharfe Nadel 27G
- Leichte Massage
- Evtl. Kühlung
- Heparinsalbe bei Hämatomen, Ibuprofen p-o, Arnika
- Fotodokumentation: Nachher-Bilder
- Empfehlungen für das Verhalten nach dem Eingriff
- Folgetermin zur Nachkontrolle nach 8–14 Tagen

9.5.7 TECHNIK 35
Augmentation – Marionettenfalten (stumpfe Kanüle)

Das Behandlungsziel ist die harmonische Korrektur der Marionettenfalten. Es wird eine symmetrische Verstärkung des Areals der oralen Kommissur durch Auffüllen des Bereichs zwischen Mundwinkel und mentalem Ende (Ende des M. mentalis) mit der Kanülentechnik durchgeführt. Damit kann ein großes Areal subkutan unterfüttert werden. Die Kanülentechnik hat den Vorteil, dass weniger Gefäße verletzt werden, dadurch weniger Hämatome und Schwellungen entstehen und die Patienten nach der Behandlung weniger Schmerzen haben. Jedoch ist es mit der Kanülentechnik schwieriger, verschiedene Schichten übereinanderzulegen und die Führung der Kanüle zu kontrollieren.

Patientenauswahl

- Bei altersbedingtem Volumenverlust oder Verdünnung des Mundwinkels
- Patienten mit durch den Gesichtstypus bedingten herabhängenden Mundwinkeln und Schatten
- Bei genetisch bedingtem hypertrophem Ausläufer der Nasolabialfalte

Injektionsschema und -planung (→ Technik 35 – Abb. 1–6)

Durch den Volumenersatz in der weißen Substanz der unteren Lippe wird diese Region gekräftigt und unterstützt somit die Mundwinkel. Zudem verliert die Mundwinkelregion die Schatten um den Mund, was verjüngend wirkt. Es handelt sich um eine Unterfütterung der Marionettenfalten mit der Fächertechnik, wodurch eine Mobilisation der anhaftenden Muskulatur bewirkt wird. Der einzige Einstichpunkt pro Seite befindet sich jeweils an der Fächerspitze, von dem aus das Material fächerförmig in die Zielgebiete injiziert wird. Die Platzierung der Fächerspitze kann je nach Behandlungsziel variieren und ist abhängig von der Indikation. Mit der Nokor-Nadel wird der Eingangspunkt für die Kanüle vorbereitet. Die Länge der Kanüle ist abhängig vom zu behandelnden Areal. Das zu behandelnde Gebiet wird vor der Materialabgabe aufgeschachert, damit sich das Material flächig verteilt. Unebenheiten lassen sich nach der Behandlung gut flach massieren. Wir stellen hier drei Varianten vor, die sich in ihrer Wirkungsweise leicht unterscheiden.

 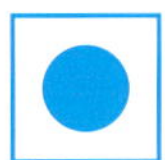 

Technik: Fächertechnik
Stichrichtung: s. Technik 35, Abb. 1–6
Schicht: subkutan
Material: Produkt der Klasse »M viskos« oder »M soft«, je nach Indikation
Volumen: 0,05–0,1 ml pro Linie
Nadel: stumpfe Kanüle 27G
Anästhesie: Lidocainquaddel

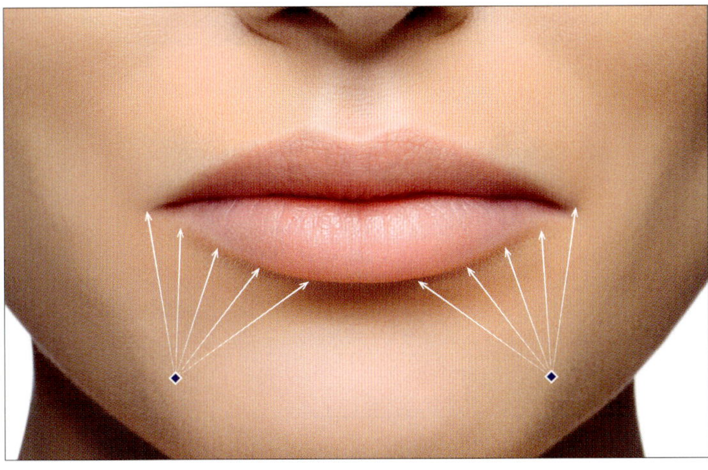

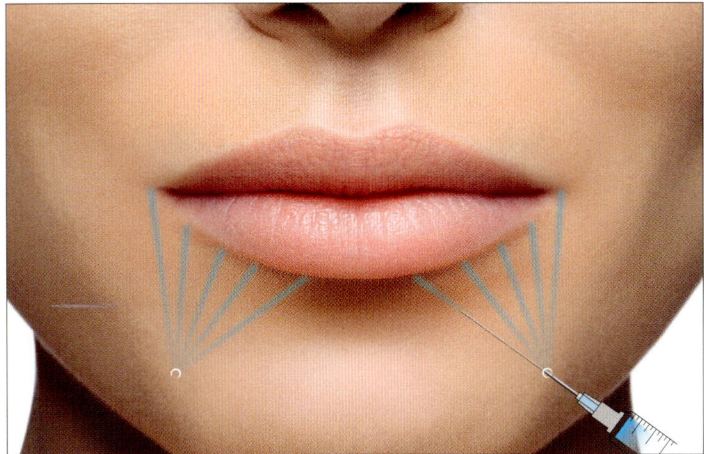

Technik 35 – Abb. 1, 2 Injektionsschema und -planung zur **Variante 1: Augmentation – Marionettenfalten (stumpfe Kanüle).** Die Technik wird häufig eingesetzt, wenn es sich bei den Marionettenfalten – verursacht durch Sagging oder Volumenverlust– um tiefe mimische Falten oder starke Schatten handelt und die zurückgebildeten Fettkompartimente ersetzt werden sollen. Von einem Einstichpunkt etwa 2 cm unterhalb des Mundwinkels aus werden in Fächertechnik mehrere Linien an den Mundwinkel und in Richtung Unterlippenrand injiziert. Durch die Stichrichtung kranialwärts kann mehr Volumen an den Mundwinkel und die Lippenkante platziert werden. Dadurch wird der stützende Effekt begünstigt. Die Kanüle wird sanft und ohne Gewalt in Richtung Lippe vorgeschoben, wobei darauf geachtet werden muss, dass die Kanülenspitze nicht in die Lippe hineinstößt. Je nach eingesetzter Nadellänge kann das Areal großflächiger oder kleinflächiger behandelt werden.

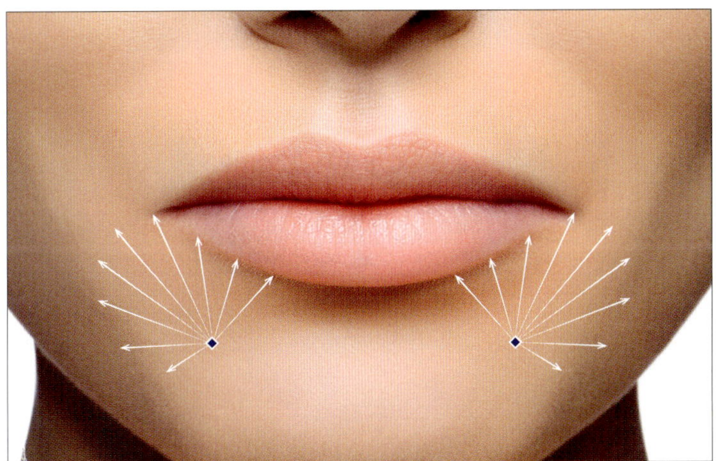

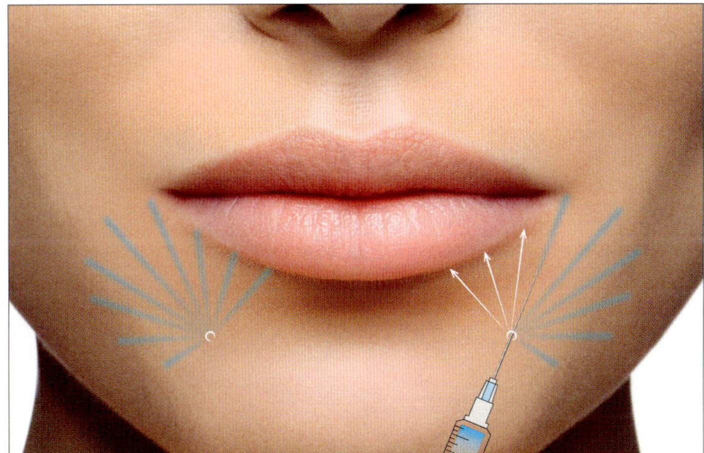

Technik 35 – Abb. 3, 4 Injektionsschema und -planung zur **Variante 2: Augmentation – Marionettenfalten (stumpfe Kanüle).** Bei dieser Technikvariante liegt der Einstichpunkt unterhalb des Mundwinkels etwas mehr medial zur Kinnmitte. Sie eignet sich für die Abflachung tiefer Marionettenfalten mit gleichzeitiger Anhebung der lateralen Lippenregion.

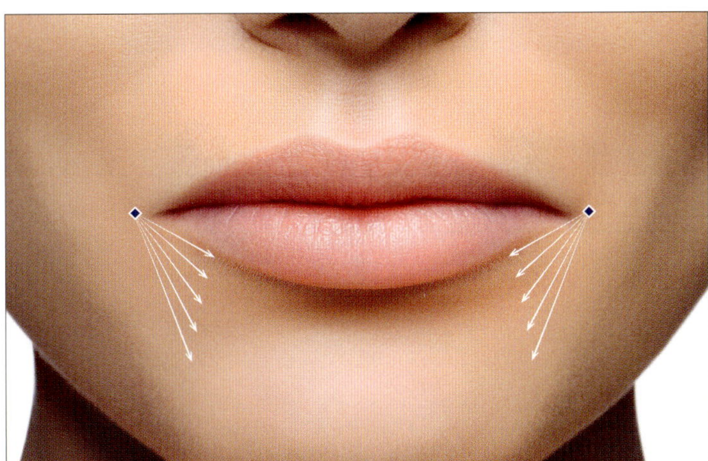

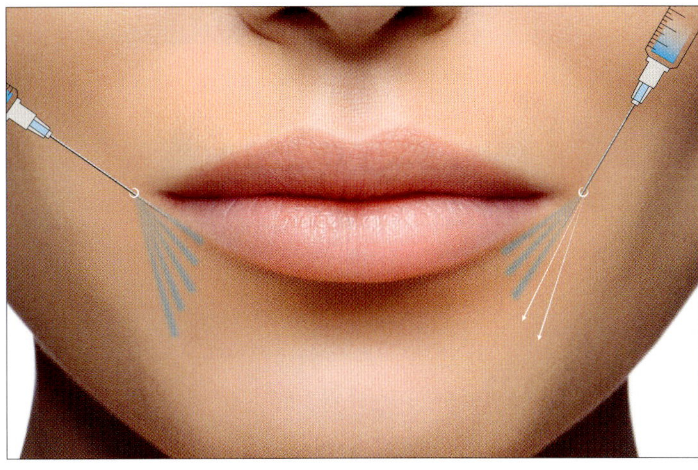

Technik 35 – Abb. 5, 6 Injektionsschema und -planung zur **Variante 3: Augmentation – Marionettenfalten (stumpfe Kanüle).** Mit dieser am häufigsten eingesetzten Variante der Kanülenführung werden sowohl der Mundwinkel stabilisiert als auch Unterlippenkontur gefestigt und die Marionettenfalten behandelt. Der Einstichpunkt liegt 2–3 mm neben dem Mundwinkel. Es wird nur ein Einstichpunkt pro Seite benötigt und von dort aus werden mehrere Linien in Fächertechnik in Richtung Kinnmitte injiziert.

9

Behandlungspraxis (→ Technik 35 – Abb. 7, 8)

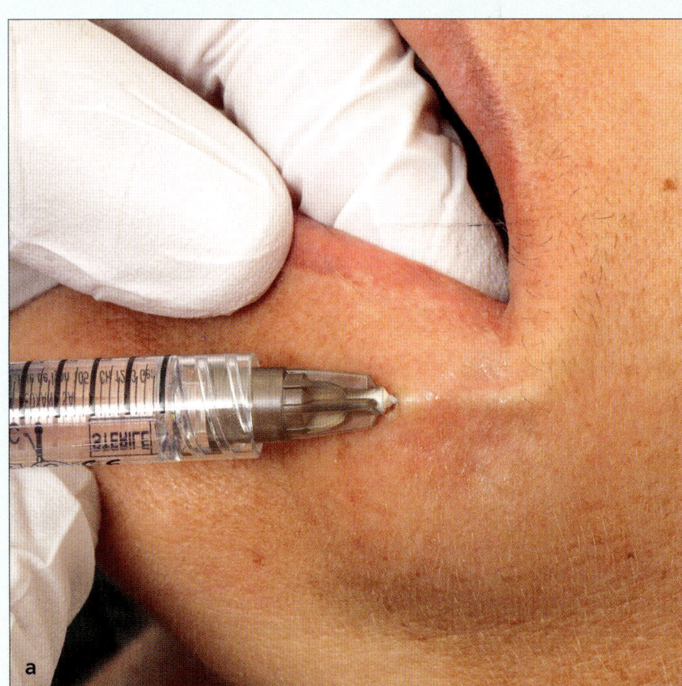

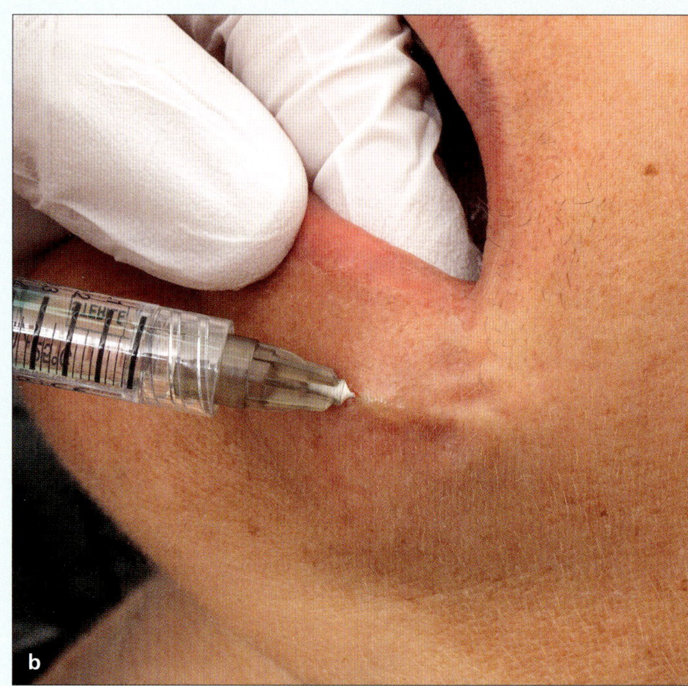

Technik 35 – Abb. 7 a+b (Variante 2): In Fächertechnik mit der Kanüle wird ein Dreieck unterspritzt, der Schatten gefüllt und gleichzeitg das Gewebe stabilisiert. Hier wurde eine kurze Kanüle (25 mm) eingesetzt.

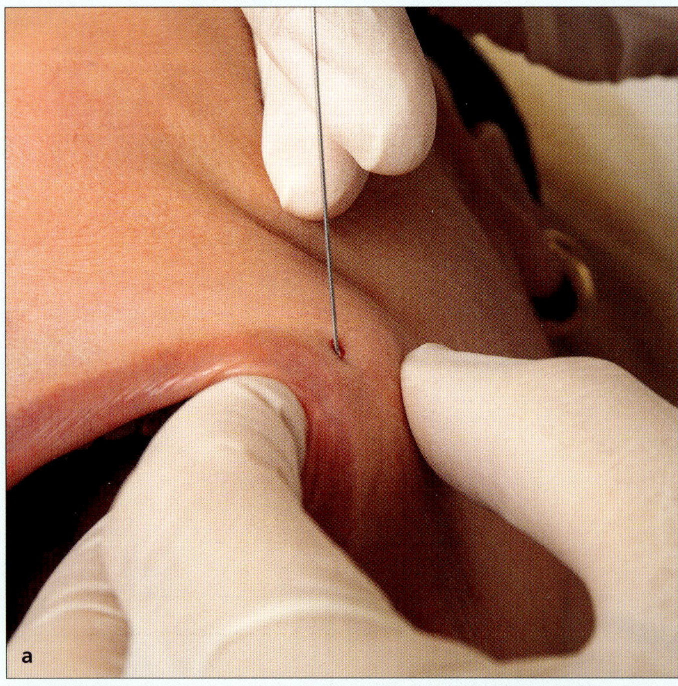

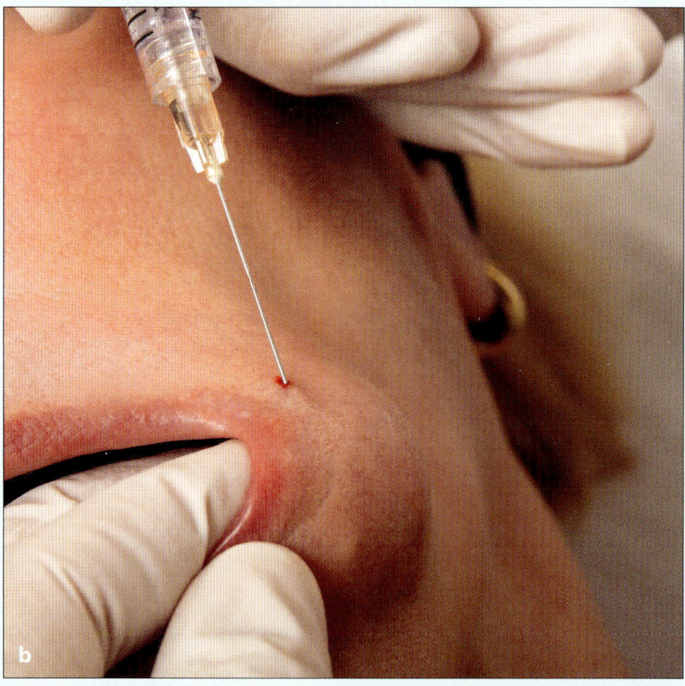

Technik 35 – Abb. 8 a+b (Variante 3): Bei der Injektion vom Mundwinkel aus nach mediokaudal empfiehlt sich die Verwendung einer längeren Kanüle (38–50 mm). Bei vorgezogener Wange zwischen Daumen und Zeigefinger lassen sich die lange Kanüle leichter führen und Gewebewiderstände umgehen. Bei mit Daumen und Zeigefinger fixiertem Gewebe gelingt das Aufschachern leichter und lässt sich feststellen, wo sich die Kanülenspitze befindet.

Wichtige Hinweise

- Die Technik lässt sich einfacher anwenden, wenn der Behandlungsstuhl in einem 30–45°-Winkel nach hinten geneigt wird und der Behandler seitlich zum Patienten stehen kann.
- Der Behandler sieht das zu behandelnde Areal nicht von vorne, deshalb ist bei der Analyse genau zu notieren, wieviel Material in welche Zone eingebracht werden muss und streng auf die Abgabe des Materials durch den Spritzenkolben zu achten.
- Es sollte mit geringen HA-Mengen begonnen und der Patienten zwischendurch immer wieder in die senkrechte Position gebracht werden, um das Zwischenergebnis zu kontrollieren.
- Die Festigkeit der HA richtet sich nach Hautdicke und Faltentiefe. Je mehr dem Gewebe eine Stützfunktion zugeschrieben werden soll, desto viskoser, je dünner und zarter die Haut ist, desto weicher sollte die HA sein.

Mögliche Nebenwirkungen

Leichte Rötungen, selten Entzündungen, Hämatome durch den Vorstich mit der Nokor-Nadel möglich, leichte Schwellungen

Unerwünschte Nebenwirkungen

Entzündungen, Überkorrekturen, Knotenbildungen, Asymmetrien durch ungleichmäßige Materialabgabe, Nekrose

Behandlungsprotokoll auf einen Blick

- Anamnese, Evaluation und Aufklärung
- Einverständniserklärung
- Fotodokumentation: Vorher-Bilder
- Analyse und Einzeichnen der zu behandelnden Areale
- Reinigen
- Gründliche Desinfektion
- Ggf. Lokalanästhesie (Lidocaincreme)
- Injektionstechnik: Fächertechnik
- Schicht: subkutan
- Material: Produkt der Klasse »M viskos« oder »M soft«, je nach Indikation
- Volumen: 0,05–0,1 ml pro Linie
- Nadel: stumpfe Kanüle 27G
- Leichte Massage
- Evtl. Kühlung
- Heparinsalbe bei Hämatomen, Ibuprofen p-o, Arnika
- Fotodokumentation: Nachher-Bilder
- Empfehlungen für das Verhalten nach dem Eingriff
- Folgetermin zur Nachkontrolle nach 8–14 Tagen

9.5.8 TECHNIK 36

Augmentation – Windmill-Technik: Marionettenfalten, Lippe, periorale Region (stumpfe Kanüle)

Die Technik ermöglicht es, die ganze Mundregion zu augmentieren, ohne dass der Einstichpunkt pro Seite verlassen wird oder die Kanüle auszuwechseln ist. Mit etwas Geschick ist es sogar möglich, mit ein und derselben Kanüle für das ganze Areal auch verschiedene Materialien einzusetzen. Natürlich kann auch der Radius vergrößert werden.

Patientenauswahl

- Patienten mit dem Wunsch, alters- oder genetisch bedingten Volumenverlust und Falten in der perioralen Region und den Lippen sowie Marionettenfalten ausgleichen zu lassen

Injektionsschema und -planung (→ Technik 36 – Abb. 1, 2)

9

Wenn der Einstichpunkt 3–5 mm lateral des Mundwinkels platziert wird, muss mit der Nokor-Nadel in die verschiedenen Richtungen vorgestochen werden.

Zunächst wird mit der stumpfen Kanüle das Volumen in Fächertechnik subkutan in Richtung Kinnmitte gefüllt. Dann wird in einzelnen Linien in Richtung Unterlippenkontur und -zentrum, Nass-Trocken-Grenze von Unter- und Oberlippe, Oberlippenzentrum und -kontur und in die periorale Oberlippenregion bis hin zur Nasolabialfalte injiziert. Es könnte aber auch in umgekehrter Reihenfolge mit dem Oberlippenbereich begonnen werden.

Je nach Indikation und Behandlungsziel kann das Material gewechselt werden: Für die stabilisierende Behandlung des Unterlippenareals, welche auch mimischen Falten entgegenwirkt, wird eine viskosere HA eingesetzt, für die Volumisierung der Lippe eine weichere HA und für eine Revitalisierung der Oberlippe eine weiche kleinpartikuläre HA. Es empfiehlt sich, die Kanüle komplett herauszuziehen, Kanüle und Material zu wechseln und durch den gleichen Eintrittspunkt in die anschließende Region zu injizieren. Möglich ist dabei auch, den Spritzkolben abzuschrauben, während die Kanüle im Gewebe bleibt.

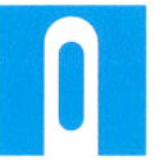 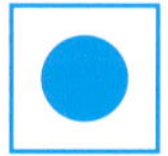 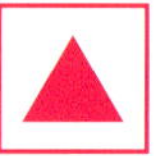

Technik: Fächertechnik

Stichrichtung: in einem Radius von ca 160° nach medial

Schicht: subkutan

Material: Produkt der Klasse »S/M viskos« oder »S/M soft«, je nach Region und Indikation

Volumen: 0,05–0,1 ml pro Linie

Nadel: stumpfe Kanüle 27G

Anästhesie: Lidocainquaddel

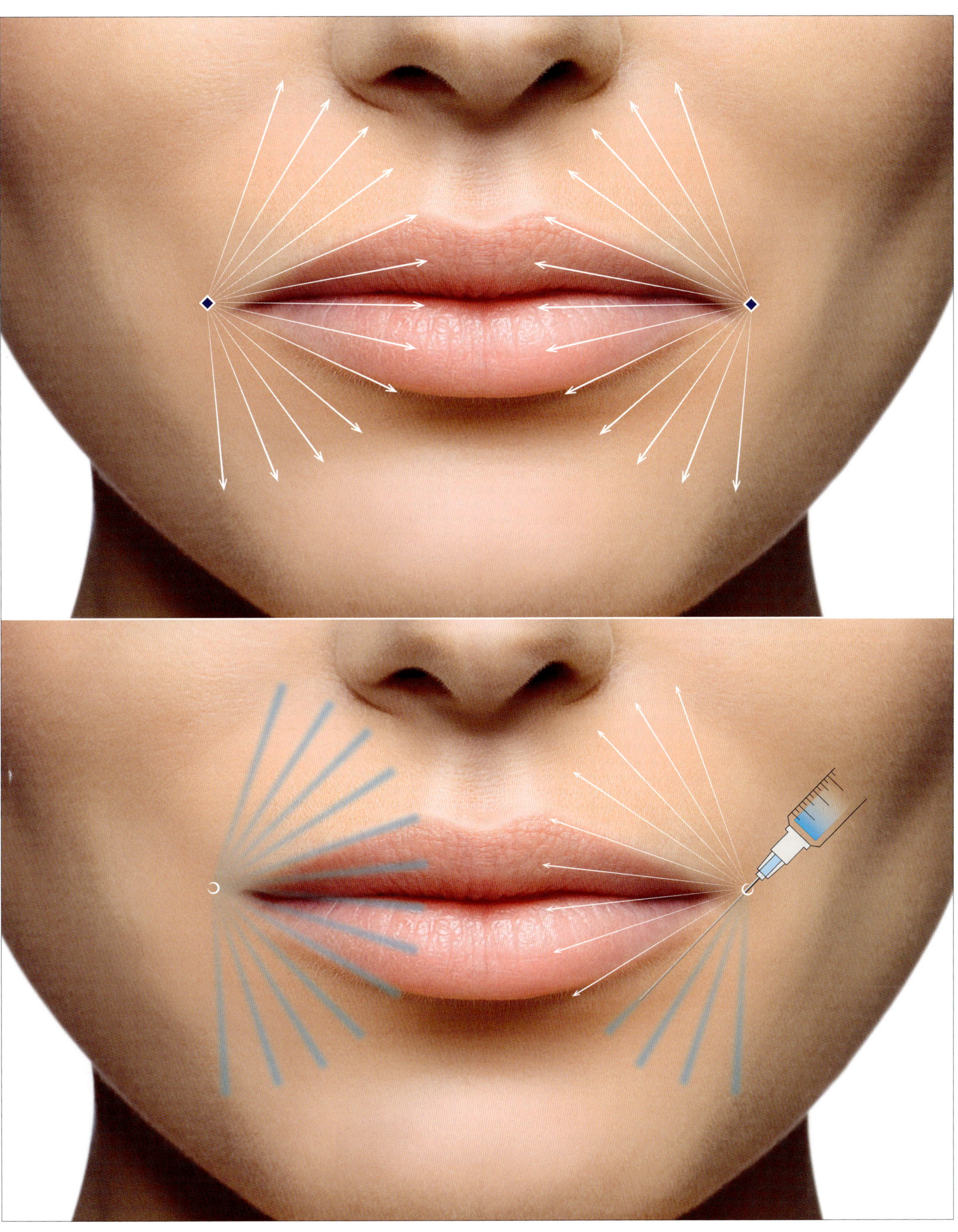

Technik 36 – Abb. 1, 2 Injektionsschema und -planung zur Augmentation – Windmill-Technik: Marionettenfalten, Lippe, periorale Region (stumpfe Kanüle).

Behandlungspraxis (→ Technik 36 – Abb. 3–5)

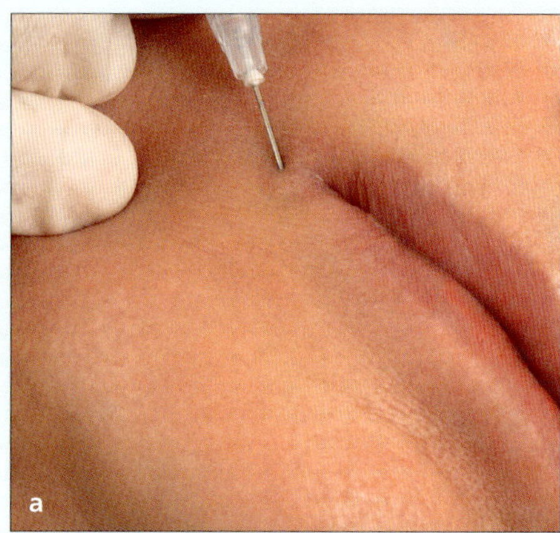

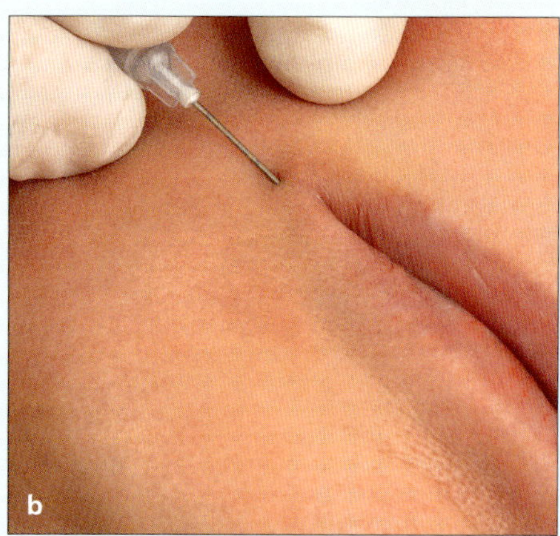

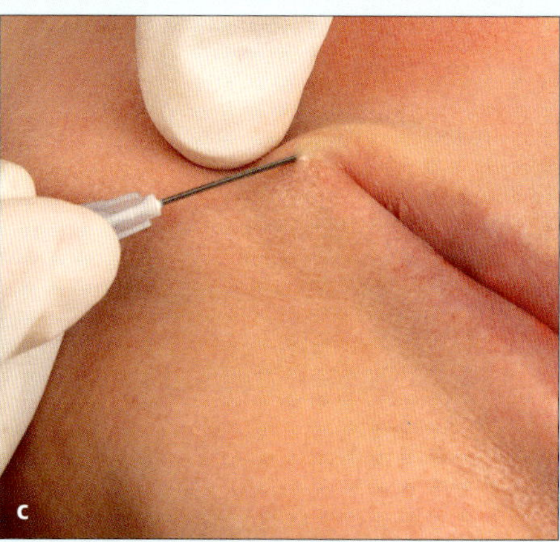

Technik 36 – Abb. 3 a–c Um mit der Kanüle in alle Richtungen injizieren zu können, erfolgt ein Vorstich mit der Nokor-Nadel in die drei Richtungen, in welche die Kanüle eingebracht werden muss: nach kaudal (a), medial (b), kranial (c). Das erleichtert den Eingang der Kanüle.

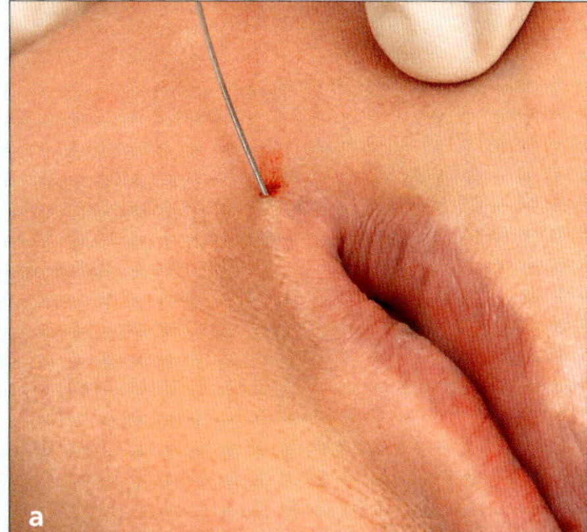

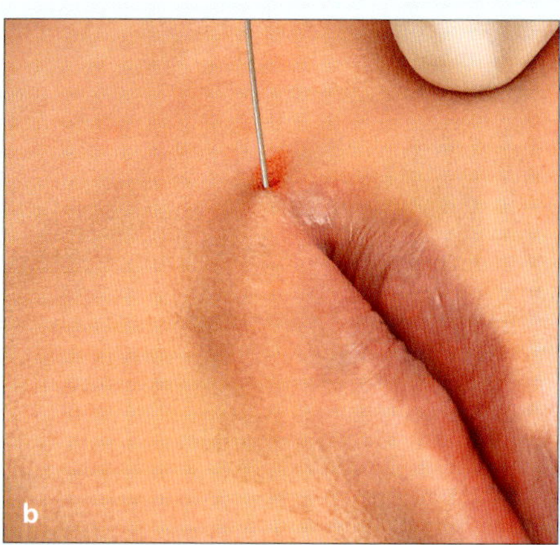

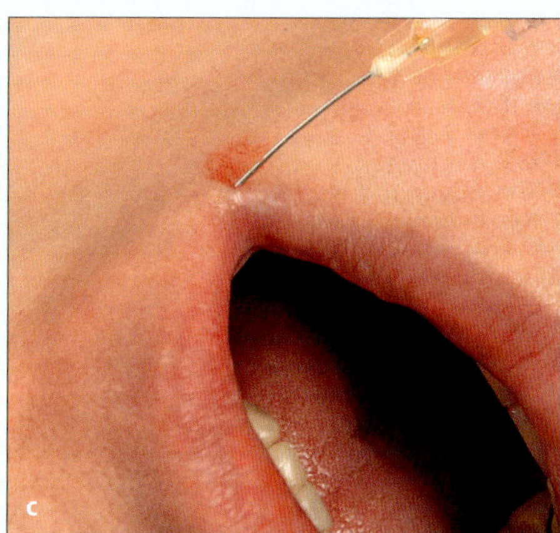

Technik 36 – Abb. 4 a–c Behandlung der Unterlippenregion: Das Anheben der Kanüle zeigt, in welcher Schicht sich die Kanüle befindet, hier in der Subkutis (a). In Fächertechnik werden die verschiedenen Linien kaudalwärts nebeneinander gelegt, wobei es durch das Straffen der Wangenhaut einfacher ist, die Kanüle sanft durch das Gewebe in Richtung Mentalfurche zu bewegen (b). Bei senkrecht nach unten zu führender Kanüle (c) ist es bei der rechten Patientenseite für einen rechtshändigen Behandler günstiger, sich bei abgesenktem Behandlungsstuhl etwas weiter hinter den Kopf des Patienten zu stellen.

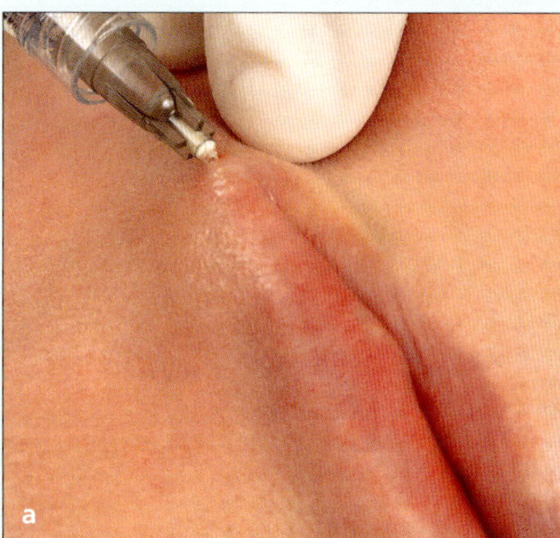

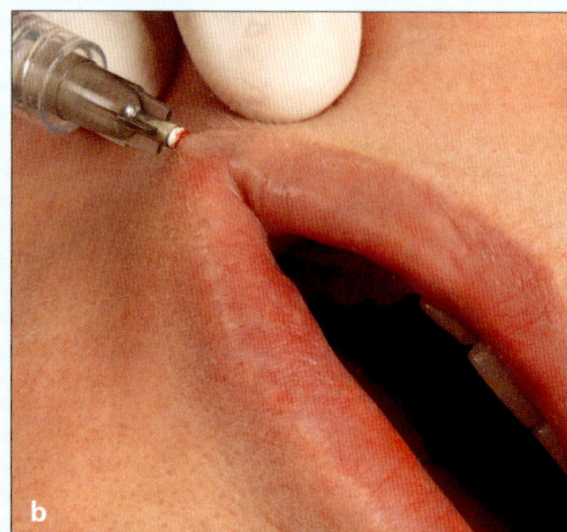

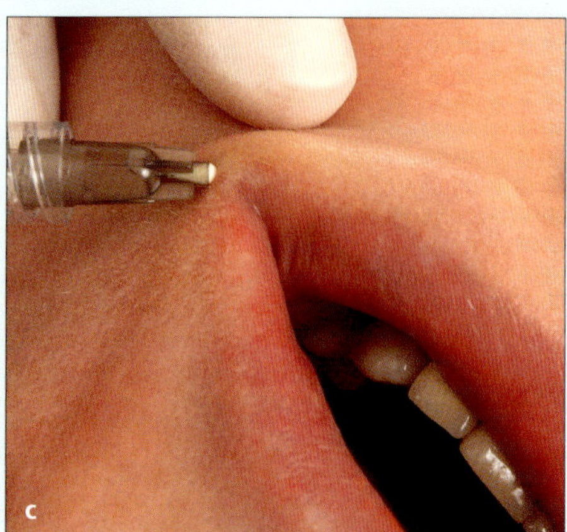

Technik 36 – Abb. 5 a–c Behandlung der Oberlippenregion: Durch den gleichen Eintrittspunkt (a) wird, abhängig vom Behandlungsziel, die jeweilige Anzahl an Linien gespritzt. Die Oberlippe wurde bei dieser etwas älteren Patientin mit nur einer Linie in der Nass-Trocken-Grenze unterspritzt (b), um den sog. Enteschnabel zu vermeiden und dennoch etwas Volumen einzubringen. Die weiße Oberlippe wurde mit einem Skinbooster hydriert (c).

Wichtige Hinweise

- Es ist möglich, immer die gleiche Kanüle zu benutzen, wenn diese Kanüle in der Haut belassen wird, während der Spritzkolben mit dem HA-Filler abgeschraubt und gewechselt wird. So können unterschiedliche Materialien in die unterschiedlichen Lippenregionen eingebracht werden.
- Das Ein- und Ausführen der Kanüle birgt ein Infektionsrisiko. Deshalb sollte in diesem Fall die Kanüle gewechselt werden.
- Es ist unbedingt darauf zu achten, dass die Kanüle mit nichts Unsterilem außerhalb des Injektionsgebiets in Berührung kommt.
- Durch das Aufschachern des Behandlungsareals verteilt sich das Material gleichmäßiger und bildet weniger Unebenheiten.

Mögliche Nebenwirkungen

Leichte Rötungen, selten Entzündungen, Hämatome durch den Vorstich mit der Nokor-Nadel möglich, leichte Schwellungen

Unerwünschte Nebenwirkungen

Entzündungen, Überkorrekturen, Knotenbildungen, Asymmetrien durch ungleichmäßige Materialabgabe, Nekrose

Behandlungsprotokoll auf einen Blick

- Anamnese, Evaluation und Aufklärung
- Einverständniserklärung
- Fotodokumentation: Vorher-Bilder
- Analyse und Einzeichnen der zu behandelnden Areale
- Reinigen
- Gründliche Desinfektion
- Ggf. Lokalanästhesie (Lidocaincreme)
- Injektionstechnik: Fächertechnik
- Schicht: subkutan
- Material: Produkt der Klasse »M viskos« oder »M soft«, je nach Region und Indikation
- Volumen: 0,05–0,1 ml pro Linie
- Nadel: stumpfe Kanüle 27G
- Leichte Massage
- Evtl. Kühlung
- Heparinsalbe bei Hämatomen, Ibuprofen p-o, Arnika
- Fotodokumentation: Nachher-Bilder
- Empfehlungen für das Verhalten nach dem Eingriff
- Folgetermin zur Nachkontrolle nach 8–14 Tagen

9.6 Formung, Beautification

Bei den vorgestellten Techniken dieses Abschnitts geht es um die Veränderung oder Verbesserung der Lippenform bei Asymmetrien, Vorbehandlungen oder genetisch bedingten Defiziten. Auch spielen die Mode und dem Zeitgeist und Schönheitsidealen geschuldete Trends eine Rolle, die den Wunsch nach Veränderung von Form und Ausdruck der Lippen hervorrufen. Hierunter fallen auch die Veränderungen und Verbesserungen von jungen, intakten Lippen, was dann mit dem Begriff „Beautification" bezeichnet wird: Betonung des Amorbogens oder der Tuberkel, Mundwinkel anheben, Stomion kreieren usw. Wir haben uns bei diesem Abschnitt auf die häufigsten Indikationen konzentriert und von den Extremen abgesehen.

9.6.1 TECHNIK 37 Dezente Anhebung der Mundwinkel (scharfe Nadel)

Durch die Unterspritzung der Konturen der lateralen Unterlippe werden die Mundwinkel angehoben. Dies führt zu einem freundlicheren Gesichtsausdruck. Ausschlaggebend sind die eingesetzten Materialien und die Menge des abgegebenen Materials. Diese Technik eignet sich für eine minimale Unterstützung oder Akzentuierung, um die Mundwinkel zu stabilisieren.

Patientenauswahl

- Bei noch jungen intakten Lippen und Bedarf nach minimaler Anhebung

Injektionsschema und -planung (→ Technik 37 – Abb. 1, 2)

Die minimale Unterspritzung bewirkt etwas Stütze und Auffrischung der Mundwinkel. Das Material wird an der Rot-Weiß-Grenze subdermal und vom Mundwinkel ausgehend in die letzten 0,5–1 cm der Unterlippe injiziert. Der Einstich erfolgt im Mundwinkel. Achtung: Nicht am oberen Lippenwinkel injizieren, damit sich der behandelte Unterlippenteil leicht nach oben wölben kann und den Mundwinkel anhebt.

Technik: Lineartechnik
Stichrichtung: vom Mundwinkel aus max. 1 cm in Richtung Lippenmitte
Schicht: subdermal
Material: Produkt der Klasse »S/M viskos«
Volumen: 0,05–0,1 ml pro Linie
Nadel: scharfe Nadel 27–29G
Anästhesie: Lidocainsalbe

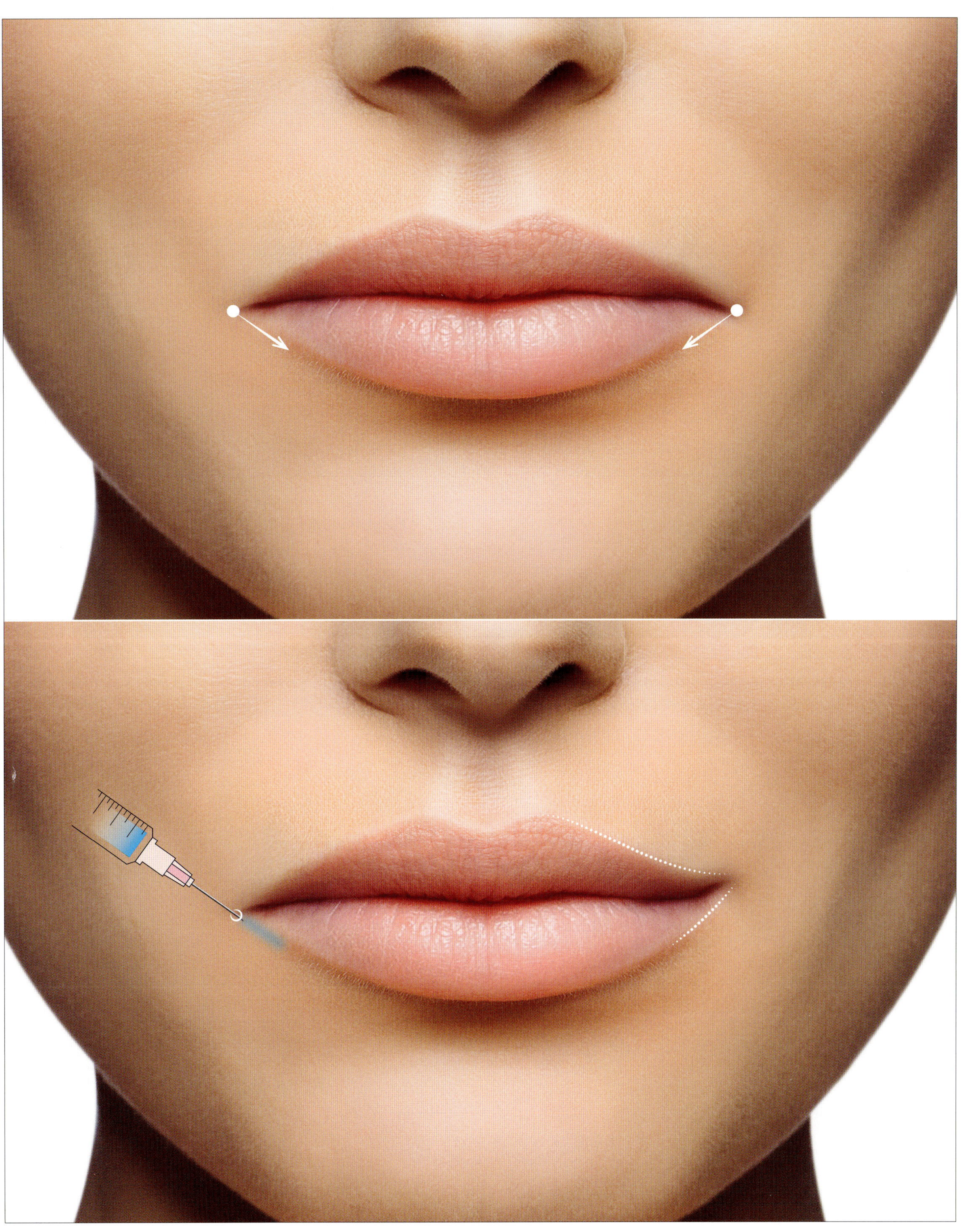

Technik 37 – Abb. 1, 2 Injektionsschema und -planung zum dezenten Anheben der Mundwinkel (scharfe Nadel).

Behandlungspraxis (→ Technik 37 – Abb. 3, 4)

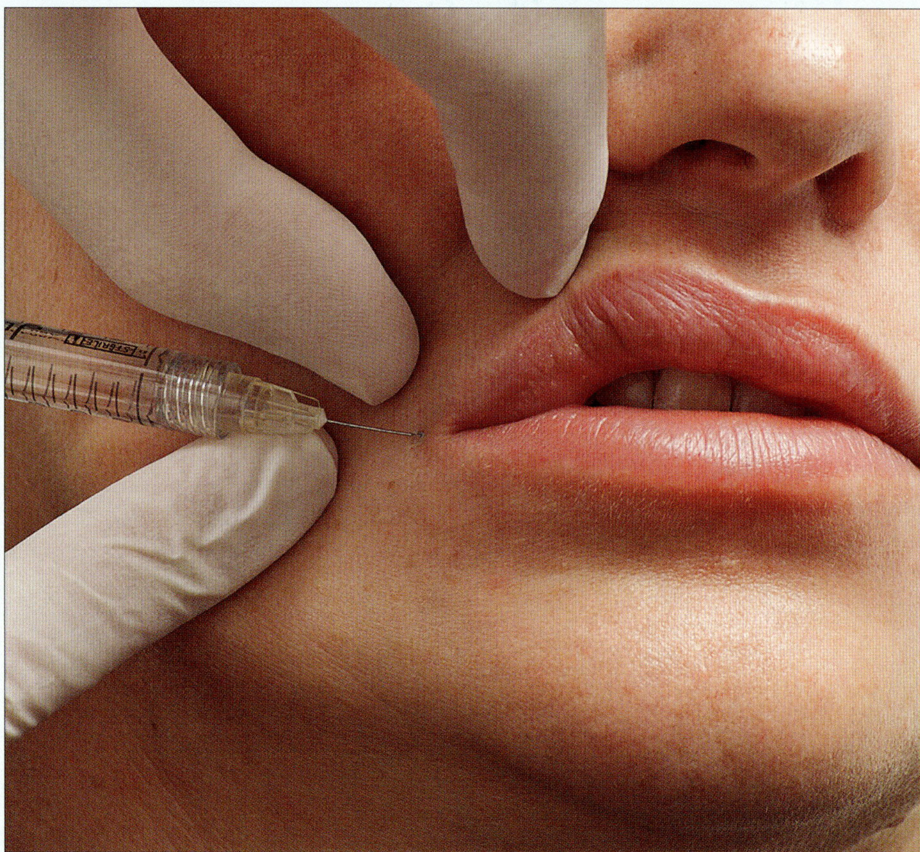

Technik 37 – Abb. 3 Das Lippenareal wird etwas auseinandergezogen, sodass der Mundwinkel gut sichtbar ist. Der Einstich erfolgt exakt in den Unterlippenteil des Mundwinkels.

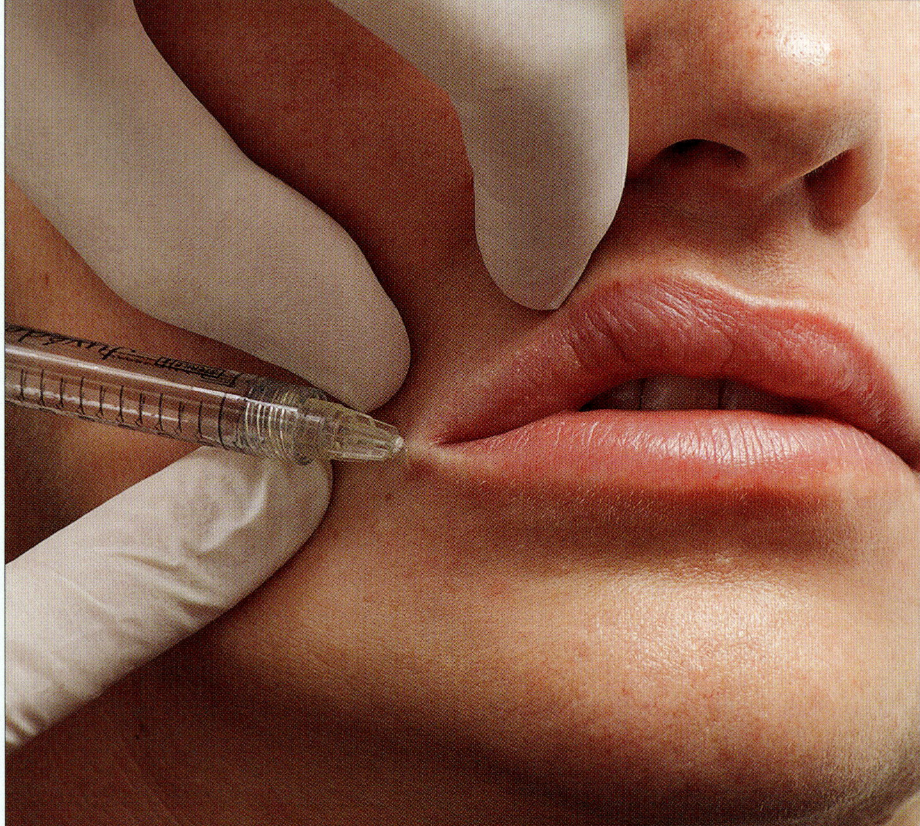

Technik 37 – Abb. 4 In die Kontur der Unterlippe werden ca. 0,05–0,1 ml gegeben. Die Nadelspitze bewegt sich ca. 0,5 cm in der Lippenkontur nach medial. Die Materialabgabe erfolgt retrograd zum Mundwinkel hin.

Wichtige Hinweise

- Bei älterer vorgeschädigter Haut oder durch Schwerkraft abgesenkten Mundwinkeln sollte die nachfolgende Technik 38 eingesetzt werden, um ein zufriedenstellendes Resultat erzielen zu können.
- Bei stark ausgeprägter Mundwinkelabsenkung sollten zusätzlich die Marionettenfalten behandelt werden.

Mögliche Nebenwirkungen

Leichte Rötungen, selten Entzündungen, selten Hämatome, selten leichte Schwellungen

Unerwünschte Nebenwirkungen

Asymmetrien durch ungleichmäßige Materialabgabe oder Knotenbildungen, Tyndall-Effekt bei zu oberflächlicher Injektion, Nekrose

Behandlungsprotokoll auf einen Blick

- Anamnese, Evaluation und Aufklärung
- Einverständniserklärung
- Fotodokumentation: Vorher-Bilder
- Analyse und Einzeichnen der zu behandelnden Areale
- Reinigen
- Gründliche Desinfektion
- Ggf. Lokalanästhesie (Lidocaincreme)
- Injektionstechnik: Lineartechnik
- Schicht: subdermal
- Material: Produkt der Klasse »S/M viskos«
- Volumen: 0,05–0,1 ml pro Linie
- Nadel: scharfe Nadel 27–29G
- Leichte Massage
- Evtl. Kühlung
- Heparinsalbe bei Hämatomen, Ibuprofen p-o, Arnika
- Fotodokumentation: Nachher-Bilder
- Empfehlungen für das Verhalten nach dem Eingriff
- Folgetermin zur Nachkontrolle nach 8–14 Tagen

9.6.2 TECHNIK 38
Klassische Anhebung der Mundwinkel (scharfe Nadel)

Durch die Unterspritzung der Konturen der lateralen Unterlippe und – bei größerem Korrekturbedarf – der Oberlippe werden die Mundwinkel angehoben. Dies führt zu einem freundlicheren Gesichtsausdruck. Es ist, abhängig von dem Stadium der herunterhängende Mundwinkel, nicht immer möglich, die Mundwinkel so anzuheben, dass sie sich über die Horizontale hinaus nach oben richten. Aber wenn es gelingt, die Mundwinkel in die Horizontale zu bringen, wird sich am Gesichtsausdruck schon sehr viel positiv verändern.

Vorgestellt werden zwei Vorgehensweisen, die sich nur geringfügig voneinander unterscheiden und in Abhängigkeit zur Indikation stehen. Ausschlaggebend sind auch die eingesetzten Materialien und die Menge des abgegebenen Materials. Je nach Ausprägung der Mundwinkelabsenkung kommt die erste bzw. zweite Technikvariante infrage.

Patientenauswahl

- Bei herabhängenden Mundwinkeln unterschiedlicher Ausprägung

Injektionsschema und -planung (→ Technik 38 – Abb. 1–6)

Bei leicht heruntergezogenen Mundwinkeln wird das Material an der Rot-Weiß-Grenze der Unterlippe subkutan in einer über den Lippenbereich hinaus gedachten, verlängerten Linie bis zum M. risorius gespritzt (s. Bild rechts). Der Einstich erfolgt in die Unterlippe ca. 0,5 cm vom Mundwinkel entfernt mit Stichrichtung zum Mundwinkel hin. Eine Injektion an der oberen Lippe ist nicht ratsam, da sonst der anhebende Effekt ausbleibt.

Bei stark heruntergezogenen Mundwinkeln wird mehr Material (Doppellinie) an den Mundwinkel platziert und die Oberlippe in das Behandlungsschema integriert. Der erste Einstich erfolgt ca. 1 cm an der Unterlippenkontur vor dem Mundwinkel, die Nadel wird hingeführt bis zum M. risorius. Eine zusätzliche, unterstützende Verstärkung erhält der Mundwinkelbereich durch eine weitere, von kaudal kommende Linie in Richtung Mundwinkel. In die Oberlippe werden nahe am Mundwinkel 1–2 Linien injiziert. Um dem anhebenden Effekt durch die Materialabgabe in der Oberlippe nicht entgegenzuwirken und nicht Gegendruck von oben aufzubauen, ist darauf zu achten, dass die ersten 1–3 mm des oberen Lippenrands am Mundwinkel ausgespart werden.

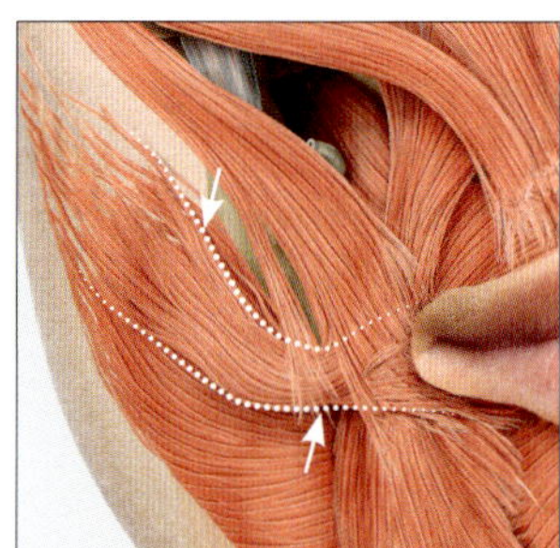

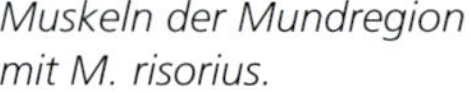

Muskeln der Mundregion mit M. risorius.

Technik: Lineartechnik

Stichrichtung: Unterlippe: ca. 1,0 cm vor dem Mundwinkel in Richtung M. risorius; Oberlippe: ca. 0,5 cm entfernt vom Mundwinkel in Richtung Lippenmitte

Schicht: subkutan

Material: Produkt der Klasse »S/M viskos«

Volumen: max. 0,1 ml pro Linie, ca. 0,4 ml insgesamt

Nadel: scharfe Nadel 27–29G

Anästhesie: Lidocainsalbe

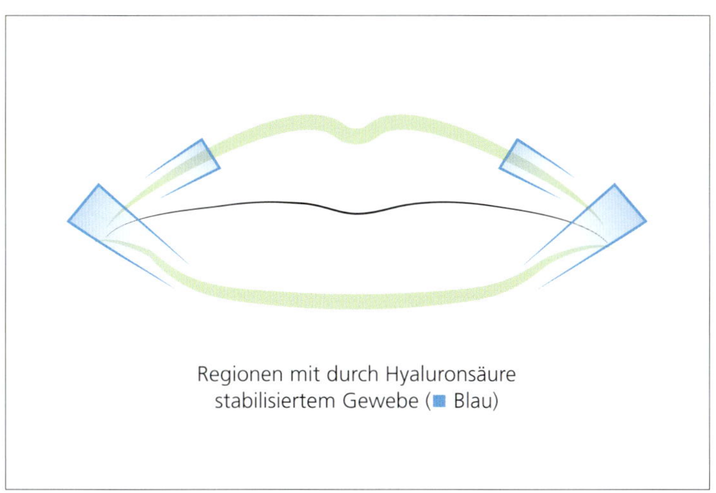
Regionen mit durch Hyaluronsäure stabilisiertem Gewebe (■ Blau)

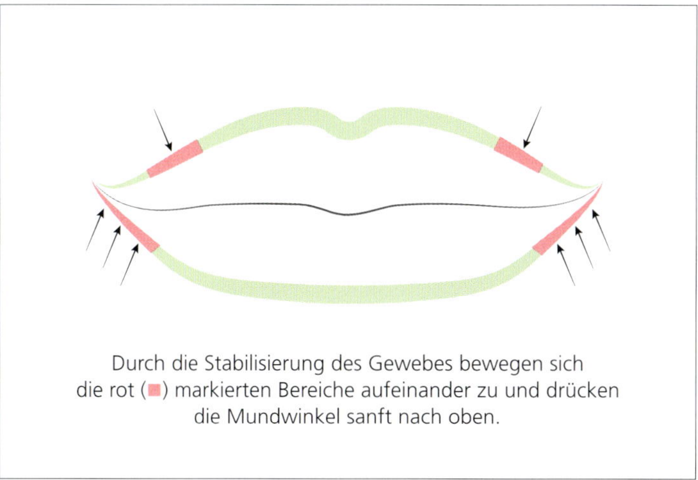
Durch die Stabilisierung des Gewebes bewegen sich die rot (■) markierten Bereiche aufeinander zu und drücken die Mundwinkel sanft nach oben.

Technik 38 – Abb. 1, 2 Die zusätzliche Verstärkung des Oberlippenbereichs durch eine Linie in die Oberlippe, ca. 0,5 cm medial des Mundwinkels beginnend, drückt diesen Teil leicht nach unten. Durch die Aussparung des mundwinkelnahen Oberlippenteils wird dieser durch den von der Unterlippe kommenden Druck nach oben gedrückt, was die Mundwinkel leicht anhebt und dem Mund einen lächelnden, positiven Ausdruck verleiht. Um dies zu erreichen, muss darauf geachtet werden, dass in die ersten 1–2 mm am Lippenrand des oberen Mundwinkels kein Material injiziert wird.

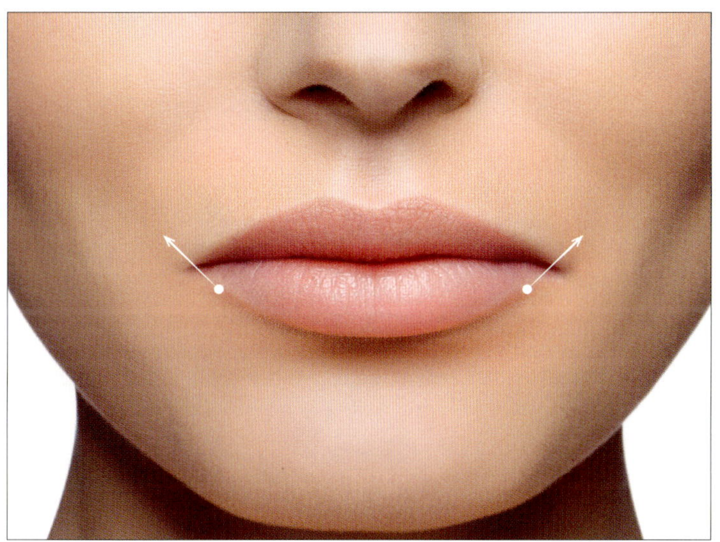

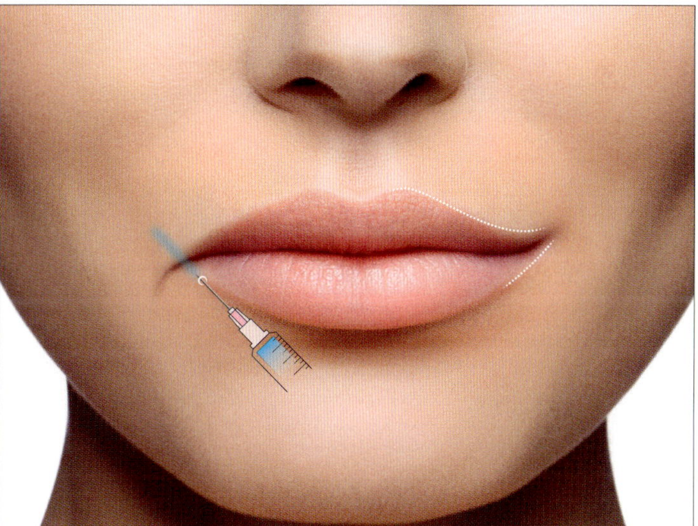

Technik 38 – Abb. 3, 4 Injektionsschema und -planung zur **Variante 1: Klassische Anhebung durch Injektion am Mundwinkel (scharfe Nadel).**

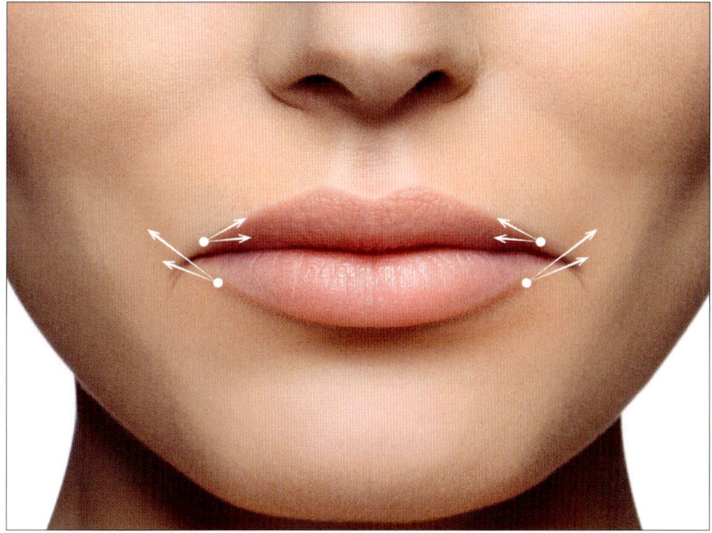

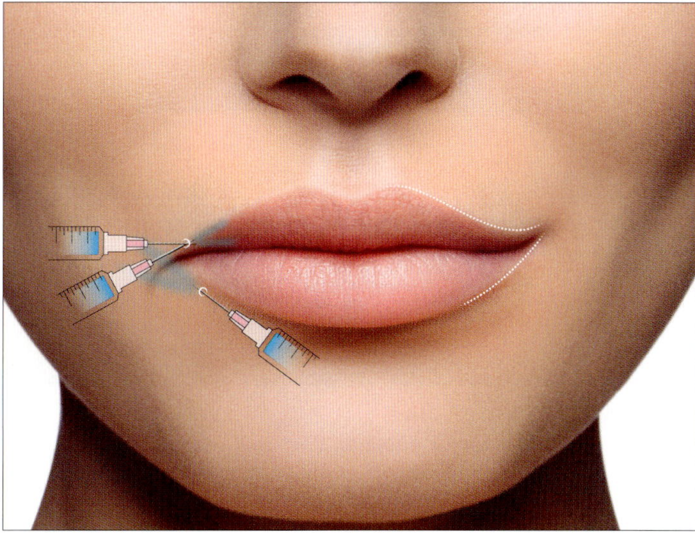

Technik 38 – Abb. 5, 6 Injektionsschema und -planung zur **Variante 2: Klassische Anhebung der Mundwinkel durch Injektion an Unter- und Oberlippe (scharfe Nadel).**

9

Behandlungspraxis (→ Technik 38 – Abb. 7–10)

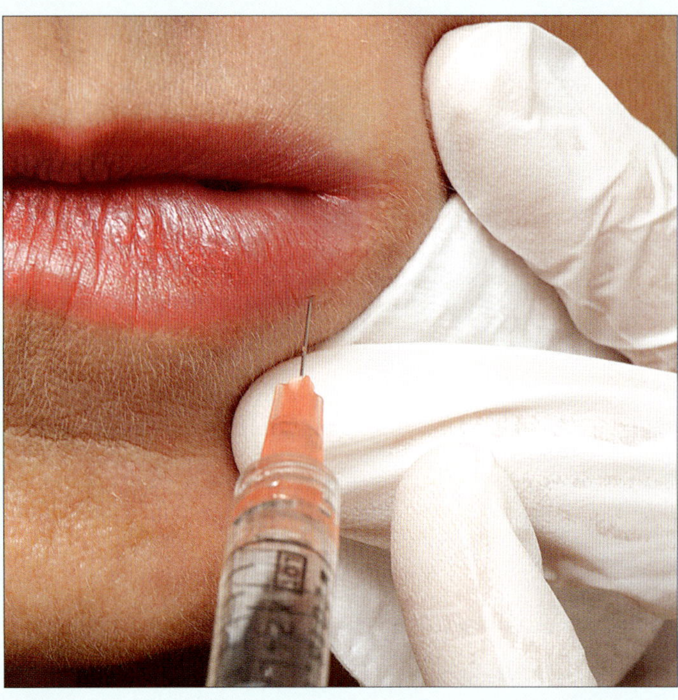

Technik 38 – Abb. 7 (Variante 1+2): Der Einstich erfolgt 0,5–1 cm vor dem Mundwinkel. Die Lippe wird leicht nach außen gerollt, um die Stichrichtung exakt zu platzieren.

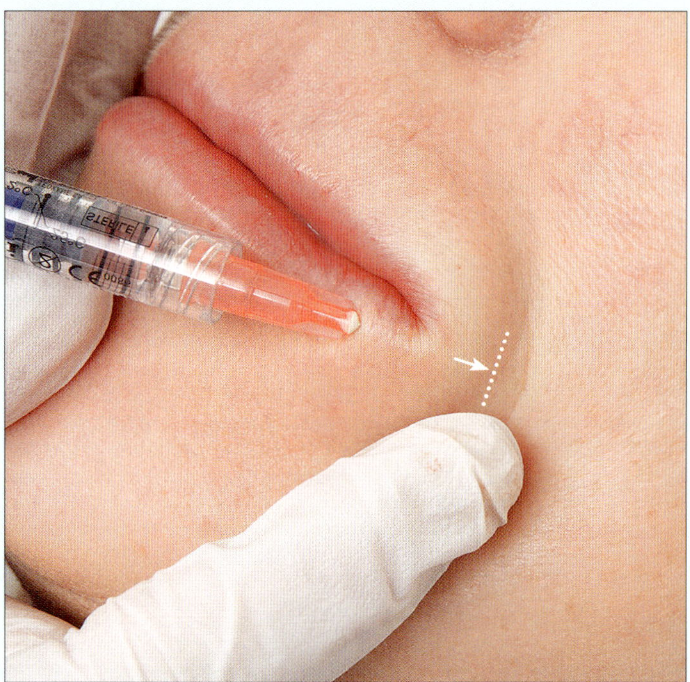

Technik 38 – Abb. 8 (Variante 1): Das Material wird nur in einer Linie über den Mundwinkel hinaus bis hin zum M. risorius gespritzt.

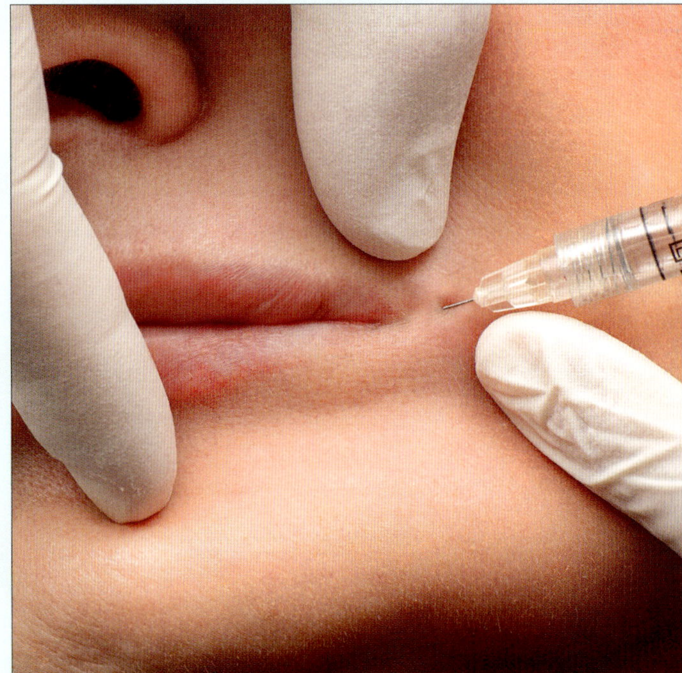

Technik 38 – Abb. 9 (Variante 1+2): Es ist auch möglich, von der mundwinkelfernen Seite zu kommen. Wichtig ist, dass das Material 0,5–1,0 cm über den Mundwinkel hinaus injiziert wird.

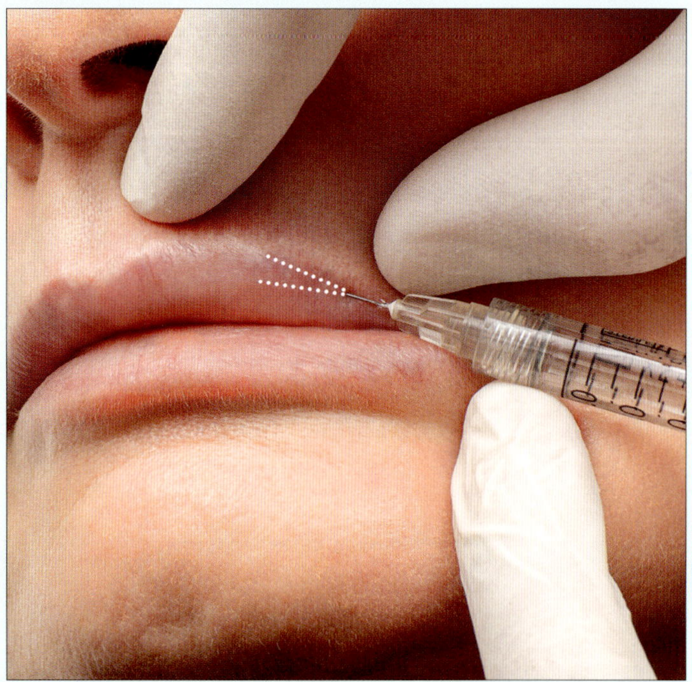

Technik 38 – Abb. 10 (Variante 2): Das Material wird in 1–2 Linien von ca. 0,7 cm Länge retrograd mit der Fächertechnik in die Oberlippe abgegeben, wobei ca. 3–5 mm vom Mundwinkel entfernt injiziert wird. Das verstärkt den Effekt der Mundwinkelanhebung. Während der Injektion wird die Lippe mit der kontralateralen Hand leicht gespannt.

Wichtige Hinweise

- Bei stark ausgeprägter Mundwinkelabsenkung sollten zusätzlich die Marionettenfalten behandelt werden.

Mögliche Nebenwirkungen

Leichte Rötungen, selten Entzündungen, selten Hämatome, selten leichte Schwellungen

Unerwünschte Nebenwirkungen

Asymmetrien durch ungleichmäßige Materialabgabe oder Knotenbildungen, Tyndall-Effekt bei zu oberflächlicher Injektion, Nekrose

Behandlungsprotokoll auf einen Blick

- Anamnese, Evaluation und Aufklärung
- Einverständniserklärung
- Fotodokumentation: Vorher-Bilder
- Analyse und Einzeichnen der zu behandelnden Areale
- Reinigen
- Gründliche Desinfektion
- Ggf. Lokalanästhesie (Lidocaincreme)
- Injektionstechnik: Lineartechnik
- Schicht: subkutan
- Material: Produkt der Klasse »S/M viskos«
- Volumen: max. 0,1 ml pro Linie, ca. 0,4 ml insgesamt
- Nadel: scharfe Nadel 27–29G
- Leichte Massage
- Evtl. Kühlung
- Heparinsalbe bei Hämatomen, Ibuprofen p-o, Arnika
- Fotodokumentation: Nachher-Bilder
- Empfehlungen für das Verhalten nach dem Eingriff
- Folgetermin zur Nachkontrolle nach 8–14 Tagen

9.6.3 TECHNIK 39

Dezente Volumisierung – Tuberkeldefinition (scharfe Nadel)

Mit der Technik wird eine dezente Betonung der Lippentuberkel erreicht, was besonders in Asien als Schönheitsmerkmal gilt, da es die Herzform der Lippe betont.

Patientenauswahl

- Patienten mit vorhandenem Tuberkulum bei gleichmäßiger Lippenform und Wunsch nach Auffrischung
- Bei Wunsch nach Tuberkelbetonung

Injektionsschema und -planung (→ Technik 39 – Abb. 1, 2)

Durch einen prominenten Tuberkel wird die Mundschlusslinie in der Mitte nach unten geformt, sodass der Mund eine Herzform erhält. Die Technik ist sehr einfach. Das Material wird in das Zentrum des ausgewählten Punkts injiziert. Die hier abgebildeten klassischen Punkte für die Auffrischinjektion können nach Bedarf variieren. Bei der Oberlippe ist darauf zu achten, wo genau das Material platziert wird. Wird weiter unten an der Nass-Trocken-Grenze injiziert, wird die Lippe stärker nach vorne aufgerollt und dadurch leicht vergrößert.

 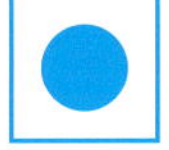

Technik: Lineartechnik

Stichrichtung: von vorne in das Zentrum des markierten Punkts

Schicht: 3–5 mm tief von vorne kommend in das Lippenrot

Material: Produkt der Klasse »S/M soft«

Volumen: max. 0,2 ml pro Linie

Nadel: scharfe Nadel 27–29G

Anästhesie: Lidocainsalbe

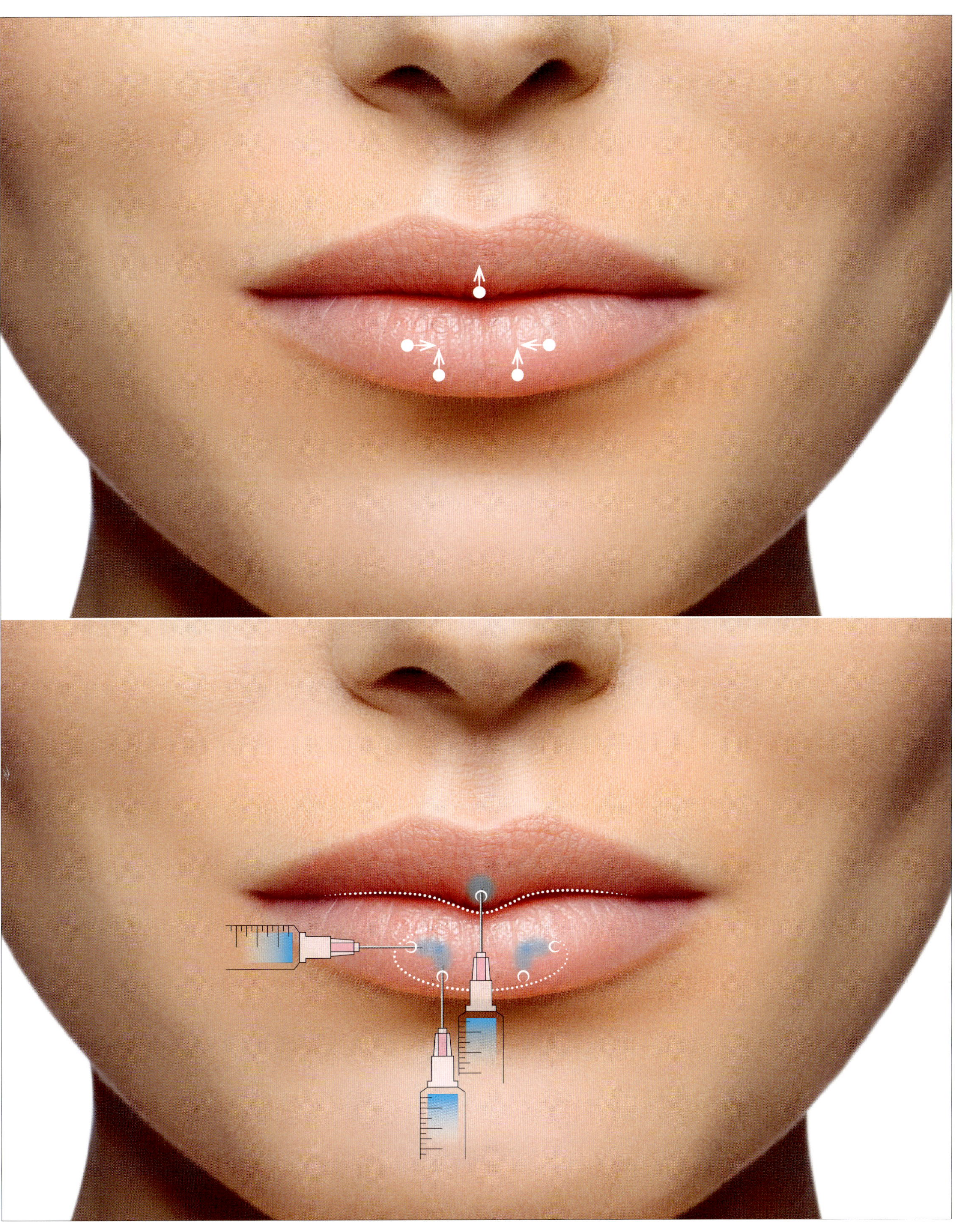

Technik 39 – Abb. 1, 2 Injektionsschema und -planung zur dezenten Volumisierung – Tuberkeldefinition (scharfe Nadel).

9

9

Behandlungspraxis (→ Technik 39 – Abb. 3–5)

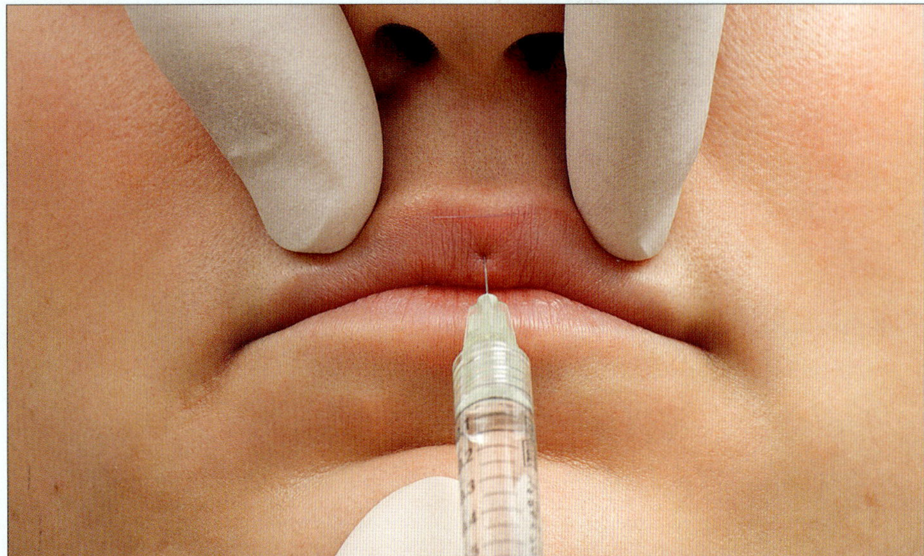

Technik 39 – Abb. 3 Die Oberlippe wird etwas mit dem Zeigefinger nach außen gerollt und leicht zwischen Daumen und Zeigefinger fixiert. Die Nadel wird am markierten Punkt ca. 2–3 mm tief in das Lippenrot versenkt. Mittels kontrollierendem Blick auf den Spritzenkolben wird das Material abgegeben. Das Material soll nicht zu nahe an der Mundschleimhaut platziert werden, weil es dann für den Patienten als unangenehmer Knubbel mit der Zunge spürbar wird.

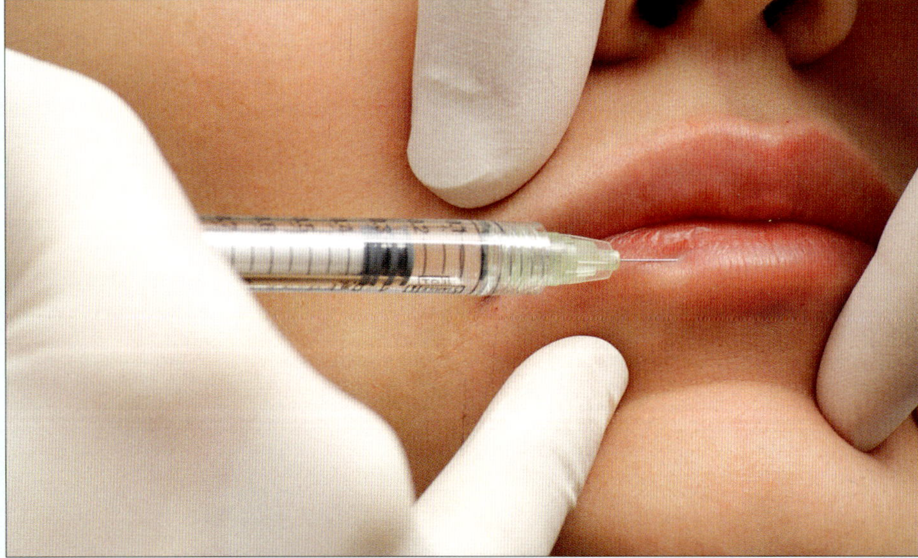

Technik 39 – Abb. 4 Wenn der abgegebene Bolus etwas sanfter über die Fläche verteilt werden soll, wird bei der Injektion der Unterlippentuberkel das Material von der Seite in das Zielgebiet gebracht.

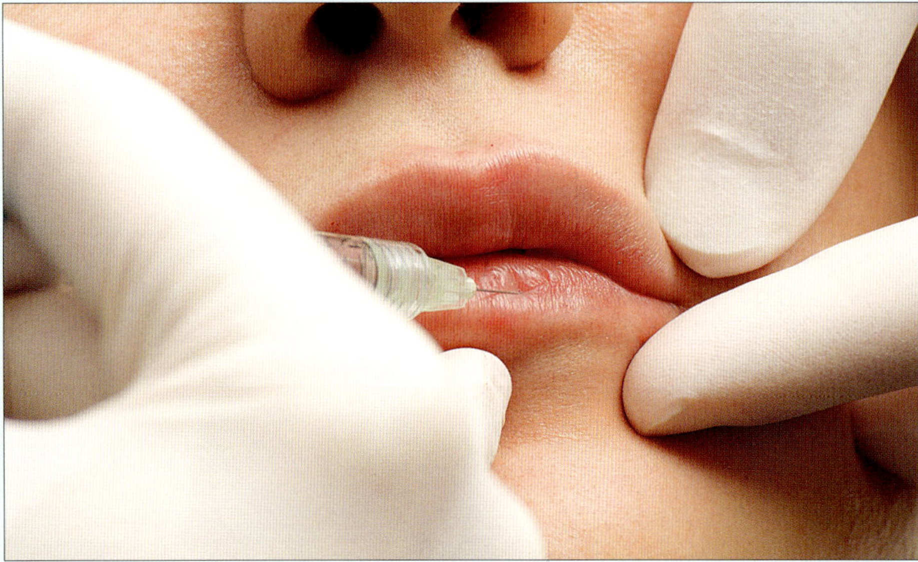

Technik 39 – Abb. 5 Wenn die Wölbung des Tuberkels der Unterlippe stärker betont werden soll, wird das Material direkt von vorne in das Zentrum des Zielgebiets injiziert.

Wichtige Hinweise

- Bei dieser Technik kann es zur Einblutung durch Gefäßverletzung kommen.
- Es dürfen keine zu großen Mengen abgegeben werden, da sich diese in sehr seltenen Fällen verkapseln können.
- Beim Einsatz stärker vernetzter, härterer Produkte als empfohlen können diese beim Lachen als Knoten sichtbar werden.
- Trotz geringer abgegebener Materialmengen kann es in den ersten 2–4 Tagen zu Schwellungen kommen, die ein anderes Ergebnis vortäuschen.
- Das unmittelbare Resultat der Unterspritzung ist zu sehen, wenn der Patient direkt nach der Unterspritzung den Mund wie beim Lachen auseinanderzieht. Dies dient auch der Kontrolle für eine gleichmäßige Materialverteilung.
- Es empfiehlt sich, weniger vernetzte HA einzusetzen, denn sollte es zu spürbaren oder sichtbaren Knoten kommen, können diese ggf. leichter wegmassiert werden.

Mögliche Nebenwirkungen

Leichte Rötungen, selten Entzündungen, Hämatome, häufig Schwellungen

Unerwünschte Nebenwirkungen

Überkorrekturen und dadurch Veränderung der Lippenform oder Knotenbildungen, sichtbare Knubbel bei zu oberflächlicher Injektion, mit der Zunge spürbare Knoten bei Injektion bis an die Schleimhautgrenze, Nekrose

Behandlungsprotokoll auf einen Blick

- Anamnese, Evaluation und Aufklärung
- Einverständniserklärung
- Fotodokumentation: Vorher-Bilder
- Analyse und Einzeichnen der zu behandelnden Areale
- Reinigen
- Gründliche Desinfektion
- Ggf. Lokalanästhesie (Lidocaincreme), Leitungsanästhesie
- Injektionstechnik: Lineartechnik
- Schicht: 3–5 mm tief von vorne kommend in das Lippenrot
- Material: Produkt der Klasse »S/M soft«
- Volumen: max. 0,2 ml pro Linie
- Nadel: scharfe Nadel 27–29G
- Keine Massage, evtl. leichte Formung
- Evtl. Kühlung
- Heparinsalbe bei Hämatomen, Ibuprofen p-o, Arnika
- Fotodokumentation: Nachher-Bilder
- Empfehlungen für das Verhalten nach dem Eingriff
- Folgetermin zur Nachkontrolle nach 8–14 Tagen

9.6.4 TECHNIK 40
Konturierung der perioralen Linie nach Ph. Chang (scharfe Nadel)

Ziel der Behandlung ist es, die Oberlippe etwas nach oben anzuheben, ohne einen Entenschnabel zu kreieren. Der Effekt der Technik besteht darin, dass eine dezente Substanzvergrößerung im weißen Bereich der Oberlippe geschaffen wird. Das Material verteilt sich über eine größere Fläche, was eine sanfte Abrundung des gesamten Areals bewirkt. Positiver Nebeneffekt ist die Reduktion der perioralen Fältchen (s. Video „Lip Augmentation Technique Virginia", von Phillip Chang, MD).

Patientenauswahl

- Bei altersbedingt leicht atrophierten Lippen und verlängertem Weißanteil in der Lippe
- Bei Lippen, die von Natur aus nach vorne abfallen und dadurch weniger voluminös wirken

9

Injektionsschema und -planung (→ Technik 40 – Abb. 1, 2)

Die Injektion erfolgt parallel zur Kontur der Oberlippe in das Lippenweiß und ins Lippenrot der Unterlippe. Dadurch wird sich die Lippe leicht nach oben und außen wölben, sodass sie voluminöser erscheint.

Die Kontur wird in einem Zug mit einer scharfen Nadel (27G, 38 mm) in der Rot-Weiß-Grenze unterspritzt, das Material wird retrograd gleichmäßig abgegeben: 0,15 ml pro Linie. Die zweite Linie erfolgt etwa 5 mm oberhalb der ersten Linie: Diese wird genauso in einem Zug subkutan unterspritzt. Materialabgabe pro Linie: 0,15 ml. In die untere Lippenkontur wird das Material innerhalb des Lippenrots injiziert (s. a. Technik 6, S. 148 ff.). In die gesamte untere Lippenkontur werden 0,4 ml HA injiziert. Leitungsanästhesie wird empfohlen.

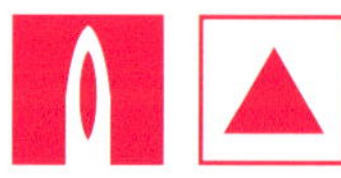

Technik: Lineartechnik
Stichrichtung: längs der Kontur, parallel zur Kontur
Schicht: im Lippenrot/Lippenweiß subkutan und über der Oberlippenkontur im weißen Teil
Material: Produkt der Klasse »M viskos«
Volumen: max. 1,0–1,2 ml insgesamt
Nadel: scharfe Nadel 27G, 38 mm
Anästhesie: Lidocainsalbe, Leitungsanästhesie

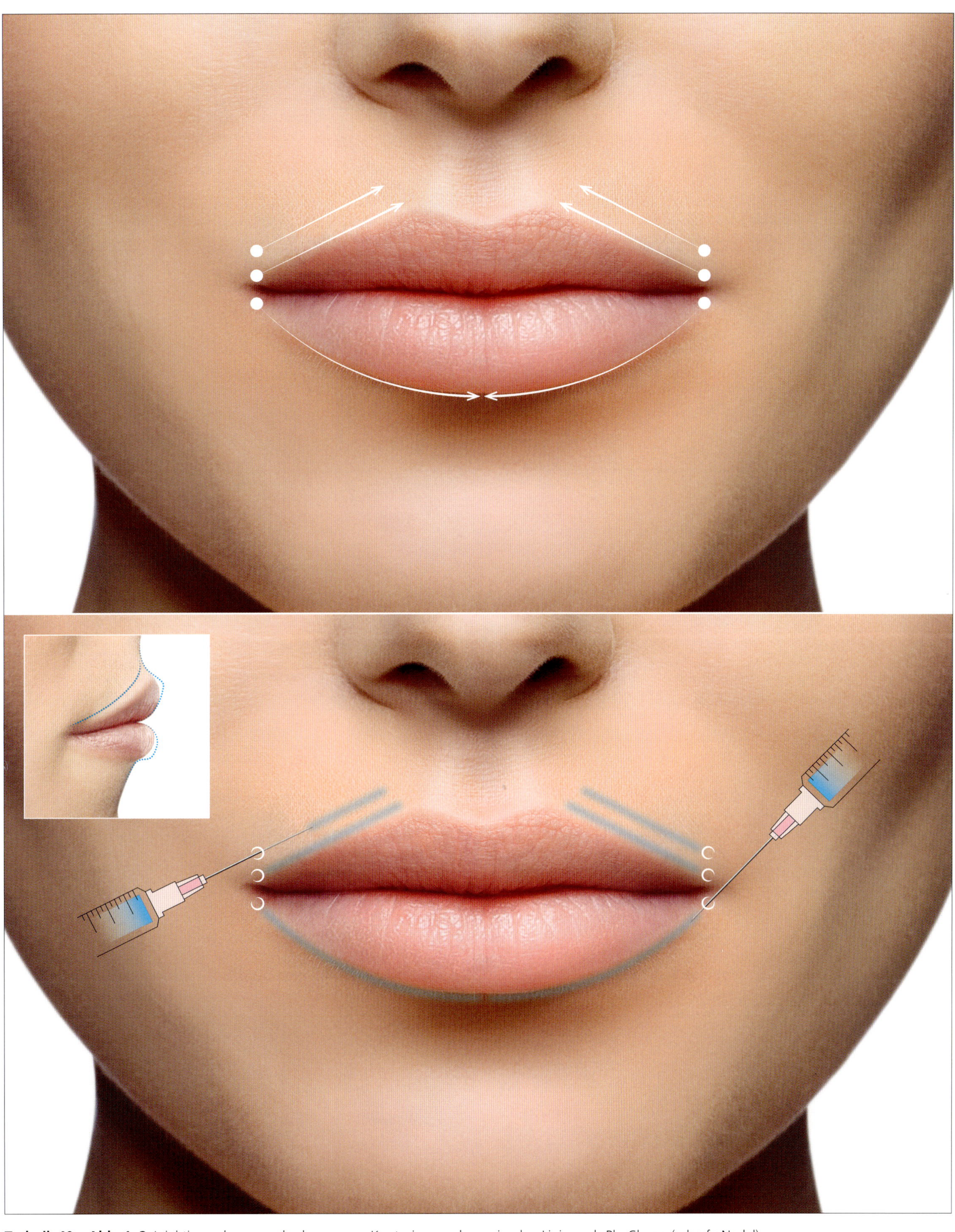

Technik 40 – Abb. 1, 2 Injektionsschema und -planung zur Konturierung der perioralen Linie nach Ph. Chang (scharfe Nadel).

9

Behandlungspraxis (→ Technik 40 – Abb. 3, 4)

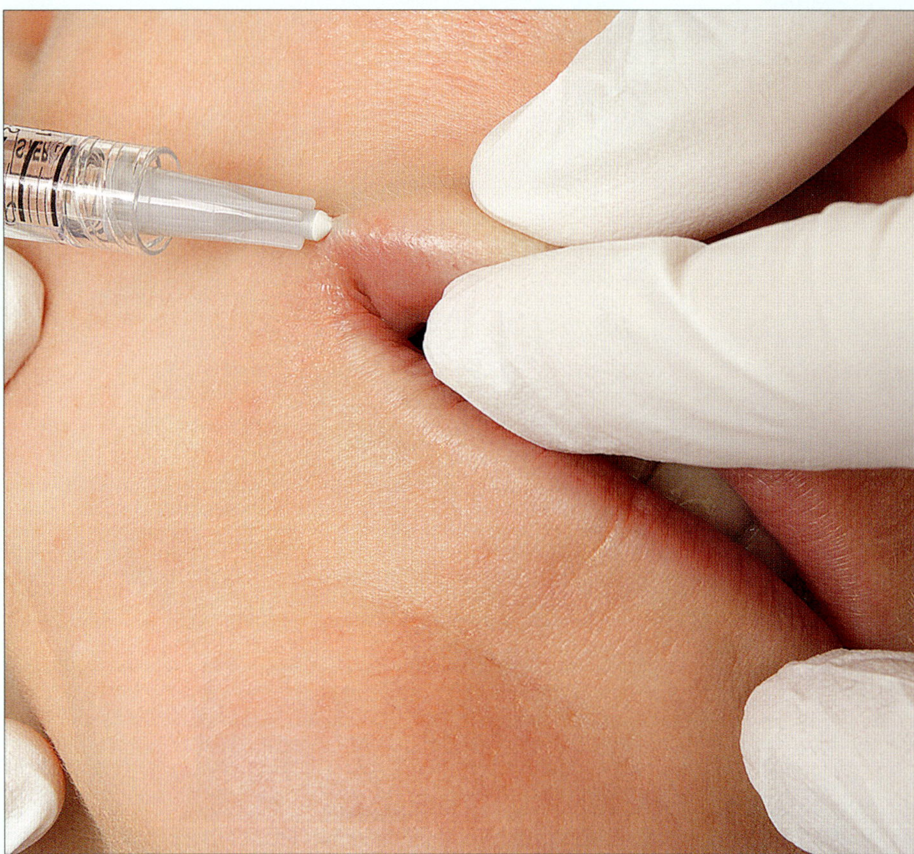

Technik 40 – Abb. 3 Um die ersten Injektion in die Oberlippenkontur exakt zu platzieren, wird die Lippe zwischen Daumen und Zeigefinger genommen. Die Nadel wird in der Kontur bis an das Philtrum geschoben. Das Material wird retrograd abgegeben.

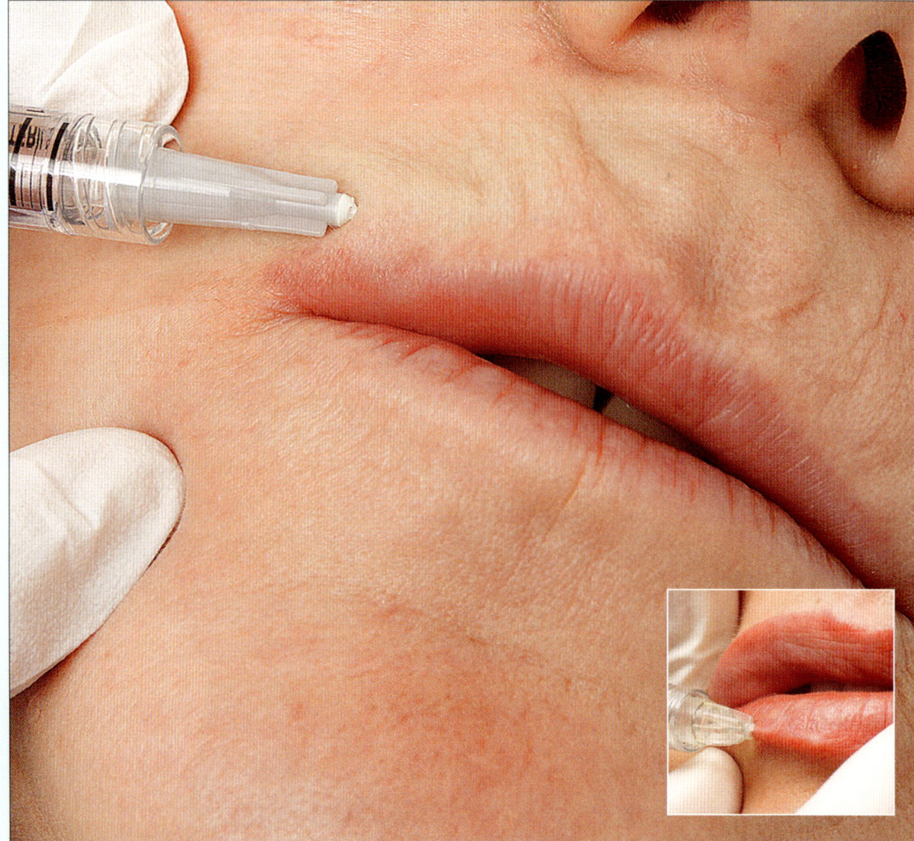

Technik 40 – Abb. 4 Die zweite Injektion erfolgt 5 mm oberhalb der Kontur subkutan. Die Nadel wird bis an den Philtrumhügel vorgeschoben. Zur Überprüfung, in welcher Schicht sich die Nadelspitze befindet, wird diese angehoben. Das Material wird retrograd abgegeben. Die Kontur der Unterlippe (kleines Bild) wird nach Technik 6 (S. 148 ff.) klassisch unterspritzt.

Wichtige Hinweise

Mögliche Nebenwirkungen

Leichte Rötungen, selten Entzündungen, Hämatome, Schwellungen

Unerwünschte Nebenwirkungen

Entzündungen, Überkorrekturen und dadurch Veränderung der Lippenform oder Knotenbildungen, Asymmetrien durch ungleichmäßige Materialabgabe, Nekrose

Behandlungsprotokoll auf einen Blick

- Anamnese, Evaluation und Aufklärung
- Einverständniserklärung
- Fotodokumentation: Vorher-Bilder
- Analyse und Einzeichnen der zu behandelnden Areale
- Reinigen
- Gründliche Desinfektion
- Ggf. Lokalanästhesie (Lidocaincreme), Leitungsanästhesie
- Injektionstechnik: Lineartechnik
- Schicht: im Lippenrot/Lippenweiß subkutan und über der Oberlippenkontur im weißen Teil
- Material: Produkt der Klasse »M viskos«
- Volumen: max. 1,0–1,2 ml insgesamt
- Nadel: scharfe Nadel 27G, 38 mm
- Keine Massage
- Evtl. Kühlung
- Heparinsalbe bei Hämatomen, Ibuprofen p-o, Arnika
- Fotodokumentation: Nachher-Bilder
- Empfehlungen für das Verhalten nach dem Eingriff
- Folgetermin zur Nachkontrolle nach 8–14 Tagen

9.6.5 TECHNIK 41

Zentrale Vertiefung im Lippenzentrum (scharfe Nadel)

Mithilfe eines Zahnseidefadens in Kombination mit der Bolustechnik wird eine zentrale Vertiefung in der Unterlippe und ggf. auch in der Oberlippe kreiert, um den Lippen einen sinnlichen Ausdruck zu verleihen.

Patientenauswahl

- Bei Wunsch nach entsprechender Veränderung der Lippe
- Bei Wunsch nach Rekonstruktion der durch Alterungsprozesse zurückgebildeten natürlichen Vertiefung des Lippenzentrums
- Bei Volumendifferenz zwischen Ober- und Unterlippe und/oder zwischen der rechten und der linken Lippenseite

Injektionsschema und -planung (→ Technik 41 – Abb. 1, 2)

In erster Linie wird die Fadenbehandlung an der Unterlippe eingesetzt. Doch um die zentrale Furche stärker auszuprägen, kann auch die Oberlippe entsprechend behandelt werden. Nach genauer Analyse werden Unter- und Oberlippe markiert, sodass sie in vier Quadranten eingeteilt sind. Ein 15 cm langer Zahnseidefaden wird am Ende verknotet und zuerst so zwischen die beiden Frontzähne der Unterlippe gezogen, dass der Knoten den Faden an der Hinterseite der Zähne bei Zug blockiert und dieser dadurch gespannt wird. Der Faden wird nun über den eingezeichneten Punkt der Unterlippe zum Kinn gezogen, damit die Lippe durch den Zug geteilt wird. Beidseits lateral des gespannten Fadens, links und rechts neben der Einkerbung, wird die jeweils gleiche definierte HA-Menge in den Ringmuskel platziert, wodurch eine künstliche Furche entsteht, die den gewünschten optischen Effekt erzeugt.

Das Vorgehen wird ggf. an der Oberlippe wiederholt, wobei das Resultat abhängig vom Volumen der Oberlippe ist. Bei einer stark voluminösen Oberlippe im mittleren Bereich oder bei einem zu prominenten Tuberkel kann sich die Lippe verformen, sodass ein unnatürliches Behandlungsergebnis entsteht.

 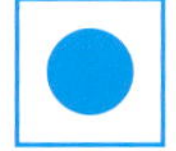

Technik: Bolustechnik
Stichrichtung: in den Muskelkörper
Schicht: Lippenrot, in den Ringmuskel
Material: Produkt der Klasse »M soft«
Volumen: max. 0,15 ml pro Bolus, insgesamt 0,6–1 ml
Nadel: scharfe Nadel 27–29G
Anästhesie: Lidocainsalbe, Leitungsanästhesie

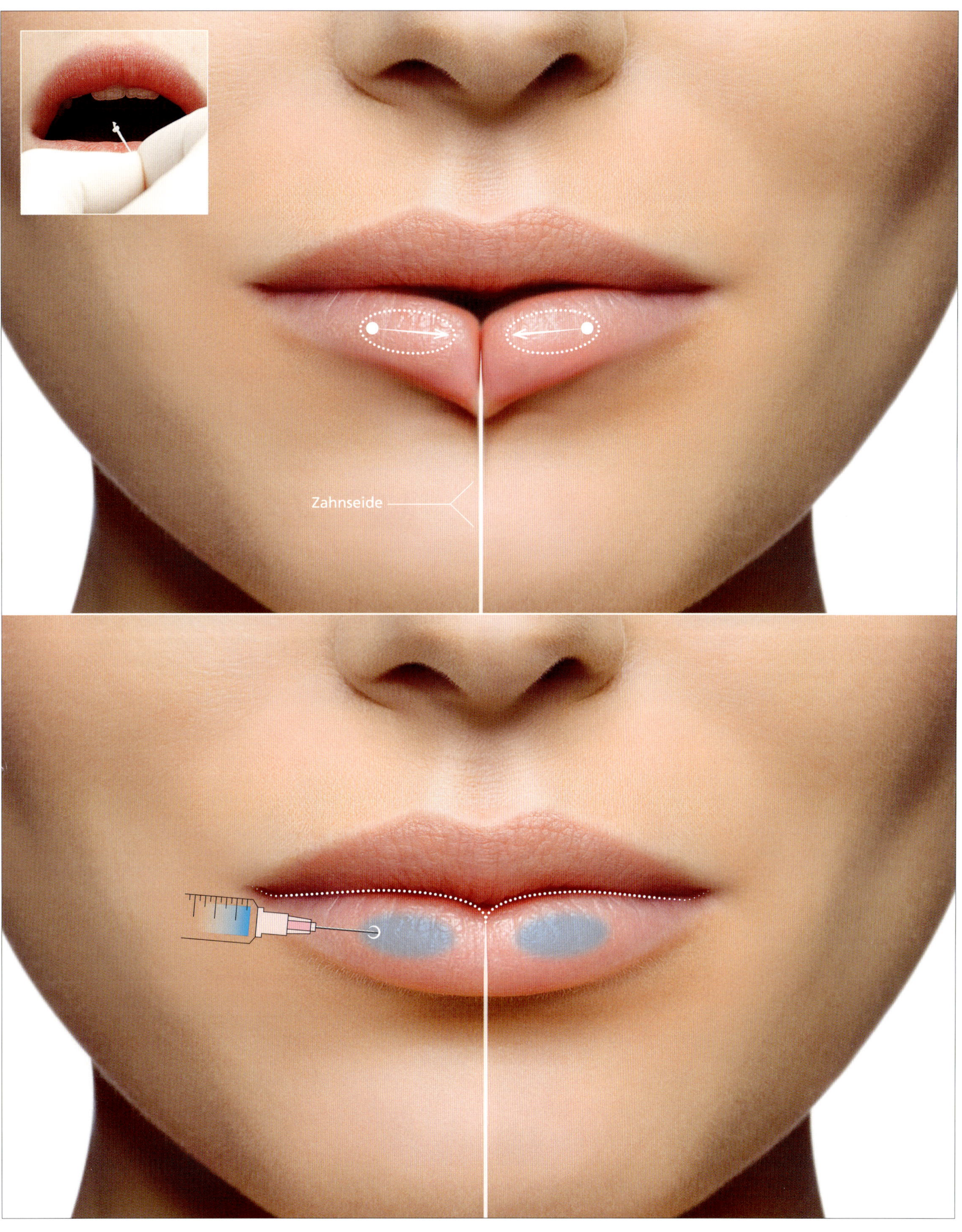

Technik 41 – Abb. 1, 2 Injektionsschema und -planung zur zentralen Vertiefung im Lippenzentrum (scharfe Nadel).

9

Behandlungspraxis (→ Technik 41 – Abb. 3–8)

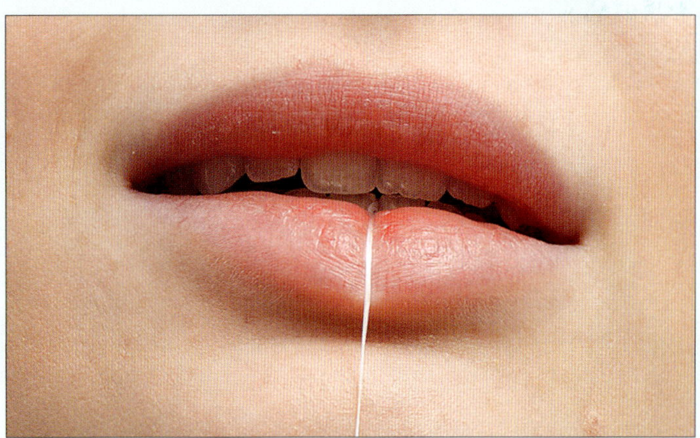

Technik 41 – Abb. 3 Der Faden wird am Ende geknotet und genau in die Mitte zwischen die beiden mittleren Schneidezähne der Unterlippe gesetzt. Eine Helferin, der Behandler (oder der Patient selbst) hält den Faden während der Behandlung mit gleichbleibendem Zug fest.

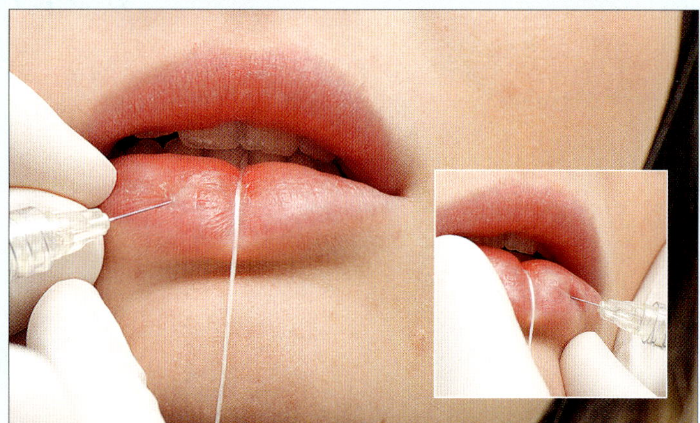

Technik 41 – Abb. 4 Die erste Materialabgabe in die Unterlippe erfolgt immer unter visueller Kontrolle der abgegebenen Menge am Spritzenkolben. Das sich durch den injizierten Bolus hochwölbende Gewebe ist deutlich zu sehen. Exakt die gleiche HA-Menge wird in die andere Hälfte der Unterlippe injiziert.

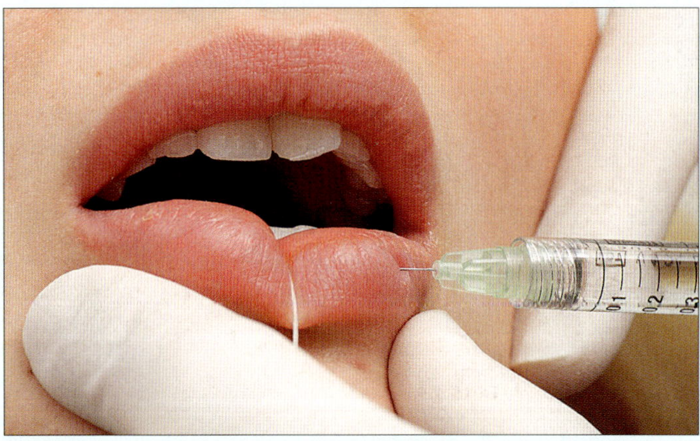

Technik 41 – Abb. 5 Je dichter das Material am Faden platziert wird, desto schärfer wird die Furche ausgebildet. Je weiter entfernt das Material vom Faden platziert wird, desto weicher wird die Vertiefung im Lippenzentrum erscheinen.

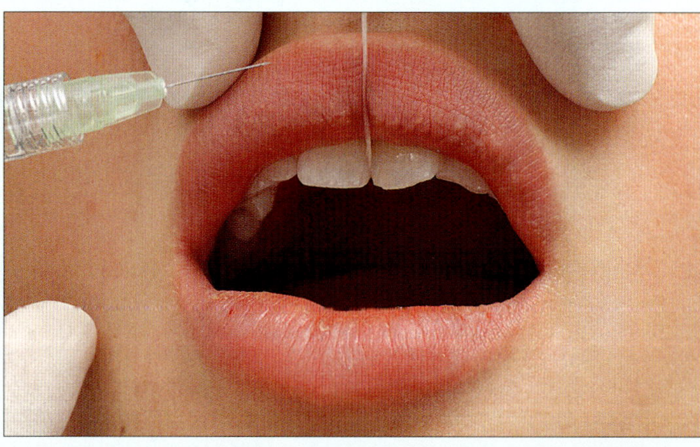

Technik 41 – Abb. 6 Der Vorgang wird etwas moderater an der Oberlippe wiederholt. Der Faden wird geknotet und mit dem Knoten an der Hinterseite zwischen den beiden oberen Frontzähnen fixiert und nach kranial in Richtung Nase gezogen. Wenn keine Assistenz zugegen ist, kann der Faden mit der kontralateralen Hand nach oben gezogen werden, während sich die Hand durch Daumen und Zeigefinger an der Oberlippe stabilisiert.

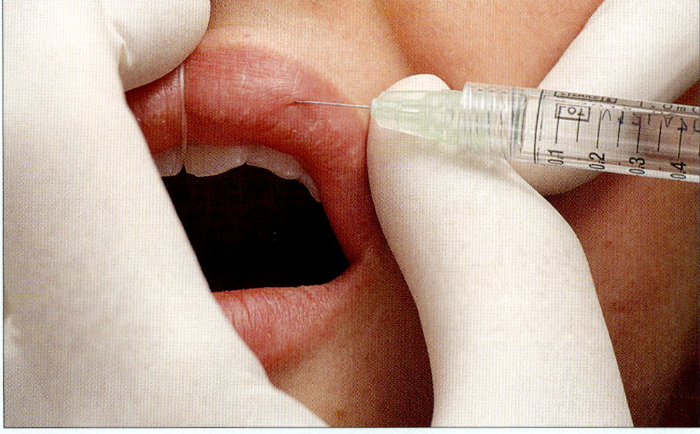

Technik 41 – Abb. 7 Alternativ kann der Faden mit einem Finger an der Lippe fixiert werden. Der Einstich zur Bolusinjektion erfolgt von der Seite. Dies wird an der kontralateralen Seite der Oberlippe wiederholt.

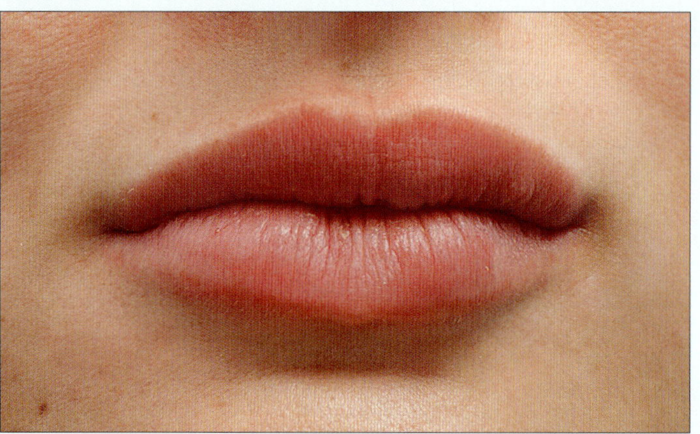

Technik 41 – Abb. 8 Die erwünschte Vertiefung im Lippenzentrum kann noch ein wenig in Form massiert werden.

Wichtige Hinweise

- Wenn die einzelne Lippe in sich asymmetrisch ist, muss der Behandler dies zusätzlich mit unterschiedlicher Mengenabgabe ausgleichen. Deshalb ist die Analyse vorab sehr wichtig.
- Die Technik ist nicht durchführbar, wenn der Patient eine Brücke oder einen zu geringen Abstand zwischen den zentralen Schneidezähnen hat. Bei weitem Abstand ist es möglich, eine Kunststoffperle oder ein 1 cm langes Stückchen Holz (z. B. vom Zahnstocher) an das Ende der Schnur zu knoten, sodass der Faden dadurch an der der Mundhöhle zugewandten Innenseite blockiert.

Mögliche Nebenwirkungen

Leichte Rötungen, selten Entzündungen, Hämatome, leichte bis stärkere Schwellungen

Unerwünschte Nebenwirkungen

Entzündungen, Überkorrekturen und dadurch Veränderung der Lippenform oder Knotenbildungen, Asymmetrien durch ungleichmäßige Materialabgabe, Nekrose

Behandlungsprotokoll auf einen Blick

- Anamnese, Evaluation und Aufklärung
- Einverständniserklärung
- Fotodokumentation: Vorher-Bilder
- Analyse und Einzeichnen der zu behandelnden Areale
- Reinigen
- Gründliche Desinfektion
- Ggf. Lokalanästhesie (Lidocaincreme), Leitungsanästhesie
- Injektionstechnik: Bolustechnik, je 2 Boli pro Unter- und Oberlippe
- Schicht: Lippenrot, in den Ringmuskel
- Material: Produkt der Klasse »M soft «
- Volumen: max. 0,15 ml pro Bolus, insgesamt 0,6–1 ml
- Nadel: scharfe Nadel 27–29G
- Keine Massage, evtl. leichte Formung
- Evtl. Kühlung
- Heparinsalbe bei Hämatomen, Ibuprofen p-o, Arnika
- Fotodokumentation: Nachher-Bilder
- Empfehlungen für das Verhalten nach dem Eingriff
- Folgetermin zur Nachkontrolle nach 8–14 Tagen

9.6.6 TECHNIK 42
Verbreiterung des Unterlippenbogens (scharfe Nadel)

Mithilfe der HA-Injektion soll eine dezente, symmetrische Begradigung des Unterlippenbogens nach lateral erreicht werden, sodass die Unterlippe voller und breiter erscheint.

Patientenauswahl

- Bei breit auseinandergezogenem Amorbogen oder zu kleiner Unterlippe
- Bei Wunsch nach Modellierung und Beautification (Verschönerung, Formveränderung).

Injektionsschema und -planung (→ Technik 42 – Abb. 1, 2)

Die dem Amorbogen gegenüberliegenden Punkte der Unterlippe werden dezent betont. Je größer der Abstand zwischen den Injektionspunkten ist, desto ausgeprägter wird die Begradigung der Unterlippe nach lateral. Die Injektion erfolgt mit der scharfen Nadel in Lineartechnik. Der Einstich erfolgt 1 cm unterhalb der Unterlippenkontur in Projektion zum Amorbogen und bei maximal einem Drittel von der gesamten Länge der Lippe lateral des Mundwinkels (s. Abb. 2 links). Das Material wird vom Kinn ausgehend in Richtung Lippenrot injiziert. Die Nadel geht nach kranial. Es wird erst Material abgegeben, wenn sich die Nadel schon im Lippenrot befindet. Abhängig davon, wie stark die Lippenecke betont werden soll, wird eine dementsprechende Menge in das Lippenrot gesetzt. Das Material wird retrograd abgegeben. Soll die Unterlippe visuell verbreitert werden, wird der Abstand zum Mundwinkel verringert (s. Abb. 2 rechts).

Optional: Um die Lippenkontur zwischen den beiden Punkten weiter zu begradigen und zu stabilisieren, kann eine zusätzliche Linie zwischen die beiden Punkte in die Kontur injiziert werden. Um diese Linie klar zu definieren, ist es hilfreich, während der Materialabgabe einen Gegendruck auf das Material mit Daumen und Zeigefinger zu geben.

 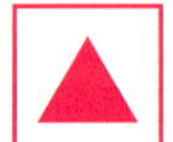

Technik: Lineartechnik
Stichrichtung: von kaudal nach kranial
Schicht: subkutan
Material: Produkt der Klasse »M viskos«
Volumen: ca. 0,1 ml pro Linie/Bolus, ca. 0,2 ml insgesamt
Nadel: scharfe Nadel 27G
Anästhesie: Lidocainsalbe

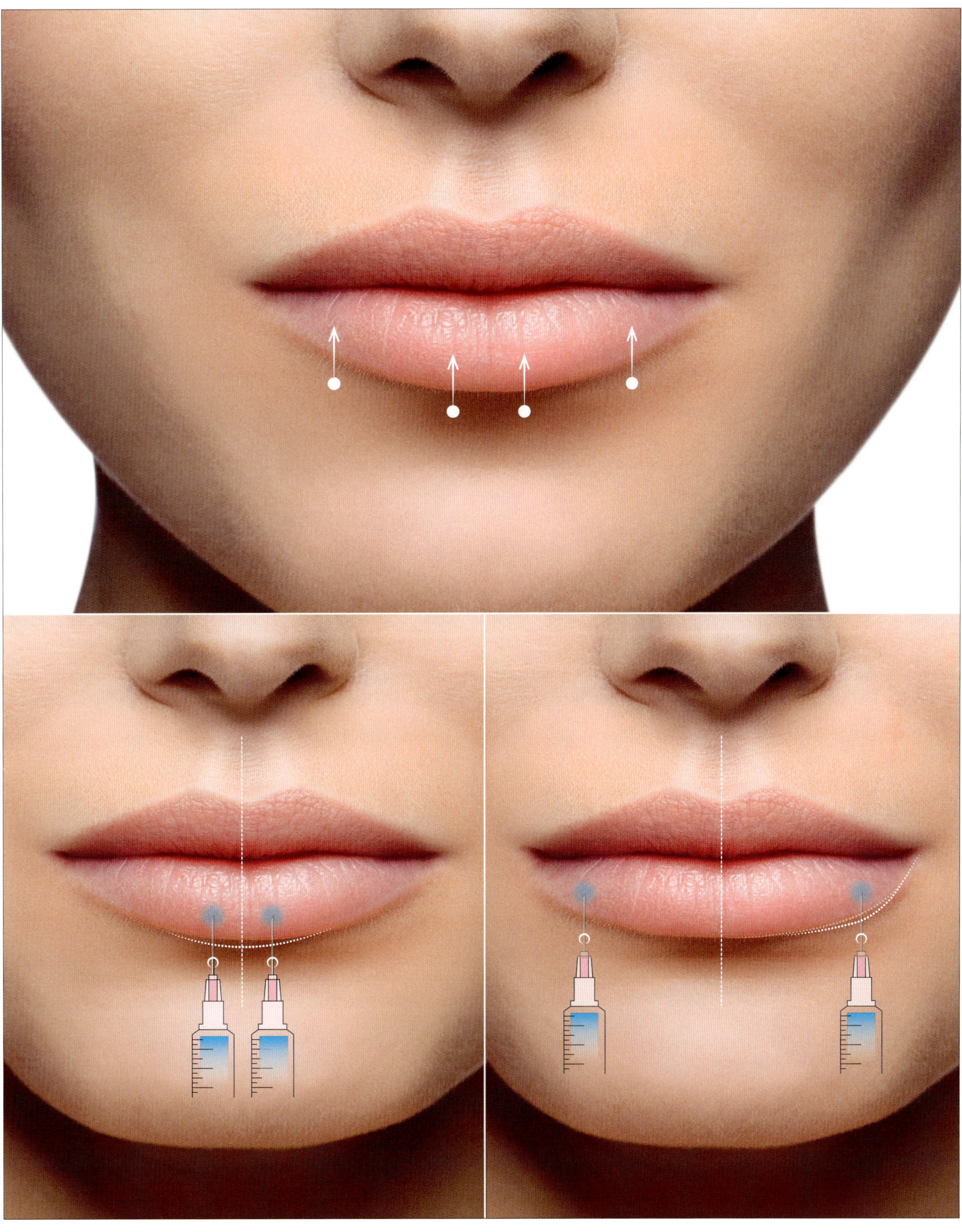

Technik 42 – Abb. 1, 2 Injektionsschema und -planung zur Verbreiterung des Unterlippenbogens (scharfe Nadel).

9

9

Behandlungspraxis (→ Technik 42 – Abb. 3, 4)

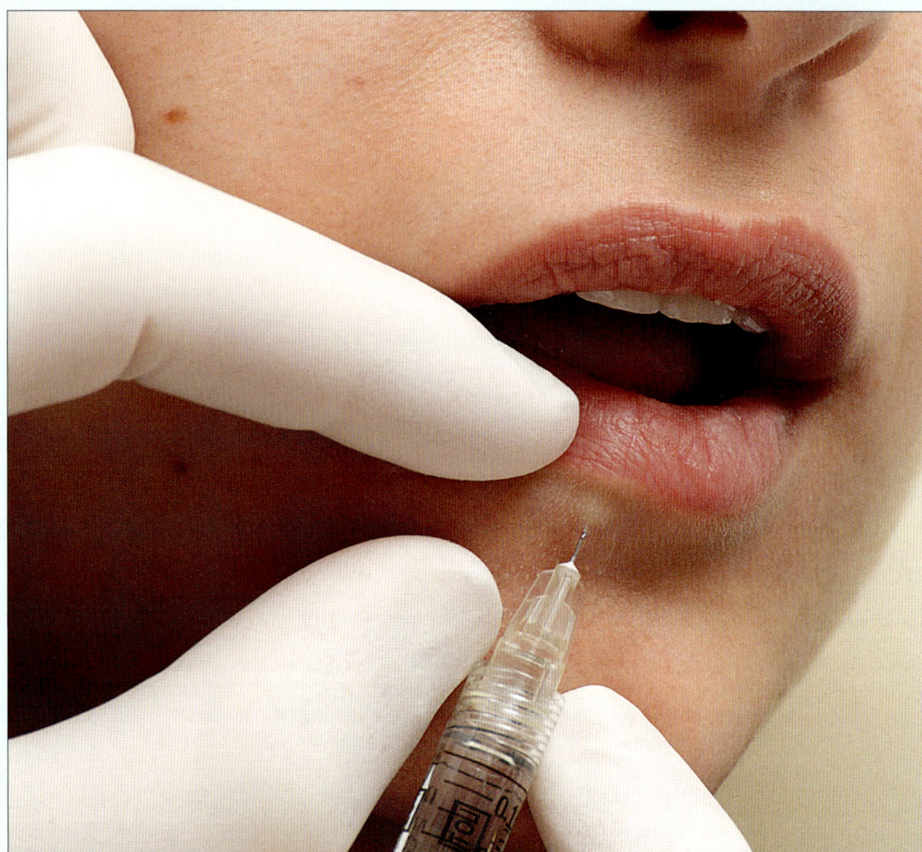

Technik 42 – Abb. 3 Vor der Injektion werden die zu behandelnden Zonen markiert. Die Lippe wird leicht nach oben gehalten, damit der Einstich exakt platziert werden kann. Das Material wird als sich zum Ende hin verjüngender Bolus abgegeben, damit die gewünschte Lippenecke entsteht.

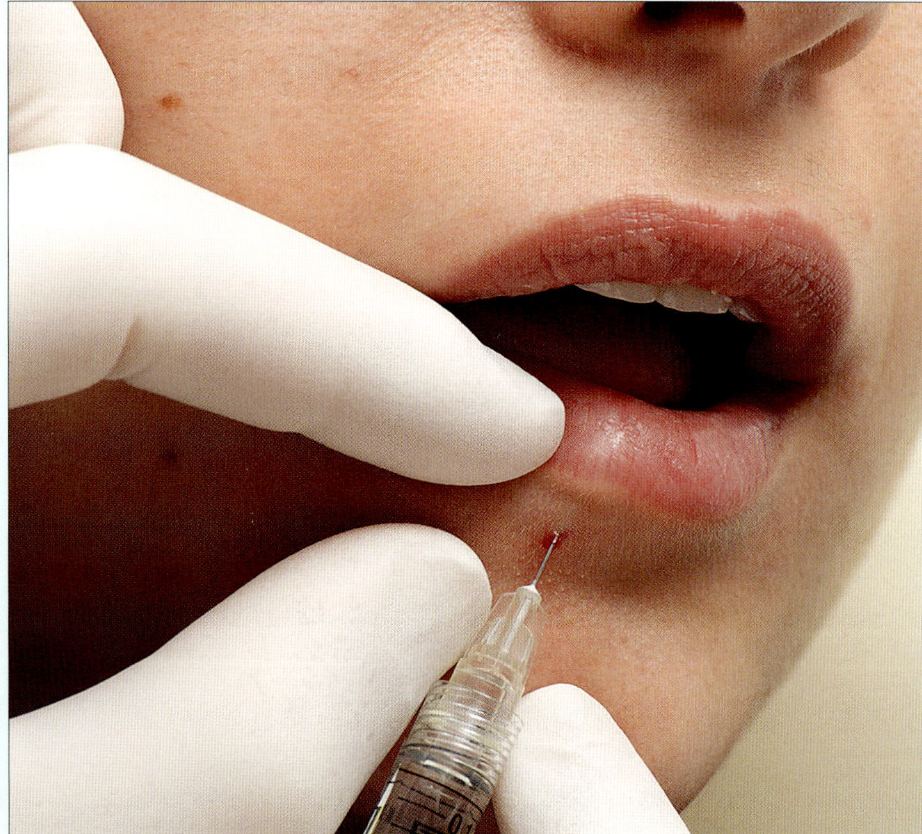

Technik 42 – Abb. 4 Das Material zeichnet sich nahe der Kontur in der Lippe als kleine Wölbung ab.

Wichtige Hinweise

- Das Material sollte nicht zu oberflächlich platziert werden. Die Injektion beginnt, wenn sich die Nadel im Lippenrotbereich befindet.
- Um die Lippenecke prominenter zu gestalten, kann sie mit Daumen und Zeigefinger etwas geformt werden.

Mögliche Nebenwirkungen

Leichte Rötungen, selten Entzündungen, selten Hämatome, selten Schwellungen

Unerwünschte Nebenwirkungen

Entzündungen, Überkorrekturen und dadurch Veränderung der Lippenform oder Knotenbildungen, Asymmetrien durch ungleichmäßige Materialabgabe, Nekrose

Behandlungsprotokoll auf einen Blick

- Anamnese, Evaluation und Aufklärung
- Einverständniserklärung
- Fotodokumentation: Vorher-Bilder
- Analyse und Einzeichnen der zu behandelnden Areale
- Reinigen
- Gründliche Desinfektion
- Ggf. Lokalanästhesie (Lidocaincreme)
- Injektionstechnik: Lineartechnik
- Schicht: subkutan
- Material: Produkt der Klasse »M viskos«
- Volumen: ca. 0,1 ml pro Linie/Bolus, ca. 0,2 ml insgesamt
- Nadel: scharfe Nadel 27G
- Keine Massage, evtl. leichte Formung
- Evtl. Kühlung
- Heparinsalbe bei Hämatomen, Ibuprofen p-o, Arnika
- Fotodokumentation: Nachher-Bilder
- Empfehlungen für das Verhalten nach dem Eingriff
- Folgetermin zur Nachkontrolle nach 8–14 Tagen

9.6.7 TECHNIK 43
Korrektur der vorbehandelten Lippe (scharfe Nadel)

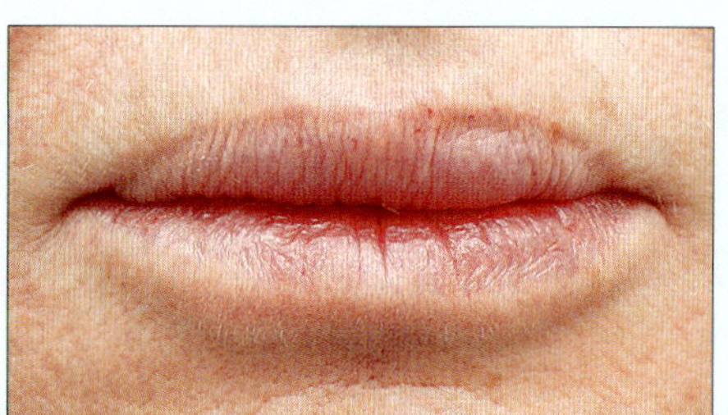

Die korrekturbedürftige, vorbehandelte Lippe zeigt sich in der Praxis durch Unebenheiten, Knoten, Asymmetrien, die visuell oder haptisch erfassbar sind (s. Bild). Ursache sind verkapselte HA-Boli oder in zu großen Mengen als Depot an einen Platz gesetzte HA, ungleichmäßige Unterspritzung oder auch Vernarbungen durch häufige Injektionen. Behandlungsziel ist es, die Deformationen auszugleichen – entweder durch Auflösung der Knoten (s. Kap. 6.4.1, S. 87) oder, wie hier dargestellt, durch Ausgleich der Unebenheiten durch HA-Gabe.

Eine häufige, unerwünschte Nebenwirkung bei Fillerbehandlungen besteht darin, dass sich die injizierte HA an bestimmten Punkten bindegewebig ummantelt und nicht mehr resorbiert wird, wenn das Material unregelmäßig oder in zu großen Mengen abgegeben wurde. Sollte es dem Behandler nicht gelingen, diese Taschen aufzulösen oder zu sprengen, kann das umgebende Gewebe vorsichtig mit einer weichen HA angleichend aufgefüllt werden.

9

Auch können bei häufigen Bolusinjektionen in der Lippe die Hohlräume im Gewebe nach Resorption dieser Boli bestehen bleiben. „Rutscht" das Material bei der Injektion in eine solche Gewebetasche und verteilt sich nicht gleichmäßig im Gewebe, führt dies zu Unregelmäßigkeiten. Hier wird empfohlen, weniger zu injizieren oder zweizeitig vorzugehen.

Patientenauswahl

- Bei spür- oder sichtbaren Unregelmäßigkeiten in der Lippe nach Fillerbehandlung

Injektionsschema und -planung (→ Technik 43 – Abb. 1–6)

Es ist für jeden Behandler eine Herausforderung, eine vorbehandelte Lippe zu korrigieren. Zunächst muss abgeklärt werden, welches Produkt zu welchem Zeitpunkt injiziert wurde. Danach entscheidet sich, ob die vorbehandelte Lippe mit HA angleichend zu behandeln oder anderweitig zu korrigieren ist. Je nach Indikation erfordert die Korrekturbehandlung den Einsatz der Linear-, Punkt- und/oder Bolustechnik.

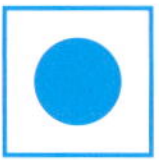

Technik: Linear-, Punkt-, Bolustechnik – abhängig davon, wo wie viel Material in welcher Schicht injiziert werden muss
Material: Produkt der Klasse »S/M soft«
Volumen: abhängig vom Bedarf
Nadel: scharfe Nadel 27–30G
Anästhesie: Lidocainsalbe, Leitungsanästhesie

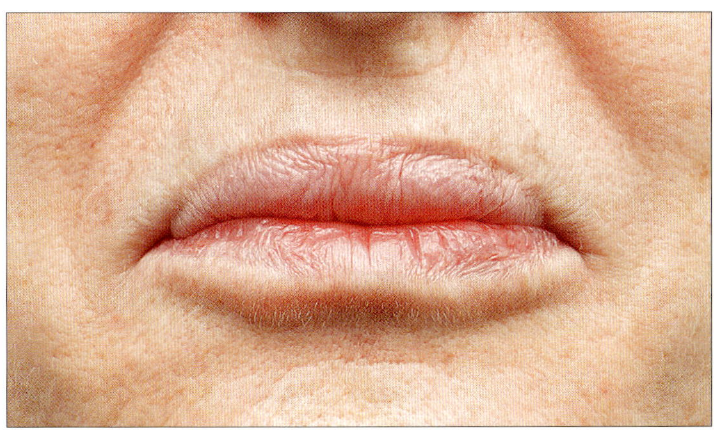

Technik 43 – Abb. 1 Wenn der Patient die Lippen fest aufeinanderpresst, ist sehr gut zu erkennen, wo sich das unerwünschte Material befindet.

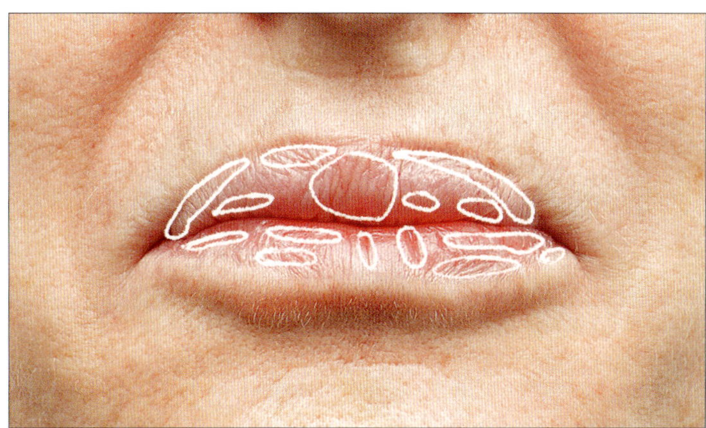

Technik 43 – Abb. 2 Die genaue Erfassung der Unregelmäßigkeiten mithilfe eines Markierstifts ist unerlässlich, um den Behandlungsplan aufzustellen, und Voraussetzung für ein gutes Behandlungsergebnis. Die Markierungen kennzeichnen die aus der Vorbehandlung entstandenen Unregelmäßigkeiten, um die ausgleichenden Injektionsareale zu definieren.

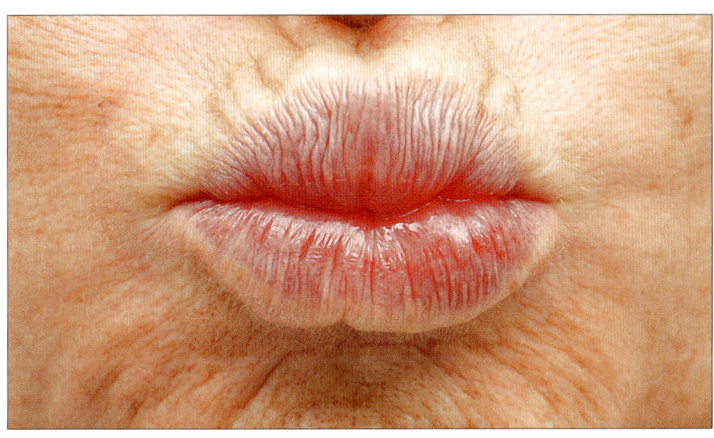

Technik 43 – Abb. 3 Zur umfassenden Analyse des Behandlungsbedarfs sollen die Lippen in Bewegung ...

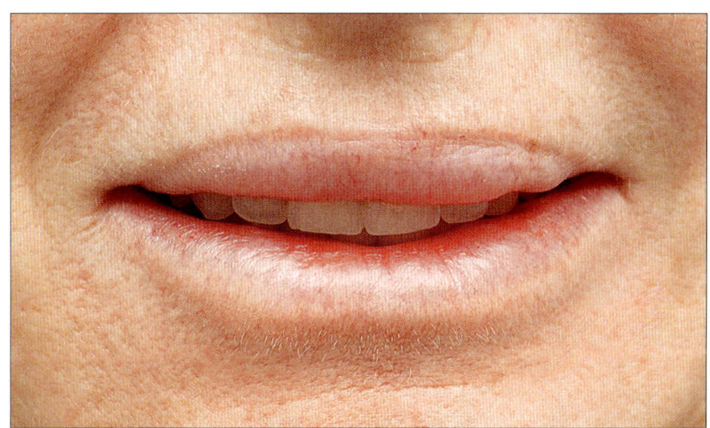

Technik 43 – Abb. 4 ... und im entspannten Zustand betrachtet werden.

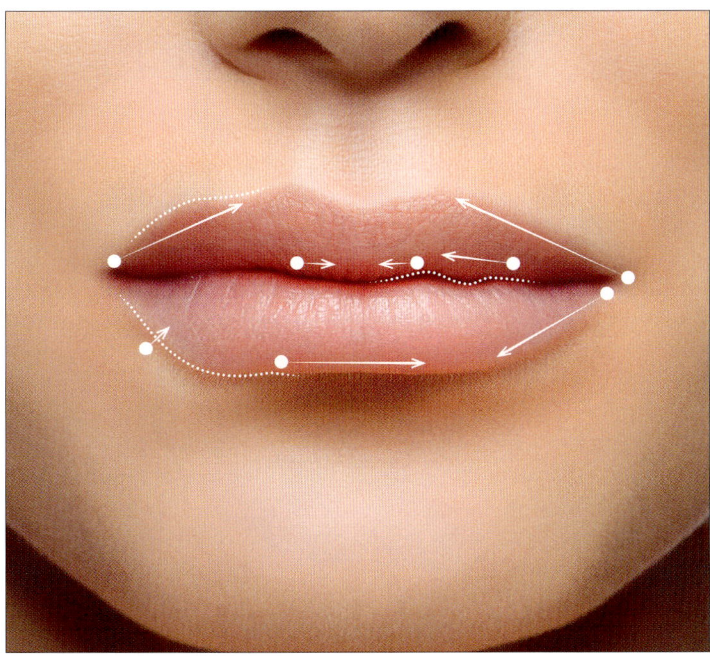

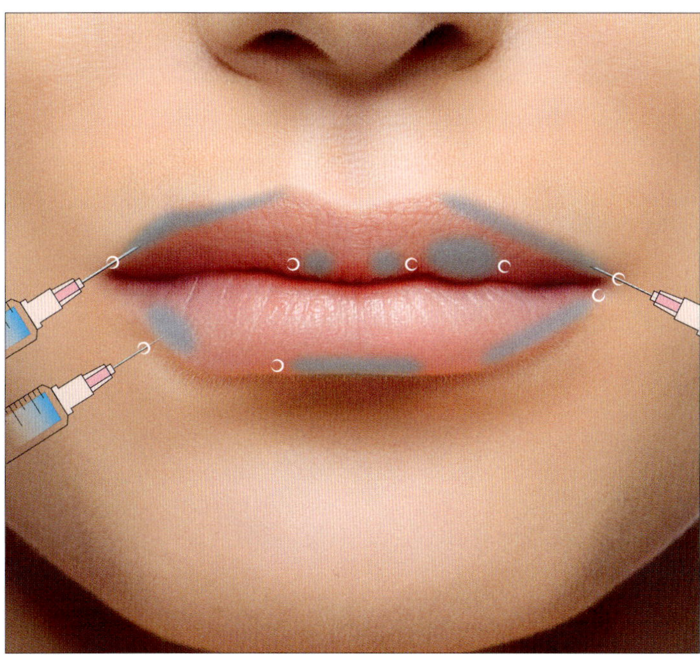

Technik 43 – Abb. 5, 6 Injektionsschema und -planung zur Korrektur einer vorbehandelten Lippe (scharfe Nadel).

9

Behandlungspraxis (→ Technik 43 – Abb. 7–10)

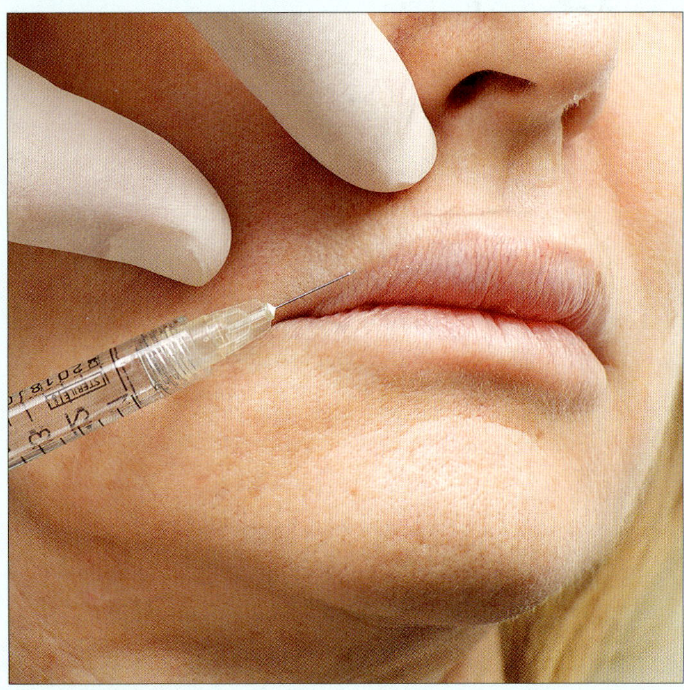

Technik 43 – Abb. 7 Das Hautareal wird zur Schmerzreduktion mit Daumen und Zeigefinger leicht gespannt. Der erste Einstich erfolgt mit der scharfen Nadel in das Lippenrot entlang des Schattens unterhalb der Kontur in Richtung Philtrum.

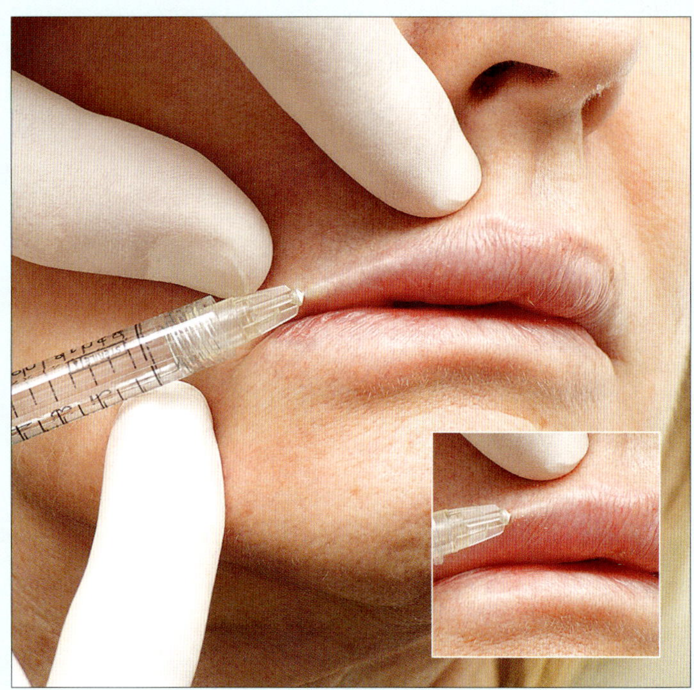

Technik 43 – Abb. 8 Im Zuge der Materialabgabe muss die Lippen entspannt sein, damit zu sehen ist, wo das Material einfließt.

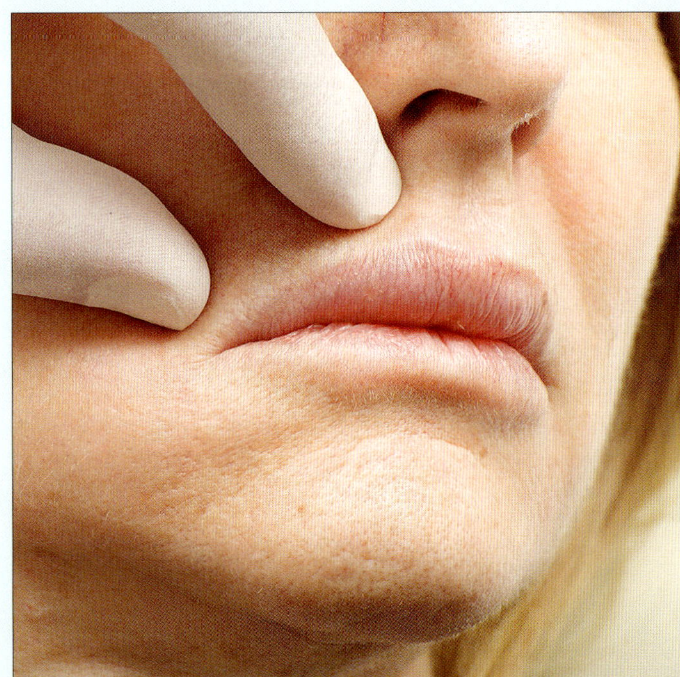

Technik 43 – Abb. 9 Visuelle Kontrolle: Ergebnis nach Ausgleich der Ungleichmäßigkeiten durch die Unterspritzungen in der rechten Oberlippenseite im Vergleich zur linken Seite.

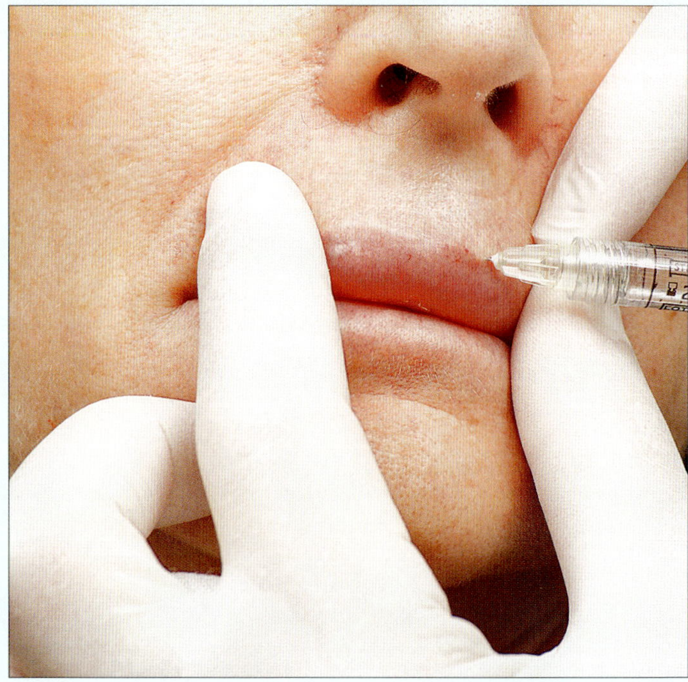

Technik 43 – Abb. 10 Die aus der Vorbehandlung sichtbaren Boli werden von allen Seiten mit HA angeglichen. Das Gewebe wird leicht fixiert, ohne gespannt zu werden – eine Überkorrektur muss vermieden werden.

Wichtige Hinweise

- Es ist oft eine Herausforderung, große Knoten gleichmäßig auszugleichen.

Mögliche Nebenwirkungen

Leichte Rötungen, selten Entzündungen, häufig Hämatome, stärkere Schwellungen, 2–3 Tage Schmerzen

Unerwünschte Nebenwirkungen

Entzündungen, Überkorrekturen und dadurch Veränderung der Lippenform oder Knotenbildungen, Asymmetrien durch ungleichmäßige Materialabgabe, Nekrose

Behandlungsprotokoll auf einen Blick

- Anamnese, Evaluation und Aufklärung
- Einverständniserklärung
- Fotodokumentation: Vorher-Bilder
- Analyse und Einzeichnen der zu behandelnden Areale
- Reinigen
- Gründliche Desinfektion
- Ggf. Lokalanästhesie (Lidocaincreme), Leitungsanästhesie
- Injektionstechnik: Linear-, Punkt- und/oder Bolustechnik
- Schicht: nach Indikation
- Material: Produkt der Klasse »S/M soft«
- Volumen: abhängig vom Bedarf
- Nadel: scharfe Nadel 27–30G
- Keine Massage
- Evtl. Kühlung
- Heparinsalbe bei Hämatomen, Ibuprofen p-o, Arnika
- Fotodokumentation: Nachher-Bilder
- Empfehlungen für das Verhalten nach dem Eingriff
- Folgetermin zur Nachkontrolle nach 8–14 Tagen

9.6.8 TECHNIK 44

Ausgleich von Asymmetrien (scharfe Nadel/stumpfe Kanüle)

Eine Asymmetrie der Lippen – unabhängig davon, ob sie durch Verletzungen verursacht wurde, ob sie eine Nebenwirkung von Unterspritzungen oder ob sie genetisch bedingt ist – kann meist nur eingeschränkt ausgeglichen werden.

Patientenauswahl

- Bei asymmetrisch geformten Lippen

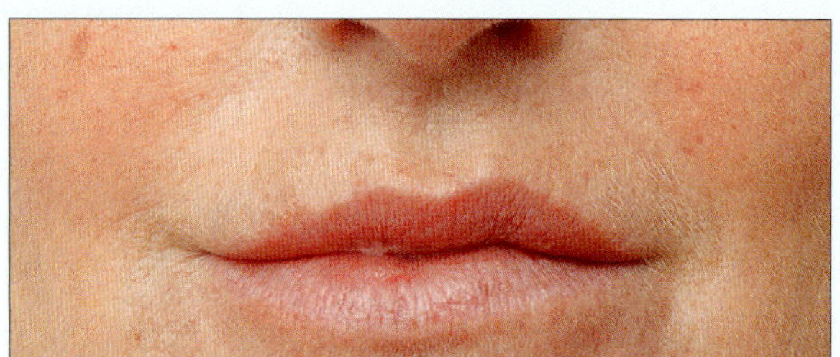

Korrekturbedürftige Asymmetrien in Ober- und Unterlippe.

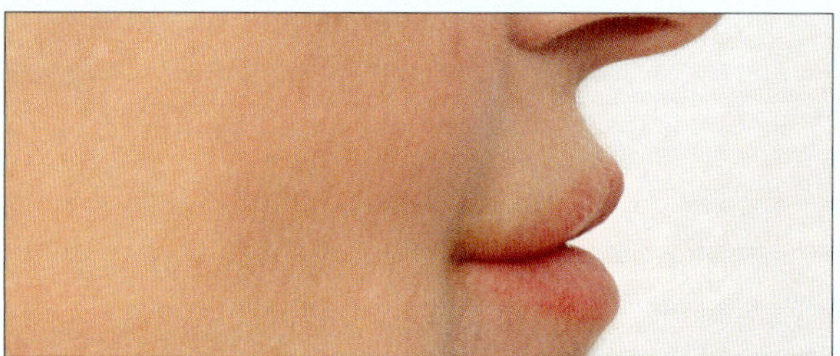

Seitenansicht der nach innen geklappten rechten Oberlippe.

9

Injektionsschema und -planung (→ Technik 44 – Abb. 1, 2)

Die Korrektur einer asymmetrischen Lippe ist für jeden Behandler eine Herausforderung, da die anatomischen Gegebenheiten oft Grenzen setzen. Nach Klärung der Gründe für die Asymmetrie erfolgt die detaillierte Analyse mit Markierung der zu behandelnden Zone, wie beispielsweise hier dargestellt:

1. Der Unterlippe fehlt auf der linken Seite Pigmentierung. Diese kann nicht mit einer HA-Injektion ausgeglichen werden. Der Volumenmangel, der die linke untere Lippe zusätzlich verschmälert, kann gezielt durch Abgabe kleiner Boli aufgebaut werden (s. Technik 25 oder 26, S. 226 ff. bzw. 230 ff.)

2. Der obere Teil der rechten Oberlippe flacht ab. Hier kann versucht werden, entweder mit der Kanülentechnik oder der scharfen Nadel das Volumen auszugleichen.

3. Die Oberlippe ist auf der rechten Seite zwischen Mundwinkel und Amorbogen nach unten eingerollt. Durch HA-Injektion in die Nass-Trocken-Genze nach der Pillar-Technik (s. Technik 45, S. 306 ff.) kann versucht werden, diese ein wenig aufzurollen und nach vorne zu bringen, sodass der zinnoberrote Anteil besser sichtbar wird.

4. Das rechte Philtrum ist abgeflacht und die rechte Amorbogenspitze ist niedriger als die linke Amorbogenspitze. Dies kann mit den Techniken 9 bzw. 10 (s. S. 160 ff. bzw. 164 ff.) angepasst werden.

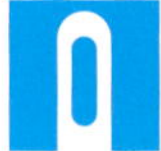

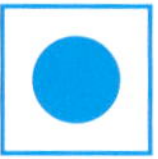

Technik: Linear-, Punkt-, Bolustechnik – abhängig davon, wo wie viel Material in welcher Schicht injiziert werden muss

Material: Produkt der Klasse »S/M soft« und/oder »S/M viskos«, je nach Indikation

Volumen: abhängig vom Bedarf

Nadel: scharfe Nadel 27–29G, stumpfe Kanüle 27G

Anästhesie: Lidocainsalbe, Leitungsanästhesie

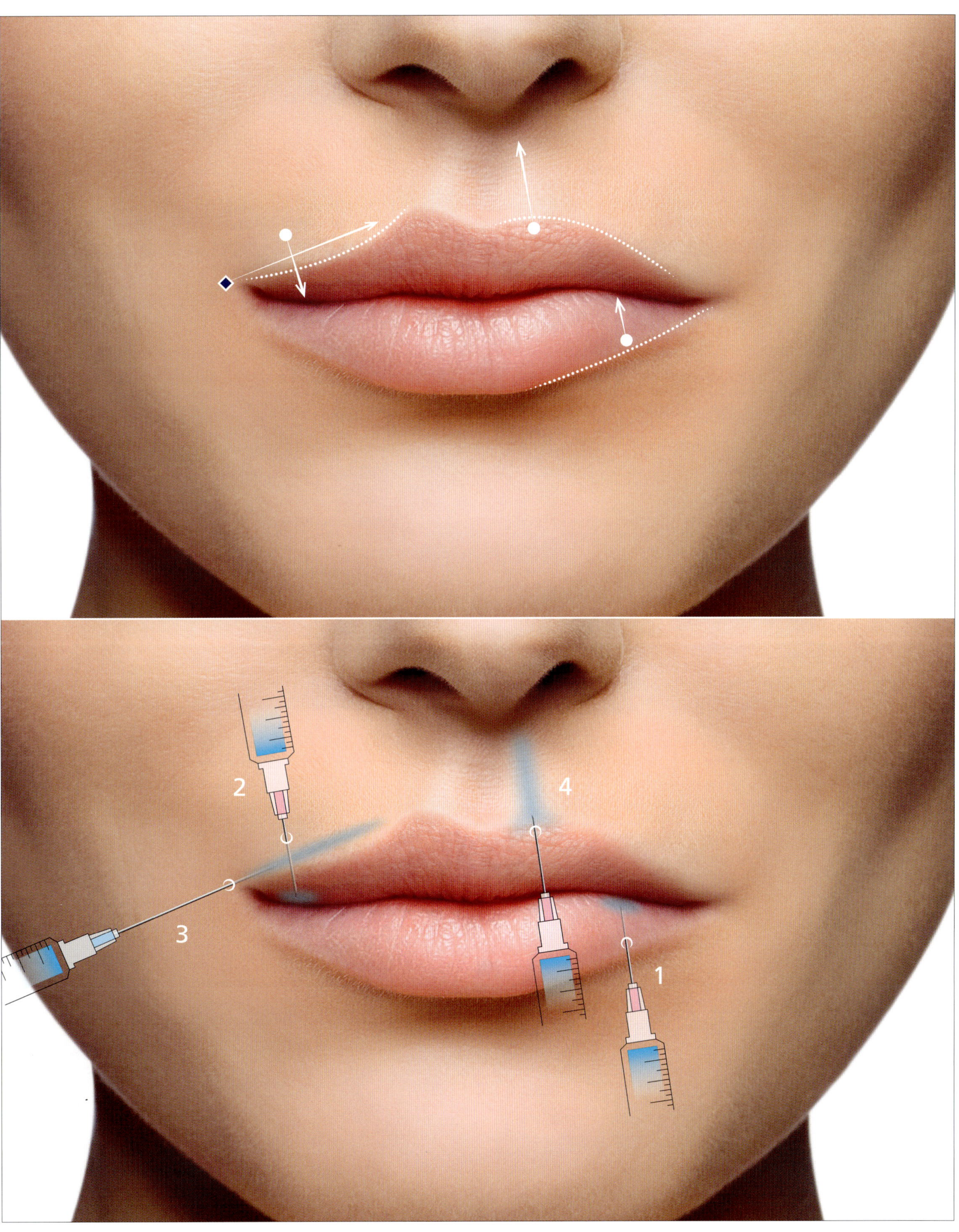

Technik 44 – Abb. 1, 2 Injektionsschema und -planung zum Ausgleich von Asymmetrien (scharfe Nadel/stumpfe Kanüle).

Behandlungspraxis (→ Technik 44 – Abb. 3–8)

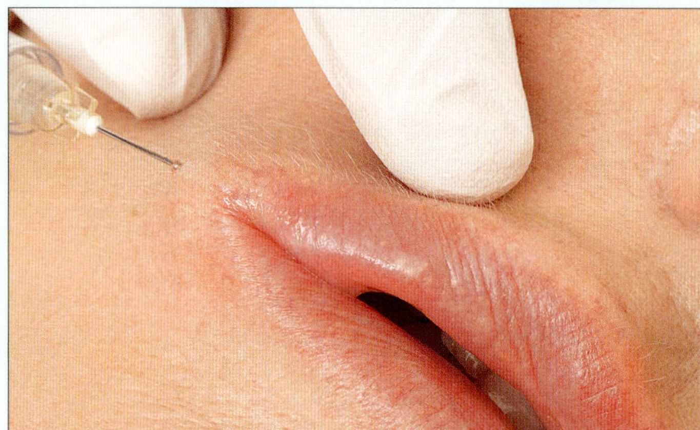

Technik 44 – Abb. 3 Mithilfe der Kanülentechnik wird die HA in den unteren Teil der rechten Oberlippe über der Nass-Trocken-Grenze linear injiziert.

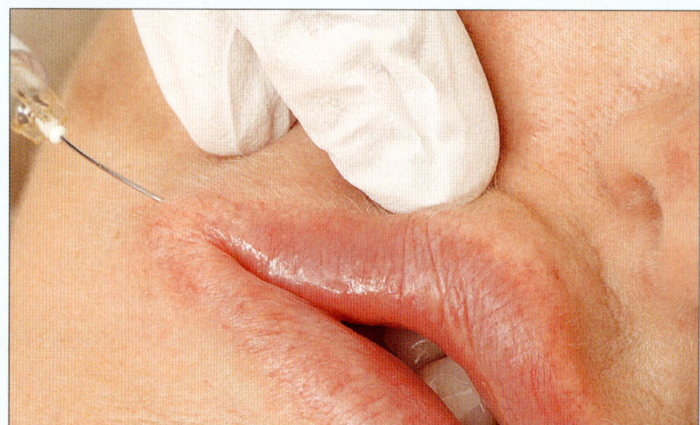

Technik 44 – Abb. 4 Die Lippe wird mit der kontralateralen Hand nach oben gezogen, sodass die Nass-Trocken-Grenze sichtbar wird. Die Kanüle wird in die Nasszone geschachert und durch HA-Abgabe in ein bis zwei parallel laufenden Linien wird die rechte Oberlippe prominenter nach vorne geholt. Die Unterlippe wird ebenso leicht volumisiert (nicht dargestellt).

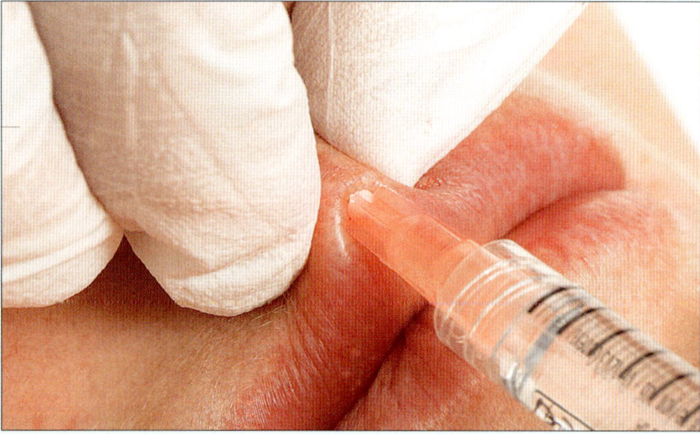

Technik 44 – Abb. 5 Durch die Rekonstruktion des rechten Philtrums kann die Amorbogenspitze leicht nach oben gezogen werden.

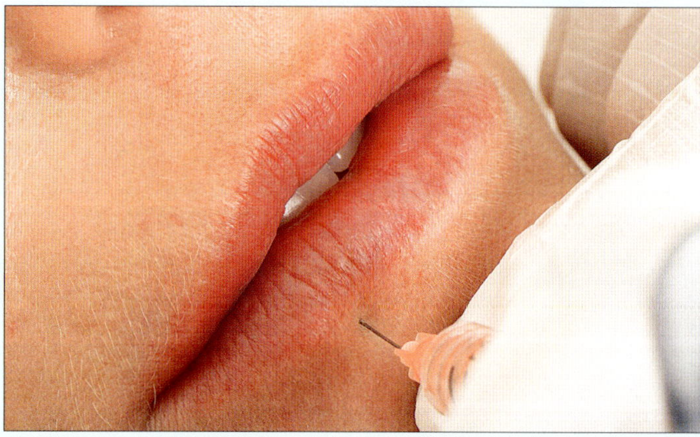

Technik 44 – Abb. 6 Mithilfe der Bolustechnik durch das Lippenweiß (Technik 24) wird die Lippe punktuell gezielt nach vorne geholt.

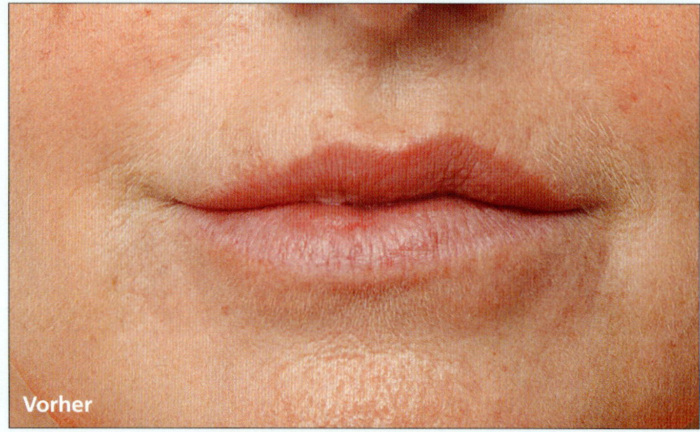

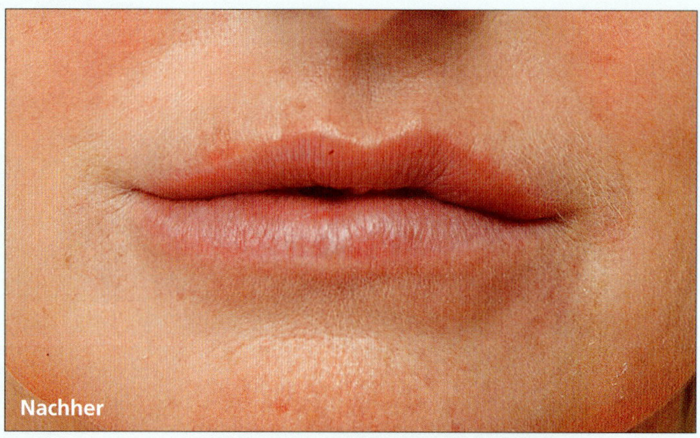

Technik 44 – Abb. 7, 8 Vorher-nachher-Vergleich: Das Ergebnis in der Oberlippe zeigt nur eine leichte Verbesserung der Asymmetrie und die Unterlippe muss mit Permanent-Make-up nachgezeichnet werden, um das Ergebnis zu optimieren.

Wichtige Hinweise

- Bei Asymmetrien sind die Grenzen des Machbaren oft eng gesetzt. Genetisch bedingte asymmetrische Formen der Lippen können nur begrenzt ausgeglichen werden – genauso wie motorisch bedingte Asymmetrien.
- Während der Behandlung soll der Patient nach jeder HA-Abgabe von vorne im entspannten Zustand betrachtet werden, um zu sehen, ob sich die Form angeglichen hat.
- Nach Abschluss der Behandlung sollte der Patient «Cheese» sagen, einen Kussmund machen, die Lippen leicht öffnen, die Lippen entspannt schließen und lachen. Während der Mobilisation der Lippe wird sichtbar, ob die HA gleichmäßig verteilt wurde.

Mögliche Nebenwirkungen

Leichte Rötungen, selten Entzündungen, häufig Hämatome, stärkere Schwellungen, 2–3 Tage Schmerzen

Unerwünschte Nebenwirkungen

Entzündungen, Überkorrekturen und dadurch Veränderung der Lippenform oder Knotenbildungen, Asymmetrien durch ungleichmäßige Materialabgabe, Nekrose

Behandlungsprotokoll auf einen Blick

- Anamnese, Evaluation und Aufklärung
- Einverständniserklärung
- Fotodokumentation: Vorher-Bilder
- Analyse und Einzeichnen der zu behandelnden Areale
- Reinigen
- Gründliche Desinfektion
- Ggf. Lokalanästhesie (Lidocaincreme), Leitungsanästhesie
- Injektionstechnik: Linear-, Punkt- und Bolustechnik
- Schicht: nach Indikation
- Material: Produkt der Klasse »S/M soft« und/oder »S/M viskos«, je nach Indikation
- Volumen: abhängig vom Bedarf
- Nadel: scharfe Nadel 27–29G, stumpfe Kanüle 27G
- Keine Massage
- Evtl. Kühlung
- Heparinsalbe bei Hämatomen, Ibuprofen p-o, Arnika
- Fotodokumentation: Nachher-Bilder
- Empfehlungen für das Verhalten nach dem Eingriff
- Folgetermin zur Nachkontrolle nach 8–14 Tagen

9.6.9 TECHNIK 45

Vergrößerung der Oberlippe – Pillar-Technik nach A. Rajani (scharfe Nadel)

Durch diese Technik (Rajani 2019) gelingt es, eine Lippe, die an den flachen Anteilen der Oberlippe soweit nach innen gerollt ist, dass das Lippenrot nicht mehr sichtbar ist, leicht nach vorne zu bringen. Zunächst ist zu analysieren, ob die Lippe nach innen geklappt ist oder ob sie nur wenig Volumen aufweist. Bei extrem schmalen Lippen mit wenig Volumen sind dieser Technik Grenzen gesetzt.

Patientenauswahl

- Bei sehr schmalen seitlichen, nach innen gerollten Anteilen der Oberlippe
- Bei einem geringen sichtbaren Lippenrotanteil und gleichzeitig normalem, mittlerem Lippenteil

Injektionsschema und -planung (→ Technik 45 – Abb. 1, 2)

9

Es werden 5–6 Depots pro Oberlippenhälfte an die Nass-Trocken-Grenze gesetzt: Der Einstich erfolgt jeweils an der Lippenkontur und geht von der Lippenkontur durch das Lippenrot, durch den M. orbicularis oris, bis an den Lippenspalt, an die Nass-Trocken-Grenze. Das Material wird in kleinen Boli, je nach Bedarf sich retrograd bis hin zur Kontur verjüngend, abgegeben. Um in einer geraden Linie an die Nass-Trocken-Grenze zu gelangen, muss die Lippe während der Injektion gleichbleibend leicht aufgerollt werden. Die Materialabgabe erfolgt unter strenger visueller Kontrolle.

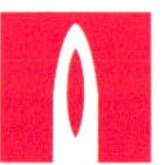 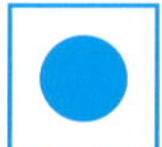 

Technik: Linear-Bolus-Kombinationstechnik

Stichrichtung: von der weißen Rolle kommend in Richtung Nass-Trocken-Grenze

Schicht: bis zur Nass-Trocken-Grenze in das Lippenrot durch den Ringmuskel

Material: Produkt der Klasse »M soft« oder »M viskos«

Volumen: max. 0,05 ml pro Linie/Bolus, max. 0,5 ml insgesamt

Nadel: scharfe Nadel 27G

Anästhesie: Lidocainsalbe, ggf. Leitungsanästhesie

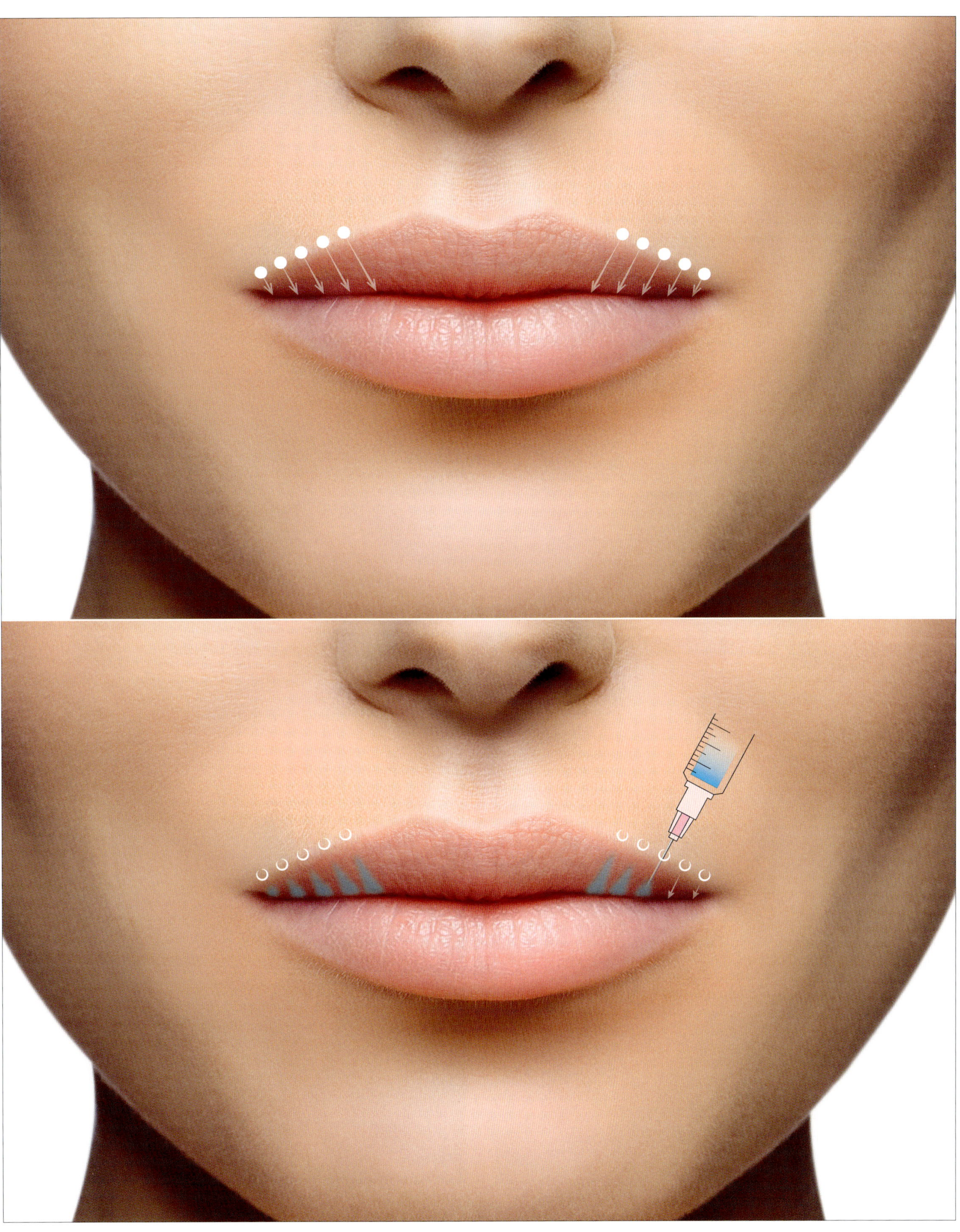

Technik 45 – Abb. 1, 2 Injektionsschema und -planung: Vergrößerung der Oberlippe – Pillar-Technik nach A. Rajani (scharfe Nadel).

Behandlungspraxis (→ Technik 45 – Abb. 3, 4)

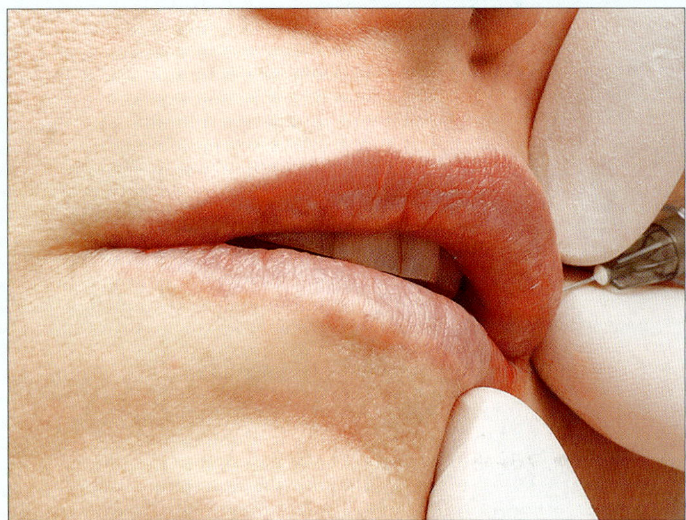

Technik 45 – Abb. 3 Das Material wird in die Nass-Trocken-Grenze der Oberlippe injiziert. Die Lippe wird mit der kontralateralen Hand leicht aufgerollt, bis die Nass-Trocken-Grenze sichtbar wird. Die scharfe Nadel geht direkt, an der Kontur beginnend, durch den Muskel hindurch bis in die Nass-Trocken-Grenze, ohne dort die Haut zu perforieren. Das Material wird in kleinen tropfenförmigen Boli abgegeben. Dieser Vorgang wiederholt sich, vom Mundwinkel aus beginnend, je nach Volumendefizit bis zum Zentrum der Lippe.

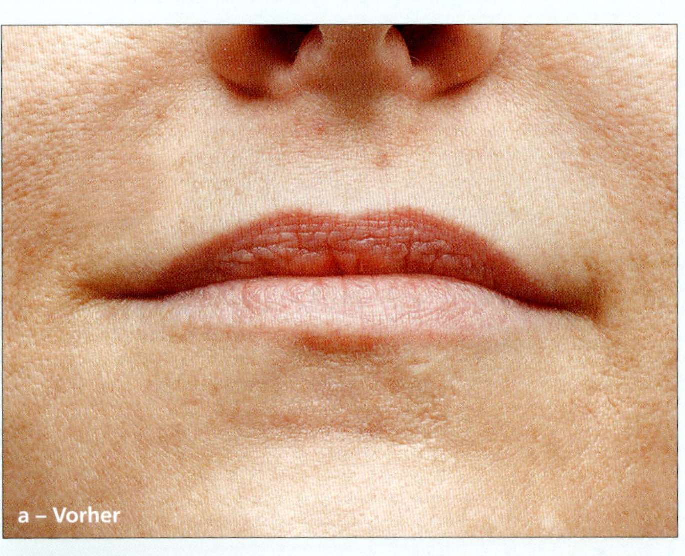

a – Vorher

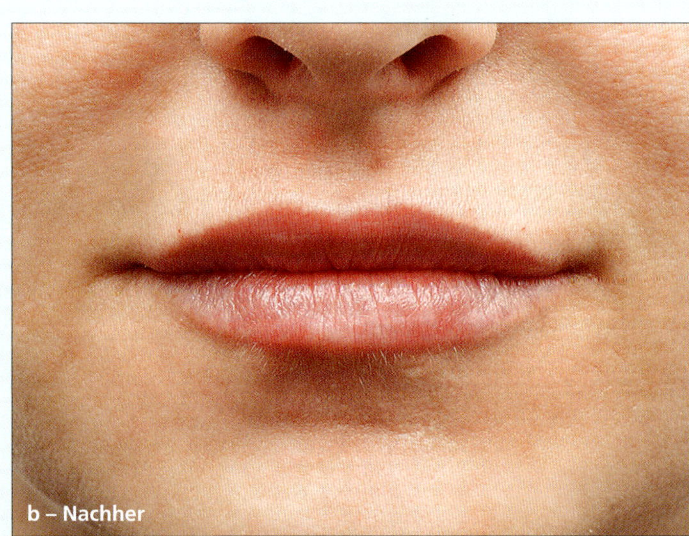

b – Nachher

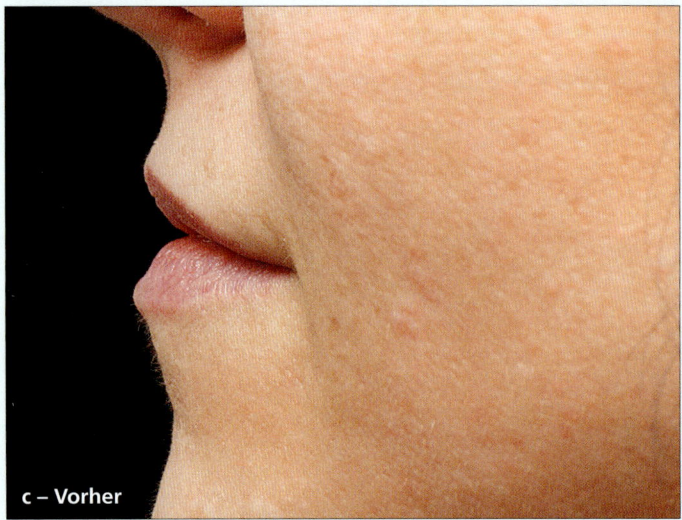

c – Vorher

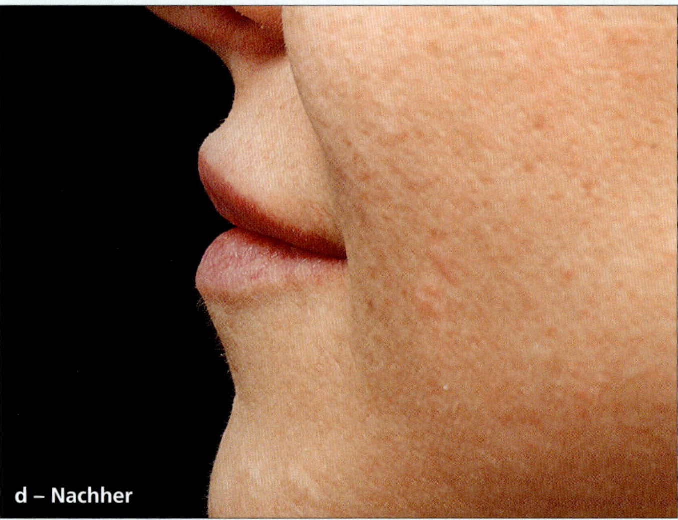

d – Nachher

Technik 45 – Abb. 4 a–d Vorher-nachher-Vergleich: In der Frontal- und Seitansicht ist die Verbesserung gut sichtbar.

Wichtige Hinweise

- Bei extrem schmalen Lippen mit wenig Volumen sind keine optimalen Verbesserungen zu erwarten.
- Nach der Behandlung sollte der Patient die Lippen anspannen und lachen, um Ungleichmäßigkeiten sichtbar werden zu lassen, sodass diese noch ausgeglichen werden können.

Mögliche Nebenwirkungen

Selten Entzündungen, innere Hämatome, leichte bis stärkere Schwellungen

Unerwünschte Nebenwirkungen

Knotenbildungen oder Asymmetrien durch ungleichmäßige Materialabgabe

Behandlungsprotokoll auf einen Blick

- Anamnese, Evaluation und Aufklärung
- Einverständniserklärung
- Fotodokumentation: Vorher-Bilder
- Analyse und Einzeichnen der zu behandelnden Areale
- Reinigen
- Gründliche Desinfektion
- Lokalanästhesie (Lidocaincreme), ggf. Leitungsanästhesie
- Injektionstechnik: Linear-Bolus-Kombinationstechnik
- Schicht: Bis zur Nass-Trocken-Grenze in das Lippenrot, durch den Ringmuskel
- Material: Produkt der Klasse »M«
- Volumen: max. 0,05 ml pro Linie/Bolus, , max. 0,5 ml insgesamt
- Nadel: scharfe Nadel 27G
- Keine Massage
- Evtl. Kühlung
- Heparinsalbe bei Hämatomen, Ibuprofen p-o, Arnika
- Fotodokumentation: Nachher-Bilder
- Empfehlungen für das Verhalten nach dem Eingriff
- Folgetermin zur Nachkontrolle nach 8–14 Tagen

Bildatlas „Die Lippe“

10 45 Injektionstechniken im Überblick

10 45 Injektionstechniken im Überblick

In der Tabelle sind die 45 Unterspritzungstechniken und ihre wesentlichen Kennzeichen gelistet, sodass sich der Behandler auf einen Blick orientieren kann, was für die Behandlung der jeweiligen Indikationen relevant ist. Welche Techniken für das jeweilige Behandlungsziel gewählt werden, liegt im Ermessen und in den Fähigkeiten des Behandlers. Ganz besonders bei schwierigeren Indikationen empfehlen wir, verschiedene Techniken zu trainieren, um den eigenen Erfahrungsbereich zu erweitern.

- **HYDRATATION, REVITALISATION:** Die Techniken T1–T4 betreffen die oberflächlichen Hautschichten. Durch Perforation des Gewebes im Lippenweiß mit multiplen Einstichen wird die Kollagenneogenese angeregt. Durch die Wasserbindungskapazität bestimmter HA wird das Gewebe hydriert.
- **AKZENTE:** Die Techniken T5–T10 setzen minimalste Akzentuierungen im Lippenbereich, ohne die Lippe in ihrem Erscheinungsbild wesentlich zu verändern.
- **PERIORALE FALTEN:** Hier zielen die Techniken T11–T14 auf die Behandlung der radiären, mimischen und Raucherfalten ab, wobei die Grenzen zwischen diesen fließend sind.
- **LIPPENVOLUMEN:** Mithilfe der Techniken T15–T28 werden die Lippen in unterschiedlichen Graden und Methoden gefüllt.
- **PERIORALES VOLUMEN:** Die Techniken T29–T36 behandeln Schatten und Unebenheiten, die durch Volumenmangel und Mimik im perioralen Bereich entstanden sind.
- **FORMUNG, BEAUTIFICATION:** Bei den Techniken T37–T45 geht es um die Veränderung der Form der Lippe wegen angeborener Asymmetrien, bisher nicht korrigierter Vorbehandlungen, genetisch bedingter Unschönheiten oder Wünschen nach Veränderung der Form, der Kontur oder des Ausdrucks der Lippe. Hierunter fallen auch die Veränderungen und Verbesserungen der jungen, intakten Lippe, die dann mit dem Begriff „Beautification" betitelt und häufig durch die von Mode und Trends beeinflussten Schönheitsideale motiviert werden.

Nr	Injektionstechnik	Kategorie	Schwierigkeitsgrad	Indikation
T1	**Hydratation und Revitalisierung – Lippenweiß (scharfe Nadel)**	Hydratation, Revitalisierung	💉	Trockene Haut, aktinische Hautschäden, kleinste Fältchen
T2	**Hydratation – Lippenweiß (stumpfe Kanüle)**	Hydratation, Revitalisierung	💉💉	Trockene Haut, aktinische Hautschäden, kleinste Fältchen
T3	**Hydratation – Lippenrot (stumpfe Kanüle)**	Hydratation, Revitalisierung	💉💉	Trockene Lippe
T4	**Revitalisierung – Lippenrot (nach P. Trevedic, scharfe Nadel)**	Hydratation, Revitalisierung	💉💉	Trockene Lippe
T5	**Fresh-up (scharfe Nadel)**	Akzente	💉	Flache Lippe, alternde Lippe, Wunsch nach kleinstmöglicher Lippenvergrößerung
T6	**Konturierung und Verstärkung (scharfe Nadel)**	Akzente	💉	Unregelmäßige oder abgeflachte Kontur, radiäre Fältchen
T7	**Konturierung (stumpfe Kanüle)**	Akzente	💉💉	Unregelmäßige oder abgeflachte Kontur, radiäre Fältchen, Wunsch nach prominenter Kontur
T8	**Konturierung/Formveränderung des Amorbogens (scharfe Nadel)**	Akzente	💉	Wenig ausgeprägter Amorbogen
T9	**Konturierung des Philtrums (scharfe Nadel)**	Akzente	💉	Durch Alterung oder Veranlagung abgeflachtes Philtrum
T10	**Modellierung von Philtrum und Amorbogen (scharfe Nadel)**	Akzente	💉💉	Durch Alterung oder Veranlagung Abflachung von Amorbogen und Philtrum, Wunsch nachherzförmiger Oberlippe

Tab. 10.1 45 Injektionstechniken zur Lippenbehandlung mit HA-Fillern im Überblick (Fortsetzung auf S. 314–317)

Abkürzungen und Symbole der Tabelle „45 Injektionstechniken zur Lippenbehandlung mit HA-Fillern im Überblick"

Nr **Nummer der Injektionstechnik**

(Spritzensymbol) **Schwierigkeitsgrad der Injektionstechnik Level 1**

(2 Spritzensymbole) **Schwierigkeitsgrad der Injektionstechnik Level 2**

SN **scharfe Nadel**

SK **stumpfe Kanüle**

XS **HA-Partikelgröße** (steht für dünnes Material ohne Hebekapazität, geeignet für die Revitalisation und Hydrierung der Haut)

S **HA-Partikelgröße** (steht für sehr kleinpartikuläres Material mit geringer Hebekapazität, geeignet für kleinste Fältchen)

M **HA-Partikelgröße** (steht für mitteldickes Material mit Hebekapazität, geeignet für mitteltiefe Falten)

L **HA-Partikelgröße** (steht für dickeres Material mit Hebekapazität, geeignet für tiefe Falten)

● **weiche HA-Konsistenz** (gering vernetztes Gel)

▲ **viskose HA-Konsistenz** (stark vernetztes Gel)

ml **Milliliter**

Behandlungsziel	Nadel/ Kanüle	Material	HA-Konsistenz	Spritztechnik	Nadelgröße (Gauge)	HA-Gesamt-menge (ca.)
Verjüngung	SN	XS	●	Punkttechnik	30–33	0,01 ml/Punkt, < 1,0 ml insg.
Verjüngung	SK	XS	●	Fächertechnik	27–30	1,0 ml–1,5 ml
Verjüngung	SK	XS/S	●	Lineartechnik	27–30	1,0 ml
Verjüngung	SN	XS	●	Fächertechnik	27	1,0 ml
Verjüngung	SN	S/M	▲	Punkttechnik	27–30	0,03 ml/Punkt
Verjüngung	SN	S/M	▲	Lineartechnik	27–30	0,5 ml
Verjüngung	SK	S/M	▲	Lineartechnik	27–30	0,5 ml
Verjüngung/Beautification	SN	S/M	▲	Lineartechnik	27–30	0,2 ml
Verjüngung/Beautification	SN	M	▲	Lineartechnik	27	0,2 ml
Verjüngung/Beautification	SN	S/M	▲	Lineartechnik	27–30	0,4 ml

Tab. 10.1 (Fortsetzung)

Nr	Injektionstechnik	Kategorie	Schwierigkeitsgrad	Indikation
T11	**Linear- und Fishbone-Technik bei perioralen Falten (scharfe Nadel)**	Periorale Falten	💉	Melomentale Falten, tiefere radiäre Falten
T12	**Periorale Punkttechnik, Modifikation per Dehnung oder Kompression**	Periorale Falten	💉	Melomentale Falten, tiefere radiäre Falten
T13	**Periorale Blanching-Technik (scharfe Nadel)**	Periorale Falten	💉💉	Melomentale Falten, oberflächliche radiäre Falten
T14	**Fern-Pattern-Technik nach T. van Eijk (scharfe Nadel)**	Periorale Falten	💉💉	Mittelstark bis stark vernarbte radiäre Falten
T15	**Minimaler Vier-Punkte-Volumenersatz (scharfe Nadel)**	Lippenvolumen S (minimal)	💉	Wunsch nach sehr dezenter Vergrößerung der Lippe
T16	**Dezenter Volumenersatz (scharfe Nadel)**	Lippenvolumen S (minimal)	💉	Volumenmangel, schmale Lippe, ältere Lippe
T17	**Dezente Lippenaugmentation (scharfe Nadel)**	Lippenvolumen M (mittel)	💉	Volumenmangel, schmale Lippe ältere Lippe
T18	**Klassische Vergrößerung (scharfe Nadel)**	Lippenvolumen L (stark)	💉💉	Volumenmangel, schmale Lippe
T19	**Moderate Augmentation (stumpfe Kanüle)**	Lippenvolumen M (mittel)	💉💉	Volumenmangel, schmale Lippe, ältere Lippe
T20	**Klassische bis starke Augmentation, (stumpfe Kanüle)**	Lippenvolumen L (stark)	💉💉	Wunsch nach starker Lippenvergrößerung
T21	**Extreme Augmentation – Bolus-und Fächertechnik (scharfe Nadel)**	Lippenvolumen L (stark)	💉💉	Wunsch nach starker Lippenvergrößerung
T22	**Augmentation von der Nass-Trocken-Grenze aus (scharfe Nadel)**	Lippenvolumen S (minimal)	💉💉	Sehr schmale Lippe
T23	**Augmentation von der Schleimhaut aus (scharfe Nadel)**	Lippenvolumen S (minimal)	💉💉	Sehr schmale, nach innen gerollte Lippe, auch bei Zahnfehlstellungen
T24	**Volumisierung mit und ohne Tuberkelakzentierung (scharfe Nadel)**	Lippenvolumen M (mittel)	💉💉	Schmale Lippe, abgeflachter Tuberkel, ältere Lippe, Wunsch nach Formung und Verschönerung
T25	**Volumisierung – Bolustechnik (scharfe Nadel)**	Lippenvolumen L (stark)	💉	Schmale Lippe, Wunsch nach mehr Volumen, altersatrophierte Lippe
T26	**Volumisierung – Lippenweißtechnik (scharfe Nadel)**	Lippenvolumen M (mittel)	💉💉	Volumisierung, Ausgleich von Asymmetrien, Formung
T27	**Extreme Volumisierung und Formung – Multi-Stich-Technik (scharfe Nadel)**	Lippenvolumen L (stark)	💉💉	Wunsch nach starker Lippenvergrößerung und nach Definition der Lippenform
T28	**Volumisierung und Formung – „Lip Tenting Technique" nach T. van Eijk (scharfe Nadel)**	Lippenvolumen M (mittel)	💉💉	Wunsch nach Volumen, Vergrößerung, Auffrischung, Formung

Behandlungsziel	Nadel/ Kanüle	Material	HA-Konsistenz	Spritztechnik	Nadelgröße (Gauge)	HA-Gesamt-menge (ca.)
Verjüngung	SN	XS/S	●	Linear-, Fish-bone-Technik	27–30	< 0,5 ml
Verjüngung	SN	XS/S	●	Punkttechnik, auch Linear-technik	27–30	< 0,5 ml
Verjüngung	SN	XS/S	●	Punktuelle Blanching-Technik	27–33	0,01–0,02 ml/ Punkt, insg. < 0,5ml
Verjüngung	SN	S	▲	Kurze Lineartechnik	27–30	0,02 ml/Linie
Verjüngung/Beautification	SN	M	●	Punkttechnik	27	0,2 ml
Verjüngung/Beautification	SN	S/M	●	Lineartechnik	27	0,3 ml
Verjüngung/Beautification	SN	S/M	●	Lineartechnik	27	< 0,4 ml
Beautification	SN	M/L	●	Fächertechnik	27	1,0 ml
Verjüngung/Beautification	SK	S/M	●	Lineartechnik	27	0,5 ml–1,0 ml
Beautification	SK	M/L	●	Fächertechnik	27	1,0–1,2 ml
Beautification	SN	M/L	●	Bolus-, Fächertechnik	27–29	1,0–1,5 ml
Verjüngung/Beautification	SN	M	●	Lineartechnik	27–29	0,6 ml
Beautification	SN	M	●	Bolustechnik	27	0,5–1,0 ml
Verjüngung/Beautification	SN	S/M	●	Lineartechnik	27–29	0,6 ml
Verjüngung/Beautification	SN	M/L	●	Bolustechnik	27	1,0 ml < 1,5 ml
Verjüngung/Beautification	SN	S/M	●	Bolustechnik	27–29	0,5 ml
Beautification	SN	M	●	Lineartechnik	27–29	1,0–2,0 ml
Verjüngung/Beautification	SN	S/M	▲	Lineartechnik	27–30	1,0–1,5 ml

Tab. 10.1 (Fortsetzung)

Nr	Injektionstechnik	Kategorie	Schwierig-keitsgrad	Indikation
T29	**Volumisierung – Kinn-Lippen-Furche (scharfe Nadel)**	Periorales Volumen	💉	Verlängerung der unteren Lippenpartie bei altersbedingter Verkürzung der Kinn-Lippen-Linie
T30	**Augmentation – Kinnregion (scharfe Nadel)**	Periorales Volumen	💉	Harmonisierung der Kinns
T31	**Volumisierung – Vertikale Injektionstechnik (scharfe Nadel)**	Periorales Volumen	💉	Durch Mimik entstandene periorale Schatten
T32	**Volumisierung – Leichte Marionettenfalten I (scharfe Nadel)**	Periorales Volumen	💉	Erschlaffte Mundwinkel, Faltenbildung, orale Kommissuren
T33	**Volumisierung – Leichte Marionettenfalten II (scharfe Nadel)**	Periorales Volumen	💉💉	Erschlaffte Mundwinkel, Faltenbildung, orale Kommissuren
T34	**Augmentation – Marionettenfalten (scharfe Nadel)**	Periorales Volumen	💉💉	Marionettenfalten, Schatten
T35	**Augmentation – Marionettenfalten (stumpfe Kanüle)**	Periorales Volumen	💉💉	Marionettenfalten, Schatten
T36	**Augmentation – Windmill-Technik: Marionettenfalten, Lippe, periorale Region (stumpfe Kanüle)**	Periorales Volumen	💉💉	Marionettenfalten, Schatten
T37	**Dezente Anhebung der Mundwinkel (scharfe Nadel)**	Formung, Beautification	💉💉	Herabhängende Mundwinkel
T38	**Klassische Anhebung der Mundwinkel (scharfe Nadel)**	Formung, Beautification	💉💉	Herabhängende Mundwinkel
T39	**Dezente Volumisierung – Tuberkeldefinition (scharfe Nadel)**	Formung, Beautification	💉💉	Definition oder Gestaltung des Lippentuberkels
T40	**Konturierung der perioralen Linie nach Ph. Chang (scharfe Nadel)**	Formung, Beautification	💉💉	Aufwerfung der Oberlippe
T41	**Zentrale Vertiefung im Lippenzentrum (scharfe Nadel)**	Formung, Beautification	💉💉	Definition des Lippenzentrums
T42	**Verbreiterung des Unterlippenbogens (scharfe Nadel)**	Formung, Beautification	💉💉	Verbesserung der Lippenform bei zu kleiner Unterlippe
T43	**Korrektur der vorbehandelten Lippe (scharfe nadel)**	Formung, Beautification	💉💉	Ausgleich von Defiziten
T44	**Ausgleich von Asymmetrien (scharfe Nadel/stumpfe Kanüle)**	Formung, Beautification	💉💉	Harmonisierung
T45	**Vergrößerung der Oberlippe – Pillar-Technik (scharfe Nadel)**	Formung, Beautification	💉💉	Harmonisierung und Formung der Oberlippe

Behandlungsziel	Nadel/ Kanüle	Material	HA-Konsistenz	Spritztechnik	Nadelgröße (Gauge)	HA-Gesamt-menge (ca.)
Verjüngung/Beautification	SN	M/L	● ▲	Bolus-, Depottechnik	25	0,5 ml
Beautification	SN	M/L	▲	Bolustechnik	25	< 0,2 ml/Bolus
Verjüngung	SN	M/L	● ▲	Bolustechnik	25	0,5–1,0 ml
Verjüngung	SN	M	▲	Lineartechnik	27	0,4 ml
Verjüngung	SN	M	▲	Bolustechnik	25–27	0,2 ml
Verjüngung	SN	M	● ▲	Fächer-, Criss-Cross-Technik	27	0,5–1,0 ml
Verjüngung	SK	M	● ▲	Fächertechnik	27	0,5–1,0 ml
Verjüngung	SK	M	● ▲	Fächertechnik	27	0,5–1,0 ml
Beautification	SN	S/M	▲	Lineartechnik	27–29	0,05–0,1 ml/ Linie
Beautification	SN	S/M	▲	Lineartechnik	27–29	0,4 ml
Beautification	SN	S/M	●	Lineartechnik	27–29	0,2 ml
Verjüngung/Beautification	SN	M	▲	Lineartechnik	27; 38 mm	1,0–1,2 ml
Beautification	SN	M	●	Bolustechnik	27–29	0,6–1,0 ml
Beautification	SN	M	▲	Lineartechnik	27	0,2 ml
Beautification	SN	S/M	●	Linear-, Punkt-, Bolustechnik	27–30	nach Bedarf
Beautification	SN/SK	S/M	● ▲	Linear-, Punkt-, Bolustechnik	SN: 27–29; SK: 27	nach Bedarf
Beautification	SN	M	● ▲	Linear-Bolus-Kombinations-technik	27	max. 0,5 ml

10

11 Fallbeispiele

11 Fallbeispiele

In den folgenden Beispielen handelt es sich in einigen Fällen um nicht ganz einfache Indikationen, die häufig in der Praxis angetroffen werden, wie z. B. „die ältere Lippe", „der schmale Mund" oder „die vorbehandelte Lippe". Bei der älteren Lippe sind die Indikationen oft ähnlich, wobei hier der Behandlungswunsch ausschlaggebend ist. Welche Technik vom Behandler eingesetzt wird, hängt von der Indikation, der Erfahrung des Behandlers und auch vom Budget des Patienten ab. Für jeden hier dargestellten Fall wird eine Auswahl an Techniken empfohlen, die in zwei Schwierigkeitsstufen eingeteilt sind, sodass der Behandler wählen kann, ob er sich auf die Basistechniken konzentriert oder sich komplexeren Anforderungen stellt:

TECHNIK – LEVEL 1

TECHNIK – LEVEL 2

Manche Techniken kommen bei fast allen Fällen zum Einsatz, da ältere Lippen in der Regel durch den Verlust an Feuchtigkeit, Kontur und Volumen gekennzeichnet sind. Wir haben in unseren Beispielen alle infrage kommenden Behandlungen aufgezeigt, was in der Realität aufgrund des zur Verfügung stehenden Budgets nicht immer möglich ist. Doch mit einer großen Palette an Möglichkeiten kann der Behandler im Rahmen des Beratungsgesprächs dem Patienten ein detailliertes und optimales Behandlungsangebot unterbreiten.

Die vorgestellte Auswahl an Techniken kann nach Präferenz des Behandlers und nach Behandlungsziel eingesetzt werden. So werden z. B. mehrere Arten der Konturierung empfohlen, aber natürlich wird nur eine Technik angewandt.

Auch ist bei fast jedem Patienten eine Revitalisierung mit wenig vernetzten Produkten möglich bzw. häufig anzuraten, sodass der Handlungsspielraum erweiterbar ist. Aufgrund der Einteilung der empfohlenen Techniken in zwei Schwierigkeitsklassen können sich unerfahrene Behandler auf die Basistechniken und erfahrene Behandler auf die anspruchsvolleren Techniken konzentrieren (zur Einteilung der Techniken in Schwierigkeitsstufen s. a. Kap. 10, S. 312 ff.).

Das Farbschema, das für die Markierung der Behandlungsareale verwendet wird, gibt dem Behandler Hinweise darauf, in welcher Rubrik die jeweilige Behandlungstechnik angesiedelt ist (s. a. Kap. 10, S. 312 ff.):

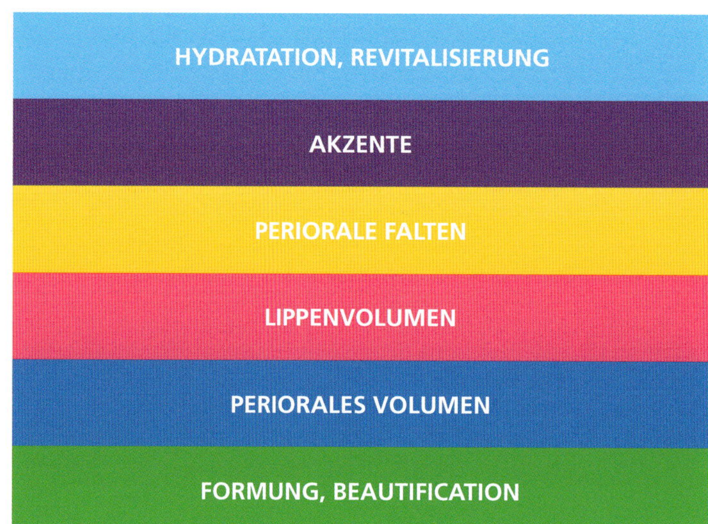

11.1 Periorale Falten, atrophierter Mund

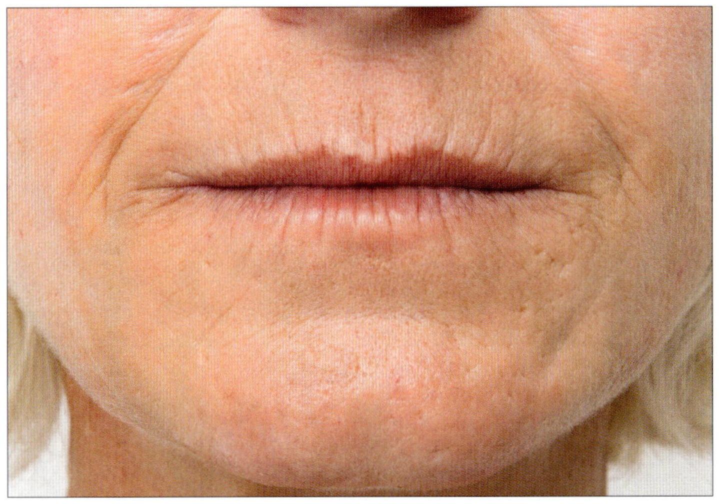

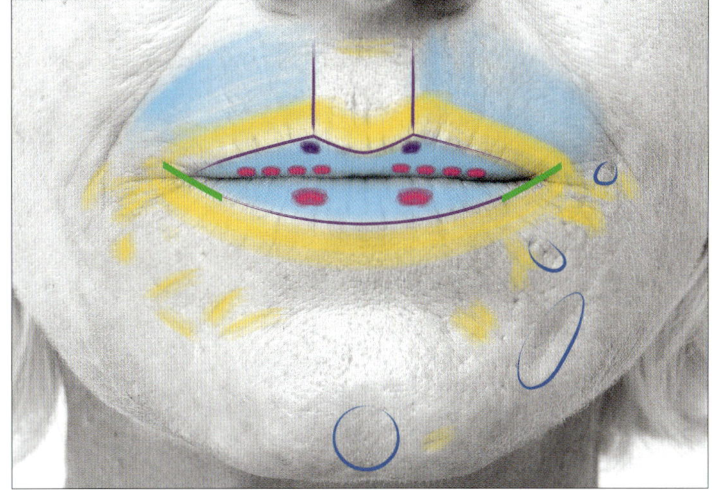

Status: 50-jährige Frau, Raucherin, Menopause, aktinische Hautschäden, leicht atrophierte, sehr faltige trockene Lippe

Behandlungsplanung mit Injektionsmengen

- (hellblau) Periorale Hydratation: 0,5 ml
  Hydratation der Lippe: 0,5 ml
- (violett) Konturen verstärken: 0,5 ml
  Philtrum betonen: 0,3 ml
  Fresh-up: 0,2 ml
- (gelb) Periorale Falten glätten: 0,5 ml
- (rosa) Unterlippe füllen: 0,3 ml
  Oberlippe füllen, aufrollen: 0,3 ml
- (dunkelblau) Falten/Schatten ausgleichen
  (vertikale Injektionstechnik): 0,4 ml
- (grün) Mundwinkel anheben: 0,3 ml

Beachte

- Die Behandlung sollte genau geplant und mit dem Patienten abgestimmt werden, da der Erfolg, besonders bei der Behandlung der radiären Falten, von mehrmaligen Behandlungen (2–3-mal im Abstand von 2–3 Wochen) abhängt.
- Das Vorgehen richtet sich nach dem Patientenwunsch und dem Budget.
- Es gibt verschiedene Möglichkeiten, das Lippenvolumen aufzubauen (s. u.).
- Wenn das Lippenvolumen gefüllt wurde, sollte das Lippenrot erst nach etwa 2–3 Wochen hydriert werden.

Mögliche Injektionstechniken, die je nach Präferenz und Erfahrung des Behandlers eingesetzt werden können

Level 1		Level 2	
T1	Hydratation ●	T3	Hydratation (Lippenrot) ●
T5	Fresh-up ▲	T4	Revitalisierung (Lippenrot) nach P. Trevedic ●
T6	Konturierung ▲	T7	Lippenkonturierung ▲
T8	Konturierung (Amorbogen) ▲	T13	Periorale Falten (Blanching-Technik) ●
T9	Konturierung (Philtrum) ▲	T14	Periorale Falten glätten (Fern-Pattern-Technik) ▲
T12	Glättung (radiäre Falten) ●	T23	Volumisierung (Schleimhaut) ●
T15	Punktueller Volumenersatz ●	T38	Mundwinkelanhebung ▲
T16	Lippenvolumisierung (dezent) ●		
T30	Augmentation (Kinnregion) ▲		
T31	Volumisierung (vertikale Injektionstechnik) ▲		

11

11.2 Älterer, schmaler Mund

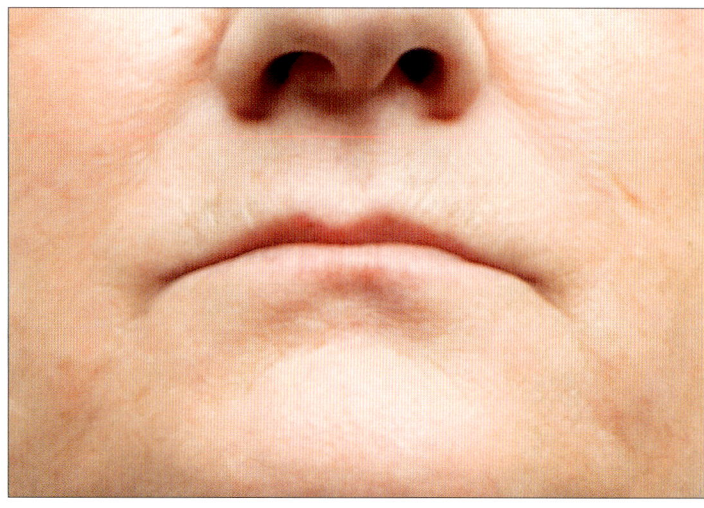

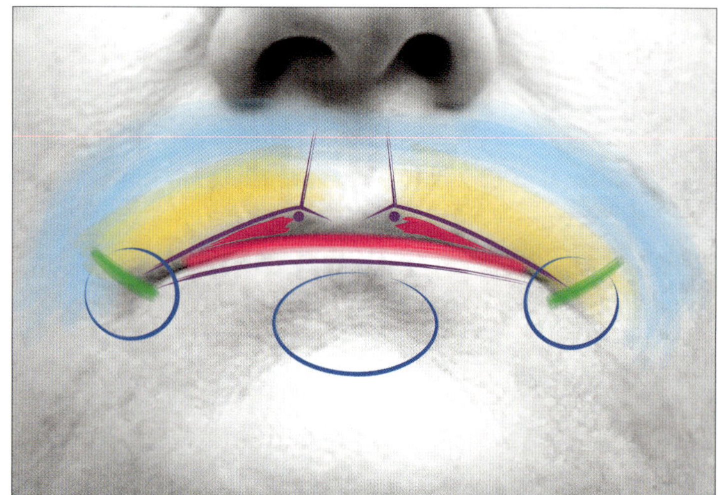

Status: 55-jährige Frau, schmale, altersatrophierte Lippe, periorale Falten an der Oberlippe, orale Kommissuren, herabhängende Mundwinkel, abgeflachtes Philtrum, großporige Hauttextur, verschwommene Konturen, vertiefte Labiomentalfalte

Behandlungsplanung mit Injektionsmengen

- (hellblau) Periorale Revitalisierung: 1,0 ml
- (violett) Konturierung: 0,5 ml
  Philtrum und Amorbogenspitzen konturieren: 0,3 ml
  Fresh-up der Oberlippe: 0,1 ml
- (gelb) Periorale Falten glätten: 0,2 ml
- (rot) Ober- und Unterlippe dezent füllen: 0,5 ml
- (blau) Volumisierung der Marionettenfalten: 0,4 ml
  Labiomentalfalte anheben: 0,3 ml
- (grün) Mundwinkel anheben: 0,1 ml

Beachte

- Der Volumenaufbau sollte in kleineren Zwischenschritten erfolgen, damit eventuelle Ungleichmäßigkeiten gut korrigiert werden können.
- Die Behandlung der älteren Lippe ist eine Herausforderung, da der Beeinflussung der Form aufgrund der anatomischen Veränderungen der gesamten Mundpartie Grenzen gesetzt sind (s. Kap. 1.4.7, S. 22 f.). Hier sollte die oberste Priorität sein, die Lippe sanft aufzufrischen, die periorale Region zu revitalisieren und die Marionettenfalten zu entschärfen. Eine Lippenaugmentation würde zu einem unnatürlichen Ergebnis führen.

Mögliche Injektionstechniken, die je nach Präferenz und Erfahrung des Behandlers eingesetzt werden können			
Level 1 💉		**Level 2** 💉💉	
T1	Hydratation ●	**T7**	Lippenkonturierung ▲
T5	Fresh-up ▲	**T19**	Augmentation (moderat) ●
T6	Konturierung ▲	**T22**	Volumisierung (Nass-Trocken-Grenze) ●
T8	Konturierung (Amorbogen) ▲	**T24**	Volumisierung (Lippenrot mit Tuberkelbetonung) ●
T9	Konturierung (Philtrum) ▲	**T26**	Volumisierung (Lippenweiß) ●
T12	Glättung (radiäre Falten) ●	**T35**	Augmentation (Marionettenfalten) ● ▲
T29	Volumisierung (Kinn-Lippen-Furche) ▲	**T38**	Mundwinkelanhebung (stark) ▲

11.3 Vorbehandelte Lippe

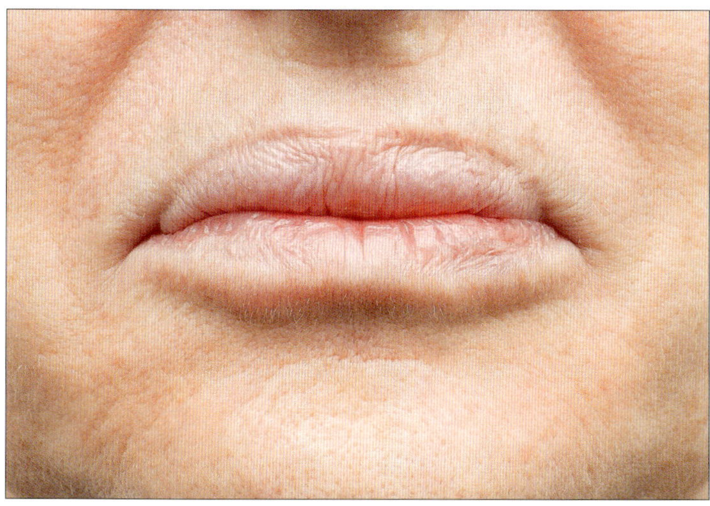

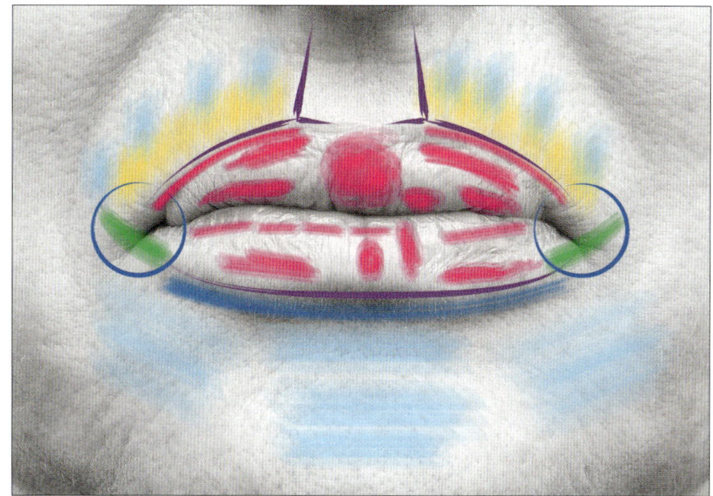

Status: 38-jährige Frau, vorbehandelte Lippe (Eigenfett), unregelmäßige, weiche Verdickungen, seit zwei Jahren nicht mehr behandelt

Behandlungsplanung mit Injektionsmengen

- (hellblau) Periorale Hydratation: 0,5 ml
- (violett) Philtrum und Amorbogen konturieren: 0,2 ml
Konturierung von Ober- und Unterlippe: 0,5 ml
- (gelb) Periorale Falten glätten: 0,3 ml
- (rot) Defizite ausgleichen: 0,5 ml
- (blau) Schatten unterhalb der Unterlippe ausgleichen: 0,3 ml
Volumisierung der Marionettenfalten: 0,4 ml
- (grün) Mundwinkel anheben: 0,4 ml

Beachte

- Die Herausforderung besteht darin, die Lippe gleichmäßig in der Füllung und Formung anzupassen.
- Die Beurteilung des Behandlungsbedarfs ist nicht einfach und fordert ein gutes Auge.
- Der wichtigste erste Schritt ist die Abklärung der Vorgeschichte: Um welches Produkt handelte es sich bei der Vorbehandlung? Was wurde unternommen, um Unebenheiten auszugleichen?
- Als Material für den Ausgleich der Volumendefizite sollte ein wenig vernetztes, kleinpartikuläres Produkt gewählt werden, um die Übergänge weich auszugleichen.

Mögliche Injektionstechniken, die je nach Präferenz und Erfahrung des Behandlers eingesetzt werden können

Level 1		Level 2	
T1	Hydratation ●	T7	Lippenkonturierung ▲
T6	Konturierung ▲	T26	Volumisierung (Lippenweiß) ●
T9	Konturierung (Philtrum) ▲	T35	Augmentation (Marionettenfalten, Schatten unterhalb des Unterlippenkontur) ●
T12	Glättung (radiäre Falten) ●	T37	Mundwinkelanhebung (dezent) ●
T15	Punktueller Volumenersatz ●	T38	Mundwinkelanhebung (stark) ▲
		T43	Korrektur der vorbehandelten Lippe ●

11.4 Orale Kommissuren, schmale Unterlippe, leichte Asymmetrien, trockene Oberlippe

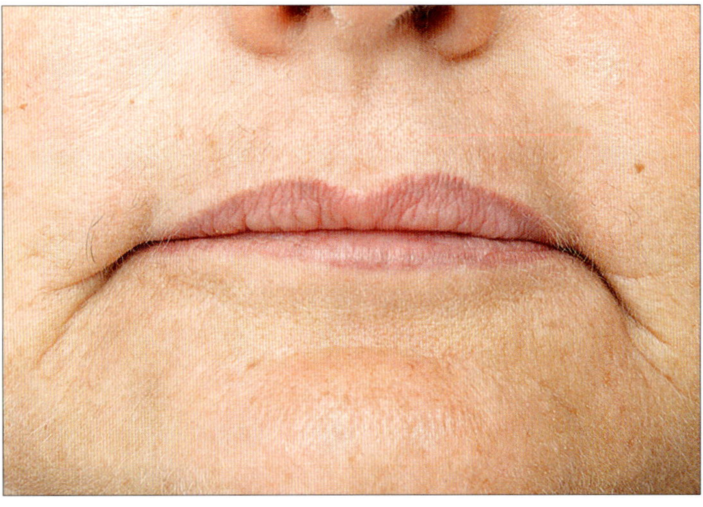

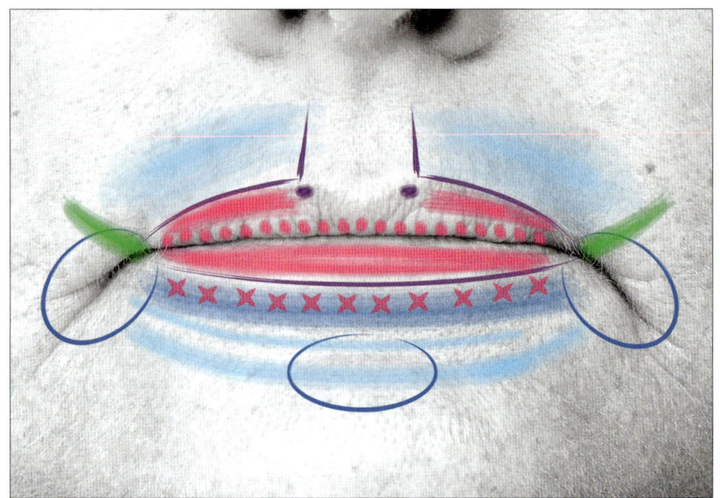

Status: 45-jährige Frau, stark ausgeprägte Marionettenfalten, extrem dünne, sich nach rechts verjüngende Unterlippe, sich leicht nach rechts verjüngende Oberlippe, extreme Trockenheitsfältchen im Lippenrot, großporige periorale Haut

Behandlungsplanung mit Injektionsmengen

Periorale Revitalisierung: 1,0 ml

Fresh-up: 0,2 ml
Unter- und Oberlippe konturieren: 0,5 ml
Philtrum konturieren: 0,3 ml

Volumisierung Unterlippe: 0,5 ml
Volumisierung Oberlippe (dezent): 0,2 ml
Ausgleich der Asymmetrien: 0,2 ml

Orale Kommissuren glätten: 0,7 ml
Schatten unterhalb der Unterlippe und Labiomentalfalte ausgleichen: 0,3 ml

Mundwinkel anheben: 0,4 ml

Beachte

- Die ausgeprägten Marionettenfalten sind sehr schwer zu behandeln.
- Es sind nur leichte Verbesserungen zu erwarten.
- Es werden 1–2 weitere Sitzungen stattfinden müssen.

Mögliche Injektionstechniken, die je nach Präferenz und Erfahrung des Behandlers eingesetzt werden können			
Level 1		**Level 2**	
T1	Revitalisierung ●	**T7**	Lippenkonturierung ▲
T5	Fresh-up ▲	**T22**	Augmentation von der Nass-Trocken-Grenze aus ●
T6	Konturierung ▲	**T26**	Volumisierung (Lippenweiß) ●
T9	Konturierung (Philtrum) ▲	**T28**	Lip-Tenting-Technique nach T. van Eijk ▲
T15	Punktueller Volumenersatz ●	**T33**	Volumisierung (Marionettenfalten) ▲
T16	Lippenvolumisierung (dezent) ●	**T34**	Volumisierung (Marionettenfalten) ▲
T29	Volumisierung (Kinn-Lippen-Furche) ▲	**T38**	Mundwinkelanhebung ▲

11.5 Periorale Schatten und Asymmetrien

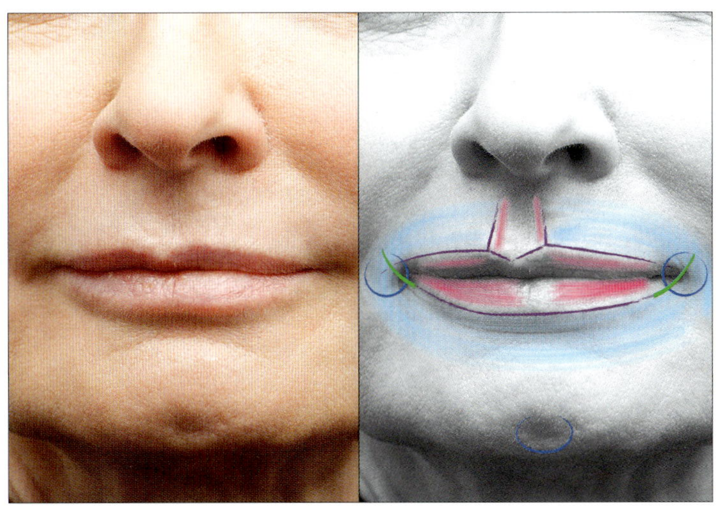

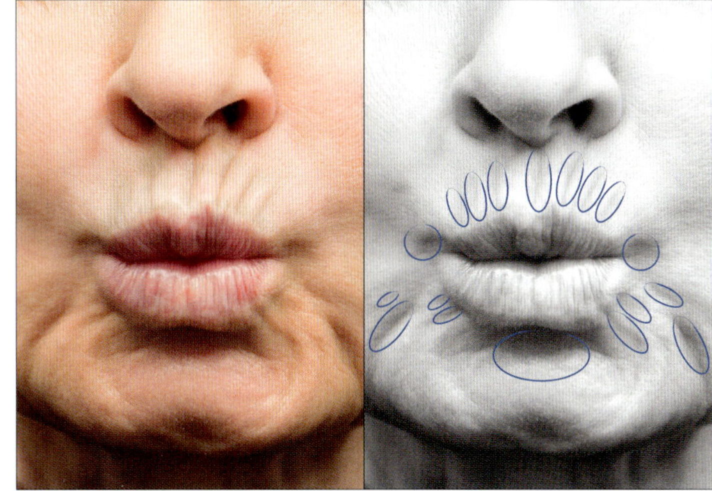

Status: 60-jährige Frau, stark ausgeprägte periorale Schatten bei Mimik, Absacken (Sagging) der perioralen Zone, Hauttrockenheit, Asymmetrien in der Lippe, ungleichmäßige Konturen

Behandlungsplanung mit Injektionsmengen

- Periorale Hydratation: 1,0 ml
- Unter- und Oberlippe konturieren: 0,6 ml
  Philtrum und Armorbogen konturieren: 0,2 ml
- Lippen volumisieren und leichte Asymmetrien ausgleichen: 0,7 ml
- Periorale Schatten ausgleichen: 1,5 ml
  Labiomentalfalte ausgleichen: 0,5 ml
- Mundwinkel verstärken: 0,2 ml

Beachte

- Die Unterspritzung der perioralen Schatten erfolgt, während der Mund sich zu einem Kuss formt, direkt senkrecht in den Schatten.
- Eventuelle spürbare Unebenheiten können durch leichte Massage verändert werden.

Mögliche Injektionstechniken, die je nach Präferenz und Erfahrung des Behandlers eingesetzt werden können			
Level 1		**Level 2**	
T1	Hydratation ●	**T3**	Hydratation (Lippenrot) ●
T6	Konturierung ▲	**T7**	Lippenkonturierung ▲
T8	Konturierung (Amorbogen) ▲	**T26**	Volumisierung (Lippenweiß) ●
T9	Konturierung (Philtrum) ▲	**T28**	Lip-Tenting-Technique nach T. van Eijk ▲
T12	Glättung (radiäre Falten) ●	**T37**	Mundwinkelanhebung (dezent) ▲
T17	Lippenaugmentation (dezent) ●	**T40**	Konturierung nach Ph. Chang ▲
T29	Volumisierung (Kinn-Lippen-Furche) ▲	**T44**	Ausgleich von Asymmetrien ●
T31	Volumisierung (vertikale Injektionstechnik) ●		

11.6 Asymmetrischer Mund

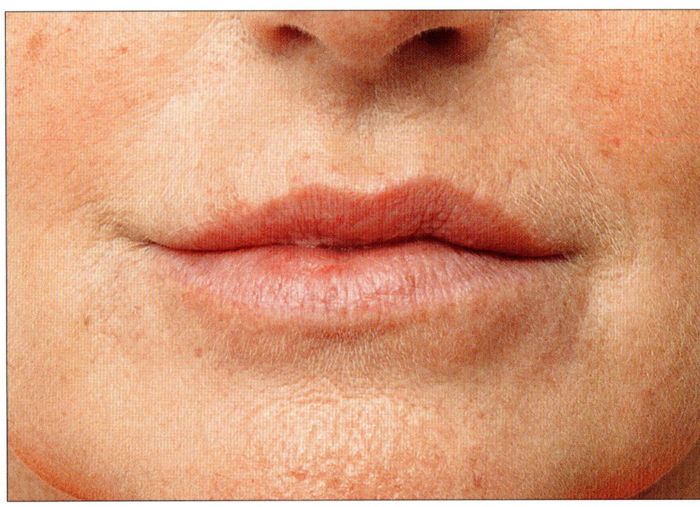

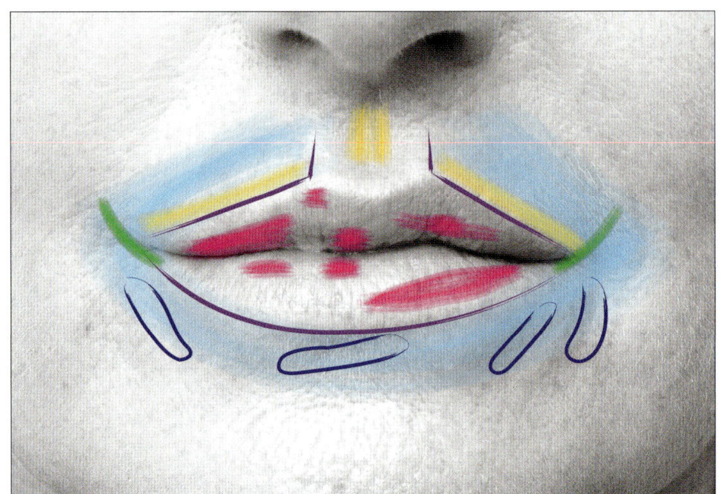

Status: 38-jährige Frau, asymmetrische Lippen, trockene Lippen, feinste periorale Fältchen, teilweise nicht vorhandene Lippenkontur, periorale Schatten

Behandlungsplanung mit Injektionsmengen

- (hellblau) Revitalisierung der Lippe und perioralen Zone: 1,0 ml
- (violett) Amorbogenspitzen und Konturen angleichen: 0,7 ml
  Philtrum leicht betonen: 0,1 ml
- (gelb) Periorale Falten glätten: 0,2 ml
- (rot) Lippenbereiche auffüllen: 0,6 ml
- (blau) Schatten unterhalb der Unterlippe ausgleichen: 0,5 ml

Beachte

- Asymmetrien auszugleichen ist nicht einfach. Hier sind die exakte Analyse und Planung wichtig, da dies dem weniger geschulten Auge hilft, Asymmetrien zu erkennen.
- Das Vorgehen zum Ausgleich der Asymmetrien kann variieren. Techniken können kombiniert werden: Pillar-Technik, um die eingefallenen seitlichen Anteil anzuheben, eine Füllung durch Kanülentechnik und ein Ausgleich mithilfe von Technik 24 unter ständiger visueller Kontrolle.
- Bei der rechten herabsinkenden Oberlippe sollte die Kontur im Lippenweiß gezogen werden, bei der linken Oberlippe im Lippenrot.

Mögliche Injektionstechniken, die je nach Präferenz und Erfahrung des Behandlers eingesetzt werden können			
Level 1		**Level 2**	
T1	Hydratation ●	**T2**	Hydratation (Lippenweiß) ●
T6	Konturierung ▲	**T7**	Lippenkonturierung ▲
T9	Konturierung (Philtrum) ▲	**T19**	Augmentation (moderat) ●
T12	Glättung (radiäre Falten) ●	**T22**	Augmentation von der Nass-Trocken-Grenze aus ●
T31	Volumisierung (vertikale Injektionstechnik) ●	**T24**	Volumisierung (Lippenrot mit Tuberkelbetonung) ●
		T26	Volumisierung (Lippenweiß) ●
		T35	Augmentation (Marionettenfalten) ●
		T44	Ausgleich von Asymmetrien ●
		T45	Vergrößerung der Oberlippe (Pillar-Technik) ▲

11.7 Beautification einer jungen, vollen Lippe

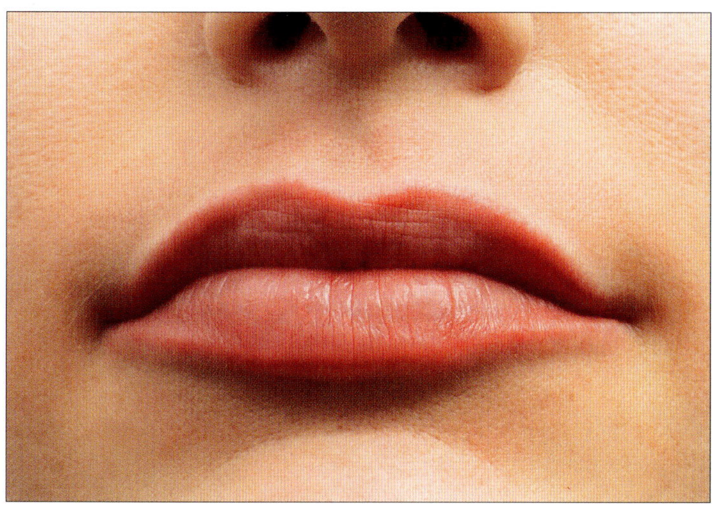

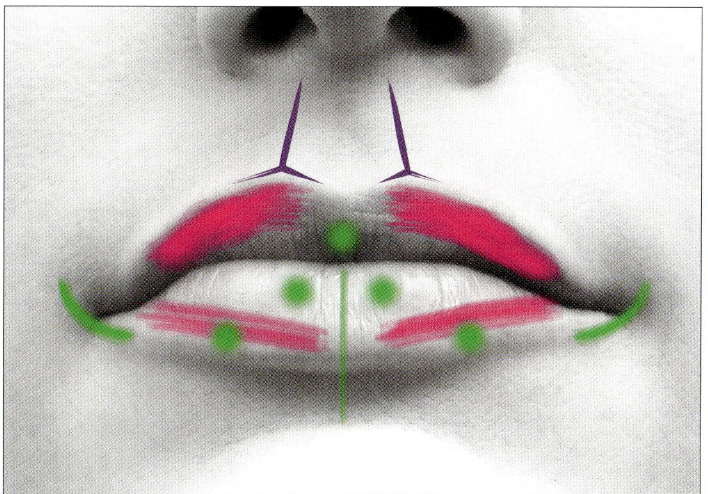

Status: 25-jährige Frau, voller schöner Mund, Wunsch nach Augmentation der Lippe zur Steigerung der sinnlichen Ausstrahlung

Behandlungsplanung mit Injektionsmengen

- (Violett) Amorbogen und Amorbogenspitzen betonen: 0,05 ml
  Philtrum leicht betonen: 0,1 ml
- (Pink) Ober- und Unterlippe dezent füllen: 0,6 ml
- (Grün) Mundwinkel anheben: 0,1 ml
  Stomion betonen: 0,1 ml
  Tuberkel betonen: 0,05 ml
  Verbreiterung des Unterlippenbogens: 0,1 ml

Beachte

- Diese Behandlung fällt in die Rubrik „Beautification". Häufig sind die Patientenwünsche dabei einem Modetrend unterlegen.
- Ein Patientenwunsch gemäß Modetrend sollte in der Konsultation detailliert eruiert und dann mit dem Patienten auf seine Umsetzbarkeit hin besprochen werden, um unrealistische Erwartungen an das „Machbare" zu vermeiden.

Mögliche Injektionstechniken, die je nach Präferenz und Erfahrung des Behandlers eingesetzt werden können			
Level 1		**Level 2**	
T16	Lippenvolumisierung (dezent) ●	**T10**	Modellierung von Philtrum und Amorbogen ▲
T25	Volumisierung (Bolustechnik) ●	**T18**	Volumisierung (klassisch) ●
		T19	Augmentation (moderat) ●
		T24	Volumisierung (Lippenrot mit Tuberkelbetonung) ●
		T26	Volumisierung (Lippenweiß) ●
		T27	Volumisierung (extrem, Multi-Stich-Technik) ●
		T37	Mundwinkelanhebung (dezent) ▲
		T39	Volumisierung (dezent) mit Tuberkeldefinition ●
		T41	Zentrale Vertiefung im Lippenzentrum ●
		T42	Verbreiterung des Unterlippenbogen ▲

11.8 Schmale, wenig konturierte Lippe

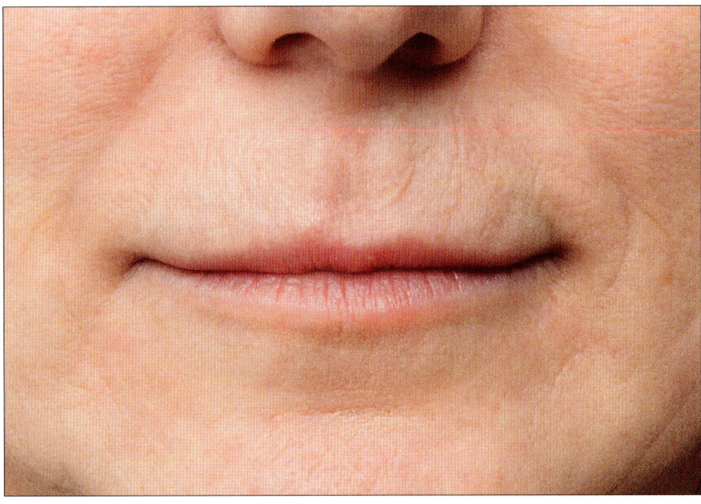

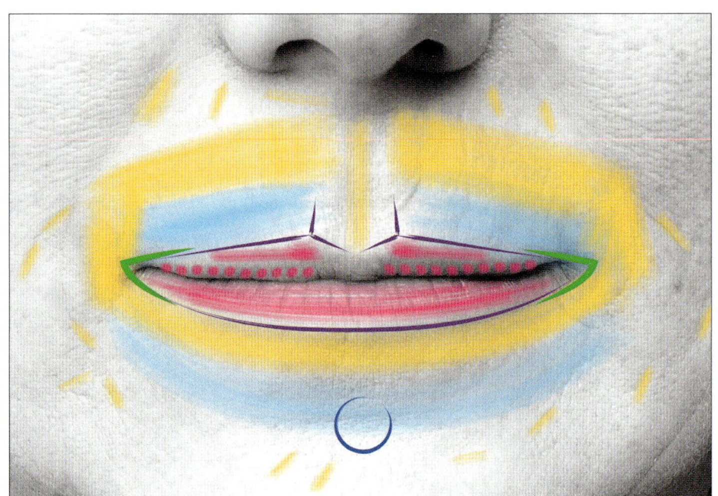

Status: 32-jährige Frau, keine definierten Konturen, schmale, nach innen gerichtete Lippen, Hauttextur mit melomentalen Fältchen durchzogen, leicht eingefallene orale Kommissuren, kleine Narben

Behandlungsplanung mit Injektionsmengen

- Hydratation möglich: 0,3–0,5 ml
- Philtrum konturieren: 0,2 ml
  Amorbogen betonen: 0,1 ml
  Konturierung: 0,5 ml
- Periorale Hauttextur und Narben glätten: 1,0 ml
  Melomentale Falten glätten: 0,3 ml
- Unterlippe dezent bis moderat füllen: ca. 0,4 ml
  Oberlippe dezent und in der Nass-Trocken-Grenze füllen: ca. 0,2 ml
- Labiomentalfalte anheben: 0,3 ml
- Mundwinkel verstärken: 0,2 ml

Beachte

- Da die Ober- und Unterlippe schmal sind, kann die Kontur in die weiße Rolle injiziert werden, was die Lippe ganz sanft nach oben wölbt und weich vergrößert.
- Achtung! Hier gilt es die anatomischen Rahmenbedingungen zu respektieren. Die Zahnsubstanz und die Kieferstellung sind ausschlaggebend für das Vorgehen.
- Die Gefahr besteht, dass aus zu viel Volumenabgabe ein Entenschnabel resultiert.

Mögliche Injektionstechniken, die je nach Präferenz und Erfahrung des Behandlers eingesetzt werden können			
Level 1		**Level 2**	
T6	Konturierung ▲	**T3**	Hydratation (Lippenrot) ●
T9	Konturierung (Philtrum) ▲	**T4**	Revitalisierung (Lippenrot) nach P. Trevedic ●
T15	Punktueller Volumenersatz ●	**T7**	Lippenkonturierung ▲
T29	Volumisierung (Kinn-Lippen-Furche) ●	**T10**	Modellierung (Philtrum und Amorbogen) ▲
		T14	Periorale Falten (Fern-Pattern-Technik) ▲
		T19	Augmentation (moderat) ●
		T22	Volumisierung (Nass-Trocken-Grenze) ●
		T24	Volumisierung (Lippenrot mit Tuberkelbetonung) ●
		T27	Volumisierung (extrem, Multi-Stich-Technik) ●
		T28	Lip-Tenting-Technique nach T. van Eijk ▲
		T37	Mundwinkelanhebung (dezent) ▲
		T45	Vergrößerung der Oberlippe (Pillar-Technik) ●

11.9 Kleiner Mund mit ausgeprägtem medialem Tuberkel

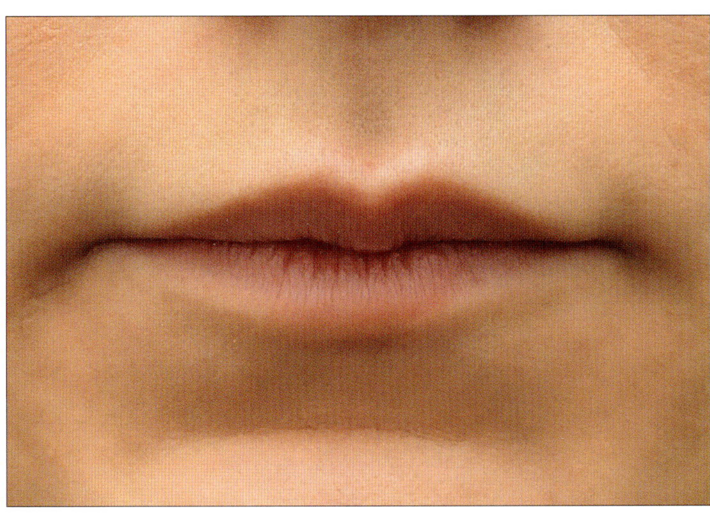

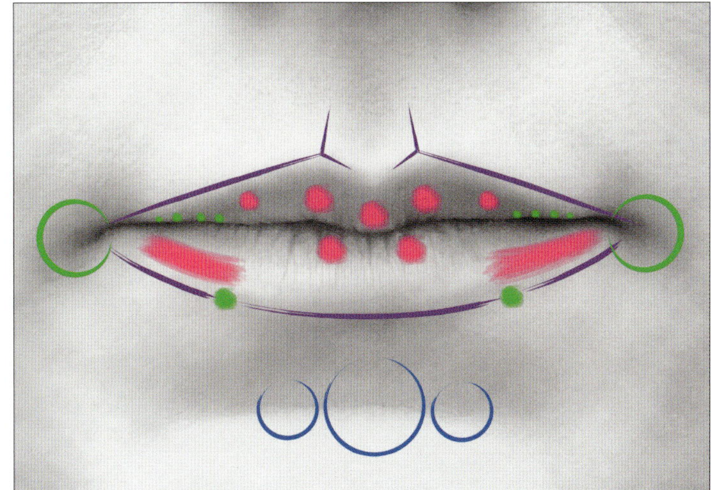

Status: 25-jährige Frau, kleiner Mund bei schmaler, leicht asymmetrischer Unterlippe

Behandlungsplanung mit Injektionsmengen

Konturierung (dezent): 0,3 ml

Unterlippe dezent füllen: 0,4 ml
Oberlippe dezent füllen: 0,1 ml
Asymmetrieausgleich (Unterlippe): 0,05 ml

Labiomentalfalte anheben: 0,3 ml

Mundwinkel verstärken: 0,2 ml
Verbreiterung des Unterlippenbogens: 0,2 ml
Aufrichten der mundwinkelnahen Oberlippe: 0,2 ml

Beachte

- Diese Behandlung fällt in die Rubrik „Beautification", da die Lippe noch jung ist.
- Es müssen lediglich das Volumendefizit ausgeglichen und die Form besser definiert werden.

11

Mögliche Injektionstechniken, die je nach Präferenz und Erfahrung des Behandlers eingesetzt werden können			
Level 1		**Level 2**	
T6	Konturierung ▲	**T7**	Lippenkonturierung ▲
T25	Volumisierung (Bolustechnik) ●	**T19**	Augmentation (moderat) ●
T29	Volumisierung (Kinn-Lippen-Furche) ●	**T23**	Augmentation von der Schleimhaut aus ●
		T24	Volumisierung (Lippenrot mit Tuberkelbetonung) ●
		T26	Volumisierung (Lippenweiß) ●
		T37	Mundwinkelanhebung (dezent) ▲
		T42	Verbreiterung des Unterlippenbogens ▲
		T45	Vergrößerung der Oberlippe (Pillar-Technik) ▲

11.10 Trauriger, junger Mund

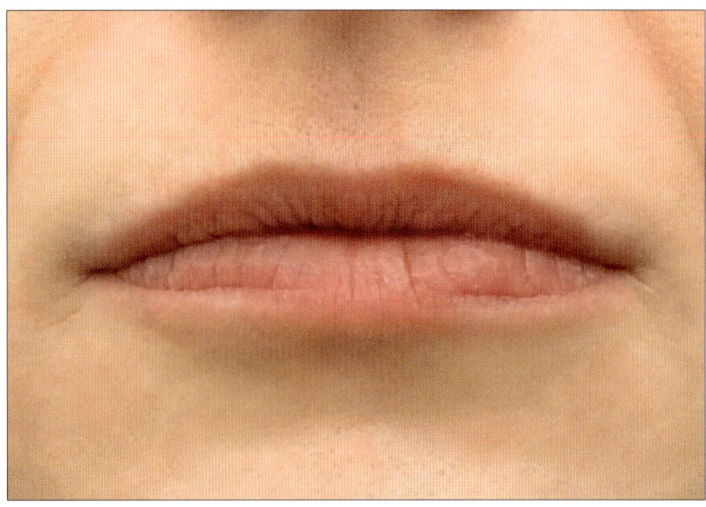

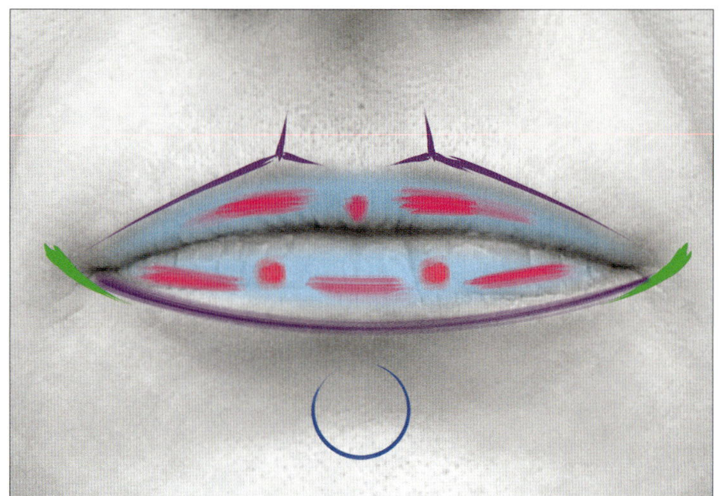

Status: 35-jährige Frau, trauriger Mund mit trockener Lippenhauttextur, unregelmäßigen Einziehungen am Unterlippenrand und herabhängenden Mundwinkeln, geringer Definition der Konturen, des Philtrums und des Amorbogens

Behandlungsplanung mit Injektionsmengen

- Hydratation (Lippenrot) möglich: 0,4 ml
- Philtrum minimal konturieren: 0,05 ml
  Amorbogenspitzen minimal konturieren: 0,05 ml
  Konturierung: 0,5 ml
- Unterlippe mittelstark füllen: 0,4 ml
  Oberlippe dezent füllen: 0,2 ml
- Labiomentalfalte anheben: 0,3 ml
- Mundwinkel stark anheben: 0,2 ml

Beachte

- Die Einziehung am Unterlippenrand kann hartnäckig sein. Dann muss diese mit der Kanüle gelöst (aufgeschachert) und sanft unterfüttert werden. Vorsicht, nicht überkorrigieren!

Mögliche Injektionstechniken, die je nach Präferenz und Erfahrung des Behandlers eingesetzt werden können			
Level 1		**Level 2**	
T6	Konturierung ▲	**T3**	Hydratation (Lippenrot) ●
T15	Punktueller Volumenersatz ●	**T7**	Lippenkonturierung ▲
T25	Volumisierung (Bolustechnik) ●	**T10**	Modellierung (Philtrum und Amorbogen) ▲
T29	Volumisierung (Kinn-Lippen-Furche) ▲	**T19**	Augmentation (moderat) ●
		T26	Volumisierung (Lippenweiß) ●
		T34	Augmentation (Marionettenfalten) ▲
		T38	Mundwinkelanhebung (stark) ▲

11.11 Trockene Lippen

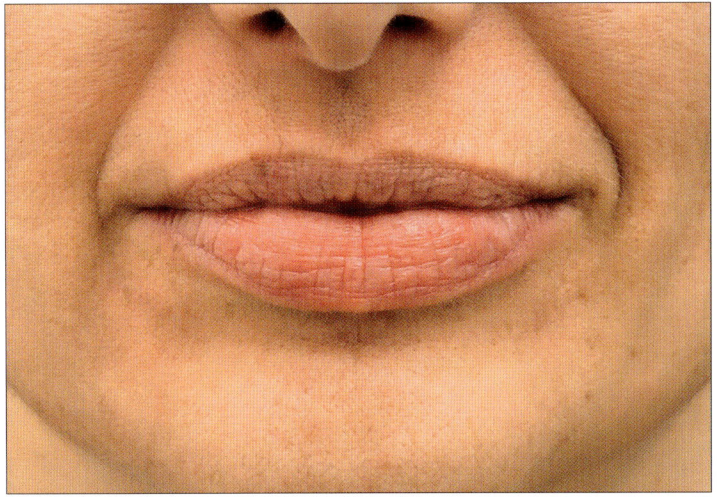

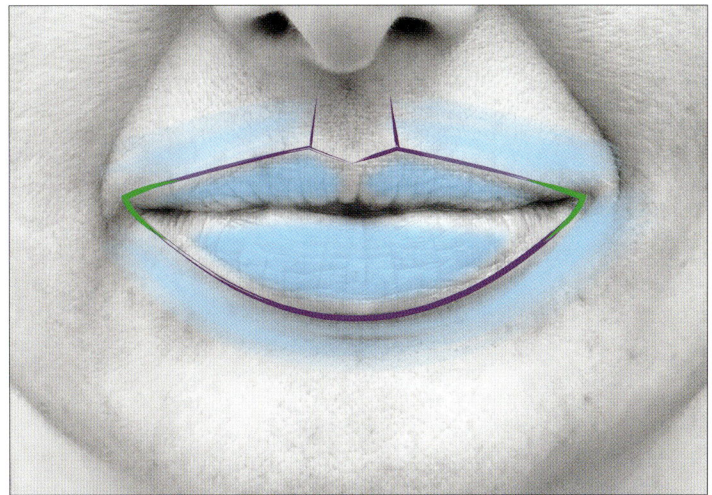

Status: 45-jährige Frau, extrem trockene Lippen bei voller Form, periorale Falten bei extrem trockener Haut, wenig definierte Philtrum- und Amorbogenkontur, leichte Labiomentalfalte

Behandlungsplanung mit Injektionsmengen

(hellblau) Periorale Hydratation: 1,0 ml
Hydratation der Lippe mit leicht vernetztem Gel: 1,0 ml

(violett) Philtrum konturieren: 0,1 ml
Amorbogenspitzen konturieren: 0,1 ml
Konturierung: 0,5 ml

(grün) Mundwinkel verstärken: 0,1 ml

Beachte

- Diese Behandlung ist durch die vielen Einstiche bei der Technik mit der scharfen Nadel sehr traumatisierend und geht mit starken Schwellungen einher.
- Die Langzeitwirkung ist sehr gut.

Mögliche Injektionstechniken, die je nach Präferenz und Erfahrung des Behandlers eingesetzt werden können			
Level 1		**Level 2**	
T1	Hydratation ●	**T2**	Hydratation (Lippenweiß) ●
T6	Konturierung ▲	**T3**	Hydratation (Lippenrot) ●
T9	Konturierung (Philtrum) ▲	**T4**	Revitalisierung (Lippenrot) nach P. Trevedic ●
T29	Volumisierung (Kinn-Lippen-Furche) ●	**T7**	Lippenkonturierung ▲
		T37	Mundwinkelanhebung (dezent) ▲

12 Anhang

Literatur

André P, Azib N, Berros P, et al. (2012): Anatomy and Volumising Injections. Master Collection 2. Paris: E2e Medical Publishing.

Azib N (2011): Anaesthesia of the Lips prior to Filler Injection. In: Azib N, Charrier JP, Cornette de Saint Cyr B, et al.: Anatomy & Lip Enhancement. Master Collection 4. Paris: E2e Medical Publishing.

Becker-Wegerich PM (2011): Sexy Lippen. Lippenmodellierung mit der Becker-Wegerich-Technik – die sanfte Perfektionierung der individuellen Natur. Annabelle Heft 15/11:122.

Becker-Wegerich PM (2016a): Filler – Grundlagen: Lippen und Umgebung. Anatomie, Rheologie und Tipps zur Therapievorbereitung. Dermatologie Praxis 26(3): 21–25.

Becker-Wegerich PM (2016b): Filler – Praxis: Lippen und Umgebung. Lippeninjektionstechniken und zu berücksichtigende unerwünschte Wirkungen. Dermatologie Praxis 26(4):26–30.

Benedetto AV (ed) (2018): Botulinum Toxins in Clinical Aesthetic Practice. 2 volumes. 3rd ed. Boca Raton: CRC Press.

Braun M, Braun S, van Eijk T (2010): Lip tenting: a simple technique for better lip enhancement. J Drugs Dermatol 9:559–560.

Brusco D (2019): Dentoskelettale Einflüsse auf die Ästhetik der Lippen. Unveröffentlichtes Skript.

Brusco D, Triaca A (2013): Skelettale und dentoalveoläre Maßnahmen zur Profiloptimierung. J Ästhet Chir 6:21–25.

Bunte.de Redaktion (2018): Geheimnis gelüftet – Das verrät deine Lippenform über deinen Charakter! https://www.bunte.de/beauty/geheimnis-gelueftet-das-verraet-deine-lippenform-ueber-deinen-charakter.html (letzter Aufruf 15.12.2019).

Chang P (2014): Lip Augmentation Technique Virginia: Phillip Chang, MD. https://www.youtube.com/watch?v=93d-QNCWjbWc (letzter Aufruf 09.08.2020).

Charrier JB (2011): Bone Support of the Lips: how adult orthognatic surgery can enhance the smile. In: Azib N, Charrier JP, Cornette de Saint Cyr B, et al.: Anatomy & Lip Enhancement. Master Collection 4. Paris: E2e Medical Publishing.

Cotofana S, Pretterklieber B, Lucius R, et al (2017): Distribution Pattern of the Superior and Inferior Labial Arteries: Impact for Safe Upper and Lower Lip Augmentation Procedures. Plast Reconstr Surg 139:1075–1082.

Criollo-Lamilla G, DeLorenzi C, Karpova E, et al. (2017): Anatomy & Filler Complications. Master Collection 5. Paris: E2e Medical Publishing.

Criollo-Lamilla G, Garcia P, Trévidic P (2011): Lips and Botulinum Toxin. In: Azib N, Charrier JP, Cornette de Saint Cyr B, et al.: Anatomy & Lip Enhancement. Master Collection 4. Paris: E2e Medical Publishing.

DeLorenzi C (2014): Complications of injectable fillers, part 2: vascular complications. Aesthet Surg J 34:584–600.

DeLorenzi C (2017): New High Dose Pulsed Hyaluronidase Protocol for Hyaluronic Acid Filler Vascular Adverse Events. Aesthet Surg J 37:814–825.

Dmitrieva I (2011): Lip Enhancement: Modern Injection Products. In: Azib N, Charrier JP, Cornette de Saint Cyr B, et al.: Anatomy & Lip Enhancement. Master Collection 4. Paris: E2e Medical Publishing.

DocCheck Flexikon: Lippe. https://flexikon.doccheck.com/de/Lippe (letzter Aufruf 13.12.2019).

dpa-Meldung (2016): Wenn Schönheit zur Sucht wird. Zeit Online. https://www.zeit.de/news/2016-03/09/gesellschaft-wenn-schoenheit-zur-sucht-wird-09104802 (letzter Aufruf 13.12.2019).

Galderma (Hrsg.) (o. J.): Die Gesichtsanatomie. Informationsbroschüre, 80 S.

Goisis M, Guareschi M (2017): Anatomy and Proportions in Asian Patients. Paris: E2e Medical Publishing.

Gout U (2011): History of Lip Treatment. In: Azib N, Charrier JP, Cornette de Saint Cyr B, et al.: Anatomy & Lip Enhancement. Master Collection 4. Paris: E2e Medical Publishing.

Hesse Z (2016): Handbuch Faltenunterspritzung mit Hyaluronsäure. Datteln: MediNostik-Verlag.

Ibhler N, Penna V, Stark GB (2011): Ageing of the Lips: Photomorphometry, Magnetic Resonance Imaging and Histology. In: Azib N, Charrier JP, Cornette de Saint Cyr B, et al.: Anatomy & Lip Enhancement. Master Collection 4. Paris: E2e Medical Publishing.

Karam AM, Goldman MP (2014): Rejuvenation of the Aging Face. A Comprehensive Approach to Treatment. London: JP Medical Ltd.

Kechichian E, El Khoury R, Helou J (2017): Less Pain, More Gain: Lip Augmentation with Insulin Syringes. Dermatol Surg 43:979–981.

Kerscher M, Bayrhammer J, Reuther T (2008): Rejuvenating influence of a stabilized hyaluronic acid-based gel of nonanimal origin on facial skin aging. Dermatol Surg 34:720–726.

Kim H-J, Seo KK, Lee H-K, Kim J (2016): Clinical Anatomy of the Face for Filler and Botulinum Toxin Injection. Singapore: Springer Science+Business Media

Lemaire T, Garcia P (2011): Anatomy of Lips. In: Azib N, Charrier JP, Cornette de Saint Cyr B, et al.: Anatomy & Lip Enhancement. Master Collection 4. Paris: E2e Medical Publishing.

Noël X (2011): Ageing of Upper Lips: Clinical Analysis. In: Azib N, Charrier JP, Cornette de Saint Cyr B, et al.: Anatomy & Lip Enhancement. Master Collection 4. Paris: E2e Medical Publishing.

Oberhofer E (2015): „Passen diese Lippe zu Ihnen?". Interview mit Dr. P Becker-Wegerich. Der Deutsche Dermatologe 63:51.

Padey H (2011): Male Lip Enhancement Guidelines. In: Azib N, Charrier JP, Cornette de Saint Cyr B, et al.: Anatomy & Lip Enhancement. Master Collection 4. Paris: E2e Medical Publishing.

Pavicic T (2011): Complications of Lip Treatments. In: Azib N, Charrier JP, Cornette de Saint Cyr B, et al.: Anatomy & Lip Enhancement. Master Collection 4. Paris: E2e Medical Publishing.

Penna V, Stark GB, Voigt M, Mehlhorn A, Iblher N (2015): Classification of the Aging Lips: A Foundation for an Integrated Approach to Perioral Rejuvenation. Aesthetic Plast Surg 39:1–7.

Radlanski RJ, Wesker KH (2012): Das Gesicht. Bildatlas klinische Anatomie. Berlin: KVM – Der Medizinverlag

Rajani A (2019): Watch Lip Filler Pillar Technique with Before and After-Portland Oregon. https://youtu.be/pojaM40u2pU (letzter Aufruf 13.12.2019).

Rejuvent, Medical Spa & Surgery (2017): The Secret to Natural and Beautiful Lips – with Dr. Bouzoukis. https://www.youtube.com/watch?v=3SRk7ZZ2RlE (letzter Aufruf 15.12.2019).

Sattler G, Sommer B (2015): Bildatlas der ästhetischen Augmentationsverfahren mit Fillern. Dosierung, Lokalisation, Anwendung. 2. Aufl. Berlin: KVM – Der Medizinverlag.

Snozzi P, Van Loghem J (2018): Complication Management Following Rejuvenation Procedures with Hyaluronic Acid Fillers—an Algorithm-based Approach. Plast Reconstr Surg Glob Open 6(12): e2061.

Swift A (2017): Defining Facemaps. https://www.youtube.com/watch?v=1gILW6DCjeQ (letzter Aufruf 09.08.2020).

Swift A, Remington K (2011): BeautiPHIcation™: a global approach to facial beauty. Clin Plast Surg 38:347–377.

Thess K (2010): Körperdysmorphe Störung oder die Angst hässlich zu sein. PDP –Psychodynamische Psychotherapie 9:235–248.

Tonnard PL, Verpaele AM, Bension RH (2018): Centrofacial Rejuvenation. New York: Thieme.

van Eijk T (2007): The Fern Pattern Technique using Restylane. https://tomvaneijkkliniek.nl/fern-pattern-technique-english/ (letzter Aufruf 10.02.2020).

van Eijk T (2014): Lip Tenting Technique, Restylane Refyne. https://www.youtube.com/watch?v=uIZ0Y1yo-mA/ (letzter Aufruf 10.02.2020).

van Eijk T (2017): Lip Augmentation: Lip Tenting Technique. CosMedicList. https://www.cosmediclist.com/lip-augmentation-lip-tenting/ (letzter Aufruf 10.02.2020).

van Eijk T (2017): Lip lines injections, Fern Pattern technique. Tom van Eijk Academy. https://youtu.be/UXaMjLufB0o (letzter Aufruf 10.02.2020).

van Eijk T, Braun M (2007): A novel method to inject hyaluronic acid: the Fern Pattern Technique. J Drugs Dermatol 6:805–808.

Verner I (2011): Lip Augmentation Techniques. In: Azib N, Charrier JP, Cornette de Saint Cyr B, et al.: Anatomy & Lip Enhancement. Master Collection 4. Paris: E2e Medical Publishing.

Videoregister

Name des Videoclips	Buchseite	QR-Code	URL
Technik 1	128		http://media.kvm-verlag.de/DIE_LIPPE/T01.mp4
Technik 2	132		http://media.kvm-verlag.de/DIE_LIPPE/T02.mp4
Technik 3	136		http://media.kvm-verlag.de/DIE_LIPPE/T03.mp4
Technik 5	144		http://media.kvm-verlag.de/DIE_LIPPE/T05.mp4
Technik 6	148		http://media.kvm-verlag.de/DIE_LIPPE/T06.mp4
Technik 7	152		http://media.kvm-verlag.de/DIE_LIPPE/T07.mp4
Technik 8	156		http://media.kvm-verlag.de/DIE_LIPPE/T08.mp4
Technik 9	160		http://media.kvm-verlag.de/DIE_LIPPE/T09.mp4
Technik 10	164		http://media.kvm-verlag.de/DIE_LIPPE/T10.mp4
Technik 11	168		http://media.kvm-verlag.de/DIE_LIPPE/T11.mp4
Technik 12 – Variante 1	174		http://media.kvm-verlag.de/DIE_LIPPE/T12a_Punkt-technik.mp4
Technik 12 – Variante 2	175		http://media.kvm-verlag.de/DIE_LIPPE/T12b_Deh-nungstechnik.mp4
Technik 12 – Variante 3	176		http://media.kvm-verlag.de/DIE_LIPPE/T12c_Kompres-sionstechnik.mp4
Technik 13	178		http://media.kvm-verlag.de/DIE_LIPPE/T13.mp4

Name des Videoclips	Buchseite	QR-Code	URL
Technik 14	182		http://media.kvm-verlag.de/DIE_LIPPE/T14.mp4
Technik 15	186		http://media.kvm-verlag.de/DIE_LIPPE/T15.mp4
Technik 16	190		http://media.kvm-verlag.de/DIE_LIPPE/T16.mp4
Technik 17	194		http://media.kvm-verlag.de/DIE_LIPPE/T17.mp4
Technik 18	198		http://media.kvm-verlag.de/DIE_LIPPE/T18.mp4
Technik 19	202		http://media.kvm-verlag.de/DIE_LIPPE/T19.mp4
Technik 21	210		http://media.kvm-verlag.de/DIE_LIPPE/T21.mp4
Technik 22	214		http://media.kvm-verlag.de/DIE_LIPPE/T22.mp4
Technik 23	218		http://media.kvm-verlag.de/DIE_LIPPE/T23.mp4
Technik 24	222		http://media.kvm-verlag.de/DIE_LIPPE/T24.mp4
Technik 25	226		http://media.kvm-verlag.de/DIE_LIPPE/T25.mp4
Technik 26	230		http://media.kvm-verlag.de/DIE_LIPPE/T26.mp4
Technik 27	234		http://media.kvm-verlag.de/DIE_LIPPE/T27.mp4
Technik 28	238		https://www.youtube.com/watch?v=uIZ0Y1yo-mA&feature=youtu.be

Videoregister (Fortsetzung)

Name des Videoclips	Buchseite	QR-Code	URL
Technik 29	242		http://media.kvm-verlag.de/DIE_LIPPE/T29.mp4
Technik 30	246		http://media.kvm-verlag.de/DIE_LIPPE/T30.mp4
Technik 31	250		http://media.kvm-verlag.de/DIE_LIPPE/T31.mp4
Technik 32	254		http://media.kvm-verlag.de/DIE_LIPPE/T32.mp4
Technik 34	262		http://media.kvm-verlag.de/DIE_LIPPE/T34.mp4
Technik 37	274		http://media.kvm-verlag.de/DIE_LIPPE/T37.mp4
Technik 38	278		http://media.kvm-verlag.de/DIE_LIPPE/T38.mp4
Technik 39	282		http://media.kvm-verlag.de/DIE_LIPPE/T39.mp4
Technik 40	286		https://www.youtube.com/watch?v=93dQNCWjbWc
Technik 41	290		http://media.kvm-verlag.de/DIE_LIPPE/T41.mp4
Technik 42	294		http://media.kvm-verlag.de/DIE_LIPPE/T42.mp4
Technik 43	298		http://media.kvm-verlag.de/DIE_LIPPE/T43.mp4
Technik 45	306		https://www.youtube.com/watch?v=pojaM40u2pU&feature=youtu.be
Quaddel	80		http://media.kvm-verlag.de/DIE_LIPPE/Clip_Lidocain_Quaddel.mp4

Name der Datei	Buchseite	QR-Code	URL
Einverständniserklärung	60		http://media.kvm-verlag.de/DIE_LIPPE/Einverstaend-niserklaerung_Lippenunterspritzung.pdf
Patientendokumentation	60		http://media.kvm-verlag.de/DIE_LIPPE/Patientendoku-mentation_TEOSYAL_TEOXANE.pdf
Checkliste – Equipment	97		http://media.kvm-verlag.de/DIE_LIPPE/Checkliste_Equipment_Behandlung_mit_Dermalfiller.pdf
Checkliste – Behandlungsablauf	105		http://media.kvm-verlag.de/DIE_LIPPE/Checkliste_Be-handlungsablauf.pdf

Internetlinks

KANÜLEN

TSK Laboratory Europe B.V.
www.tsklab.com

Thiébaud S.A.S.
(Thiébaud Biomedical Devices)
www.thiebaud-surgical.com

Soft Medical Aesthetics
www.germany-sonewa.softfil.com/de

Needle Concept
www.needleconcept.fr

INJEKTIONSNADELN

www.bbraun.de
www.bd.com
www.micro-tech-europe.com

FILLERPRODUKTE

Allergan GmbH
www.allergan.com/de
www.juvederm.de

Croma-Pharma GmbH
www.at.croma.at

Galderma
www.galderma.com/de
www.restylane.com

Merz Pharmaceuticals GmbH
www.belotero.de
www.merz-aesthetics.de
www.merz.com/de

Teoxane SA
www.teoxane.com/de

Bildquellen

Titelbild vordere Umschlagseite
© Svetography, www.shutterstock.com

S. 41–43, 1.7 – Merz-Skalen
© Merz Pharmaceuticals GmbH,
www.merz.com

S. 49, Abb. 2.2 – „Schlauchbootlippe"
© Volodymyr TVERDOKHLIB,
www.shutterstock.com

S. 49, Abb. 2.3 – „Herzlippen"
© www.doctorappleclinic.com

S. 94, Abb. 7.16 – Hyaluronidase
© RIEMSER Pharma GmbH
www.riemser.com

S. 119, Abb. 8.22, 8.23 – Kanülen
© TSK Laboratory Europe B.V., www.tsklab.com

Stichwortverzeichnis

10

10

K

10

10

10